David Bodanis
Der geheimnisvolle Körper

David Bodanis

Der geheimnisvolle Körper

Die Mikrowelt in uns

Aus dem Englischen
von Karl A. Klewer

ECON Verlag
Düsseldorf · Wien · New York

Titel der englischen Originalausgabe:
The Body Book
Original Verlag: Littʟe, Browie and Company, Boston/Toronto
Übersetzt von Karl A. Klewer
Copyright © 1984 by David Bodanis

CIP–Titelaufnahme der Deutschen Bibliothek

Bodanis, David:
Der geheimnisvolle Körper: Die Mikrowelt in uns / David
Bodanis. Aus d. Engʟ. von Karl A. Klewer. – Düsseldorf; Wien;
New York: ECON Verl., 1989
  Einheitssacht.: The body book ⟨dt.⟩
  ISBN 3-430-11396-2

Copyright © 1989 der deutschen Ausgabe by ECON Verlag GmbH, Düsseldorf;
Wien und New York.
Lektorat: Wolfgang Drescher
Gesetzt aus der Times, Berthold
Satz: Dörlemann-Satz, Lemförde
Druck und Bindearbeiten: Richterdruck, Würzburg
Printed in Germany
ISBN 3-430-11396-2

Inhalt

Einleitung und Danksagung

»Ich wandte mich der Biologie zu, um die Schönheit des Lebens zu verstehen. Ich begann mit der Ökologie der Tiere, das aber war nicht ganz das Richtige, also ging ich eine Stufe tiefer und untersuchte Gewebe, wandte mich schließlich der Chemie zu und tauchte ganz zum Schluß sogar ein wenig in die Tiefen der Quantenmechanik ein. Doch als ich dort ankam, erkannte ich, daß mir das Wunder des Lebens unterwegs auf die eine oder andere Weise entglitten war.«
Albert Szent-Györgyi, Biologe und Nobelpreisträger

Dies Buch sollte uns einfach in den Stand setzen, die Wunder des menschlichen Körpers zu erfassen. Es tut einen Blick auf die ungewöhnlichen Dinge, die an jedem Tag unseres Lebens in unserem Körper geschehen, und zeigt, wie sie die Art beeinflussen, in der wir fühlen und denken.

An der Art, wie ein Physiker vorgeht, lassen sich seine Vorlieben erkennen. Hier werden nicht wie üblich alle im Körper stattfindenden Abläufe in zusammenhängender, aber trockener Darstellung aufgezählt. Statt dessen geht es um Prozesse, dynamische Abläufe und Bewegungen, zu denen es im Körper kommt, werden seine bedeutendsten Funktionen schwungvoll herausgegriffen. Man könnte sagen, daß es Ziel des Autors ist, den Körper zu entmystifizieren und ihn mitten in die wirkliche Welt zu stellen, in der wir alle leben. Das Einbeziehen historischer Ereignisse, von Unterschieden zur Tierwelt wie auch der kaum bekannten Herkunft mancher allgemein üblicher Wörter – all das dient einem Ziel und will der Vorstellung entgegentreten, die Beschäftigung mit der Frage, wie unser Körper tatsächlich funktioniert, müsse langweilig sein.

Die Bilder sind mit der Absicht zusammengestellt worden, die im Körper bei so normalen Empfindungen wie Sorge oder Liebe oder alltäglichen Handlungen wie dem Aufstehen oder Trinken ablaufenden ungewöhnlichen Vorgänge dazustellen. Die Mehrzahl der Abbildungen stammt aus europäischen Quellen; einzelne wurden noch nie zuvor veröffentlicht.

Die für dies Buch erforderlichen Nachforschungen wären ohne die ausgezeichneten Computer-Suchmöglichkeiten am Centre National de Recherche Scientifique und dem Institut National pour la Santé et la Recherche Médicale ebensowenig möglich gewesen wie ohne die Hilfsbereitschaft des Personals in den Bibliotheken beider Institute sowie in der des Institut Pasteur, des Collège de France, der Ecole Polytechnique, der Bibliothèque Publique d'Information, der Ecole des Hautes Etudes en Sciences Sociales, der Universität Nizza und der Medizinischen Fakultät an der Universität Paris. Entsprechendes gilt für die Bibliotheken des Britschen Museums (Abteilung Naturgeschichte), des Victoria and Albert Museums sowie der Guildhall in London wie auch für die Bibliothek der Universität Sussex.

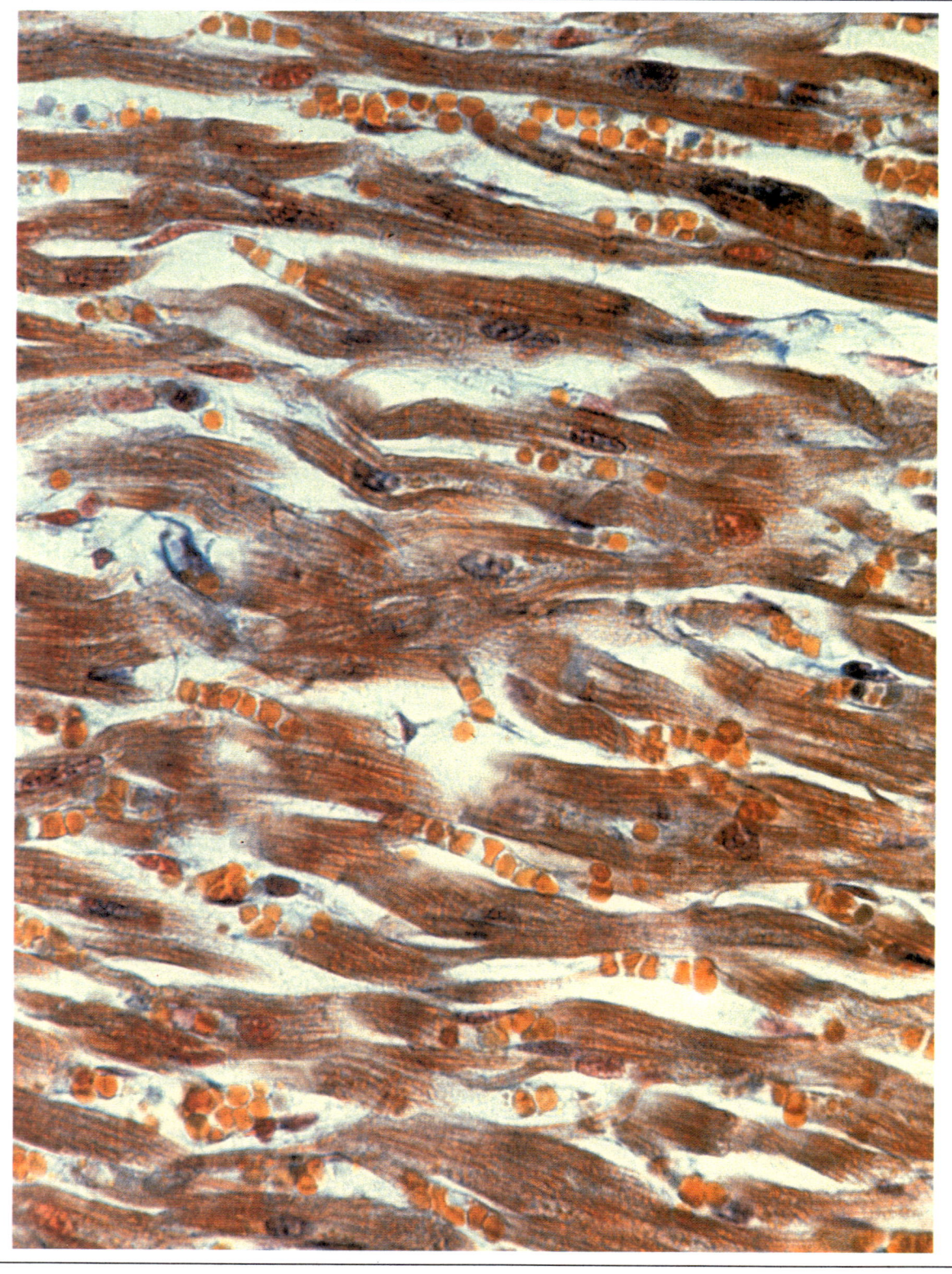

»Hüpfende« Fasern aktiver Herzwandmuskeln. Bei Belastung kann es dazu kommen, daß sie sich rascher bewegen, was das Herz zu rascherem Schlagen veranlaßt.

die Bodleian Library in Oxford und die zahlreichen Bibliotheken an der Universität Cambridge.

Weiterhin schulde ich Dank für gründliches Lesen des gesamten Manuskripts und willkommene Ratschläge und Diskussionsbeiträge: in England der Forschungsassistentin Dr. Ann Harris (Oxford und Imperial Cancer Research Fund) sowie Hugh Tomlinson (Philosophiedozent in Oxford und jetzt Anwalt in London), Professor J. Z. Young (University College und Wellcom Institute), Professor J. A. Edwardson (Medical Research Council, Neuroendocrinology Unit), Dr. Saffron Whitehead (St. George's Hospital Medical School), Dr. Dennis W. Lincoln und Dr. J. Bancroft (Centre for Reproductive Biology, Edinburgh), Dr. Tony Segal, Professor Sir William Paton (Institute of Pharmacology, Oxford) sowie freundlichen Angestellten des Medical Research Council, der British Association und des Royal College of Surgeons dafür, daß sie mich mit anderen Spezialisten in Verbindung gebracht haben. In Frankreich habe ich Professor Yehezkel Ben-Ari (Laboratoire de Physiologie Nerveuse, CNRS), Professor Michel Jouvet (Universität Lyon) sowie zahlreichen Fakultätsangehörigen am Französischen Institut für fortgeschrittene Studien für kostenlose Gespräche über dieses Buch während der Mahlzeiten zu danken, ferner Professor Haig Papazian aus Yale, inzwischen im äußerst aktiven Ruhestand, und Samuel Abt für herausgeberische Beratung sowie für ihre aktive Mithilfe einer Anzahl von Schreibdamen, Maria Eder, Nicki Holton-Jone, Mary Edwardes und Ester Bernstein. Außerdem gilt mein Dank meiner Agentin June Hall für ihre weit über die pflichtgemäße Anteilnahme hinausgehende Unterstützung, auch den freundlichen und sachkundigen Lektoren bei Little, Brown, insbesondere Debra Pearlstein, Barry Lippman und Mary Tondorf-Dick. Vor allem aber danke ich Kathleen dafür, daß sie all das mitgemacht hat.

Nicht beseitigte Sach- oder Interpretationsmängel gehen selbstverständlich ausschließlich auf mein Konto. Der Lohn hilfreicher Leser, die sie dem Autor zu Kenntnis bringen, wird darin bestehen, daß ihre Berichtigungen in späteren Auflagen erscheinen.

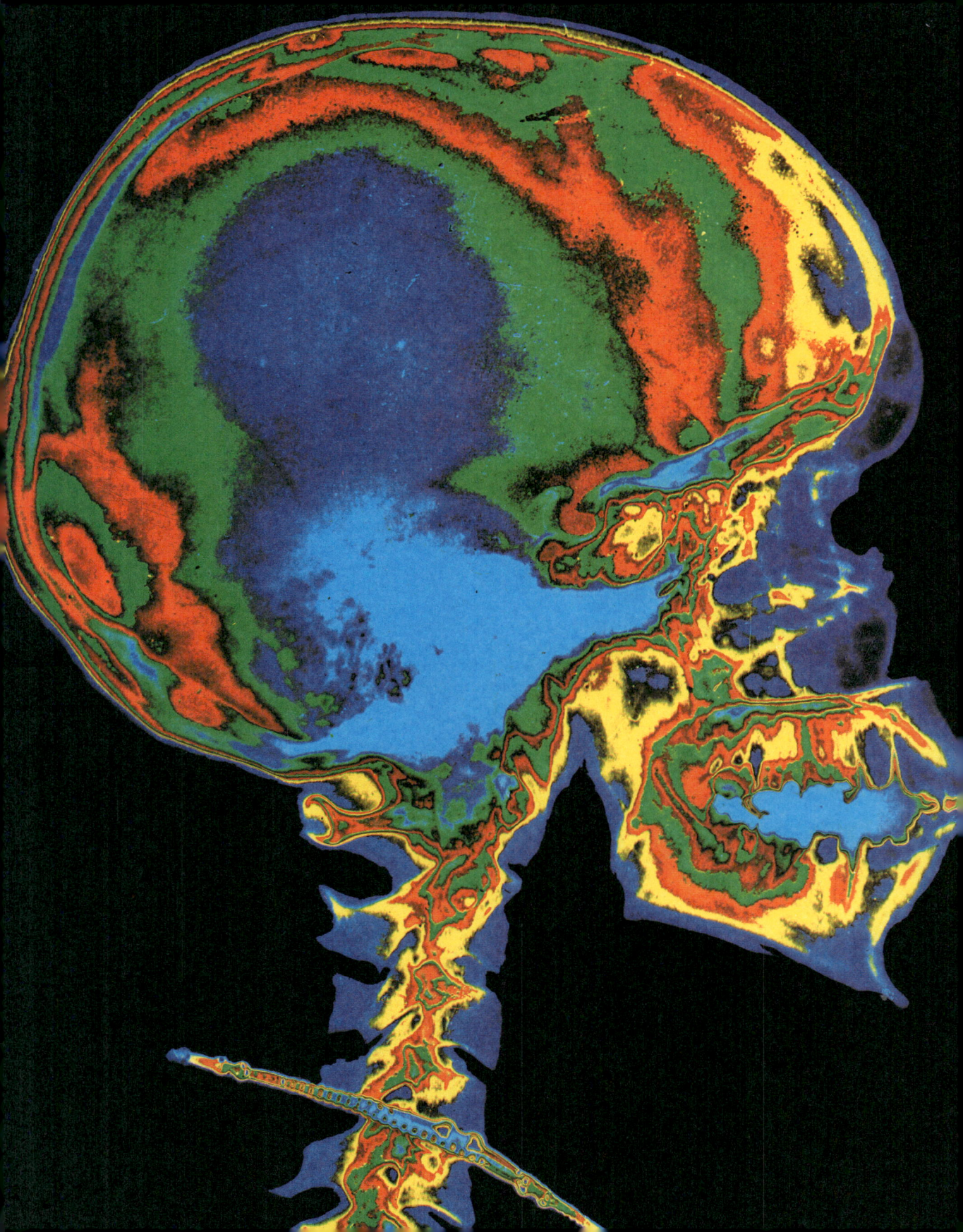

1
Ein Tag beginnt

Bei jedem Vorwärtsschritt unterliegt das Beinskelett eines Joggers denselben Belastungslinien wie ein gotischer Dom unter dem Anprall von Sturmböen; seine Augäpfel zucken leicht in ihren Höhlen, und sein Herz prallt nach hinten wie ein Fußball, den ein schwerer Stiefeltritt getroffen hat.

Selbst geringfügige Bewegungen, die wir im Verlauf des Tages machen – wie beispielsweise, wenn wir auf den Rufknopf eines Aufzugs drücken oder uns mit einem Buch in einen Sessel sinken lassen –, bewirken im Inneren unseres Körpers eine ungeheure Anzahl ungeahnter Vorgänge.

Natürlich ist derlei nur möglich, wenn es die Art beeinflußt, wie wir handeln, denken und uns fühlen. In diesem Kapitel geht es darum, auf welche Weise das geschieht. An einem ganz gewöhnlichen Durchschnittsmorgen kann man jeden dieser Vorgänge beobachten.

7.00 Uhr Wir stehen auf

Es mag ja Menschen geben, die aufstehen, indem sie ihre Beine hochwerfen und den Kopf unten halten – die meisten aber machen es umgekehrt: Sie halten die Beine unten und heben den Kopf. Zwar scheint es sich dabei um einen denkbar einfachen Bewegungsablauf zu handeln, doch spielt sich dabei sehr viel mehr ab, als man auf den ersten Blick sieht.

Denken wir einmal an den Moment, in dem unser Kopf noch auf dem Kissen ruht. Wir haben das Läuten des Weckers in uns aufgenommen und uns schließlich nach kurzem Liebäugeln mit der Wärme und Behaglichkeit des Bettes zum Aufstehen entschlossen. Rasch hebt sich der verstrubbelte Kopf. Das ist schön. Etwas langsamer aber bewegt sich das Gehirn darin, und das ist weniger schön.

Der Grund dafür liegt darin, daß es nicht fest im Kopf verkeilt ist, sondern auf einem langen Stengel, der aus der Wirbelsäule hervorragt, ziemlich locker hin und her schwankt wie eine Artischocke auf ihrem Stiel. Während wir uns im Bett aufsetzen, bewegt sich der Kopf schön nach oben, das Gehirn aber, dem niemand etwas darüber mitgeteilt hat und an dem keine Muskeln angebracht sind, die ihm bei der Aufgabe helfen könnten, möchte, dem Gesetz der Trägheit folgend, bleiben, wo es war.

Damit ist ein häßlicher Zusammenstoß programmiert, denn unser Schädel ist im Wortsinne knochenhart und besitzt in seinem Inneren überdies einige scharfe Kanten, während unser Gehirn, wie stolz auch immer wir darauf sein mögen, eine zu fünfundachtzig Prozent aus gewöhnlichem Wasser bestehende weiche und wabbelige Masse ist. Prallte beim Aufsetzen der Knochenschädel gegen die Rückseite des Gehirns, würden Belastungsbahnen in ihm den Druck sicher ableiten. Nicht er also würde Schaden nehmen, wohl aber würden hinten vom Gehirn ganze Stücke abgerissen, so daß man uns beim Arbeitsbeginn im Büro sicher seltsam

Farbiger Knochenschädel mit Belastungslinien, entlang denen der Schädel auf plötzliche Beschleunigung reagieren würde. Man beachte die Halskette der dargestellten Person.

ansähe, wenn wir dort mit leerem Blick aufträten. Genau damit aber wäre bei einem Menschen zu rechnen, dem auf die beschriebene Weise einige wichtige Teile seines Gehirns mit Millionen von Nervenzellen abhanden kämen.

Dies Geschick bleibt uns erspart, weil das Gehirn auf raffinierte Weise vor einer unmittelbaren Berührung mit dem Schädel geschützt ist. Es besitzt eine Umhüllung, die ungefähr so aussieht wie drei sehr dünne und sehr kräftige Plastiktüten.

Zwischen den beiden ersten von ihnen befindet sich im Sub-Arachnoidalraum und im Ventrikelsystem des Gehirns (das sind sozusagen dessen ›Kammern‹) eine unauffällig wirkende und von Fachleuten als Liquor cerebro-spinalis bezeichnete wäßrige Flüssigkeit, die genauso wirkt wie die Stoßdämpfer eines Autos. Wenn sich nun der Hinterkopf von seinem Ruheplatz auf dem Kissen erhebt und sich dem nichtsahnenden Gehirn nähert, drückt er gegen diese Rückenmarksflüssigkeit in ihrer engen Hülle, die dadurch verdrängt wird und wiederum ihre Hülle gegen die Rückseite des Gehirns drückt. Diese Bewegung ist weit weniger heftig, als es der Aufprall des Schädels gewesen wäre. Der flüssigkeitsgefüllte Raum drückt das Gehirn sacht, ohne es zu beschädigen, nach vorn, und zwar in die Richtung, in die sich der Schädel bewegt – so sähe die ideale Autositz-Kopfstütze aus.

Während der Aufstehende mit verschlafenen Augen den Kopf weiter hebt, wird die Flüssigkeit weiter in den Zwischenraum gepreßt. So verhindert sie, daß das Gehirn mit dem scharfkantigen Inneren des Schädels in Berührung kommt.

Wenn der Vorgang des Aufsetzens beendet ist, strömt die Flüssigkeit nicht weiter hinter das Gehirn, sondern kann links und rechts davon frei nach vorn fließen und dafür sorgen, daß das dorthin pendelnde Gehirn sanft aufgefangen wird; diesmal bewahrt sie es davor, gegen die *vordere* Innenseite des Schädels zu schlagen.

Zwar ist jetzt das schwierige Manöver des morgendlichen Aufstehens vorüber, nicht aber das Tagewerk der Rückenmarksflüssigkeit. Bei jeder Bewegung des Kopfes, sei es zur Seite, weil wir aus dem Autofenster sehen wollen, sei es vorwärts bei einer tiefen Verbeugung vor dem Chef – stets ist die stoßdämpfende Flüssigkeit zur Stelle und sorgt dafür, daß die Gehirnzellen bleiben, wo sie sind, und sich nicht etwa an den feinen Zacken des Schädels wiederfinden.

Selbstverständlich gibt es da Grenzen. Wer den Kopf zu heftig bewegt, dem tut es weh, weil dann der Flüssigkeit nicht genug Zeit bleibt, ihre dämpfende Wirkung auszuüben, bevor der Schädel gegen das Gehirn prallt. Bewegt sich der Kopf sehr schnell, kann die Sache durchaus ernst werden. Sobald er um mehr als etwa fünfzehn Meter pro Sekunde beschleunigt wird, ist Bewußtlosigkeit die wahrscheinliche Folge. Da Box-Ringrichter wissen, daß ein scharfer Schlag auf den Nacken dieses Ergebnis hat, sind im Boxring solche Genickschläge verboten, wie Rausschmeißer in Lokalen sie mit Vorliebe anwenden.

Unglücklicherweise kann eine große Zahl zulässiger Schläge auf den Kiefer dieselbe Wirkung haben, vorausgesetzt, sie sind kräftig genug. Bei der Autopsie im Ring gestorbener Boxer, die viele solcher Schläge einstecken mußten, fand man immer wieder, daß eine dicke Schicht von Gehirnzellen abgelöst war. Die im Inneren verbliebenen Reste wurden gelegentlich als Substanz beschrieben, die wie Zahnpasta oder sämige Soße aussieht – fürwahr eine äußerst unangenehme Sache.

Daß uns eine Pufferflüssigkeit praktischerweise vor einem solchen Geschick bewahrt, klingt zu schön, um wahr zu sein. Was für ein Wundermit-

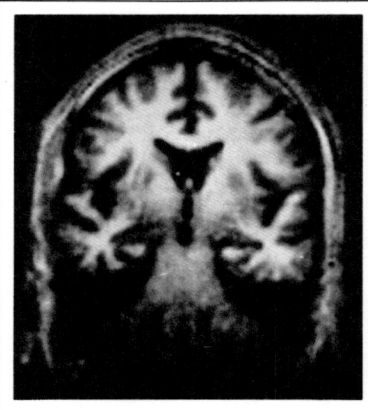

Wie Blumenkohl auf einem Stengel: Kernspinresonanz-Tomographie eines lebenden Gehirns von hinten. Sobald der umgebende Schädel beschleunigt wird, oszilliert das Ganze wie ein Palmwedel hin und her. Man beachte die Verästelungen unmittelbar unter der Mittellinie links und rechts – es handelt sich um fettbedeckte Nervenbahnen im Kleinhirn, das die Muskelkoordination und damit das Aufsitzen steuert. Das Bild wurde durch Messung der Resonanz von Atomkernen im Gehirn erzeugt, das man starken Magnetfeldern ausgesetzt hatte.

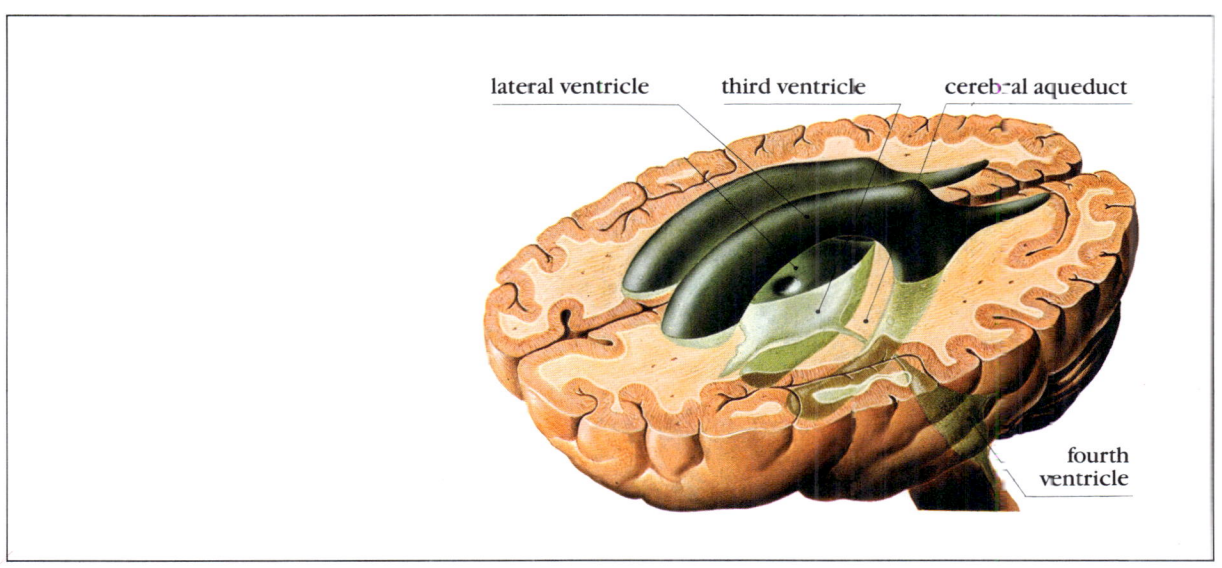

lateral ventricle   third ventricle   cerebral aqueduct

fourth
ventricle

Zeichnung des Ventrikelsystems im Gehirn. In den beiden Seitenventrikeln wird die Rückenmarksflüssigkeit erzeugt. Von dort aus geht sie durch »Fenster«, um die Schicht zwischen dünnen Membranen zu füllen, die das gesamte Gehirn umgeben und es damit gegen Stöße polstern (ventricle = Ventrikel, celebral aqueduct = Zelebralaquaedukt).

tel soll das sein? Woher kommt es? Die Antwort darauf klingt nicht unbedingt appetitlich, denn die Flüssigkeit stammt aus großen Hohlräumen in unserem Gehirn und enthält unter anderem den anrüchig klingenden Harnstoff, also einen der Hauptbestandteile jener anderen Flüssigkeit, die wir für gewöhnlich in unserer Blase speichern. So steht es um den Sicherheitsmechanismus, der es uns gestattet, unseren Kopf ungehindert und ungestraft zu bewegen, damit wir morgens sicher aus dem Bett steigen können.

Niemand muß sich der Hohlräume in seinem Kopf schämen, denn wir alle haben sie. Es sind Überbleibsel aus unserer Zeit als Embryo, da sich durch unseren Rücken eine lange Röhre bis in den Kopf erstreckte. Später dann, immer noch im Embryonalstadium, ist Nervengewebe um deren oberen Teil gewachsen, um das Gehirn zu bilden, ohne es aber ganz auszufüllen. Mit dem Gehirn wächst nach der Geburt auch der Hohlraum und spaltet sich der Länge nach auf, so daß sich jeweils eine Hälfte davon in der rechten und in der linken Gehirnhälfte befindet. Etwa um das sechzehnte Lebensjahr herum haben die Hohlräume ihre endgültige Größe erreicht und sind beinahe so groß, daß man ein Zehnpfennigstück hineinstecken kann. Dort also entsteht die bewußte Flüssigkeit. Sie tritt am vorderen Ende des Hohlraums aus und wird dabei durch unmittelbar darunterliegende dünne Blutgefäße des Hirngewebes gefiltert. Jeden Tag tropft auf diese Weise ein kleines halbes Glas voll herunter und plätschert ein bißchen hin und her, bevor es strudelnd durch eine abflußähnliche Öffnung abläuft. Sie führt in den Raum zwischen den beiden inneren der dünnen Hüllen, die das Gehirn wie Plastiktüten umgeben, und auf diese Weise ist der Flüssigkeits-Stoßdämpfer stets gefüllt und einsatzbereit. Bei Lebewesen, die weniger zum Grübeln neigen als wir, beispielsweise dem freundlichen Känguruh, finden wir mehr Hohlraum und weniger Gehirn, und die Abflußöffnung erweitert sich, wobei wie bei einem Schweizer Käse zwei weitere Öffnungen entstehen, im Durchmesser ebenso groß wie die Hohlräume.

Außer dem Dämpfen von Schlägen und Stößen vollbringt diese Flüssigkeit noch weitere Großtaten. Harnstoff enthält sie deshalb, weil sich auf diesem Wege bequem Abfallstoffe aus dem Gehirn herausspülen lassen. Es würde unziemlich wirken, wenn wir unsere Unterhaltung unterbrechen müßten, um dem Gehirn Gelegenheit zu geben, unerwünschte Stoffe loszuwerden – vielleicht, indem wir den Kopf leicht neigten, um sie seitwärts aus dem Ohr abfließen zu lassen. Harnstoff besteht zu fünfzig Gewichtsprozent aus Stickstoff, und in dieser Form kann der Körper dies leicht in sehr großen Mengen angesammelte Element ausscheiden. Andere Möglichkeiten dazu sind Schweiß, Finger- und Zehennägel, Haare und Hautschuppen. Daß die Flüssigkeit schließlich durch die äußere Schicht der Hüllen, zwischen denen sie eingeschlossen ist, in den Blutstrom austritt, ist eine einfachere Möglichkeit, den Harnstoff auf den ihm vorbestimmten Weg zu bringen. Der Strom ist stets gleichmäßig, denn im Unterschied zum Blut gerinnt die Rückenmarksflüssigkeit nicht. Sie ist klar und glatt wie Wasser und transportiert gelöste Gase und Ionen auf ihrem Weg nach draußen. Vampiren käme sie gewiß widerwärtig vor.

Allerdings handelt es sich dabei keineswegs nur um eine passive Trägerflüssigkeit. Sollte eine unerwünschte Blutung im Gehirn einen gefährlichen Druckanstieg verursachen, vermindern dessen Hohlräume, in denen sie erzeugt wird, den Ausstoß, um den Druck konstant zu halten. (Auf ähnliche Weise gleicht die wäßrige Flüssigkeit vor der Linse unseres Auges ihren Druck aus.) Bei einer starken Blutung genügt das zwar nicht, wohl aber gibt es den haarfeinen Kratzern, zu denen es im Gehirn so häufig kommt, Gelegenheit, auszuheilen. Dies Ausgleichssystem verhindert, daß sich ein das Gehirn umhüllendes Sicherheitspolster unversehens in einen bedrückenden Stahlreifen im Kopf verwandelt.

Nachdem wir verstanden haben, auf welche Weise unser Gehirn gegen plötzliche Erschütterungen gedämpft wird, begreifen wir auch einen anderen Aspekt des morgendlichen Aufstehens besser. Viele Menschen wollen gar nicht unter der Decke hervorkommen, und wenn sie es endlich doch tun, sitzen sie brummig am Frühstückstisch. Woran liegt das?

Nun, die dämpfende Wirkung dieser Rückenmarksflüssigkeit funktioniert bei unserem Gehirn nur bis zu einer gewissen Bewegungsgeschwindigkeit. Wer zu rasch aufsteht, dessen Gehirn bekommt Stöße ab, und die schmerzen – ein bedrückender Gegensatz zur wunderbaren Welt der Träume, in der wir gewöhnlichen Sterblichen Überhelden sind, die nicht von den Fesseln der Vernunft und der Höflichkeit eingeengt werden – einmal ganz abgesehen von der Schwerkraft und den durch zu rasche Bewegungen verursachten Schmerzen. Im Schlaf, während wir träumen, sind wir völlig frei, nichts hemmt uns, wachend hingegen sind wir Zwängen unterworfen. Das wird uns allein dann schon überdeutlich, wenn wir nur den Kopf heben.

Die Macht, die uns in der Welt des Traums zu Gebote steht, ließe sich nur dann in den Tag hinüberretten, wenn wir aufgrund irgendeiner wundersamen Veränderung schwungvoll mit einem Satz aus dem Bett springen könnten, ohne sorgfältig die Füße aufsetzen und uns mühsam erheben zu müssen. Doch selbst wenn wir die Muskeln dafür hätten, wäre die durch einen solchen ruckartigen Übergang aus der Waagerechten in die Senkrechte hervorgerufene Beschleunigung nur durch eine weit dickere Flüssigkeitsschicht zu dämpfen, als wir sie jetzt haben, und das würde bei gleicher Gehirngröße einen weit größeren Schädel bedingen. Da der Kopf eines Neugeborenen ohnehin schon so groß ist, daß er nur mit knapper Mühe durch die Beckenöffnung der Mutter paßt, setzt allein das unseren Möglichkeiten Grenzen, rasch und machtvoll aus dem Bett zu springen. Das wiederum verfestigt die Trennlinie zwischen dem Leben im Traum und dem im gewöhnlichen Alltag.

7.01 Uhr Das Stehen

Trotz allen Hin und Hers entschließen sich die meisten Menschen schließlich doch dazu, das Bett zu verlassen. Dabei tun sie etwas äußerst Bemerkenswertes: Sie stehen aufrecht. Auch manche Tiere probieren das, haben aber den Dreh noch nicht richtig heraus. Beispielsweise läßt das Krokodil mit seinen kleinen seitwärts abstehenden Stummelbeinchen den Rumpf auf einer muskulösen Bauchdecke ruhen, die von einem Bein zum anderen quer über den Rumpf gespannt ist. Die Schwierigkeit, die dies Tier mit dem Stehen hat, geht darauf zurück, daß es den ersten kriechenden Wirbeltieren weit näher steht als wir. Das waren Fische, die in seichten, schlammigen Gewässern lebten und sich in Trockenzeiten mit den Seitenflossen robbend fortbewegten, wie Rekruten bei der Geländeausbildung.

Die *uns* näherstehenden westafrikanischen Gorillas können es schon besser. Immerhin vermögen sie ihre gut zweihundertfünfzig Kilo schwere Masse kurzzeitig aufzurichten und in aufrechter Haltung jedem Eindringling in Reichweite einen Kriegsschrei entgegenzubrüllen. Doch schon nach wenigen Sekunden sind sie schändlicherweise genötigt, sich zu Boden sinken zu lassen und sich mit den Knöcheln aufzustützen, weil ihnen das Stehen auf zwei Beinen Schmerzen bereitet.

Damit erhebt sich die große Frage, die sich jeder stellt, der frühmorgens schon einmal Kreuzschmerzen hatte: Sind wir für das Stehen geschaffen, oder ist es ein Schlenker in unserer Entwicklung, mit dem wir noch nicht so richtig fertig geworden sind? Die Antwort heißt: beides. Das Aufrechtstehen ist ein unglaubliches Durcheinander aus Stärken und Schwächen.

Ein Konstruktionsmerkmal prädestiniert uns geradezu für das Stehen auf zwei Beinen. Wie die meisten Vierbeiner besitzt der arme Gorilla ein nahezu gerades Rückgrat, bei dem nur die obersten Wirbel eine Krümmung bilden. Von diesem gestreckten Rückgrat können Leber und andere innere Organe wie von einer Hängebrücke ausgezeichnet herabbaumeln. Zwar gestattet die Krümmung im oberen Teil eine gewisse Beweglichkeit des zylindrischen Gebildes unterhalb des Kopfes, das wir den Hals nennen, überträgt aber alle Belastungen eines stehenden Tieres geradenwegs auf das untere Ende der Wirbelsäule, das ›Kreuz‹, weshalb es unter keinen Umständen lange aufrecht stehen kann.

Bei uns Menschen sieht das anders aus. Wir kommen zwar auch mit einem relativ geraden Rückgrat zur Welt, doch beginnen sich dessen untere Wirbel nach etwa dreizehn Monaten rückwärts zu krümmen. (Das geschieht unter dem Einfluß von Knorpel – dasselbe Zeug, das unsere Ohrmuscheln so biegsam macht.) Diese leichte Krümmung sorgt dafür, daß die Rückenwirbel gerade genug federn, um aus sonst staksigen und schmerzenden Schritten einen natürlich wirkenden und schwingenden Gang zu machen. Nach Eintritt dieser Veränderung an der Wirbelsäule beginnen Kleinkinder, munter drauflos zu tapsen, ein Beweis für diese uns von der Evolution geschenkte Schlüsselgabe der Natur.

Da beim Menschen zahlreiche kleine Knochen federnd aufeinandersitzen und er kein massives stocksteifes Rückgrat hat, ist er imstande, all die Drehungen und Wendungen zu vollführen, die wir beim Ballettanz in Vollendung bewundern können. Das deutsche Wort ›Wirbelsäule für Rückgrat sagt übrigens sehr klar, worum es hier geht, denn daß ›Wirbeln‹ soviel wie ›Drehen‹ bedeutet, ist wohl allgemein bekannt.

Das Aufrechtstehen hat aber noch andere Folgen. So macht es einerseits die Hände frei für interessantere Aufgaben als die das Körpergewicht abzustützen, und erweitert außerdem im Wortsinne unseren Horizont. Ein in der Ebene stehender Mensch mit einer Körpergröße von einsachtzig kann etwa fünf Kilometer weit sehen; kröche er auf allen vieren, läge

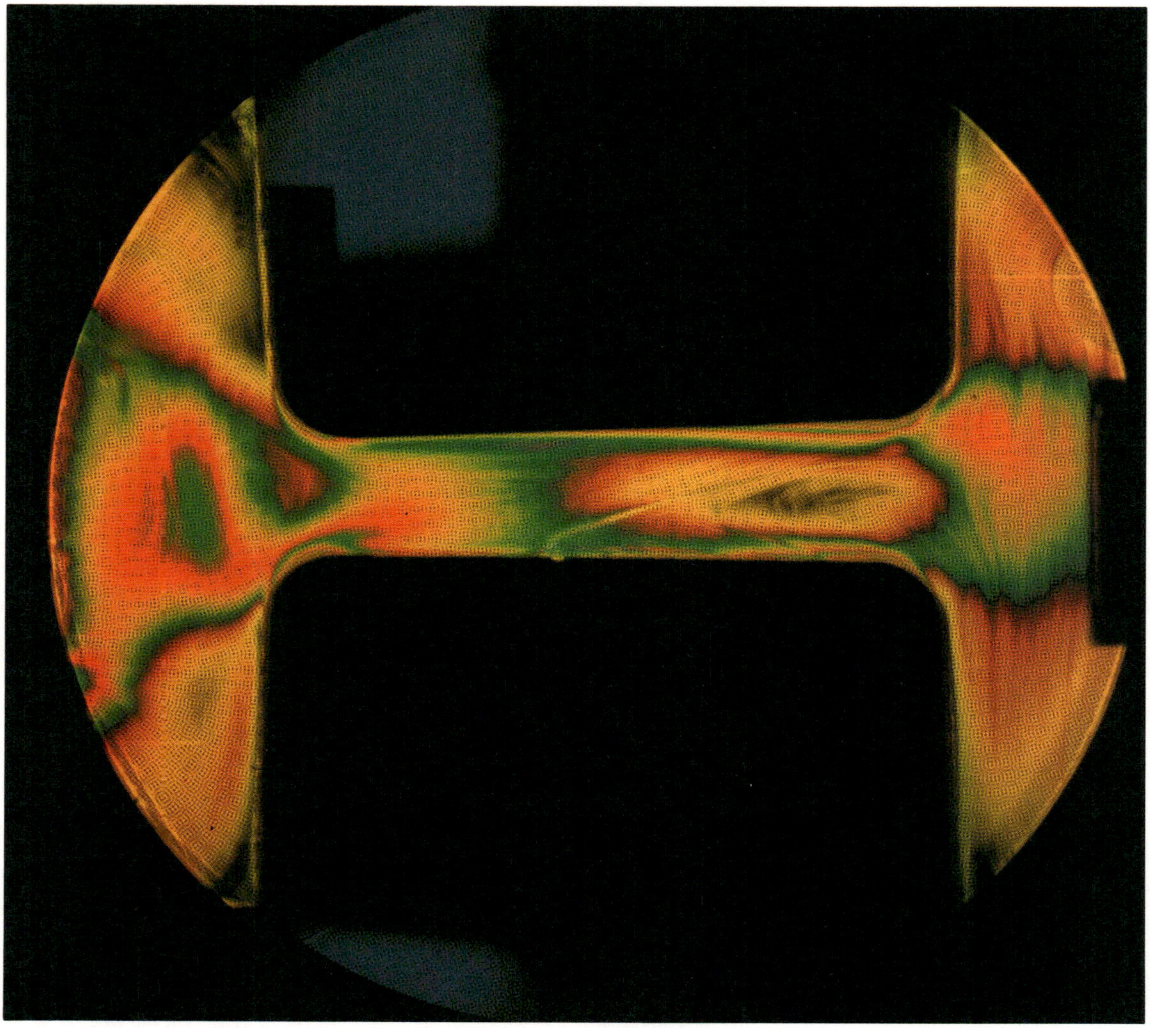

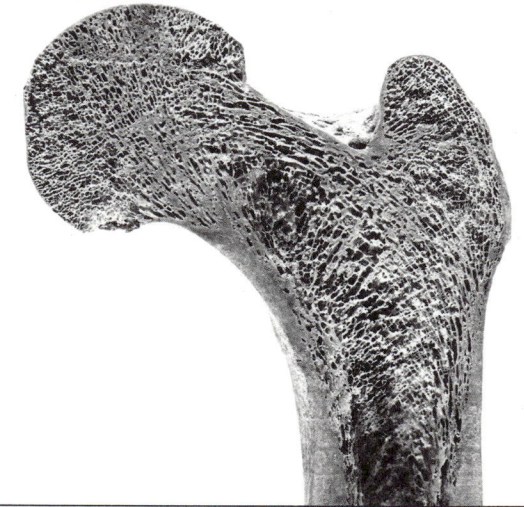

Aufnahmen mit polarisiertem Licht
zeigen die Druckverteilung im Inneren
von festen Stoffen. Gebündelte Linien
weisen auf Höchstbelastung hin,
vor allem am äußeren Rand des
Verbindungsstegs und an den Außen-
kurven oben und unten. Da der
Hüftknochen ebensolche senkrecht
wirkenden Belastungen aufnehmen
muß, ist er auf der Außenseite seiner
Hauptröhre verdickt und oben und
unten abgerundet.

Oben aufgeschnittener Hüftknochen;
man sieht, wie das Knochenwachstum
den bei der Interferenzaufnahme
gezeigten Belastungsmustern
entspricht.

seine Horizontlinie nur etwa eineinhalb Kilometer entfernt. In der Frühzeit des Menschen gab es gewiß, wie heute in gewissen verrufenen Vierteln der Städte, zahlreiche Halunken, die man gern schon von ferne gesehen hätte, um sich auf sie einzustellen. (Sonderbarerweise sind wir frühmorgens etwas größer als zu anderen Tageszeiten. Das liegt daran, daß sich die Wirbelsäule beim Liegen in der Nacht ausgedehnt hat, weil die Schwerkraft sie während des Schlafes nicht zusammendrückt.)

Alle mit dem Stehen zusammenhängenden Nachteile gehen auf die grundlegende Veränderung zurück, die zur Krümmung unseres Rückgrats geführt hat. So wird beispielsweise bei einem Menschen, der am frühen Morgen aufgestanden ist und sich jetzt vorbeugt, um an etwas zu ziehen, sagen wir an dem soeben verlassenen Laken am anderen Ende der Matratze, der Vorteil der Biegung in der Wirbelsäule dadurch aufgehoben, daß die Krümmung des Körpers beim Vorbeugen dagegenwirkt. In dieser gefährlichen Stellung verlaufen bei einem Zupfen oder Ziehen die Zug- und Stoßkräfte nicht in Richtung der Wirbelsäule, sondern genau im rechten Winkel zu ihr, und wie kräftig auch immer Rückenwirbel und die sie spannende Muskulatur sein mögen – diese Belastung ist zuviel. Man bedenke, daß sich sogar eine massive Betonmauer zerstören läßt, indem eine vergleichsweise geringe Kraft im falschen Winkel auf sie einwirkt. Den Beweis dafür haben die von der britischen Royal Air Force 1943 gegen die für Spannungsbelastungen relativ empfindlichen Innenseiten der Sperrmauern an Möhne- und Edertalsperre eingesetzten Gleitbomben geliefert, die in geringer Höhe über das Wasser hüpfen – wie Kiesel, die Kinder flach aufs Wasser werfen. Als sie auf die Sperrmauern trafen, erzeugten sie in deren glatten Auskleidungen lediglich winzige Spalten, doch die genügten, denn das in sie eingedrungene Wasser übte in einem Winkel Druck auf die Mauern aus, gegen den sie schutzlos waren, und so wurden aus ihnen große Risse, die ganz durch die gewaltigen Sperrmauern gingen, so daß sie nachgaben und brachen.

Bei jemandem, der sich vorbeugt, um ein Bett zu machen, sind die Folgen ähnlich, wenn auch weniger aufsehenerregend. Kraftlinien, die im stumpfen Winkel an der Wirbelsäule zerren, können einen der ringförmigen Rückenwirbel aus seiner Lage springen lassen oder – eine beständig lauernde Gefahr vor allem für nicht besonders gelenkige oder ungestüme ältere Menschen – den gallertartigen Inhalt der als Polster zwischen den Wirbeln dienenden Bandscheiben teilweise zerdrücken. Aber immerhin ist niemand in der bedrohlichen Lage gewisser Eidechser, die eine ›Sollbruchstelle‹ haben, an der sie mit einer kräftigen Muskelkontraktion ihre eigene Wirbelsäule durchtrennen können.

Eine weitere unglückliche Folge des Aufrechtstehens hängt mit der merkwürdigen Schwäche unserer Bauchmuskulatur zusammen. Sie ist gewöhnlich zu schwach, um nach den Jugendjahren lange straff zu bleiben, und gibt in einer Weise nach, die zum mitleidlos (aber zutreffend) als Spitzbauch bezeichneten Zustand führt. Daß es sich dabei keineswegs um eine Erscheinung aus neuerer Zeit handelt, läßt sich an der Herkunft des Wortes ›Bauch‹ erkennen – es geht auf die indoeuropäische Wurzel für ›schwellen‹ zurück; der Sachverhalt muß also schon seit Jahrtausenden bestehen und bekannt sein!

Eine solche als ›Bauch‹ bezeichnete Auswölbung des Unterleibs bildet sich stets in zwei Schritten heraus. Die Muskelfasern dort, die der Fachmann Filamente nennt, bestehen unmittelbar unter der Oberfläche aus ganz besonderen Molekülketten. Die eine Art ist gerade und relativ breit, die andere geflochten und vergleichsweise dünn. Beide dehnen sich in einer sich unaufhörlich wiederholenden Formation gegeneinander, bei

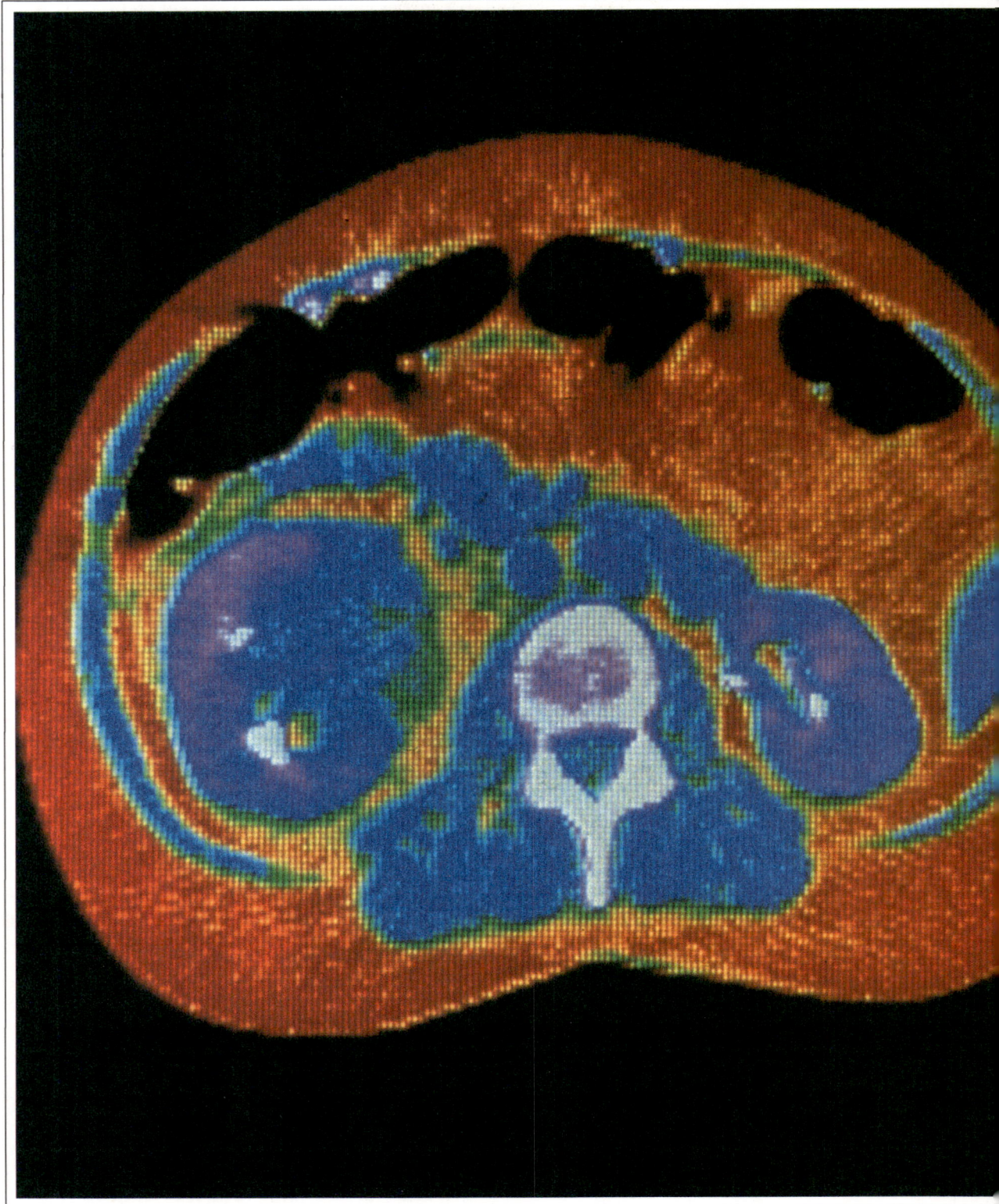

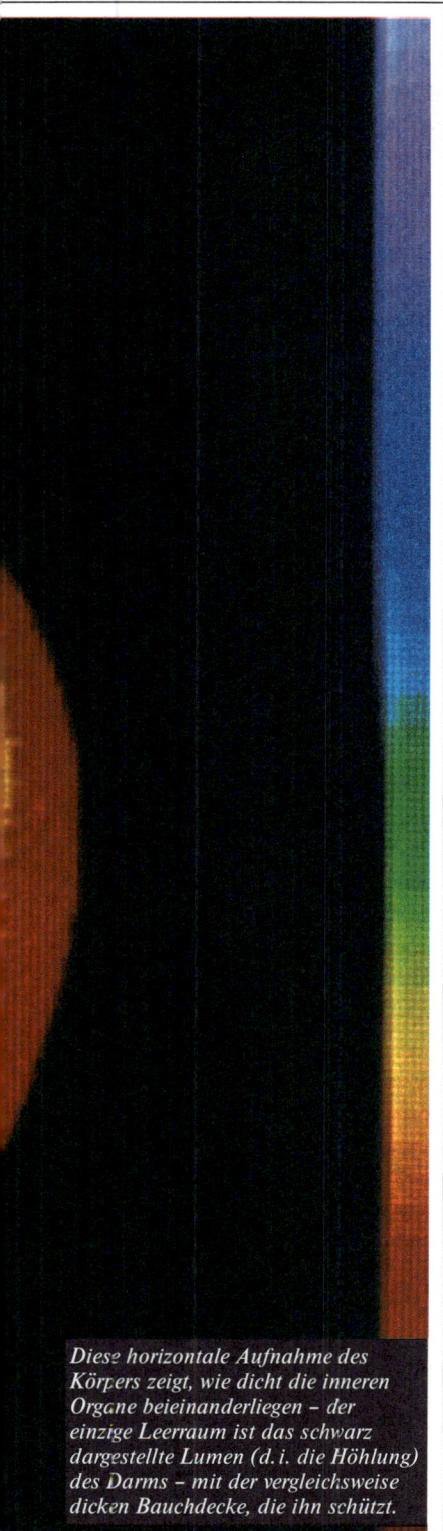

Diese horizontale Aufnahme des Körpers zeigt, wie dicht die inneren Organe beieinanderliegen – der einzige Leerraum ist das schwarz dargestellte Lumen (d. i. die Höhlung) des Darms – mit der vergleichsweise dicken Bauchdecke, die ihn schützt.

der mehrere Billionen in den ersten zweieinhalb Zentimetern oberhalb des Nabels Platz finden.

Aus dieser dickeren Kette ragt etwas wie ein feines und klebriges Klettband hervor. Normalerweise ist es einfach nur da und tut nichts. Wenn aber die Muskeln den Befehl bekommen, sich zusammenzuziehen, streckt sich das Klettband von jeder der dicken Ketten und zieht die benachbarte dünne an der dickeren Kette vorbei. Daraus ergibt sich eine Verkürzung der gesamten Muskelfaser, die wir als Spannen der Bauchdecke spüren.

Im Lauf der Jahre jedoch funktioniert dies Ineinanderhaken und Zusammenziehen nicht mehr so gut wie einst im Mai. Hier liegt die Schwierigkeit. Gerade in dem Alter, in dem sich die Filamente zu lockern beginnen – so um Mitte Zwanzig herum –, wirkt eine von der Taille ausgehende Dehnbewegung gegen sie. Diese Heimsuchung geht vom ›großen Netz‹ aus, einer Bauchfellfalte, die sich, eine schwammige Membran voller Fettklümpchen, wie eine Schürze über die Innenseite der Bauchdecke nach unten zieht. Sie wird immer dicker und drückt gegen die dünne und schwächer werdende Bauchdecke. Das Ergebnis ist ein deutlich erkennbarer Spitzbauch. Nur die wenigsten Erwachsenen können vor dem Spiegel stehend ausatmen, ohne im Profil mit ansehen zu müssen, wie sich diese massige Vorwölbung in all ihrer nutzlosen Masse aufbläht.

Doch genug von solch unwillkommenen Nebenwirkungen des aufrechten Ganges, dessen Nutzen wir nicht nur mit Bezug auf Körpergestalt und Bewegung sehen dürfen. Es ist interessant zu wissen, daß beim stehenden Menschen das Volumen des Kopfes abnimmt, weil die Schwerkraft Blut aus ihm abzieht und in die Beine leitet, deren Volumen dadurch zunimmt. Das Aufrechtstehen hat auch einen nur selten wahrgenommenen ästhetischen Aspekt, der mit der Körperwärme zu tun hat.

Da von einem Körper abgegebene Wärme immer nach oben steigt, bewegt sich in Höhe der Fußknöchel eines unbekleidet stehenden Erwachsenen eine warme Luftschicht von etwa einem guten Zentimeter Dicke aufwärts. In Höhe der Taille füllt sie dann bereits einen rund zwölf Zentimeter starken unsichtbaren Schlauch, der den Körper umgibt. Er kann in Höhe des Kopfes schon bis zu zwanzig Zentimeter Umfang haben und eine starke Sogwirkung ausüben. Kleidungsstücke, zum Beispiel ein Morgenmantel, vermindern zwar dessen weitere Ausbreitung, nicht aber das Aufsteigen der warmen Luft. Hemden mit engem Kragen bewirken, daß in der Nähe der Schultern mehr Wärme auftritt als über der Rückenmitte, eben weil der Kragen der aufsteigenden warmen Luftsäule Einhalt gebietet.

Diesen Luftstrom nutzt der Hausstaub als Transportsystem. Fällt ein Sonnenstrahl in einen Raum, können wir die Staubteilchen tanzen sehen. Mehr als achtzig Prozent von ihnen sind winzige verhornte und abgestorbene Hautzellen, die sich auch vom Körper des saubersten Erwachsenen zu Millionen und Abermillionen abschuppen, wenn er morgens ein Hemd anzieht oder in den Bademantel schlüpft. Jede Bewegung der Brust beim Atmen läßt Myriaden dieser staubigen Boten herabfallen, wie auch jedes Vorbeistreifen eines Arms an der Seite des Körpers, das Aneinanderstreifen von Fingern oder eine Berührung des Körpers. Die meisten davon geraten in den Aufwärtsstrom der Warmluft um den Körper und steigen bis weit über den Kopf, wo sie eine Art pilzförmige Wolke bilden, bevor sie davonschwirren und sich irgendwo absetzen. Auf diese Weise beseitigt, wer ein wenig Staub wischt, bevor die Gäste kommen, einen Teil seines aufrechtstehenden Selbst. (Aufregende Einzelheiten kann man dazu in dem Buch »Das geheimnisvolle Haus« des gleichen Autors nachlesen.)

7.01.15 Uhr Das Gehen

Das Geschöpf, das machtvoll so zahlreiche ihm von der Evolution in den Weg gelegte Hindernisse überwunden hat, um morgens beim Frühstück die Wonnen des heimischen Herdes genießen zu können, unser gewöhnlicher Pendler also, steht jetzt benommen, aber annähernd wach, im Schlafanzug neben dem Bett und ist bereit, sich von ihm zu entfernen. Dabei bedient er sich der merkwürdigsten Art der Fortbewegung, nämlich des aufrechten Ganges.

Nicht nur kann kaum ein anderes Geschöpf stehen wie wir – es gibt auch nahezu keines, das so geht wie wir. Viele laufen, rutschen, schwimmen, kriechen oder hüpfen, aber nur die wenigsten beherrschen den aufrechten Gang. Er ist seinem Wesen nach eine unsichere und wacklige Bewegung, bei der wir beständig versuchen, erst das eine Bein und dann das andere im Gleichgewicht zu halten. Letztlich ist es kaum mehr als ein beherrschtes Vorwärtsstürzen.

Das ganze Ausbalancieren findet auf einer Grundfläche von nur wenigen Quadratzentimetern statt – der Fläche der Füße. Zu allem Überfluß wird sie nicht einmal vollständig genutzt, denn mit einem guten Viertel berührt der Fuß den Boden überhaupt nicht, sondern wölbt sich statt dessen wie der Bogen einer gemauerten Brücke nach oben, um die bei jedem Schritt entstehenden Stoßwellen aufzunehmen.

Kein Architekt würde so etwas zulassen. Bei Wolkenkratzern sorgen die Erbauer dafür, daß deren Fundamente mindestens so breit sind wie die größte Breite im oberen Bereich des Gebäudes, und manche geben sich erst dann zufrieden, wenn das Fundament noch weiter nach außen reicht. Um eine feste Verankerung zu gewährleisten, wird es tief in den Untergrund getrieben. Stünde der Mensch auf einer solchen Grundlage, wäre das ein Klotz von Fuß, beim Mann so breit wie seine Schultern, bei der Frau so ausladend wie die Hüften. Wäre andererseits ein Wolkenkratzer auf zwei so vergleichsweise schmale Fundamentstreifen gegründet, wie es die Füße des Menschen sind, er fiele beim leisesten Windhauch um. Wie wir noch sehen werden, benutzen wir beim Gehen an die zweihundert Muskeln, denn stets ist am Tragwerk hier ein Bestandteil besser einzustellen, muß dort etwas zusammengezogen werden. All das dient dazu, den aufrecht gehenden Körper oben zu halten.

Der aufrechte Gang bringt noch sonderbarere Nebenwirkungen mit sich als der aufsteigende Warmluftstrom beim stehenden Menschen. Viele von ihnen sind mit bloßem Auge nur in extremen Situationen sichtbar, wie bei der starken Beschleunigung eines Raketenschlittens oder einem Fallschirmabsprung mit hoher Geschwindigkeit, lassen sich aber auch in entsprechend verminderter Form bei gewöhnlichen Bewegungen feststellen. Zuerst einmal können wir wahrnehmen, daß beim Gehen unsere Wangen flattern. Sie haben ja auch nur leichte Arbeit zu erledigen, müssen zum Beispiel dafür sorgen, daß das Essen nicht aus dem Mund rutscht oder im Umgang mit anderen Menschen nützliche Signale hervorbringen (Lächeln, Fratzen schneiden und so weiter). Es dürfte niemanden überraschen, daß sie nicht über besonders kräftige Muskeln verfügen, um zu verhindern, daß jede Abwärtsbewegung, die wir bei einem Schritt nach vorn tun, die Wangen nach außen gleiten läßt. Die Bewegung ist nicht übertrieben deutlich, aber extreme Zeitlupenaufnahmen zeigen einen Gehenden wie einen Tieftaucher, der seine Backen mit Luft füllt und diese dann wieder aufbläst. Wer bei jedem Schritt tief durchfedert, kann das gelegentlich selbst spüren.

Selbst Menschen, die stolz auf ihren gleichmäßigen Gang und davon überzeugt sind, daß sie nicht federnd gehen, schwingen auf diese Weise,

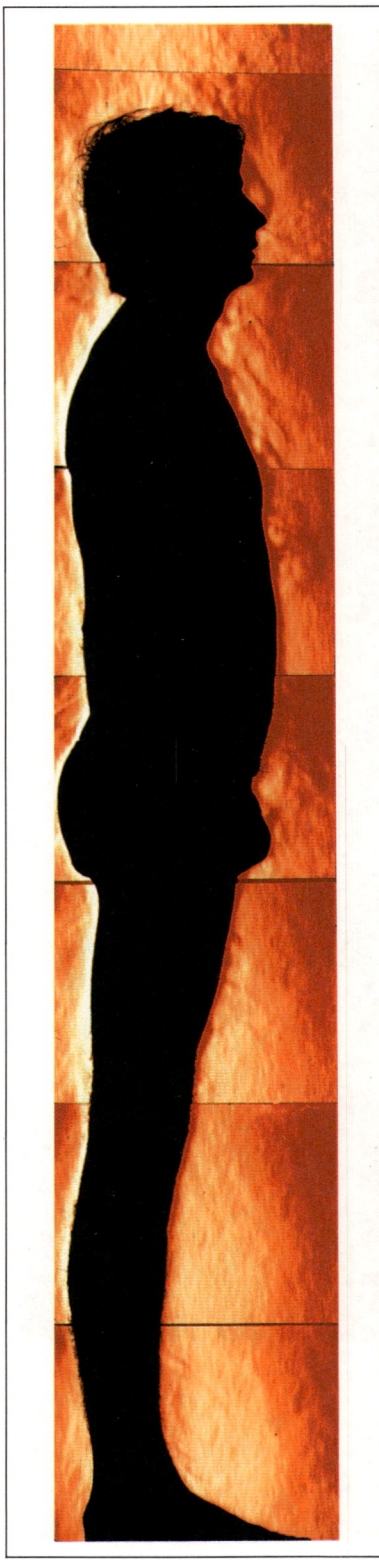

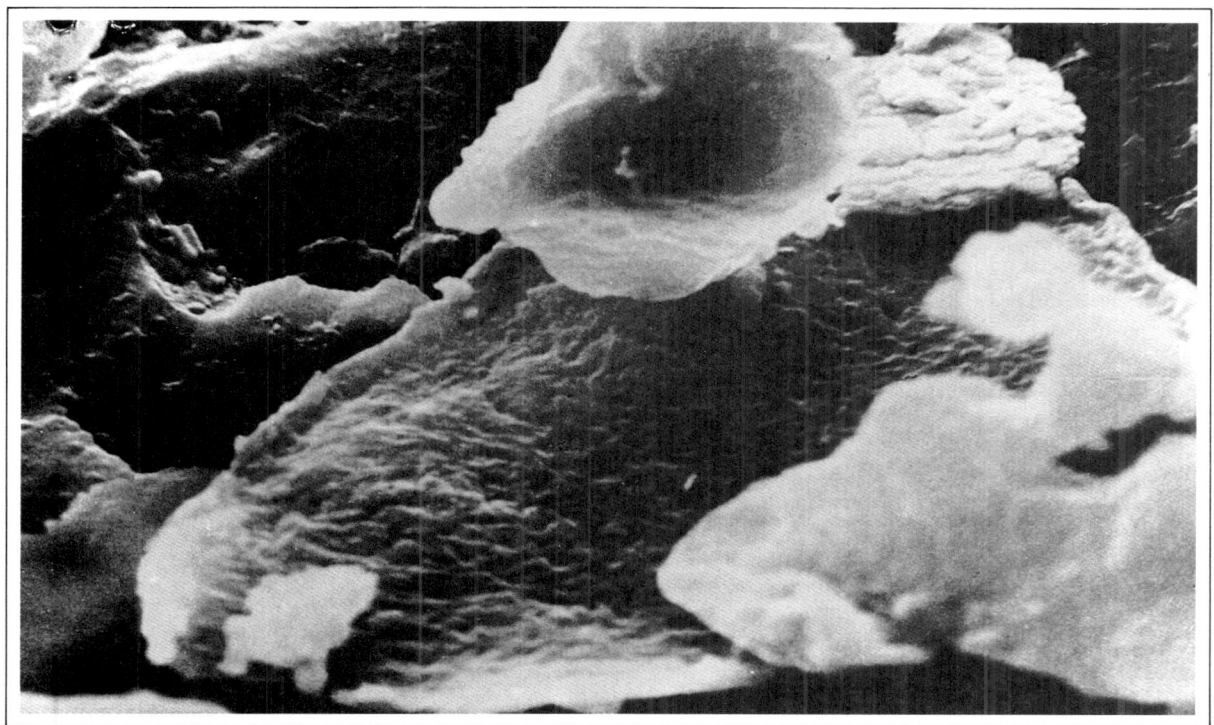

und zwar am ganzen Körper. Beispielsweise liegt das Auge mit seinem Volumen von lediglich rund sechseinhalb Kubikzentimetern in seiner Höhle des Schädels, die ihm mit knapp dreißig Kubikzentimetern reichlich Platz gewährt. Es braucht Hilfe, um nicht bei jedem Schritt auf und ab zu schwingen, doch in gewissem Umfang hüpft es durchaus.

Auch innere Organe wie Magen, Nieren, Leber und Herz hüpfen, denn sie hält nichts als die Blutgefäße, die sie versorgen, und der dünne, alles umhüllende Überzug des Unterleibs, das Bauchfell. Auch alles andere schwingt beim Gehen mit: die Ellbogenhaut, die Kiefer, der Kopf auf seinem Hals, die Ohrmuscheln (der einzige Fall, bei dem jeder mit den Ohren wackeln kann), die Fettablagerungen an Bauch und Oberarmen, die Hinterbacken, Nasenhaare, die Lippen des Mundes und die Schamlippen, Hodensack, Stimmbänder, Blase, Zähne, Zehennägel und, soweit noch vorhanden, Wurmfortsatz und Rachenmandeln.

Das ist durchaus spektakulär, und es wundert niemanden, daß man sich bei einer Fahrt in einem hart gefederten Auto richtig durchgeschüttelt vorkommt. Genau das widerfährt uns bei einer solchen Gelegenheit auch.

Die Mehrzahl dieser beim gewöhnlichen Gehen auftretenden Bewegungen lassen sich nur mit speziellen Kameras sichtbar machen. Eine bemerkenswerte Ausnahme dabei bildet der Hodensack, denn wie jedes richtige Pendel schwingt er mit zunehmender Länge kräftiger, eine Gesetzmäßigkeit, die kurz vor Ende des sechzehnten Jahrhunderts mit Hilfe von der Decke hängender Leuchter im Dom von Pisa entdeckt wurde. Da die Länge des Hodensacks bei großer Hitze oder nach einer heißen Dusche so stark zunimmt, daß er deutlich pendelt, schreiten unter solchen Bedingungen nur wenige Männer ohne hilfreiche Baumwoll- oder Nylonumhüllung kräftig aus.

Auch Brüste hüpfen, am kräftigsten deren Warzen. Obwohl diese Bewegung meist weder von deren Besitzerinnen noch den Betrachtern als unangenehm empfunden wird, hat man alles mögliche ausprobiert, sie im Zaum zu halten: Blätter ineinander verflochten, Bindfäden oder Stoffstreifen als Haltevorrichtung darum gewickelt und sich Abstützungen aus Walbein ausgedacht. Man hat mit Gummigewebe experimentiert und in einem gänzlich neuen Verfahren, das die Pariser Korsettherstellerin Hermine Cardolle kurz vor dem Ersten Weltkrieg bekannt gemacht hat, den seither nicht mehr wegzudenkenden Belastungsverteiler in Form des Büstenhalters erfunden.

All dies Hüpfen geht keineswegs lautlos vor sich. Das Knacken von Knochen ist uns allen wohlbekannt, aber mit einer richtig angebrachten Abhöreinrichtung, die auf Vibrationen geringerer Frequenz eingestellt ist, als das menschliche Ohr sie wahrnehmen kann, ließe sich eine bedrückende Mischung von Lauten wahrnehmen und vielleicht auch später wiedergeben: knatschendes Fett, brummelnde Backen, witschende Augäpfel, scheuernde Haut und zitternder Knorpel. Hin und wieder treten auch hochfrequente Geräusche auf. So schießt beim ersten Schritt des Tages eine große Blutmenge aus den Beinen nach oben, denn mit einem Schlag wird die gesamte Flüssigkeit, die sich über Nacht da unten angesammelt hat, in Richtung Herz zurückbefördert. An den Beinen freiwilliger Versuchspersonen angebrachte Geräuschdetektoren, die im Ultraschallbereich arbeiten, geben diesen Vorgang als Quieken wieder.

Unsere Kleidungsstücke können damit, daß sie auf der Haut reiben, durchaus in dies Konzert einstimmen. Je schneller die Bewegung erfolgt, desto lauter ist das von ihnen hervorgerufene Geräusch. Der Schlag eines Karatespezialisten kann ein Schnalzen wie von einer Peitsche hervorrufen, wenn der Stoff seines Jackenärmels nach vorn fliegt und mit der gleichen Geschwindigkeit zurückgerissen wird. Man hat berechnet, wie sich das bei noch größeren Geschwindigkeiten anhört. So mußten sich wohl die beiden Fluggäste, die 1974 kurz vor dem Absturz einer DC-10 in der Nähe von Paris durch eine Rumpföffnung aus der Maschine gerissen wurden, Geräusche wie Artilleriefeuer anhören, die dadurch entstehen, daß ihre Kleidungsstücke im Wind knatterten, der mit knapp sechshundert Stundenkilometern an ihnen vorbeipfiff.

Das Geklapper des Körpers, der am Morgen vom Bett aus seine ersten Schritte tut, wäre ohne die Hilfe zweier tief im Schädel hinter den Ohren sitzender winziger Organe, die ihrer Meßaufgabe mit Hilfe hin und her schwappender Flüssigkeiten nachkommen, nicht von langer Dauer. Das erste besteht aus einem Paar Säckchen, die feststellen, wie stark der Kopf geneigt ist – eine durchaus wichtige Aufgabe. Man stelle sich jemanden vor, der den Kopf neigt und kein Gleichgewichtsorgan hat, um das Ausmaß der Neigung festzustellen. In dem Fall würde er lediglich eine Schulter sehen, die immer größer würde, und wenn er mit derselben unbemerkten Neigung in einen Raum sähe, wäre das nicht weniger beunruhigend, denn es müßte ihm vorkommen, als hätte der ganze Raum begonnen, sich zu drehen.

Solche Schwierigkeiten bleiben uns dank der beiden winzigen Säckchen erspart, die unmittelbar neben dem Gehörsensor des Innenohrs liegen. Jedes von ihnen enthält Tausende unvorstellbar winziger, in eine klare Flüssigkeit eingetauchter Kristalle, die auf einer unebenen Fläche ruhen.

In einem sich neigenden Kopf dreht sich mit den Säckchen auch diese Fläche, auf der die Kristalle liegen, doch da diese vergleichsweise träge sind, fallen sie zurück, denn sie haben den Drang, an dem Platz zu bleiben, den sie vor der Wendung eingenommen hatten. Sobald sie aber ihre Lage

Die überraschend große knöcherne
Vertiefung, die wir als Augenhöhle
kennen. Die sechs um den Augapfel
herumliegenden Muskeln können
ihn rasch drehen, wenn wir einem
Gegenstand mit dem Blick folgen,
sind aber nicht kräftig genug, um die
Schwingungen zu dämpfen, die bei
Bewegungen des Körpers auftreten.
Der Augapfel füllt weniger als die
Hälfte des Raumes.

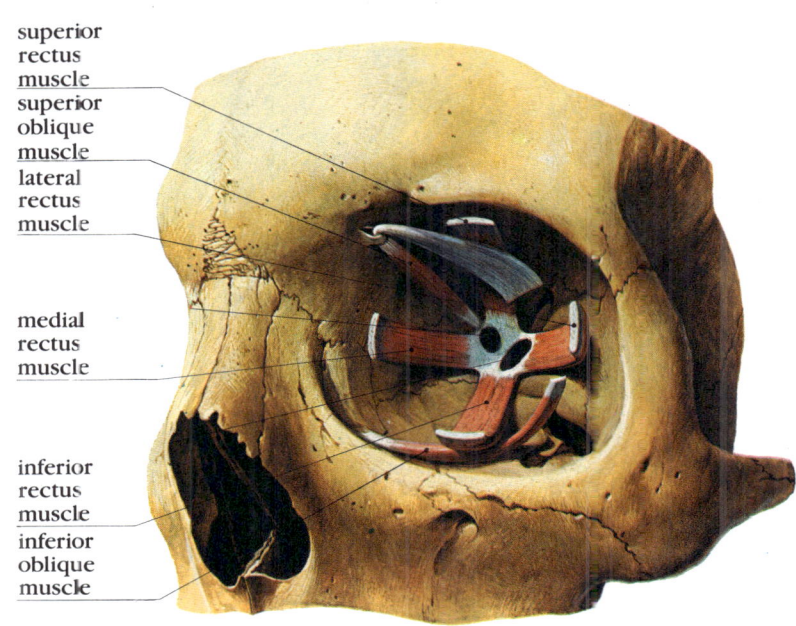

superior
rectus
muscle

superior
oblique
muscle

lateral
rectus
muscle

medial
rectus
muscle

inferior
rectus
muscle

inferior
oblique
muscle

Höhenlinien einer weiblichen Brust,
die im Ruhezustand oval sind. Auf
dem Höhepunkt eines Laufschritts
verformen die Einwirkung der
Massenträgheit und der Mangel an
Haltemuskulatur die Linien zu
Kreisen. Im Tiefpunkt des Schrittes
nehmen sie wieder die ursprüngliche
Gestalt des Ovals an, womit der
vollständige »Hüpfzyklus«
abgeschlossen ist.

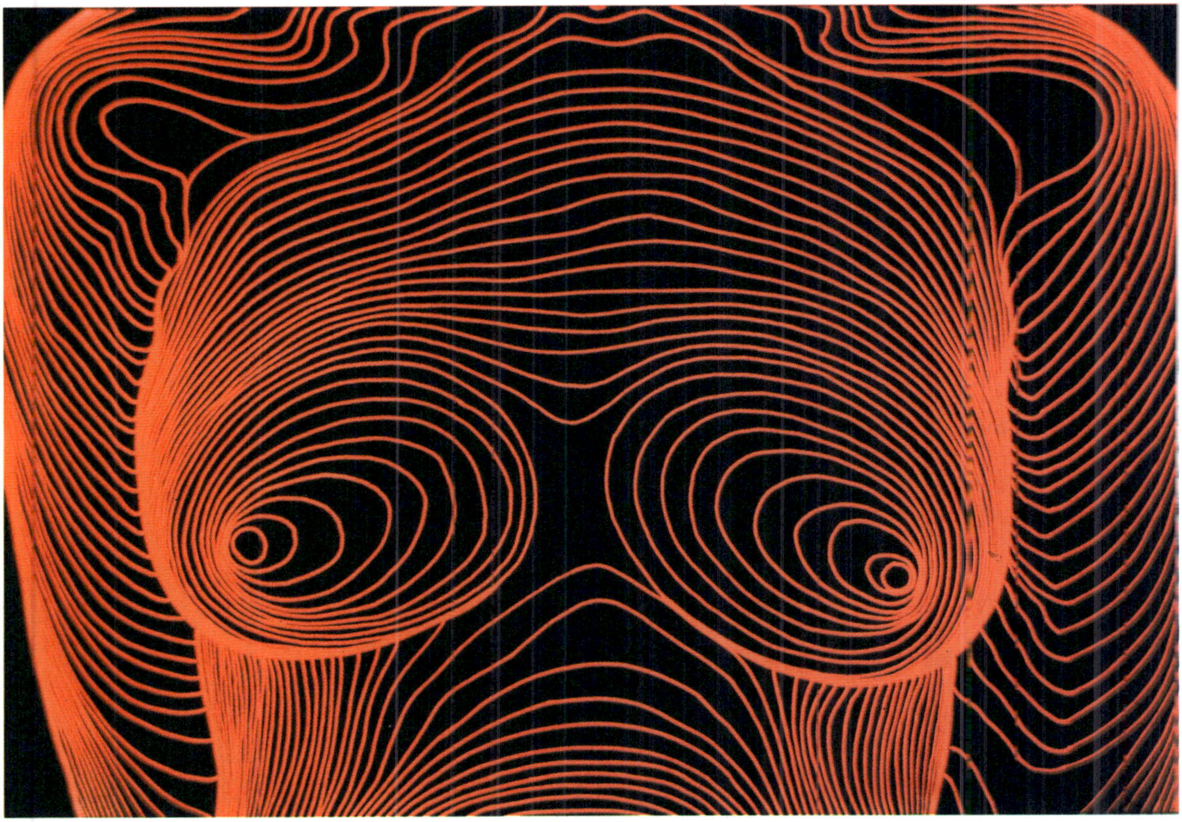

verändern, krümmen sie verschiedene Sinneshärchen gerade kräftig genug, um diese zu veranlassen, daß sie dem Gehirn Signale übermitteln. Diesen Vorgang bezeichnet man kurz als das ›Feuern‹ der Nerven.

Da der Rhythmus dieser Signale ebenso wie das Rollen der Kristalle vom Neigungswinkel des Kopfes abhängt, hat das Gehirn beständig Kenntnis davon, wie stark der Kopf geneigt ist. Wegen der winzigen Größe dieser Kristalle – mehr als ein Dutzend davon sind so groß wie ein Salzkristall – messen sie Lageveränderungen des Kopfes mit geradezu unvorstellbarer Genauigkeit: Die meisten Menschen können sie auf wenige Haaresbreiten genau empfinden.

Die einzige Ungenauigkeit, die sich dabei nicht vermeiden läßt, ist eine unbedeutende Zeitverzögerung. Beugen Sie den Kopf vor, während Sie das hier lesen, und Sie werden glauben, sich schon in dem Augenblick, da Sie sich vorbeugen, näher am Text zu befinden. Das jedoch ist eine Täuschung, denn die Kristalle sind noch gar nicht ausgerollt, also erfährt das Gehirn erst ein Weilchen, nachdem die Bewegung ausgeführt wurde, wo sich der Kopf befindet.

Zwar hat diese Verzögerung keine praktische Bedeutung, aber im Zusammenhang damit ergibt sich die merkwürdige philosophische Erkenntnis, daß wir beständig in einer Welt von Wahrnehmungen leben, die mit der Wirklichkeit nicht ganz übereinstimmen. Wer das nächste Mal einen Bekannten, ein vorüberfahrendes Auto oder die eigene Hand ansieht, sollte ruhig einmal darüber nachdenken, daß der wahrgenommene Eindruck keine genaue Abbildung der Hand zu dem Zeitpunkt ist, da man sie sieht, sondern eine photographische Erinnerung. Sie trifft verzögert im Gehirn ein, denn zuerst muß das Licht die Augen erreichen, der optische Impuls verarbeitet und ins Gehirn weitergeleitet werden.

Der zeitliche Abstand ist winzig. Auch wenn er weniger als eine Tausendstelsekunde beträgt, existiert er, und alles, was wir als Eindruck von außen aufnehmen, ob wir etwas sehen, hören oder spüren, ist nichts als eine Erinnerung an einen schon nicht mehr bestehenden eingefrorenen Zustand. Wir sind wie jeder andere Mensch um uns herum zu jeder Zeit taub, blind und empfindungslos gegenüber Ereignissen, während sie stattfinden.

Das andere Gleichgewichtsorgan im Innenohr dient dazu, jede Drehung des Kopfes zu messen. Es sieht in etwa aus wie eine hohle, aus drei Ringen geformte Brezel und besteht aus drei senkrecht zueinander stehenden hohlen Röhren, die mit einer Flüssigkeit gefüllt sind, so geschmeidig wie gewöhnliches Wasser.

Sobald sich der Kopf zu bewegen beginnt, verharrt die Flüssigkeit wegen ihrer Massenträgheit einen Augenblick lang in den Röhren und zieht dadurch ein wenig an kleinen Lappen, die an feinen Nervenendigungen in jeder von ihnen sitzen. Nervenfasern, die durch eine Öffnung im Schädel gehen, übermitteln ein Signal ans Gehirn, das auf diese Weise erfährt, daß eine Bewegung begonnen hat.

Die Signale hören auf, wenn sich die Flüssigkeit synchron mit den hohlen Ringen bewegt, wobei auch das Ziehen an den Nervenendigungen aufhört. Erst wenn es durch einen weiteren Ruck zu einer Bewegungsdifferenz zwischen Flüssigkeit und den Röhren um sie herum kommt, beginnt das Ziehen erneut. Diese großartige Methode, mit der ermittelt wird, wie sich der Kopf bewegt, sorgt zugleich dafür, daß die Augen der Bewegung folgen, so daß sich die Welt nicht um uns dreht, wenn wir den Kopf bewegen.

Manchmal funktioniert die Flüssigkeit allerdings ein bißchen zu großartig und schickt Positionsmeldungen an das Gehirn, auf die dessen Besitzer gern verzichten würde. Jeder, der schon einmal in der Nähe einer Gewitterfront auf einem Schiff oder in einem Flugzeug war, kennt das Gefühl, wenn eine entsetzliche Bewegungsveränderung auf die andere folgt und alle pflichtschuldig von den wachsamen Minibrezeln ans Gehirn weitergemeldet werden.

Hier fangen die Schwierigkeiten an. Beispielsweise wird jedes Heben eines Schiffes dem Gehirn mitgeteilt, und über Nervenbahnen, die unserer bewußten Steuerung nicht unterliegen, drückt es die Muskeln um den Magen herum zusammen oder dreht die Augen in die Richtung des Hebens, um den Körper dieser Aufwärtsbewegung des Schiffes anzupassen.

Hätte die Sache damit ihr Bewenden, gäbe es nichts dagegen einzuwenden, aber unsere freundlichen Schutzgeister nehmen ihre Aufgabe ernst. Kaum beginnt sich das Schiff vom Wogenkamm zu senken, teilen die von Flüssigkeit durchströmten Ringe dem Gehirn mit, daß sich die Lage geändert hat. Liebenswerte Trottel. Ihre Botschaft sorgt dafür, daß es seine Anweisungen an Magen, Augen und so weiter umkehrt – jedesmal aufs neue, obwohl der Mensch, dem all diese Aufmerksamkeit zugedacht ist, durchaus begriffen hat, daß das Schiff selbstverständlich weiterhin auf und ab tanzen wird und es albern wäre, den Magen jedesmal zusammenzuziehen und zu entspannen, wenn es seine Richtung ändert, nur weil die winzigen Gleichgewichtsorgane das so wollen.

Da die alten Griechen, die Siedler auf Schiffen durch den ganzen von Stürmen durchtosten östlichen Mittelmeerraum schickten, keineswegs andere Gleichgewichtsorgane besaßen als wir heute, ist es kaum verwunderlich, daß sie das besonders unangenehme Gefühl, das diese beständig veränderte Befehlsfolge im Magen hervorruft, nach ihrem Wort für ›Schiff‹ nannten. Nach diesem *naos*, das wir in unserem Wort *nautisch* wiedererkennen, heißt die Seekrankheit samt der von ihr hervorgerufenen Übelkeit und dem Brechreiz im medizinischen Sprachgebrauch noch heute ›Nausea‹.

Eine solche Überkompensation ist allerdings die Ausnahme – in den meisten Lebenssituationen sind diese Gleichgewichtszentren unerläßlich, und das Leben von Menschen, bei denen sie beschädigt sind, geht wie auf unbeschreiblich glatten Schlittschuhen vor sich.

Alle Wirbeltiere verfügen über solche Gleichgewichtszentren, denn selbst die Schildkröte, die kein äußeres Ohr besitzt und folglich in einer stummen Welt lebt, muß wissen, wie sie sich bewegt. So großartig ist das System aus Säckchen, Kristallkieseln und Brezelringen in unserem Innenohr, daß Physiker, die ihre Zeit damit verbringen, im Interesse der Öffentlichkeit Trägerraketen zum Transport von Atomsprengköpfen herzustellen, es kopiert haben.

Da es sich als äußerst problematisch erwiesen hat, diese Raketen zu steuern, denn sogar die Fernsteuerung mit Hilfe eingebauter Fernsehkameras ist Funkstörungen gegenüber verletzlich, sind amerikanische Spezialisten auf diesem Gebiet auf ein System verfallen, bei dem Drähte oder Elektromagneten in einem Kasten liegende winzige hohle Metallkugeln halten. Das Ganze ist mit einem Regelmechanismus verbunden, der auf Lageänderungen der Kügelchen reagiert, wenn diese wie die Flüssigkeit oder die winzigen Kristalle im Innenohr des Menschen unter dem Einfluß einer Beschleunigung oder Drehbewegungen durcheinanderrollen. Drückt ein Luftstoß in der Stratosphäre die Rakete zur Seite oder reißen unvorhersehbare Schwerkraftstörungen sie mit einemmal abwärts, rollen die lose aufeinander liegenden Hohlkügelchen sacht auf die andere Seite des Kastens. Empfindliche elektronische Sensoren messen diese Bewegung und korrigieren daraufhin die Lage der Rakete. Es ist so ähnlich, als stolpere ein Mensch plötzlich und finde sein Gleichgewicht wieder, sobald sein Gehirn das Durcheinanderwirbeln der Flüssigkeit in seinem Innenohr wahrgenommen hat. Man kann nur hoffen, daß dies System nicht ebenso genau funktioniert wie das bei uns Menschen.

Damit der in der Nähe des Bettes umherschwankende und von seinen eingebauten Gleichgewichtssystemen in der richtigen Lage gehaltene Körper anfangen kann zu gehen, ob schwankend oder fest, müssen lediglich die Muskeln in Tätigkeit treten. Davon gibt es eine erstaunliche Anzahl. Die meisten Menschen kennen den Bizeps im Oberarm, vielleicht auch noch den Trizeps und den Deltamuskel, und sie vermuten, daß es wohl an anderen Stellen noch rund ein Dutzend weitere Muskeln gibt. In Wirklichkeit müssen an die zweihundert oder mehr einzelne Muskeln betätigt werden, damit wir auch nur einen einzigen Schritt tun können.

Allein schon, um das rechte Bein zu veranlassen, daß es sich nach vorn hebt, ist die vereinte Anstrengung von vierzig Muskeln erforderlich, die ähnlich wie Hafenarbeiter beim Hieven einer Ladung von Hand gemeinsam tätig werden. Haben diese vierzig Muskeln mit dem Schritt begonnen, muß eine ganze Menge geschehen, bis ihre Gegenspieler auf der linken Seite gleichfalls ihre Arbeit erfüllen können. Für einen Körper nämlich, der gerade ein in einer Schlafanzughose steckendes Bein vorangeschwungen hat, besteht die unmittelbare Gefahr, nach vorn umzufallen wie die Vogelscheuche aus Stroh im Kinderbuch *Der Zauberer von Oos*, denn der Schwung des halb vollzogenen Schritts pflanzt sich durch den Körper fort. Also müssen die Rückenmuskeln rasch Schultern und Brust zurücknehmen, damit die aufrechte Haltung nicht gänzlich verlorengeht. Dazu ist ein kräftiger Ruck erforderlich.

Doch würden diese Rückenmuskeln mehr Schaden als Nutzen anrichten, überließe man sie sich allein, denn indem sie die Vorwärtsbewegung hemmen, veranlassen sie Unterleib, Brust und Kopf dazu, sich zurückzuneigen, eine Bewegung, die zu einem äußerst würdelosen Sturz aufs Hinterteil führen würde, wenn sie ungehindert weiterginge. Um dieser Überkompensation ein Ende zu setzen, macht sich eine weitere Muskelgruppe ans Werk, und zwar ist es die, die den Unterleib streckt. Wer sich heftig bemüht, auf glattem Eis nicht zu fallen, demonstriert wider Willen all diese übertriebenen Bewegungen in vollkommener Deutlichkeit. Erst bei genau richtiger Dosierung all dieser Bewegungen ergibt sich eine aufrechte Körperhaltung. Hilfe leisten bei der außergewöhnlichen Steuerungsaufgabe, die zum Gehen erforderlich ist, überall in unseren Muskeln befindliche kleine zigarrenförmige Organe – man hat sie ›innere Augen‹ genannt –, die dem Gehirn oder Rückenmark nützliche Meßwerte darüber liefern, wie sich der jeweilige Muskel gerade bewegt.

Sind die geraden Zugbewegungen richtig koordiniert, muß mit dem Drehen begonnen werden. Der erste Schritt, den wir mit dem rechten Fuß nach vorn tun, versetzt den Körper in eine Drehbewegung um seine Mittelachse, was für den Judowurf Osoto-gari gut und schön wäre. Um diesen Schritt aber nicht wie einen solchen Judowurf enden zu lassen, muß ihm durch den Seitwärtszug von Muskeln in Hüften, Brust und Bauch entgegengewirkt werden. Das macht den Einsatz weiterer Muskeln erforderlich, und so wird klar, warum für die ersten Schritte am Morgen der Einsatz von zweihundert Muskeln erforderlich ist. (Damit das niemandem als unüberwindbar schwierige Aufgabe für den frühen Morgen erscheint, sei gesagt, daß schon dann, wenn wir den Mund öffnen, um träge »Morg'n« zu knurren, die Muskeln an Lippen, Kiefer, Zunge, Gaumen, Rachen, Kehle und Atmungsorganen in einem genau aufeinander abge-

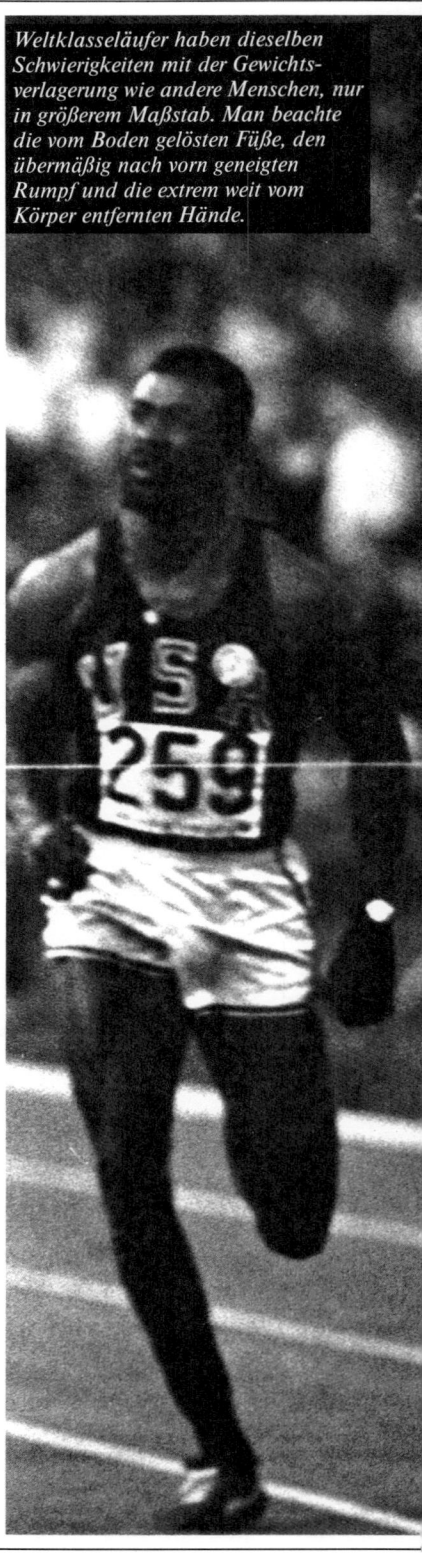

Weltklasseläufer haben dieselben Schwierigkeiten mit der Gewichtsverlagerung wie andere Menschen, nur in größerem Maßstab. Man beachte die vom Boden gelösten Füße, den übermäßig nach vorn geneigten Rumpf und die extrem weit vom Körper entfernten Hände.

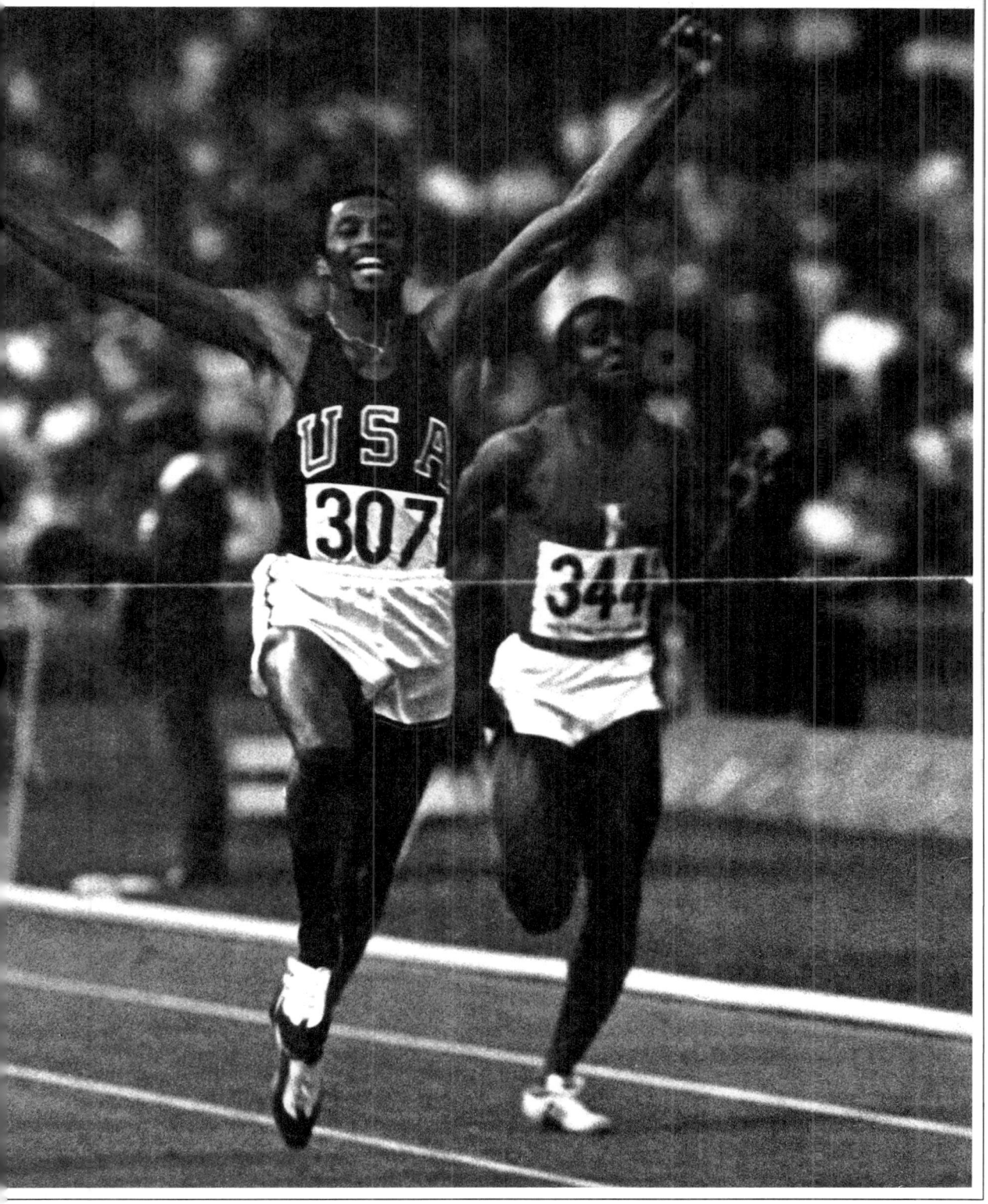

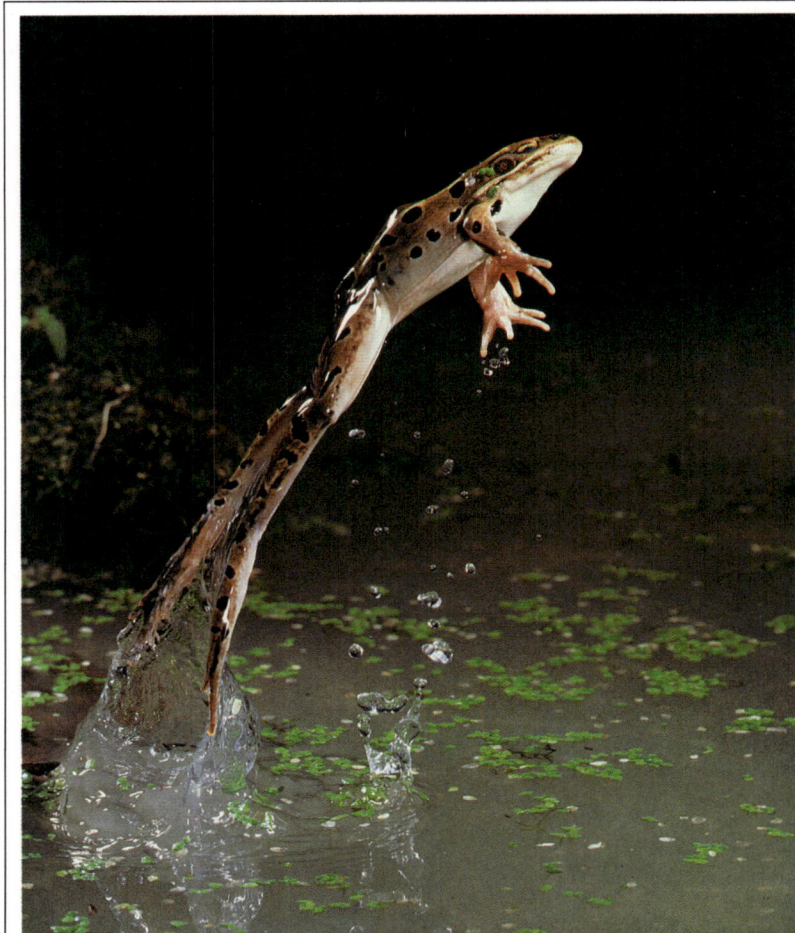

Ein Meister der Schnellkraft – ein Leopardfrosch beim Sprung. Beim Gehen halten wir uns beständig durch ein uns unbewußtes Anspannen und Entspannen von Dutzenden verschiedener Muskeln in genauer zeitlicher Abstimmung im Gleichgewicht. Die schnellsten Nervensignale, die das steuern, laufen über markhaltige (weiße) Nervenfasern, die in regelmäßigen Abständen von einer fettigen Scheide umgeben sind und es so dem Nerv ermöglichen, von einer Lücke zwischen den Hüllsegmenten zur anderen zu »springen«. Froschnerven bestehen aus einer Mischung unterschiedlicher Nervenfasern, darunter befinden sich mehrere recht dicke mit Fett bedeckte. Dank ihrer vermögen sie ihre Skelettmuskeln so rasch anzusteuern, daß sie Bewegungsabläufe durchführen können, die uns unmöglich sind. Es ist denkbar, daß Naturtalente unter Sportlern gleichfalls über eine größere Anzahl solcher weißer Nervenfasern verfügen als Durchschnittsmenschen.

stimmten Programm tätig werden müssen, für das über fünfhundert Kontraktionen pro Sekunde erforderlich sind.)

All diese zur Fortbewegung erforderlichen treuen Diener werden von uns nicht immer so geschätzt, wie sie es verdienen. Einer von ihnen ist der außen über den Oberschenkel verlaufende lange Muskel, der unter normalen Bedingungen zu den stärksten im menschlichen Körper gehört. (Die Gebärmutter, die letztlich nichts anderes ist als ein Hohlmuskel, kann sich während der Geburt stärker anspannen als jeder andere Muskel – eine nur selten und vergleichsweise kurz dauernde Ausnahme.) Ebenso gehört zu ihnen auch der minder geachtete Gluteus maximus, der oberhalb der Schenkel und unterhalb der Taille hinter den Hüften sitzend die Halbkugeln bildet, auf denen wir sitzen. Diesem Muskel fällt jedesmal dann eine Schlüsselrolle zu, wenn wir uns aus sitzender Stellung erheben.

Der Umfang unserer Hinterbacken scheint nur allzu rasch zuzunehmen – allerdings entfällt der größte Teil der dort zu beobachtenden Zunahme gewöhnlich auf die Fettschicht, die das kräftige Arbeitspferd bedeckt, nicht aber auf den Muskel selbst. Sie findet sich vor allem bei Frauen und hat wohl mehr mit der schwammigen Konsistenz des Oberflächengewebes an jener Stelle zu tun als mit mangelnder Festigkeit gegenüber den Verlockungen des Lebens, wie es der Spott der lieben Mitmenschen gern behauptet.

Als Trost mag dienen, daß die Fettspeicherung in jenem Körperbereich bei gewissen Menschengruppen, insbesondere den Hottentottenvölkern im südlichen Afrika, wahrhaft gigantische Ausmaße angenommen hat, so daß sich auf dem machtvollen Hinterteil jener Frauen mancherlei verstauen läßt: Kochgerät und bisweilen auch ein Kleinkind. Diese ausgezeichnete Anpassungsmaßnahme an ein Klima, in dem Nahrung oft schwer zu finden ist, scheint auf die Hottentottenmänner nichts als die angenehmsten Wirkungen auszuüben. Da man in westlichen Ländern diese Art von Schönheit weniger schätzt, geben wir uns die größte Mühe, diesen edlen Muskel durch Kleidung zu verbergen, ja, hüten uns sogar davor, ihn zu erwähnen. Der aus dem Vulgärlateinischen stammende ärztliche Euphemismus Gluteus maximus heißt nicht mehr und nicht weniger als ›übergroßer Steiß‹. In unserer Umgangssprache begnügen wir uns meist mit der Angabe einer der beiden Funktionen des Muskels, nämlich dem Sitzen, und sprechen folglich vom ›Gesäß‹.

7.02 Uhr Zwischenspiel vor verschlossener Tür

Wozu nutzen wir, kaum daß wir aufgestanden sind, unsere ungewöhnliche Fähigkeit des aufrechten Ganges? Höchstwahrscheinlich zu einem eiligen Rückzug ins Badezimmer.

Ein am Bauch angebrachtes Mikrophon würde das deutliche Schwappen aufnehmen, das der Grund dafür ist. Tropfen für Tropfen haben die Nieren die ganze Nacht hindurch die Blase mit einer gelben Flüssigkeit gefüllt, bis sie einen Durchmesser von rund acht Zentimetern erreicht hat, und jetzt sind wir bestrebt, uns zu erleichtern.

Das Ergebnis ist gewöhnlich ein guter halber Liter – zwei große Gläser voll. Bei jemandem, der bei stark aufgedrehter Heizung schläft, ist es etwas weniger, denn solche Temperaturen lassen uns deutlich stärker schwitzen als sonst, und Flüssigkeit, die durch die Poren der Haut austritt, kann nicht anderswohin gelangen. (Unser Urin besteht zu sechsundneunzig Prozent aus Wasser – der Rest ist ein Gemisch aus Harnstoff, Salz, Zucker, Proteinen, Fett, Vitaminen und farbigen Gallenpigmenten. Er enthält pro Tag um die sechzig Gramm Feststoffe und ist etwa ein Prozent schwerer als Wasser, weshalb er im Wasser langsam sinkt.)

Am Morgen nach einem in fröhlicher Zecherrunde verbrachten Abend werden die empfindlichen Druckmelder in der Blase stärker beansprucht als sonst, und so kann dieser Drang mit größerem Nachdruck als der Gedanke an den bevorstehenden Arbeitstag bewirken, daß wir uns morgens aus dem mollig warmen Bett erheben.

Unwillkürlich erhebt sich die Frage, warum sich dies Bedürfnis erst beim Aufstehen so dringlich meldet. Es hätte doch den Schläfer schon Stunden vorher wecken können. Woran liegt es, daß es das gewöhnlich nicht tut?

Nun, bei der Blase handelt es sich um ein ungewöhnlich anpassungsfähiges Organ, das leer auf die Größe einer kleinen Pflaume schrumpft, ein Zustand, in dem ihre Wandung dick und durchfurcht ist. Wird sie aber angefüllt, schwillt sie immer mehr an, indem sie ihre Zellen seitwärts ausdehnt, bis im Endstadium die Wandstärke nur noch die Dicke weniger Zellen ausmacht, dünner als Luftpostpapier.

Dieser Endzustand kann schon um drei oder vier Uhr morgens erreicht sein. Sobald er eintritt, melden das die allzeit bereiten Sensoren in der Blasenwand ans untere Ende des Rückenmarks weiter, und von dort geht ohne den Umweg über das Gehirn ein Antwortsignal mit der Ermächti-

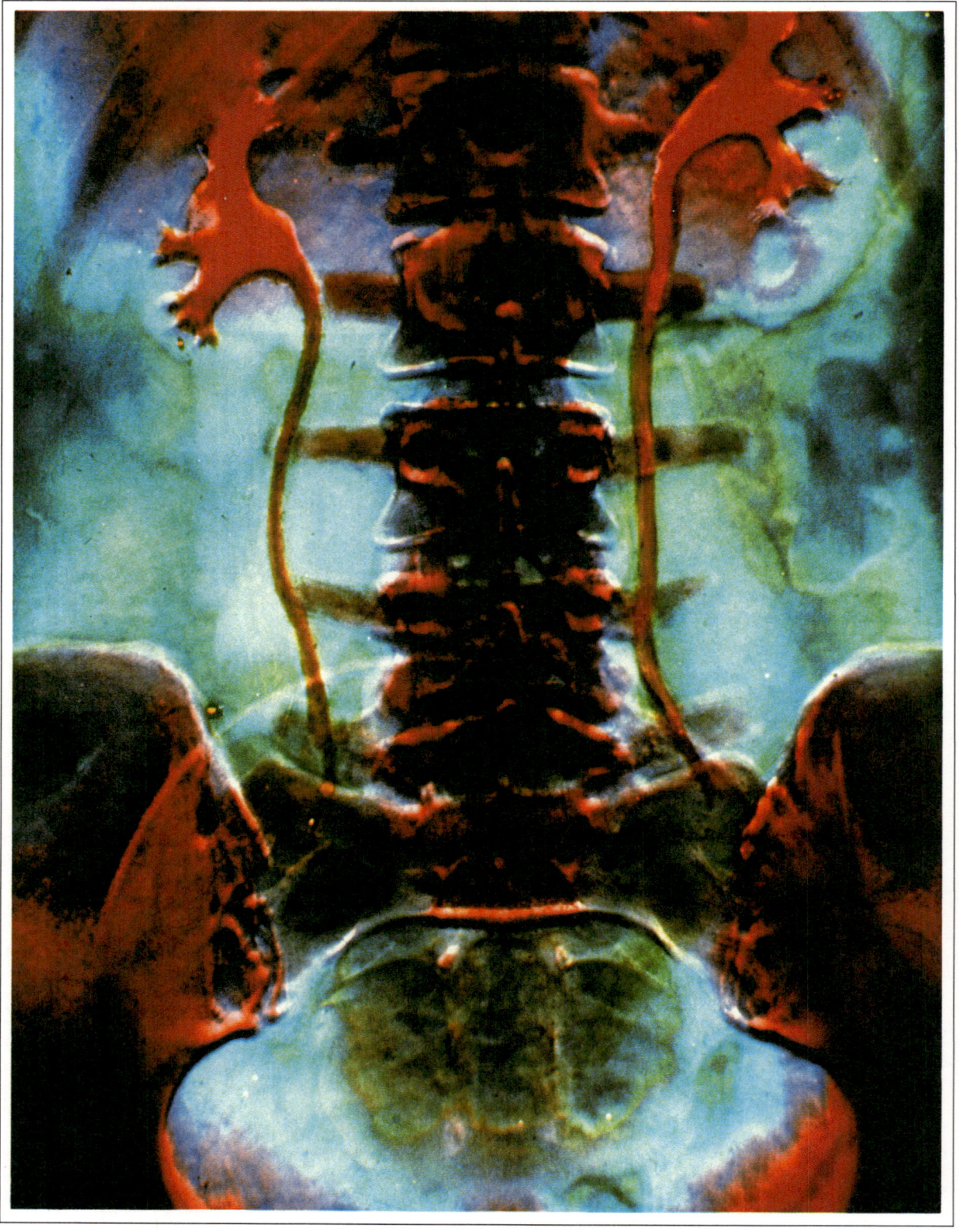

Normalerweise bildet die Blasenwand eine feste muskelbewehrte Sperre (oben), doch wenn sie ihren größten Durchmesser erreicht hat – wie zum Beispiel, nachdem sich eine ganze Nacht lang Flüssigkeit in ihr angesammelt hat – ist sie oft nur wenige Zellschichten dick (unten rechts), was den Druck auf die dehnungsempfindlichen Sensoren unmittelbar unterhalb der Oberfläche verstärkt.

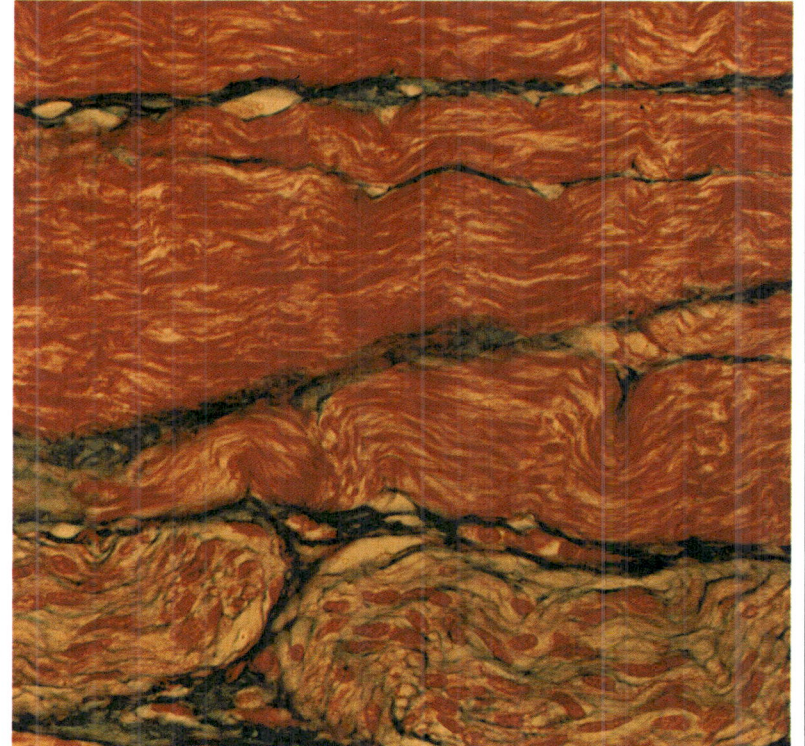

Links: Röntgenaufnahme, auf der strahlende Indikatoren den Weg des Urins von seiner Erzeugung in den beiden Nieren (rot oben links und rechts) durch die Harnleiter, die den Urin in rollenden Wellen transportieren, zur Blase zeigen, wo er gespeichert wird (untere Kugel).

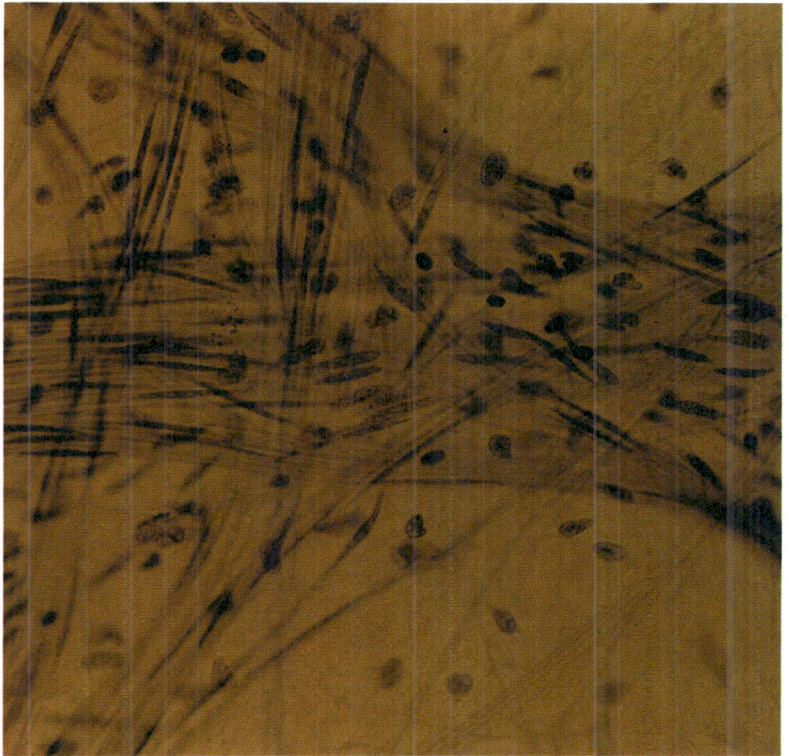

31

gung ab, den ringförmigen Schließmuskel der Blase zu öffnen. Er sorgt normalerweise dafür, daß sie geschlossen bleibt, und öffnet sich nur im Bedarfsfall, damit durch die abflußähnliche Öffnung an ihrem unteren Ende der Druck im Inneren verringert werden kann.

Zum Glück liegt unterhalb dieses unwillkürlich steuernden Ringmuskels noch ein weiterer, und dieser untersteht Steuerzentren, die ihre Befehle vom Gehirn erhalten. Die dafür zuständigen Schaltkreise werden gesperrt, wenn das um sie herum liegende Gehirn ›Schlafen‹ signalisiert, und bleiben damit automatisch so lange geschlossen, wie der Schlaf dauert. (Zwar werden ältere Männer häufig mitten in der Nacht durch einen starken Harndrang geweckt, doch liegt das meist daran, daß eine vergrößerte Vorsteherdrüse von außen auf die Blase drückt oder deren Abflußöffnung so stark verengt hat, daß sie am Vorabend nicht vollständig entleert werden konnte.)

Wenn der Schlaf endet, wird sich das Gehirn wieder der Nervensignale von der Blase bewußt. Da diese mit Nachdruck darauf hinweisen, daß der Vorratsbehälter bis zum Bersten angefüllt ist und entleert werden muß, ist der zweite Verschlußring nur durch bewußte Befehle daran zu hindern, daß er sich schlagartig öffnet. In dieser Situation kann es besonders peinvoll sein, wenn man Wasser laufen hört oder aus einem geöffneten Wasserhahn kommen sieht.

Damit sich der zweite Schließmuskel weit öffnet, braucht lediglich der bewußte Befehl aufgehoben zu werden. Muskeln um die Blase herum üben in wellenförmigen Bewegungen Druck auf deren Inhalt aus, um die Entleerung zu unterstützen. Bei diesem Vorgang halten wir kurz den Atem an, und so ist es nahezu unmöglich, mit dem Wasserlassen zu beginnen, wenn nicht die Glottis, die Stimmritze im Kehlkopf, geschlossen ist. Nur dann – das läßt sich ausprobieren – kann das unterhalb der Lungenflügel liegende Zwerchfell nach unten gedrückt werden, um die Entleerung der Blase zu unterstützen. Endlich!

In der vertrauten Umgebung des eigenen Heims bereitet dieser von mehreren Stellen gesteuerte Ablauf selten Schwierigkeiten, wohl aber kann es – bei Männern – auf einer Restaurant- oder Bürotoilette in Anwesenheit anderer gelegentlich dazu kommen. Jede noch so geringe Nervosität veranlaßt die Unterleibsmuskeln zur Anspannung, einschließlich derer, die den Blasenausgang fest verschließen. Geht diese Nervosität mit beschleunigtem Atmen einher, was häufig der Fall ist, fällt das für den Gang der Dinge unerläßliche kurze Anhalten des Atems schwer. Die Sache zu verschleppen nutzt hier nur wenig, denn die Blase meldet sich immer wieder und von Mal zu Mal dringlicher.

7.10 Uhr Auf zum fröhlichen Joggen

Aus dem wenig ansehnlichen Gestolper vor dem Bett kann schon wenige Minuten später auf dem Gehweg vor dem Haus die weit flüssigere Bewegung des Laufens werden. Merkwürdigerweise hatte dies frühmorgendliche Schlurfen ein wichtiges Ziel, nämlich den Besuch im Badezimmer, während das scheinbar zielgerichtete federnde Vorwärtsstürmen so bald kaum zu Ende sein dürfte. Es geht Runde um Runde weiter um den Häuserblock, ohne daß ein erkennbares Ergebnis erzielt – beispielsweise eine Jagdbeute heimgebracht – würde. Der Grund für dies Laufen bleibt besser ununtersucht, denn daß das, was sich in den Tiefen der Seele eines begeisterten Dauerläufers abspielt, kaum nachvollziehbar ist, kann bestätigen, wer je eine längere Autofahrt mit einem redseligen Vertreter jener Gattung unternommen hat, dem daran lag, Anhänger für seinen Sport zu werben.

Doch was auch immer der Grund für diese Art der Bewegung sein mag, viele laufbegeisterte Ärzte haben erschöpfte Läufer so gründlich untersucht, daß sie eine ganze Menge über das erfahren haben, was in deren Muskeln geschieht. Diese Ärzte müssen außergewöhnlich unbeirrbar sein, denn sie hecheln den solcherart rennenden Menschen mit spitzen Nadeln zur Entnahme von Blutproben hinterher – oder mit Tüten, in die sie atmen sollen. Einer der hartnäckigsten dieser Gilde war ein gewisser in Oxford ausgebildeter Wissenschaftler, der stets leise zu sprechen pflegte. Nachdem er genug Läufer nach ihren anstrengenden Unternehmungen untersucht hatte, kam ihm die Erkenntnis, daß ein gesunder Mann ohne weiteres imstande sein müßte, eine damals als unüberwindlich geltende Schranke zu durchbrechen: Niemand, schien es, könnte die englische Meile in vier Minuten oder gar schneller laufen.

Es ist denkbar, daß sich die Absolventen anderer Bildungsstätten damit begnügt hätten, über diese Erkenntnis eine wissenschaftliche Abhandlung zu schreiben und die Sache damit auf sich beruhen zu lassen, doch Oxfordabsolventen sind aus härterem Holz geschnitzt. Der keineswegs besonders athletisch gebaute Mediziner beschloß, den Nachweis selbst zu führen, sozusagen am eigenen Leibe, und er trieb sein Projekt mit wissenschaftlicher Beharrlichkeit voran, bis es ihm an dem kühlen 4. Mai 1954 auf einer Aschenbahn nahe Oxford gelang, als erster Mensch der Welt eine Meile in weniger als vier Minuten zurückzulegen. Damit hatte Dr. (inzwischen Sir) Roger Gilbert Bannister den Nachweis geliefert, wozu Zöglinge jener altehrwürdigen Universität imstande sind.

Er gründete seinen Lauf auf die Erkenntnis, daß sich ein Muskel nur dann bewegen kann, wenn dafür gesorgt ist, daß die ineinandergeschachtelten Filamente, aus denen er besteht, aneinander entlanggleiten können. Jeder Mensch besitzt die dafür erforderlichen Energielieferanten in Gestalt sacht gekrümmter Moleküle namens ATP (Acenin-Triphosphat), an denen etwas befestigt ist, das aussieht wie drei straffe Bogensehnen. Sie bestehen aus Phosphat – dem Stoff, der an ihren Fallschirmen zur Erde sinkende Leuchtkugeln dazu veranlaßt, so grelles Licht abzugeben. Schnellt die dritte und letzte dieser Bogensehnen los, womit ihre Energie an der richtigen Stelle in einer Muskelzelle freigesetzt wird, bewegt sich der Muskel. Tut sie das nicht, bleibt er zusammen mit Sehnen, Knochen, Körper und daran geknüpften Hoffnungen, wo sie sind. Bei einem Läufer also werden die in seinem ATP enthaltenen Phosphat-Bogensehnen beständig abgerissen und lassen dabei den Muskel tätig werden.

Damit aber erhebt sich eine andere Frage: Was spannt die ATP-Bogensehnen, so daß es ihnen möglich ist, loszuschnellen und die Muskeln zur Bewegung zu veranlassen? Auf irgendeine Weise muß da Nachschub geliefert werden, denn die Menge der bereits gestrafften ATP-Sehnen im Körper würde lediglich eine Bewegungsdauer von etwa einer Sekunde ermöglichen. Erst in den letzten Jahren ist deutlich geworden, daß es nicht eine einzige Quelle für das Nachladen des ATP gibt, damit es die Muskeln in Bewegung setzen kann, sondern drei verschiedene. Bannisters Arbeiten haben zu dieser Erkenntnis ebenso beigetragen wie die anderer Forscher.

Als erstes haben wir einen Stoff, mit dem die Muskeln buchstäblich getränkt sind. Er heißt Kreatinphosphat und ist eine Art Vorrat vorgespannter Bogensehnen, die in unmittelbarer Nähe des ATP bereitliegen und nur darauf warten, die Lücke zu füllen, wenn die Kontraktion eines Muskels die gestraffte Bogensehne eines ATP-Moleküls angerissen hat.

Das kann man sich in etwa so vorstellen, als hätten die englischen Bogenschützen bei der entscheidenden Schlacht von Agincourt im Jahre 1415 gegen die Franzosen inmitten fertig gespannter Bogen gestanden und nach dem Abschießen ihres eigenen sich nur vorbeugen müssen, um einen schußfertigen zur Hand zu nehmen.

Von diesem Kreatinphosphat ist in allen Muskeln jeweils nur gerade soviel vorrätig, daß es für sechs bis acht Sekunden harter Arbeit ausreicht – eine durchaus brauchbare Menge, denn es gibt eine ganze Reihe nur kurz dauernder Handlungen, die ein Mensch rasch durchführen muß: beispielsweise, wenn es sich als nötig erweist, vor einem Säbelzahntiger Zuflucht auf einem großen Felsblock zu finden oder mit hängender Zunge die letzten Meter über den Bahnsteig zu eilen, weil man den bereits angefahrenen Acht-Uhr-fünfzehn-Zug unbedingt noch erreichen muß.

Für die meisten Laufwettbewerbe allerdings genügt diese stets verfügbare sechs bis acht Sekunden andauernde Schnellkraft nicht. Lediglich Hundert-Meter-Läufer bilden in gewisser Hinsicht eine Ausnahme, denn ihre Strecke ist so kurz, daß sich der größte Teil davon überwinden läßt, bevor alles Kreatinphosphat aufgebraucht ist.

Der größte Teil, aber eben nicht ganz. Sprinter haben bei Olympischen Spielen auf der Hundert-Meter-Strecke Geschwindigkeiten von deutlich mehr als dreißig Kilometer pro Stunde erreicht, wobei sie den Stoff mit einer Leistungsaufnahme von gut zehn Kilowatt verbrennen. Sobald das in ihren Muskeln vorrätige Kreatinphosphat verbraucht ist – normalerweise nach achtzig bis neunzig Metern –, hört ihre Leistungsfähigkeit mit einem Schlag auf. Die Sache wird auch nicht dadurch besser, daß der ATP-Abbau zu drei Vierteln nutzlos Wärme erzeugt und durch die Verhärtung der Muskeln in den auf beeindruckende Weise hin und her schwingenden Oberschenkeln dem Blutstrom weitgehend der Weg versperrt ist. Kein Wunder, daß Hundert-Meter-Wettbewerbe nicht von den Läufern gewonnen werden, die am besten von der Startlinie wegkommen oder den Mittelteil der Strecke am schnellsten bewältigen, sondern von denen, die kurz vor dem Ziel am wenigsten Tempo eingebüßt haben.

Hier liegt auch der Grund dafür, warum in diesem Jahrhundert Kurzstreckenrekorde kaum verbessert worden sind: im Hundert-Meter-Sprint seit 1912 von 10,6 auf immer noch deutlich über neun Sekunden. Die auf den mittleren und längeren Strecken erzielten weit eindrucksvolleren Verbesserungen wären Sprintern nur dann möglich, wenn sie ihr Rennen beenden könnten, bevor sie ihren gesamten Vorrat an Kreatinphosphat verbraucht haben – doch die Aussichten dafür sind gering.

Die Aufladung von ATP in den Muskeln läuft über den Blutzucker, ein Vorgang, der automatisch einsetzt, wenn die Leistung des ersten Systems abfällt, also nach etwa acht Sekunden. Aus dem Blut zum ATP, das seinen Phosphat-Bogen verschossen hat, durchgesickerter Traubenzucker kann dazu beitragen, daß aus den verbrauchten Molekülen neu verwendbare und straff gespannte Energiebogen hergestellt werden.

Wenn wir noch einmal unser Agincourt-Beispiel bemühen, wäre das so, als eile ein hilfreicher Feldwebel zu den Schützen, die ihre Pfeile verschossen haben oder deren Bogen verzogen sind, und zeige ihnen, wie sich ihre Bogen wieder richten lassen, oder helfe ihnen, rasch einige herumliegende Pfeile vom Boden aufzunehmen. Dies Verfahren läuft nicht ganz so schnell ab wie das zuerst beschriebene, bei dem einfach schußfertige Bogen nachgereicht wurden, führt aber zum selben Ergebnis. Auf diese Weise wieder aufgeladene ATP-Moleküle sind bereit, in die Beinmuskeln eines eifrigen Joggers zurückzukehren und sie immer wieder zu straffen, damit er weiterlaufen kann.

Obwohl Blutzucker hinter dieser Wirkung steht, wird das gewünschte Ergebnis nicht einfach dadurch erreicht, daß man vor schwerer körperlicher Anstrengung Zucker zu sich nimmt. Linda Fratiane, eine der ameri-

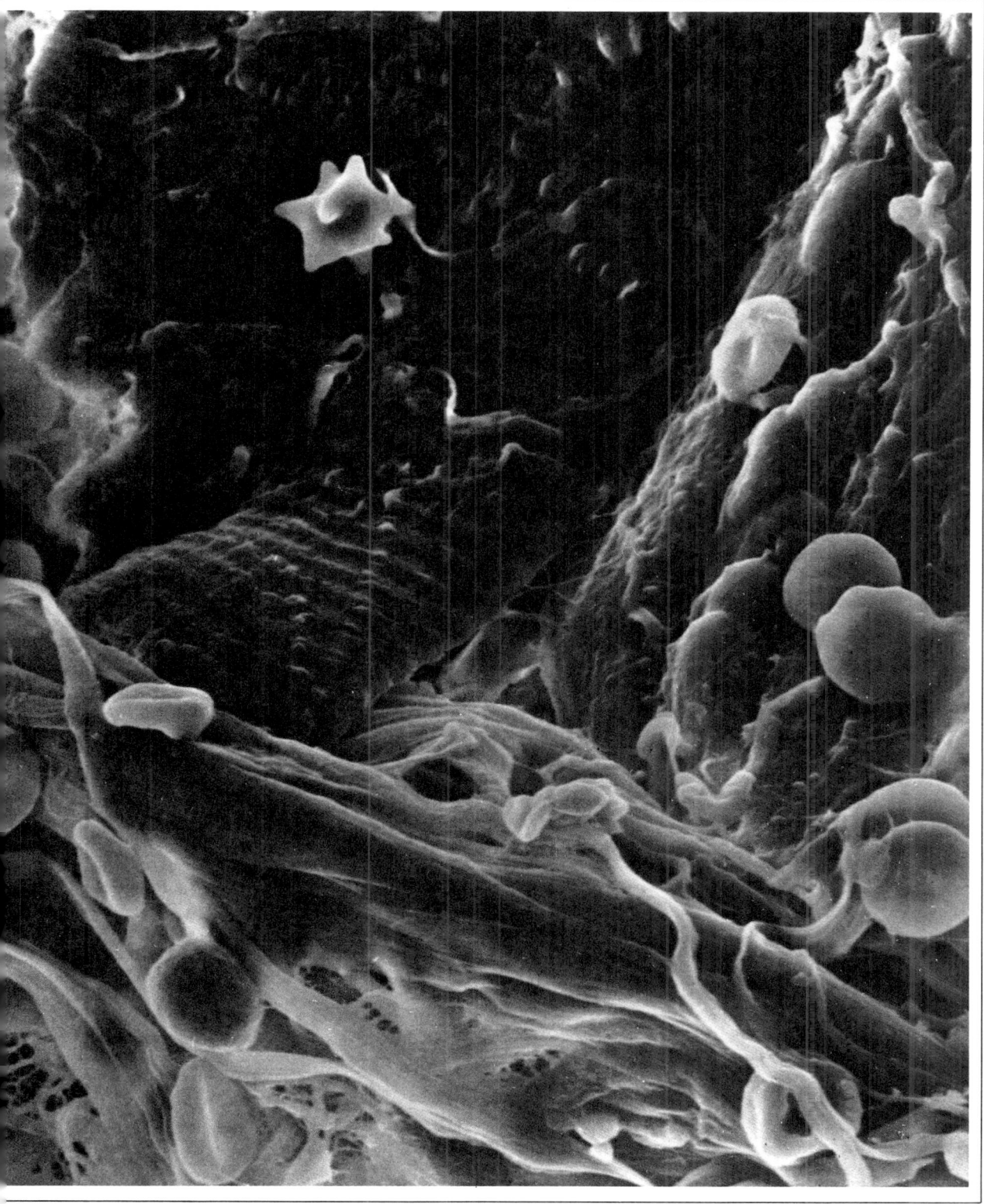

kanischen Olympia-Eisläuferinnen von Lake Placid 1980, hat unmittelbar vor dem Start zu den im selben Jahr stattfindenden nationalen Meisterschaften mehrere große Löffel Honig gegessen – und ist dreimal gestürzt. Der Körper hat bessere Verwendung für Zucker, als ihn für den Fall in den Muskeln bereitliegen zu lassen, daß er irgendwann einmal dringend benötigt werden könnte.

Der größte Teil des von uns aufgenommenen Zuckers wird statt dessen in Glykogen verwandelt – dies griechische Wort bedeutet, grob gesagt, nichts anderes als ›etwas, das Zucker erzeugt‹, und genau das tut die Substanz auch.

Zu Glykogen umgewandelter Zucker kann nicht zur ATP-Regeneration im Muskel dienen und wird statt dessen in der Leber sorgfältig gespeichert. Nur das durch den Beginn eines Laufes oder einer anderen körperlichen Anstrengung mobilisierte zuständige Hormon vermag Glykogen aus der Leber freizusetzen und in die Muskeln zu schicken. Das große Glykogen-Molekül wird in kleine Traubenzucker-Moleküle gespalten, und mit deren Hilfe läßt sich das unerläßliche ATP erneut aufbauen.

Dieser zweite Prozeß läuft nach den sechs oder acht Sekunden an, die der erste dauert. Damit es dazu kommt, muß das richtige Hormon vom Gehirn geschickt werden und eine Kettenreaktion dafür sorgen, daß das gespeicherte Glykogen in die Nähe des ATP gelangt, wo es etwas bewirken kann. Wie aber bringen wir das Hormon auf Trab?

Eine sichere Möglichkeit besteht darin, einfach mit dem Laufen zu beginnen, denn dabei verbrauchen wir so viel Blutzucker, daß der Auslöser der Kettenreaktion in Gang gebracht wird. Das ist möglicherweise der wichtigste Grund dafür, warum sich Athleten vor einem Wettkampf locker machen. Kaum einer von ihnen müßte wohl befürchten, sich in einem Lauf, wie er ihn schon tausendmal absolviert hat, einen Muskel zu zerren, nur weil er sich nicht ›warm‹ gemacht hat, ganz gleich, was der Trainer sagt. Aber das Warmmachen sorgt dafür, daß die richtigen Hormone, mit deren Hilfe Zucker mobilisiert wird, schneller ausgeschüttet werden. Vielleicht haben aus demselben Grund Jogger im Park oder Läufer auf der Aschenbahn mehr Erfolg, wenn sie sich einige Minuten lang auf ihr Vorhaben einstellen und konzentrieren, bevor sie anfangen, obwohl das Gehirn dann noch nicht ahnt, wieviel Glykogen es bereitstellen soll. Unser Körper quetscht nämlich, wenn wir über bevorstehende Leistungen nachdenken, oft automatisch als zusätzlichen Anreiz noch einen halben oder ganzen Liter mehr Blut aus der Leber, um uns die Sache zu erleichtern. Die linke Herzkammer schlägt dann kräftiger, gleichfalls eine wichtige Vorbereitung auf eine körperliche Anstrengung.

Auch der zweite Prozeß hat seine Grenzen. Nach etwa zwei Minuten entsteht bei diesem chemischen Jonglierspiel ein schlammiges Nebenprodukt in großer Menge. Dabei handelt es sich um Milchsäure, ein Stoff, der auch bei der Vergärung von Milch in Sauermilch oder Joghurt auftritt. In den Muskeln entsteht er durch den unvollständigen Abbau der Glukose, etwa so, wie Hefepilze in der Brauerei durch Gärung Alkohol herstellen. Diese Milchsäure bleibt in den Muskeln in unmittelbarer Nähe des ATP, das seine Energie unermüdlich neu auflädt und freisetzt. Da sie wie dicke Schlammablagerungen in einem Verbrennungsmotor wirkt, hindert sie das ATP daran, sich erneut aufzuladen. Darauf beruht das allgemein bekannte Gefühl, plötzlich bleischwere Beine zu haben und keinen Schritt mehr tun zu können. Eine bessere Durchblutung wäre da hilfreich, aber die kann uns der Körper nicht bieten. Bei Schlittenhunden in Alaska hat man nach siebzig aufeinanderfolgenden und in jeweils vier Minuten absolvierten Meilenläufen einen Puls von über dreihundert gemessen – bei keinem Menschen, sei er Freizeitjogger oder Olympiateilnehmer, erreicht das Herz je auch nur annähernd eine solche Schlagfrequenz!

Die Anhäufung von Milchsäure geht oft mit dem gesteigerten Keuchen einher, mit dessen Hilfe das Herz versucht, die Muskeln gegen den Widerstand dieser Ablagerungen in Gang zu halten. Das Ergebnis ist die unangenehme Erschöpfung, die so manchen beflissenen Jogging-Adepten zwingt, die Laufschuhe an den Nagel zu hängen, bevor er überhaupt eine Gelegenheit hatte, eine der langen, zur Verzückung führenden Strecken in Angriff zu nehmen, von denen ihm seine Freunde vorgeschwärmt haben.

Von solchen Erlebnissen können diese glücklichen harten Burschen berichten, weil sie ihre Laufenergie aus einem dritten Prozeß beziehen, dem besten von allen. Bei ihm strömt frischer Sauerstoff in die erschlaffenden Muskeln und gestattet es damit dem Blutzucker, den ATP-Vorrat aufzuladen, ohne daß dabei die unwillkommenen Ablagerungen entstehen. Sofern genügend Sauerstoff Zutritt zu den Muskeln hat, bildet sich keine Milchsäure, und vor allem können auch andere Energiequellen das ATP im Muskel in Gang halten, beispielsweise Kohlenhydrate, Fette und Proteine.

Vermutlich steckt hinter dem Übergang auf diesen dritten Zustand das, was Sportler den ›zweiten Wind‹ nennen. Wer das nicht erlebt hat, dem muß die damit einhergehende Beschwingtheit und Leichtigkeit als Geheimnis erscheinen, für alle anderen aber macht gerade das den Langstreckenlauf zu dem ungeheuren Vergnügen, als das sie ihn empfinden.

Das hängt damit zusammen, daß die an die Muskeln strömende große Sauerstoffmenge nicht nur dorthin gelangt. Der Sauerstoff kommt mit dem Blut auch ins Gehirn und trägt dort, wie es scheint, mit dazu bei, bedeutende Gedanken rascher und klarer zu entwickeln als sonst, wenn er lediglich in geringen Spuren zum Sitz unserer Weisheit empordringt.

Ein so voll Verzückung laufender Körper wird noch stärker gebeutelt als zuvor beim Gehen, als er lediglich über den Fußboden hüpfte, schüttelte und knirschte. Ein richtiger Langstreckenlauf übertrifft das in jeder Hinsicht. Die Augäpfel springen noch höher und werden bei jeder Abwärtsbewegung des Fußes nach oben in die Augenhöhle gedrückt und dort zu einer flachen Hohlkugel gequetscht. Die Wangen flattern noch weiter nach außen als zuvor, und die Eingeweide schlagen mit einem knatschenden Geräusch nach oben gegen die Leber. (Natürlich sind diese Wirkungen ausschließlich mit Hilfe empfindlicher Meßinstrumente oder von Filmtricks erkennbar.)

Die Zentrifugalkraft zerrt an den pendelnden Armen des Läufers, läßt Finger und Handgelenke so kräftig nach außen streben, daß sie sich vom Arm lösen und die Knochen in die Hauttaschen der Finger gleiten würden wie eine Handvoll Maschinenschrauben, die man in einen leeren Handschuh wirft, hielten nicht die ständig gespannten Muskeln vom Unterarm aus sie fest.

Mit diesem Ziehen und Zerren geht eine Drehbewegung einher, während die Beine um die Mittellinie des Körpers herum von außen nach innen die beste Position für einen Geradeausschritt zu finden versuchen und die Arme über ihnen in der Gegenrichtung schwingen, um zu verhindern, daß sich der Körper wie bei einer Eislaufpirouette dreht.

Die Hüften verhalten sich nicht anders als die Beine. So wie deren Kreiselneigung durch eine Gegendrehung der Arme ausgeglichen werden muß, so gleicht das Drehen der Hüfte in einem engeren Kreis die dagegen gerichtete Bewegung der Schultern aus. Das bedeutet eine schreckliche Belastung für den Oberarm, denn sein Pendeln setzt einen kaum wahrnehmbar kurzen Augenblick vor der Drehbewegung der Schulter ein und ruckt in dem Augenblick so kräftig an ihr, daß davon das obere Ende des Oberarmknochens aus seiner gewölbten Pfanne in der Schulter gerissen würde, gäbe es keine zusätzliche Befestigung.

Doch Hilfe kommt von den Bändern. Das sind Dutzende winziger geflochtener Fasern, weiß und kräftig, die mit einem Ende im Schulterblatt und dem anderen oben am Oberarmknochen verankert sind. Schwingt der Arm bei einem Laufschritt, straffen sich die Bänder und halten ihn so lange in der Nähe der Schulter fest, bis sich dieser obere Teil des stützenden Knochengerüsts mitbewegt.

Nicht nur die Arme werden beim Laufen so herangenommen. Während ein muskulöses Bein im Bogen nach vorn schnellt, beginnt das Fleisch auf dem Oberschenkel eine wahrhaft groteske Rollbewegung von dessen Innen- zur Außenseite hin. Hat jemand dicke Beine, muß man beim Anblick dieses hin und her wandernden Fleisches unwillkürlich an eine Gezeitenwelle denken. Bei allen Menschen, ob dick oder dünn, beginnt auch der in der Mitte all dessen nicht sichtbare lange Oberschenkelknochen eine zuckende Bewegung nach außen, als zerrten winzige Männchen mit einem Flaschenzug an ihm.

Glücklicherweise dauert diese Bewegung nur, bis das stampfende Bein den Boden berührt. Etwa einen halben Zentimeter vor jener willkommenen Berührung, während der Fuß mit Höchstgeschwindigkeit dem Boden entgegensaust, verhält sich das Fersenbein, der kleine Knochen in der Ferse, so, als wisse es, welch äußerst unbehagliches Geschick ihm bevorsteht. Es trifft beim langsamen Lauf als erstes auf den Boden und wird mit dem ganzen Körpergewicht belastet. Um den Schaden gering zu halten, lockern in unmittelbarer Nähe des Fersenbeins liegende Sehnen und Muskeln rasch ihren Zugriff und baumeln so harmlos und schlaff, wie sie nur können, am hinteren Ende des Fußes.

Kaum trifft dieser auf den Boden, durchfährt ein kräftiger Ruck das Fersenbein. Aber er dauert nicht lange. In einem Drittel der Zeit, in der wir mit den Augen zwinkern, rollt auch ein träger Läufer den übrigen Fuß nach vorn ab. Da sich das Fersenbein durch Lockerung seiner Umgebung auf diesen kurzen Augenblick eingestellt hat, kann es den Stoß aushalten.

Aber es ist nicht allein gefährdet. Alle Knochen im Vorderfuß kommen einer nach dem anderen ebenso unsanft wie das Fersenbein mit dem Boden in Berührung, und daher lockern sie wie dieses alle miteinander deutlich erkennbar ihre Verbindungen und versuchen sich im weichen Gewebe unterhalb zu verkriechen, wenn oben das Untier vorbeirauscht, dem sie angehören. Kein Wunder, daß zahlreiche Lebewesen ihre Fußsohlen mit etwas Fettgewebe polstern, um diesen Aufprall zu mildern, unter ihnen auch der Mensch.

Einen kurzen Augenblick lang wird der Fuß nach außen gedrückt und flachgewellt wie Teig, den man mit dem Nudelholz bearbeitet. Doch hat der Körper so viel Schwung, daß er im Lauf gleich weiter voranstrebt, und jetzt kommen die Knochen im Fuß und im Fußgelenk zu ihrem Recht. Solange sie unter dem ganzen Körpergewicht komprimiert und flachgedrückt wurden, konnten sie sich nur durch größte Entspannung schützen, doch sobald sich der Körper nicht mehr unmittelbar über ihnen befindet und das Bein bereit ist, den Boden zu verlassen, schließen sich die Knochen da unten so eng wie möglich zusammen. Mit einemmal haben wir dort, wo noch soeben ein gallertartiger Fuß war, eine Art gespannte Feder. In dieser neuen geraden Gestalt reißen die Füße den Körper aufwärts und voran.

Es ist so, als habe sich ein Ästchen, das ein Felsbrocken niederdrückt, unversehens in ein Brecheisen verwandelt und schleudere den Stein davon. Der stampfende Läufer bekommt von den mit einemmal gestrafften Fußknochen einen mächtigen Abstoß, der dazu angetan scheint, alle Schwierigkeiten da unten zu beenden. Einen unglaublichen Augenblick lang gewinnt er seine Antriebskraft daraus, daß sein Standbein fest auf dem Boden ruht und vom Körper wegstrebt. Doch leider wird gleich, nachdem das Fleisch auf dem Oberschenkel erneut getanzt hat, der ganze Prozeß wiederholt – rund tausenddreihundertmal pro Kilometer.

All das belastet die Füße ungeheuer, aber man darf den Lustgewinn nicht unterschätzen, den ein Läufer aus seinen Mühen bezieht. Zwar versetzt ihn der Sauerstoffzustrom, den die beständige Anstrengung mit sich bringt, in Hochstimmung, doch geht ein Teil dieses wunderbaren Gefühls auf weniger offensichtliche Veränderungen im Körper zurück. Wie wir in einem späteren Kapitel sehen werden, liegen um die meisten sich zusammenziehenden Muskeln und sich bewegenden Gelenke besondere Sinnesorgane. Diese Sensoren schicken an das Gehirn elektrische Impulse, die sich bei jeder Bewegung ändern. Die dort auf diese Weise während des Laufens erzeugten elektrischen Muster treten bei anderen Bewegungsabläufen nie auf, und es ist möglich, daß sie zu tiefer im Nervensystem liegenden und ihm innewohnenden Rhythmen passen und sie verstärken.

Weniger spekulativ sei gesagt, daß es beim Laufen auch zu einer wichtigen Veränderung in den Knochen kommt. Diese Bestandteile des Körpers sind ebensosehr wie alle anderen ein lebendes Organ.

Daß wir bei Knochen gewöhnlich an etwas Weißes und Steriles denken, hängt einfach damit zusammen, daß die Skelette, die wir zu sehen bekommen, durch Auskochen sorgfältig von allen an ihnen haftenden Resten befreit und gründlich gesäubert worden sind. (Auf diesen Zustand nimmt auch das Wort *Skelett* Bezug, das im Griechischen ›vertrocknet‹ heißt.) Bei einem gesunden keuchenden Langläufer enthalten die Knochen pulsierendes rotes Blut, nicht aus Gründen der Farbenpracht, sondern weil es nützlich ist. Die Knochen sind mit in unseren Blutkreislauf einbezogen und haben ihm eine Menge zu bieten. Tief in einigen der kräftigsten Knochen – Rippen sowie Schädel- und Wirbelknochen – entstehen pro Minute durchschnittlich etwa zehn Millionen weiße Blutzellen (Blutkörperchen). Diese ungeheure Anzahl von Blutzellen braucht der Blutstrom; sie kreisen in ihm und schließen sich zusammen, um gefährliche Keime zu bekämpfen, die sich an unerwünschten Stellen Zutritt verschafft haben. Das klingt so, als stehe dem armen Eindringling stets eine Überzahl an Verteidigern gegenüber, doch in Wirklichkeit werden diese bei jeder einfachen Erkältung erst einmal überrannt. Das Rütteln und Schütteln, das ein Läufer in seinem Körper hervorruft, scheint aus dem Knochenmark, wo weiße Blutzellen entstehen, noch mehr von diesen Krankheiten bekämpfenden Wundertätern herauszuquetschen und in den Blutstrom zu schicken. Es hängt wohl mit den weißen Blutzellen zusammen, daß Läufer behaupten, sie seien seltener erkältet als andere Menschen, denn diese Zellen bekämpfen die Erreger jener Krankheiten unmittelbar. Auch schwimmen möglicherweise bei solchen Menschen unter den anorganischen Salzen und sonstigen Substanzen im Blutplasma mehr von diesen Blutzellen gebildete Antikörper herum (das sind Immunglobulin-Proteine) als bei Nichtläufern. Der mehrere Liter betragende Vorrat an Lymphflüssigkeit in unserem Körper, der eine solche Unzahl an Antikörpern und weißen Blutzellen enthält, läßt sich durch angestrengt arbeitende Beinmuskeln bis zu zehnmal rascher weiterpumpen als im Ruhezustand. Alles in allem vermittelt dem Menschen das Laufen ein Gefühl von Wohlbehagen und Gesundheit.

Die harten Stöße beim Langlauf bringen auch endogenes Pyrogen hervor, ein sich gewöhnlich zurückhaltendes kleines Eiweißmolekül, das uns mit seinen Tricks und Kniffen gegen Krankheiten verteidigt. So entzieht es dem Blutstrom einen Teil des Eisens, das Bakterien zu ihrer Ernährung brauchen, und lagert es für die Zeit einer Erkrankung außer Reichweite sicher in der Leber.

Wer viel läuft, scheint auch die Produktion des von der Hirnanhangdrüse gleich unterhalb des Gehirns erzeugten Wachstumshormons zu stimulieren. Es wird in sorgfältig abgestimmten Mengen bis um das zwanzigste Lebensjahr herum ausgeschüttet, um Zellen der Knochenwachstumszone zur Vermehrung anzuregen. Später hilft es dabei, Risse zu schließen, neues Knochenmaterial entstehen zu lassen, sofern das erforderlich ist, und wirkt ganz allgemein beim Ersatz von verbrauchtem Gewebe mit. Auf welche Weise dessen Menge durch das Laufen gesteigert wird, ist weniger klar als die Art, in der das Hin und Her der Knochen weiße Blutzellen freisetzt, doch scheint es ebenso häufig zu sein und einen ebenso wohltätigen Einfluß auszuüben.

Eine weitere angenehme Wirkung besteht darin, daß einige Monate kräftigen Joggens dazu führen können, daß der Körper sein Fett in fest zusammengeballten kleinen und nicht wie sonst in locker zusammenhängenden größeren Kügelchen transportiert. Die kleineren bieten dem Cholesterin (buh!, zisch!) weniger Platz, die Menge aber, die sie enthalten, ist fest verpackt und läßt sich nicht ohne weiteres herauslösen. Bei den wabbligeren Fettkugeln trägerer Zeitgenossen scheint das Cholesterin nicht so fest gebunden zu sein, und daher besteht bei ihnen eine größere Gefahr, daß es ausgewaschen wird und seinen Weg in die Herzkranzarterien und an andere unerwünschte Stellen findet.

Mit Bezug auf diese Veränderungen unterscheiden sich die Geschlechter nicht, wohl aber auf anderen Gebieten. So bleibt bei eifrigen Läuferinnen beispielsweise gelegentlich die Periode aus. Obwohl dafür zahlreiche Gründe verantwortlich sein können, liegt es häufig einfach daran, daß diese Frauen einen großen Teil ihres Körperfetts verbrannt und damit den Fettanteil am Körpergewicht, der bei uns im Westen gewöhnlich rund vierzig Prozent beträgt, auf zwölf bis achtzehn Prozent gedrückt haben, was bei schlanken Läufern beiderlei Geschlechts keine Seltenheit ist. So merkwürdig es uns vorkommen mag, daß subkutan im Gesicht, auf den Hüften oder Armen abgelagertes Fettgewebe über Hormone Einfluß auf die Schleimhaut der Gebärmutter nehmen kann, so sicher ist es an dem. Der Hirnanhangdrüse wird dann eben gemeldet, daß der Körper nicht genug Fett enthält, um eine Schwangerschaft durchzustehen, und so vermindert diese Drüse die Produktion des Hormons, das zum regelmäßigen Eintritt der Periode führt. Mit diesem Mechanismus hängt auch zusammen, daß junge Inderinnen zum ersten Mal mit etwa sechzehn Jahren menstruieren, runde vier Jahre später als die erheblich besser genährten Mädchen Europas und Amerikas.

Das Ausbleiben der Regel ist selten ein Grund, mit dem Laufen aufzuhören, obwohl zahlreiche besorgte Gynäkologen, einer wie der andere Nichtläufer, nicht müde werden, genau das zu empfehlen.

7.45 Uhr Die Nahrungsaufnahme

Der Mühe folgt der Lohn buchstäblich auf dem Fuße. Ein kräftiges und gesundes Frühstück bildet einen natürlichen Gegenpol zur durch einen morgendlichen Lauf bewirkten tugendhaften Ermüdung. Die Gesundheit allerdings wird von dem Augenblick an rücksichtslos in Frage gestellt, da die Nahrung in den Mund gelangt.

Ein Mund am Morgen. Oben Bakterien auf einem frisch geputzten Zahn; unten Nahaufnahme einer sauberen Zunge, auf der sich Schleim, Speichel, abgeschabte Zellen und die Krater von Geschmackspapillen erkennen lassen.

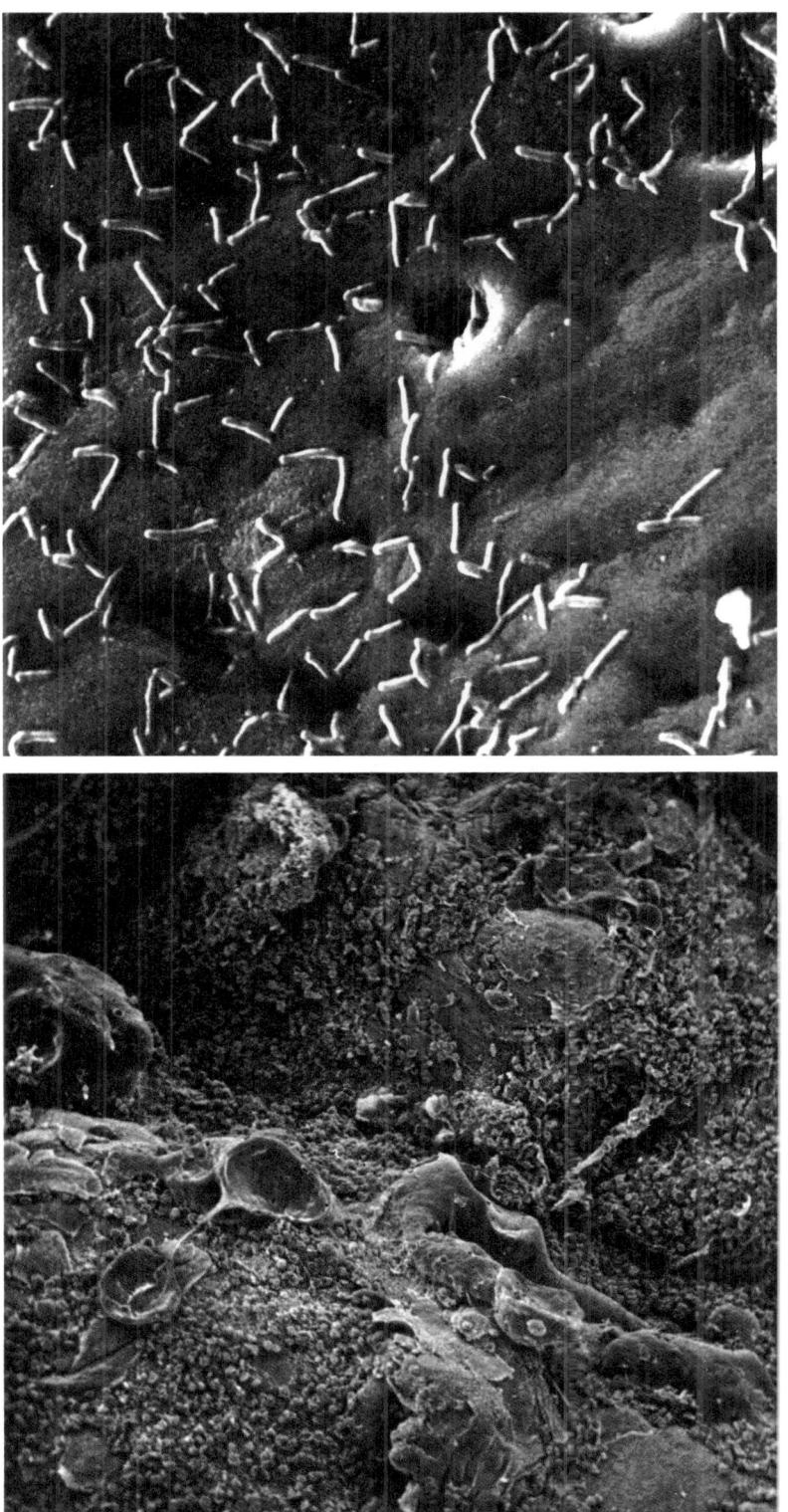

Dort tummelt sich bei den meisten von uns eine ungeheure Vielfalt von Bakterien, Viren und Pilzen, einschließlich solcher mit so zauberhaft klingenden Namen wie: streptococci viridans, corynebacteria, bacteroides, fusobacteria, diplococci pneumoniae, hemphili influenzae, bisweilen auch streptococci pyogenes und auch neisseriae meningitides. Es gibt weit, weit mehr, und ihre Gesamtzahl liegt deutlich über hundert Millionen.

Niemand kann ihnen entgehen. Selbst wer sich eine halbe Stunde vor dem Frühstück die Zähne gründlich putzt, hat ihre Zahl nur unerheblich vermindert, und eine der Hauptursachen für die Entstehung von Zahnlöchern bei Kindern sind tatsächlich Bakterien, die sich in ungeheurer Zahl auf deren Zahnbürsten vermehrt haben!

Diese Eindringlinge sind zu klein, als daß sie dem zufälligen Blick eines Gegenübers am Frühstückstisch erkennbar wären, und daher wohl ahnen nur die wenigsten Menschen etwas von dem Gewimmel in ihrer Mundhöhle. Das ist auch gut so, denn es würde lediglich äußerst unangenehme Reaktionen hervorrufen und möglicherweise so weit führen, daß sich manche Menschen weigerten, jemals wieder Nahrung durch die verseuchte Körperöffnung zu sich zu nehmen.

(»Entschuldige bitte, Susanne, aber du scheinst Besuch zu haben.«
»Wieso?«
»Sieh mal in deinem Mund nach.«
»Iihh!«)

So verständlich eine solche Haltung ist, so übertrieben wäre sie. Die Millionen mikroskopisch kleiner Bewohner der Mundhöhle sind zum größten Teil gänzlich harmlos, leben friedlich inmitten der Zähne im Speichel und rufen nur dann Schäden hervor, wenn sie sich über das normale Maß hinaus vermehren. Jedes feuchte Gewebe mit dem richtigen Säuregehalt bietet Bakterien einen Nährboden: auch in der Scheide finden wir eine unglaubliche Anzahl aktiver Bakterien. Mundbakterien treten gemeinsam mit einer ganzen Armee winziger Geschöpfe auf, die sich über das ganze Gesicht ausbreiten, und da jedes dieser Lebewesen seine eigene Nische hat, findet keins von ihnen so viel Platz, wie nötig wäre, um sich so zu vermehren, daß es Schaden anrichten könnte.

Diese Nischen können durchaus genau definiert sein. Ein wesentlicher Bestandteil dieser Gemeinwirtschaft, die sich unabhängig vom Gesundheitszustand bei etwa jedem zehnten Europäer und Amerikaner finden dürfte, ist eine kleine Milbe, die sich den Ansatz unserer Augenwimpern zur Heimstatt auserwählt hat.

Diese Tierchen sind dort mit dem Kopf voran eingekeilt und sehen aus wie kleine Krokodile mit acht Beinen und einem sich windenden Rumpf; das Männchen zeichnet sich durch den Besitz zweier Penisse aus, die beide steif vom Rücken abstehen, während das Weibchen mit dazu passenden Öffnungen hoch am Vorderkörper ausgestattet ist. Die Anwesenheit dieser Milben sorgt dafür, daß sich an unseren Wimpern keine anderen vom Mund aus aufwärts wandernden Lebewesen festsetzen können und vermindert damit die Aussicht, daß sich diese in gefährlicher Weise vermehren.

All diese auf ihre Unabhängigkeit bedachten Wesen leben in unserem Mund und auf unserem Gesicht, vermehren sich und eilen dort hin und her, ohne daß wir auch nur das geringste davon merken. Daher denken wir gewöhnlich beim Essen als allererstes an das kräftige Mahlen unserer Zähne, aber auch dabei geht es um mehr, als wir glauben. Selbst, wenn wir noch so sacht in ein Stück leicht geröstetes Brot beißen, schwingen dabei die Zähne wie eine angerissene Gitarrensaite, während ihre aus Schmelz bestehende äußere Umhüllung gegen das im Zahnmark befindliche weichere Gewebe drückt. Nachdem der Druck des Bisses aufgehört hat, federt sie vom Kieferknochen zurück, in dem der Zahn sitzt. Beim kräftigen Zubeißen kann diese Schwingbewegung in allen zweiunddreißig Zähnen gleichzeitig auftreten.

Die von den Zähnen hervorgerufenen Geräusche sind bei Kindern noch spannender, denn in ihrem Mund findet sich bisweilen eine Gesamtzahl von zweiundfünfzig Zähnen, von denen die meisten noch geduldig unter den Milchzähnen sitzen. Ein kräftiger Biß, und alle zweiundfünfzig geraten ins Schwingen – eine wahre Zahnsymphonie, von der wir wegen unseres unvollkommenen Gehörs nichts mitbekommen, die sich aber mit Hilfe entsprechend angebrachter Mikrophone ohne weiteres aufzeichnen läßt.

Frühere Forscher verfügten nicht über die Ausrüstung, die nötig ist, um solchen Klängen nachzuspüren, doch sei auch gesagt, daß sich die meisten nur am Rande um die im dunkeln liegenden Geheimnisse der Zähne kümmerten. Beispielsweise hat der sonst so sorgfältige Aristoteles geschrieben, Frauen besäßen weniger Zähne als Männer. Den Schnitzer hätte er sich ganz leicht ersparen können: er hätte nur seine Frau aufzufordern brauchen, den Mund aufzumachen, damit er nachzählen konnte.

Kauen ist nur dann sinnvoll, wenn sich etwas im Mund befindet. Das wird oft für selbstverständlich gehalten, aber die Nahrung dorthin zu bringen und sie dort zu halten, ist nicht nur ein komplexer, sondern auch ein zeitaufwendiger Vorgang. Bei einem durchschnittlichen Frühstück von zwölf Minuten Dauer verbringen viele Menschen ein Sechstel der Zeit damit, daß sie ihre Arme vor- und zurückbewegen, als vollführten sie ein eigentümliches Schattenboxen. In Wirklichkeit transportieren sie mit drei Dutzend jeweils vier Sekunden dauernden Hebebewegungen ihren Nahrungsbedarf zum Mund.

Es braucht viel Übung, einfach nach einem Glas mit Vitamin-C-haltigem Apfelsinensaft zu greifen. Das läßt sich überdeutlich daran erkennen, wie wonnevoll ein Kleinkind sein Glas umschüttet, statt es festzuhalten. Bei einem fünf Monate alten Kind dauert es sechzehneinhalb Sekunden, die sich für ungeduldige Eltern wie eine Ewigkeit dehnen, um nach etwas zu greifen, das sich auf dem Tisch vor ihm befindet, und dazu braucht es ein großes freies Betätigungsfeld für seine Arme.

Mit sieben oder acht Monaten ist seine räumliche Wahrnehmungsfähigkeit schon etwas besser entwickelt, doch greifen die meisten Kleinkinder in diesem Alter in einem zögernden Bogen abwärts. Dabei schießen sie häufig über das Ziel hinaus, weichen aber immerhin Hindernissen auf dem Weg wie Tellern oder darauf befindlicher Nahrung aus. Mit elf Monaten können sie gerade und zielgerichtet greifen, und nach einer nur kurzen Pause des Zögerns bereits binnen zwei oder drei Sekunden das gewünschte Glas mit dem Fruchtsaft in der Hand halten – eine deutlich verbesserte Leistung.

Ein Erwachsener nimmt ein Glas mit einer kaum wahrnehmbaren Pause auf und braucht daher weniger als zwei Sekunden dafür, ein Wert, der beachtlich beständig bleibt, ob raffiniertes Bankett oder heimlicher Griff zwischen den Mahlzeiten.

Hat die Hand erst einmal den Gegenstand der Begierde erreicht, in diesem Fall das Glas mit frisch ausgepreßtem Apfelsinensaft (da unser Körper zu rund drei Fünfteln aus Wasser besteht, sind wir als Vorsichtsmaßnahme gegen das Austrocknen beim Frühstück immer als erstes auf etwas Trinkbares erpicht), bleibt noch die Notwendigkeit, es zu ergreifen. Das sicherste Verfahren besteht darin, den Daumen um die eine und die Finger um die andere Seite zu legen. Aber angeboren ist das nicht.

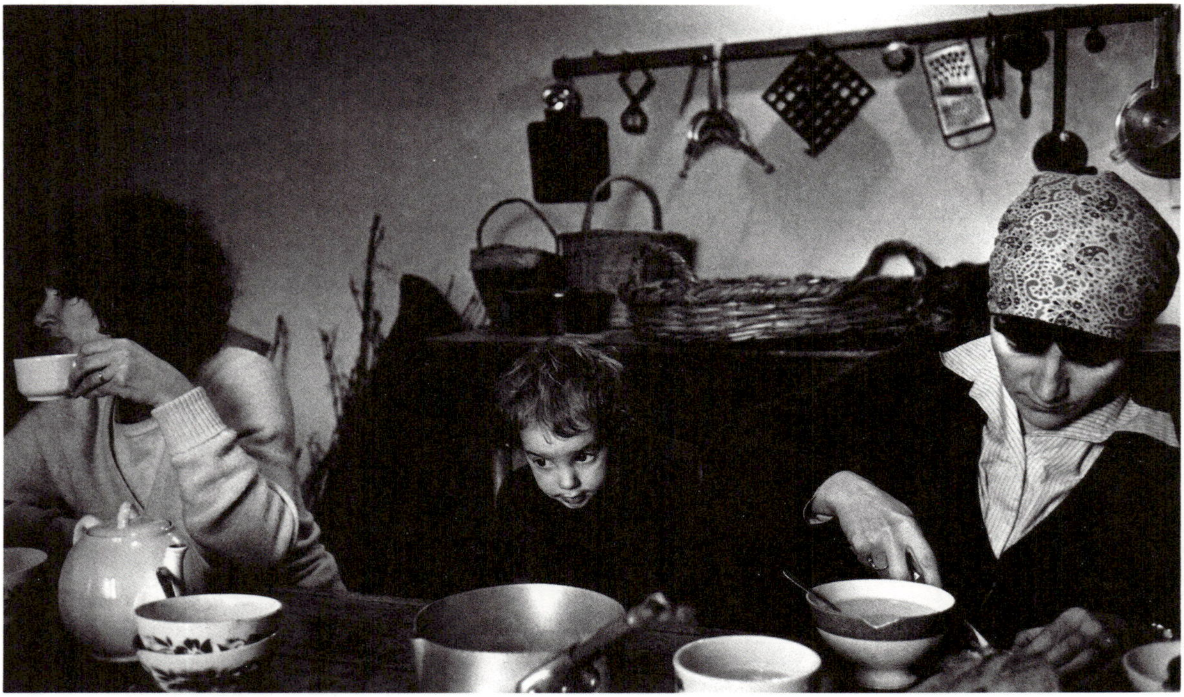

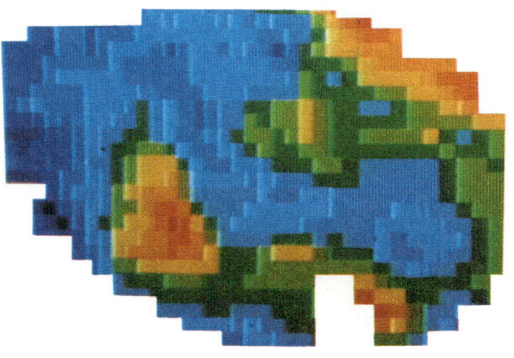

Ein kleiner Junge peilt ein letztes Mal, bevor er nach dem Essen greift; eine angenehme, aber auch anstrengende Aufgabe.

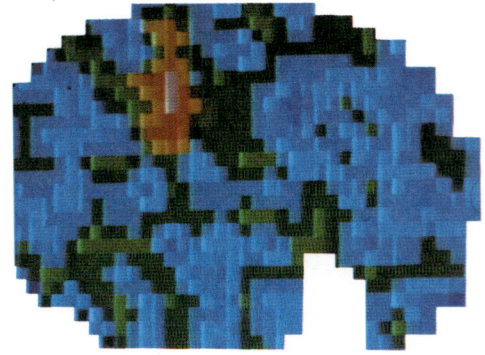

Oben, ein in realer Zeit mit Hilfe einer radioaktiven Substanz erzeugtes Computerbild des Durchblutungsmusters im Gehirn eines Menschen, der ruhig über eine Aufgabe nachdenkt; unten, die räumlich genau festgelegte Gehirntätigkeit, die erforderlich ist, um einen Gegenstand zu ergreifen.

Ein fünf Monate altes Kind, das mit der Hand seiner Saftbecher erreicht hat, braucht im Durchschnitt elfeinhalb Sekunden, um zuerst den kleinen Finger so weit es das kann um dessen eine Seite zu legen, und dann alle anderen ungeordnet folgen zu lassen, bis es schließlich mit der Unterkante der Handfläche das hintere Ende des Bechers hochdrückt. Selbst dann hält es ihn keineswegs sicher, auch wenn die großen Speichelblasen, die es angesichts der erbrachten Leistung voll Wonne hervorsprudelt, das vergessen lassen mögen.

Wie immer ist Gedankenlosigkeit der Preis für Eile, und ein Erwachsener, der beim Frühstück sein Glas in durchschnittlich einer Drittelsekunde zu ergreifen vermag, verschwendet wohl keinen Augenblick des stolzen Gedenkens auf diese Leistung. Das aber sollte er tun, denn bis sie zur Selbstverständlichkeit wurde, waren viele Schritte erforderlich. Geholfen hat dabei ein selten lobend hervorgehobenes Überbleibsel aus unserer Reptilienvergangenheit. Einst waren es scheußliche Schuppen, jetzt sind es die fein gepflegten Fingernägel.

Ohne den festen Halt, den die Nägel bieten, würde die Haut an den Fingerspitzen auf den dünnen Knöchelchen hin und her rutschen, und als Ergebnis würde sich das Frühstücksglas munter wie ein Karussell um seine Achse drehen, während sich die Hand um es schlösse und sich schwerfällig wieder von ihm löste; eine bewundernswerte Leistung, die aber im Alltag keineswegs von besonderem Wert wäre.

Auch in anderer Hinsicht sind wir auf unsere Nägel angewiesen. Sie dienen als Stütze für die fleischigen Teile des Fingers, mit denen wir greifen. Da sie deutlich breiter sind als die unter ihnen liegenden Knochen, verfügen sie über die Fläche, die nötig ist, um so viel Reibung zu erzeugen, daß sich das angehobene Glas nicht wieder aus dem Griff löst und auf den Tisch zurückfällt.

Verstärkt wird die Reibung an den Fingerspitzen durch wellenförmige Leisten auf ihrer Oberfläche. Diese Leisten, die unsere Fingerabdrücke hervorbringen, bestehen aus der Substanz, die auch dafür sorgt, daß sich die Zunge des Menschen rauh und die der Katze geradezu wie ein Reibeisen anfühlt.

Wie Gürtelreifen auf einer glatten Straße drücken sie sich an den Fingerkuppen platt, um die Auflagefläche und damit die Reibung zu vergrößern. Unter ihnen verschieben sich die fleischigen Kissen der Fingerkuppen gerade so viel – hier ein bißchen nach innen, um die Ränder herum ein bißchen nach außen –, daß ein möglichst fester Griff bewirkt wird.

In der Mehrzahl der Fälle, in denen wir ohne nachzudenken nach dem greifen, was wir für das Frühstück brauchen, erfolgt die Bewegung von rechts. Muß sie von links ausgehen, investieren die meisten von uns wohl etwas mehr Nachdenken. Unaufhörlich wird die Minderheit der Linkshänder auf der Welt daran erinnert, daß ihre Art, nach den Dingen zu greifen, den anderen als nicht recht passend gilt: nicht nur wir nennen ungeschicktes Verhalten ›linkisch‹, auch in vielen anderen Sprachen äußert sich dieselbe Haltung. Womit hat man Kindern die Linkshändigkeit nicht abzugewöhnen versucht! Freundliche Lehrer haben ihnen hierzulande noch vor wenigen Jahrzehnten den Griffel immer wieder in die ›richtige‹ Hand gesteckt, bis sie begriffen hatten, wie sie schreiben mußten; minder freundliche haben, um ihrem Verlangen nach dem Gebrauch der Rechten Nachdruck zu verleihen, den Tatzenstock auf die schreibende Linke niedersausen lassen, bis dem widerspenstigen Kind klar war, daß kein anständiger Mensch diese Hand benutzt. Aus einem westafrikanischen Dorf hat ein Reisender zu Anfang dieses Jahrhunderts sogar berichtet, daß die ›schlimme‹ Hand in ein mit heißem Wasser gefülltes Loch gesteckt wurde.

Auch wenn inzwischen in unserem Kulturkreis der Versuch bemäntelt wird, Kinder zum Gebrauch der ›schönen‹ Hand zu veranlassen – aufgegeben hat man ihn nicht.

Etwa die Hälfte aller Siebenjährigen bedient sich bei einigen gewöhnlichen Alltagsverrichtungen lieber der linken als der rechten Hand, aber drei Viertel von ihnen werden durch Druck, Ermahnungen und Zwang dazu gebracht, daß sie am Ende der Pubertät als Rechtshänder gelten können. Danach bleiben etwa sieben Prozent der Bevölkerung Linkshänder, in Deutschland also rund viereinhalb Millionen. Sicherlich hat jeder von ihnen schon oft Grund gehabt, über die Hinterhältigkeit seiner Mitmenschen nachzudenken, beispielsweise auf der Suche nach Scheren, Golfschlägern oder Kartoffelschälern für Linkshänder, die natürlich nicht existieren oder, die wohl schlimmste aller Diskriminierungen, nach Toiletten, bei denen der Papierhalter auf der richtigen Seite angebracht ist. Gelegentlich schlägt ein Linkshänder zurück. So hat Elias Howe, der Erfinder der Nähmaschine, die Nadel links angebracht, dort, wo er sie am besten erreichen konnte, und das Ganze patentieren lassen. Alle nähenden Rechtshänder(innen), die mit den Fingern ihrer ungeschickten Linken unter die Nadel einer Nähmaschine gekommen sind, schulden ihm Dank dafür, daß ihnen auf diese Weise gestattet wurde, für ihre Sünden zu büßen.

Linkshändige Eltern dürfen am Frühstückstisch am ehesten mit Solidarität rechnen. Die Hälfte der Kinder solcher Eltern ist gleichfalls linkshändig, während in Ehen, bei denen ein Partner rechts- und der andere linkshändig ist, etwa dreimal so viele Kinder Linkshänder sind wie im Durchschnitt der Bevölkerung. Der machtvolle Kerr-Clan aus Schottland liefert ein deutliches Beispiel für die dominante Vererbung der Linkshändigkeit. Viele seiner Schlösser besaßen einen Bergfried mit einer linksläufigen Wendeltreppe, so daß sich ein linkshändiger Schwertkämpfer rückwärts in den Turm zurückziehen und dabei weiter auf den Feind einhauen konnte. (Üblicherweise waren in Schlössern diese Treppenhäuser rechtsläufig, damit die Verteidiger rechtshändig zuschlagen konnten.) Offenbar verliefen aufgrund dieser klugen Entscheidung die Rückzuggefechte häufig erfolgreich, denn noch heute ist die Aussicht, unter den Kerrs (Karrs oder Carrs) auf einen Linkshänder zu treffen, dreimal so hoch wie im Durchschnitt der Bevölkerung.

So vieles also ist erforderlich, nur damit wir bei Tisch herzhaft zugreifen können! Als nächstes muß dann der ergriffene Gegenstand an seinen Bestimmungsort gebracht werden. Auch das ist schwerer, als es den Anschein hat, denn aus einem senkrecht nach oben geführten Glas kann man nicht trinken. (Probieren Sie es ruhig einmal.) Es muß, bevor es den obersten Punkt seines Weges erreicht, gerade im richtigen Winkel geneigt werden, daß sein Inhalt in den wartenden Mund fließen kann.

Dabei hilft uns, daß unsere Unterarme nicht nur einen langen Knochen enthalten, sondern gleich zwei (Elle und Speiche), und wenn diese übereinander hinweggleiten, verdreht sich der gesamte Unterarm – der Fachmann spricht von ›Umwenden‹. Ohne diese Möglichkeit müßten wir nicht nur in sehr verschwenderischer Weise trinken (nämlich die Flüssigkeit senkrecht nach oben schleudern und versuchen, soviel wie möglich davon mit emporgerecktem offenen Mund zu erhaschen, wobei dann wohlerzogene Gastgeberinnen freundlich das Vorbeigegangene übersehen müßten), wir könnten auch ohne die Fähigkeit, unseren Unterarm umzuwenden, weder einen Schraubendreher benutzen, einen Feuerstein anschlagen, einen Telefonhörer abheben und ans Ohr halten, noch Tennis spielen oder uns hinten am Kopf kratzen.

Da zum Beispiel Frösche ihre Unterarme nicht umwenden können, müssen sie zum Greifen mit einer langen und klebrigen Zunge vorliebnehmen. Wir haben es da schon deutlich besser, und niemand, der etwas zum Munde hebt, macht sich große Gedanken über die uns durch diese Umwendebewegung gegebenen Möglichkeiten und deren grundlegende Bedeutung. Das sollten wir aber ruhig einmal tun.

Wir verdanken diese Fähigkeit dem Quastenflosser, einem Geschöpf, von dem man einmal annahm, es sei schon vor dreihundert Millionen Jahren ausgestorben. Er war der erste unserer unmittelbaren Vorahnen, der Flossen als Beine benutzte. In den vordersten besaß er zwei Knochen, die leicht umwendbar waren, weil sie nebeneinander lagen; sie haben wir geerbt, und sie haben sich so entwickelt, daß sie uns bei der unerläßlichsten aller zur Nahrungsaufnahme erforderlichen Bewegungen unterstützen dem Ausstrecken eines Arms über den Tisch, um nach etwas zu greifen.

Während also unser Läufer zufrieden bei Tisch sitzt und voll Genuß sein Frühstück kaut, beteiligen sich seine Speicheldrüsen eifrig an der Arbeit, indem sie erst anschwellen und dann ihren klebrigen Inhalt durch vergleichsweise lange Röhren von sich geben. Sie sind erforderlich, weil die empfindlichen Speichelerzeuger abgeschürft würden, wenn sie sich da befänden, wo das Kauen vonstatten geht, also an der Oberfläche der Zähne oder innen an den Wangen. Die am weitesten entfernte der drei Speicheldrüsen, die Ohrspeicheldrüse, liegt ganz hinten neben dem Ohr und versorgt durch kleine Kanäle unter den hintersten Backenzähnen den Mund. Dort ist sie gewöhnlich sicher, allerdings schwillt sie gelegentlich zu sehr an. Diese Krankheit, die auf ein ansteckendes und wanderlustiges Virus zurückzuführen ist, nennen wir Mumps oder Ziegenpeter.

Unsere Speicheldrüsen liefern täglich bis zu einem Liter einer stark wäßrigen Flüssigkeit. In ihr sind verschiedene Verdauungsenzyme gelöst, unter anderem die als Amylase bezeichnete Substanz, die über eine unglaublich hoch entwickelte Fähigkeit verfügt, Kohlenhydrate zu Zucker zu spalten, und die dafür sorgt, daß Brot süß schmeckt, wenn man es lange genug kaut. Der tägliche Liter enthält auch eine Vielzahl verschiedener sonstiger Stoffe, die die gesamte Mundhöhle ausspülen, unter ihnen Bikarbonat-Puffer, das wichtigste Puffersystem unseres Organismus, antibakterielle Wirkstoffe und ein leistungsfähiges schleimproduzierendes Eiweiß, das den Speichel klebriger und zu einem besseren Schmiermittel macht. Die letztgenannte Wirkung ist so wichtig, daß genau das gleiche Eiweiß in der Scheide produziert und dort im Zustand sexueller Erregung abgesondert wird.

Der in den Mund gelangende Speichel enthält auch einige der Abfallstoffe aus den Drüsen, in denen er hergestellt wurde, einschließlich des Harnstoffs, jener gelblichen Substanz, mit der wir bereits bei der Rückenmarksflüssigkeit zu tun hatten und die gewöhnlich mit dem Urin in der Blase gesammelt wird. Wem es unappetitlich erscheint, daß diese Substanz regelmäßig im Speichel auftritt, sollte bedenken, was die Alternative dazu wäre: der Harnstoff würde sich tagelang in den Speicheldrüsen ansammeln, und wir müßten schließlich einen Mundvoll Konzentrat ausspucken, statt die Substanz unbemerkt Tröpfchen für Tröpfchen von uns zu geben. All das ist notwendig, wenn auch nicht unbedingt angenehm.

Für die Zunge allerdings sieht die Sache anders aus. Dieser Zeremonienmeister beim morgendlichen Kauen kann durch geschicktes Hin und Her einen Nahrungsrest zurück zwischen die Zähne befördern und gleich-

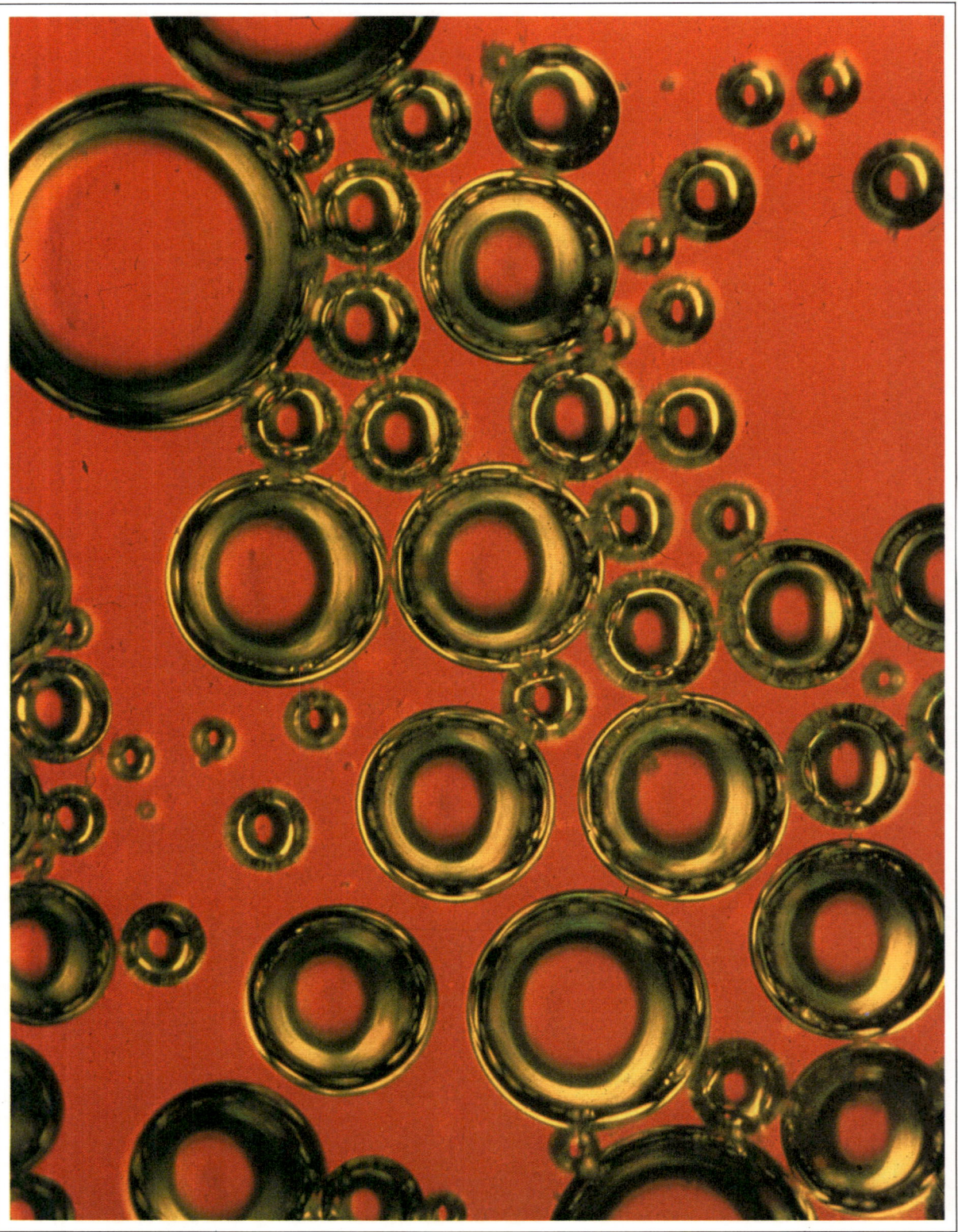

zeitig ein bereits gekautes Stück in der Mitte halten, um es gut einzuspeicheln.

Wie früh man die Geschicklichkeit dieses Organs erkannt hat, spiegelt sich darin, daß man bereits in der Antike Sprachen auch als ›Zungen‹ bezeichnete. Man denke nur an das Pfingstwunder und das Zungenreden – von Ochsenzunge in Madeirasoße sei hier geschwiegen. Wie beweglich die Zunge gewöhnlich ist – bei Rechtshändern rechts mehr als links – erkennen wir an unserer Überraschung, die sich einstellt, wenn sie einen Augenblick lang versagt und zwischen den Zähnen eingeklemmt wird. Die vordersten vier Zentimeter sind nicht nur die anmutigsten, sie verfügen auch über besondere Nervenendigungen und spielen in der Mehrzahl der Sprachen eine entscheidende Rolle bei der Lautbildung.

Hunde haben übrigens eine noch gelenkigere Zunge als wir und bringen etwas fertig, was wir nicht könnten – sie befördern Flüssigkeit in den Mund, indem sie die Zungenspitze runden und dabei zugleich nach hinten klappen, so daß sie eine Art Schöpflöffel bildet, mit dem sie ihre Milch oder was auch immer aufschlappen können.

Eine entscheidende Rolle bei der Aufgabe, das Frühstück zum Kauen ordnungsgemäß über den unteren Zähnen zu halten, spielt auch der Wangenmuskel, von den Medizinern ›Buccinator‹ genannt. Das merkt unschwer, wer mit vollständig locker gehaltenen Wangen zu kauen versucht. Der Name ›Buccinator‹ erklärt sich selbst – dies lateinische Wort bedeutet ›Hornbläser‹, und so einer braucht steife Backen, um seinem Instrument einen ordentlichen Ton zu entlocken.

Gewöhnlich kann man Nahrung erst schlucken, nachdem sie gekaut worden ist. Dieser in mehreren Stufen ablaufende Prozeß beginnt damit, daß die Zunge den ordnungsgemäß vorbereiteten Klumpen nach oben in den Mund schiebt und dann so weit nach hinten drückt, wie sie reichen kann. Damit gelangt er in eine gefährliche Lage, denn unter ihm liegt hinten im Rachen nicht nur die (zur Lunge führende) Luftröhre, sondern auch die (zum Magen führende) Speiseröhre, in die der Speisebrei befördert werden soll.

Dies Kreuzungsproblem geht auf ein unglückliches Bauprinzip zurück, unter dem wir alle leiden. Die Aufnahmeöffnung für den Speisebrei befindet sich unterhalb der Luftzutrittsöffnung, während die Nasenkanäle hinter der Mundhöhle verlaufen. Da die Speiseröhre hinter die Luftröhre ausweichen muß (denn der Magen liegt hinter der Lunge), ist es unvermeidlich, daß sich die Leitungen irgendwo kreuzen, und das tun sie im mittleren Teil des Rachens.

Damit sich die Dinge auch auf die gewünschte Weise abspielen, halten sich mehrere Muskeln bereit, um dem Speisebrei, der geschluckt werden soll, eine Art vorläufige Vorfahrt zu schaffen, ähnlich wie bei einer Parade leicht beiseite zu räumende Hindernisse in Form von Gittern aufgestellt werden.

Eine dieser Hindernisse ist der Kehldeckel, der normalerweise die Speiseröhre fest verschließt. Wenn ein Speisekloß kommt, legt er sich auf den Zugang des Wegs, der zur Lunge führt, damit der zerkaute und gründlich durchfeuchtete Speisebrei nicht versehentlich dort hinabrutscht, sondern in zwei Strömen um den Kehldeckel herum fließt. Unmittelbar unter ihm vereinigen sich diese beiden Ströme, um ihren sicheren Weg zum Magen anzutreten. Oft gerät ein wenig an der Abdichtung des Kehldeckels vorbei, kommt aber nicht sehr weit – schon gar nicht bis zur Lunge, denn unmittelbar über den Stimmbändern versperren zwei Vorsprünge den Weg. In extremen Fällen ist das Ausstoßen der eingedrungenen Nahrung als Hustenanfall zu hören.

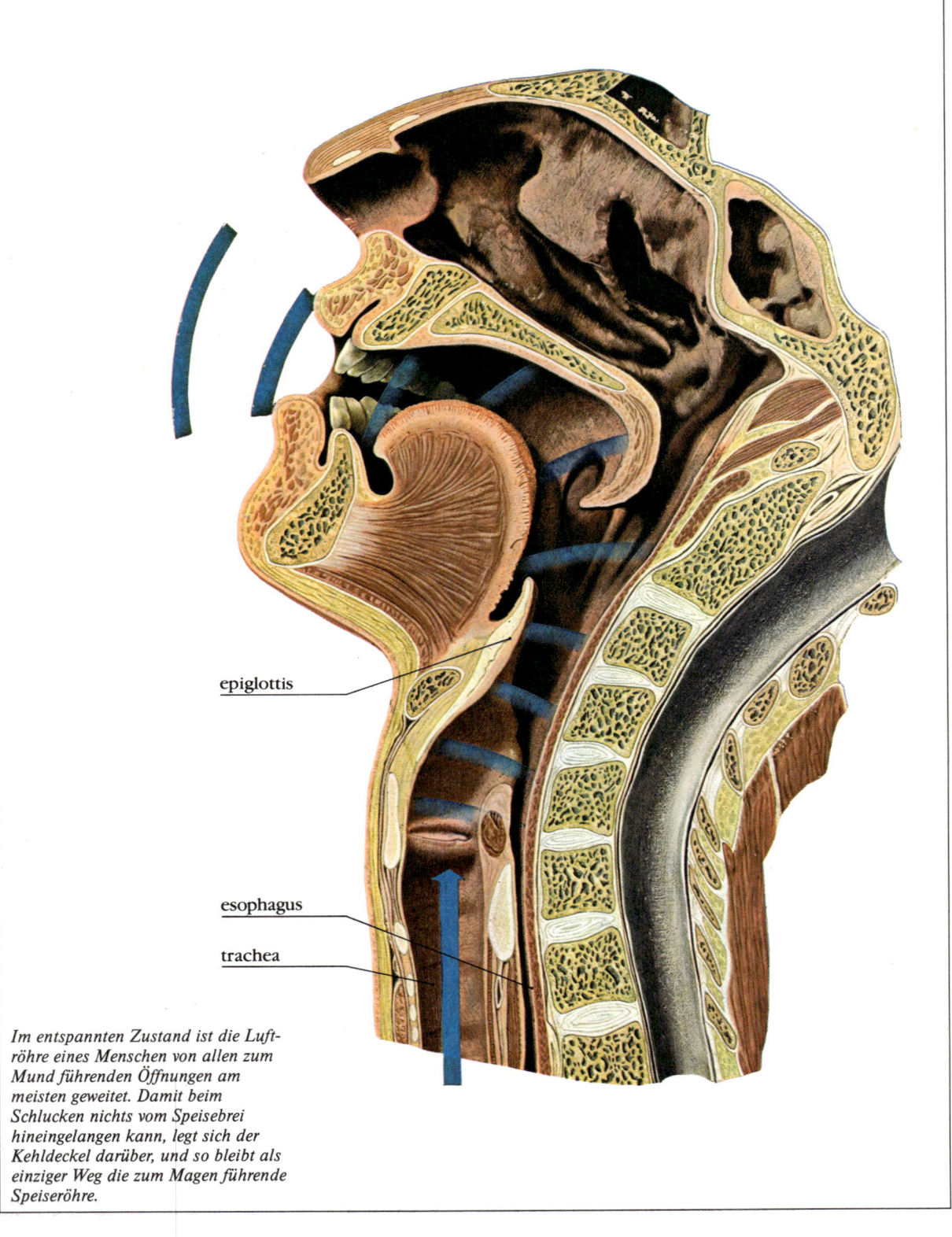

epiglottis

esophagus

trachea

*Im entspannten Zustand ist die Luft-
röhre eines Menschen von allen zum
Mund führenden Öffnungen am
meisten geweitet. Damit beim
Schlucken nichts vom Speisebrei
hineingelangen kann, legt sich der
Kehldeckel darüber, und so bleibt als
einziger Weg die zum Magen führende
Speiseröhre.*

All dies Hin- und Herschieben von Hindernissen hebt das gewöhnlich unbewegliche Knorpelstück um den in der Nähe liegende Kehlkopf, was wiederum zum Schauspiel eines hüpfenden Adamsapfels führt, und das kann einen sich beobachtet fühlenden empfindlichen Esser durchaus in eine peinliche Situation bringen.

Frauen bleibt diese Art von Aufmerksamkeit erspart, wie schon der Name ›Adamsapfel‹ sagt, nicht etwa, weil sie weniger heftig schlucken als Männer, sondern weil ihre kürzeren Stimmbänder in einem kleineren und weniger auffälligen Kehlkopf Platz finden, wobei das Ganze von einer Fettschicht unterhalb des Kinns verdeckt wird. Die Heftigkeit des Schlukkens zeigt sich bei Männern und Frauen daran, wie ganz hinten im Dach des Mundes der weiche Gaumen so weit in den Rachen hineingezogen wird, daß er fast die untere Kinnlinie erreicht und erst dann wieder ansteigt, wenn das Schlucken beendet ist. Auch das unruhig hin und her zuckende rosa Zäpfchen oben im Mund sorgt dafür, daß keine Nahrung in die Atemwege gelangt. Wir können das sehen, wenn wir vor dem Spiegel ›Ah‹ sagen - hinter dem Zäpfchen, das sich beim Schlucken nach oben klappt und auf diese Weise sicherstellt, daß nichts in die Nase gelangt, beginnt die Finsternis des sich abwärts krümmenden Schlundes.

Da das Zäpfchen beim Lachen nicht vollständig hochklappt, führt es mit einer gewissen Wahrscheinlichkeit zu einer äußerst unerwünschten Umleitung der aufgenommenen Flüssigkeit, wenn jemand bei einem Heiterkeitsanfall trinkt. Sie gelangt zuerst in die Nasenhöhlen und von dort in die Nase. Das scheint beim Essen von Suppe besonders häufig vorzukommen, obwohl der Wissenschaft die humoristische Art dieser Flüssigkeit bisher ein Rätsel geblieben ist.

Ist die Nahrung erst einmal geschluckt, findet sie den Rest des Wegs automatisch. Sie fällt nicht durch die Speiseröhre, deren medizinischer Name, Oesophagus, zwar wahrhaft furchteinflößend klingt, aber einfach griechischen Ursprungs ist und ›Transportweg für das Gegessene‹ bedeutet, sondern wird von sich kontrahierenden Muskeln gezogen, die sie in neun bis dreizehn Sekunden die fünfundzwanzig Zentimeter zum Magen hinabbefördern.

Bei diesem Tempo würde die Nahrung für die Überquerung eines Fußballfeldes von neunzig Metern Länge etwa eine Stunde brauchen, und so wird der zweite Bissen bereits in Angriff genommen, bevor der erste seinen Bestimmungsort erreicht hat. Bei Vögeln gibt es diese Peristaltik genannten automatischen Kontraktionen der Speiseröhre nicht, was zu der sonderbaren Erscheinung führt, daß sie bei der Aufnahme von Flüssigkeit zu jedem Schluck den Kopf heben müssen, während wir Menschen, sofern uns danach zumute wäre, auch im Kniehang am Trapez schlucken könnten.

Ist diese frühmorgendliche Tätigkeit beendet, kann der Tag beginnen. Nachdem wir schon erfolgreich den Druckabfall im Schädel, das Ungleichgewicht der Wirbelsäule, den Energiehaushalt der Beinmuskeln und die Verschiebung des Kehldeckels bewältigt haben, können uns die weiteren Prüfungen, die unser harren, nicht mehr schrecken.

Der entscheidende Unterschied liegt darin, daß alles bisher Geschehene mit strikt mechanischen oder strukturellen Aspekten des Körpers zu tun hatte und ohne den geringsten Aufwand an Denken stattfinden konnte. Das gilt nicht für die komplexeren Tätigkeiten des Tages, insbesondere die, bei denen Empfindungen eine Rolle spielen, denn dabei tritt das Bewußtsein, in einem Körper zu leben, nur allzu deutlich in den Vordergrund.

Wir werden das gleich sehen.

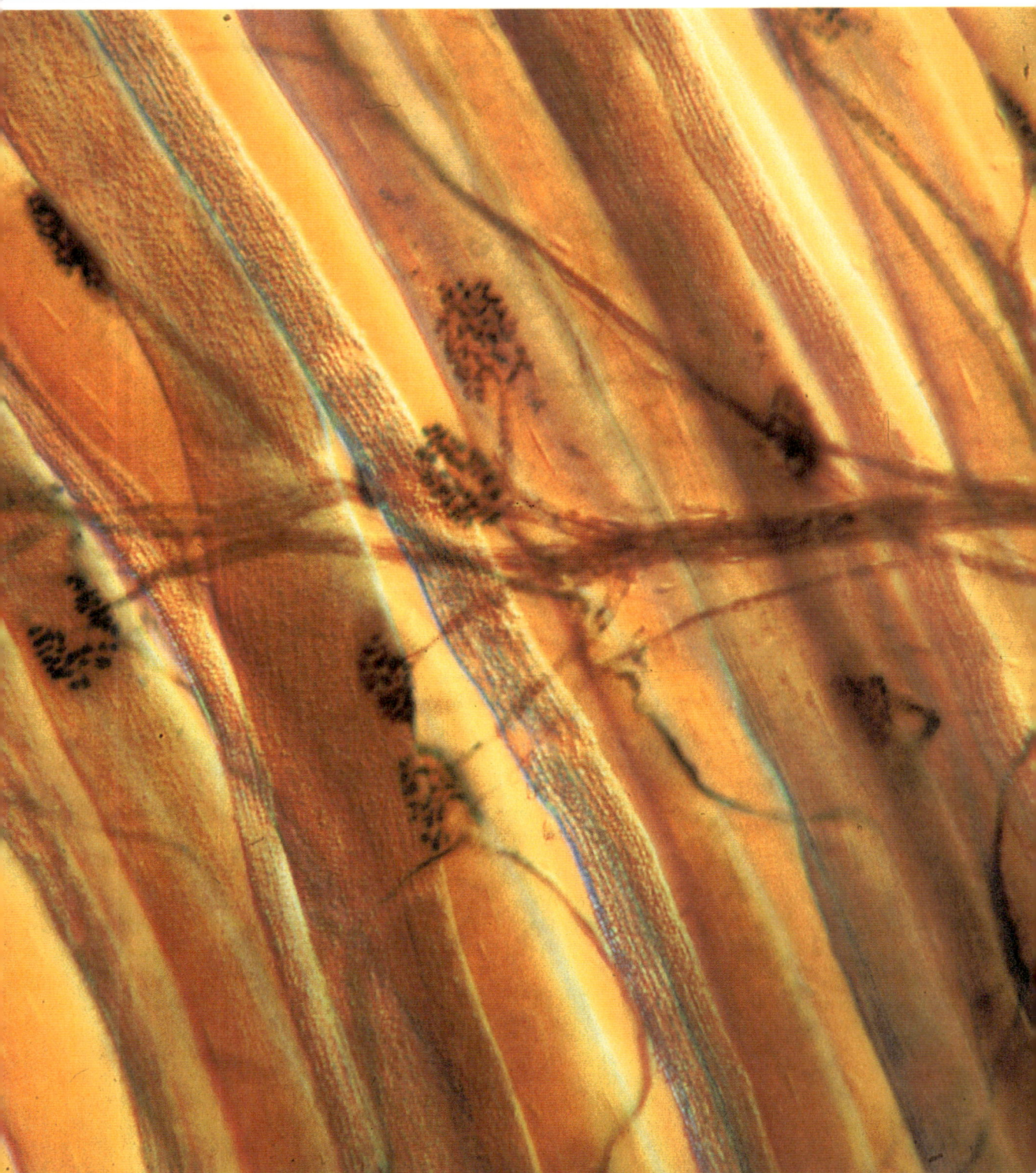

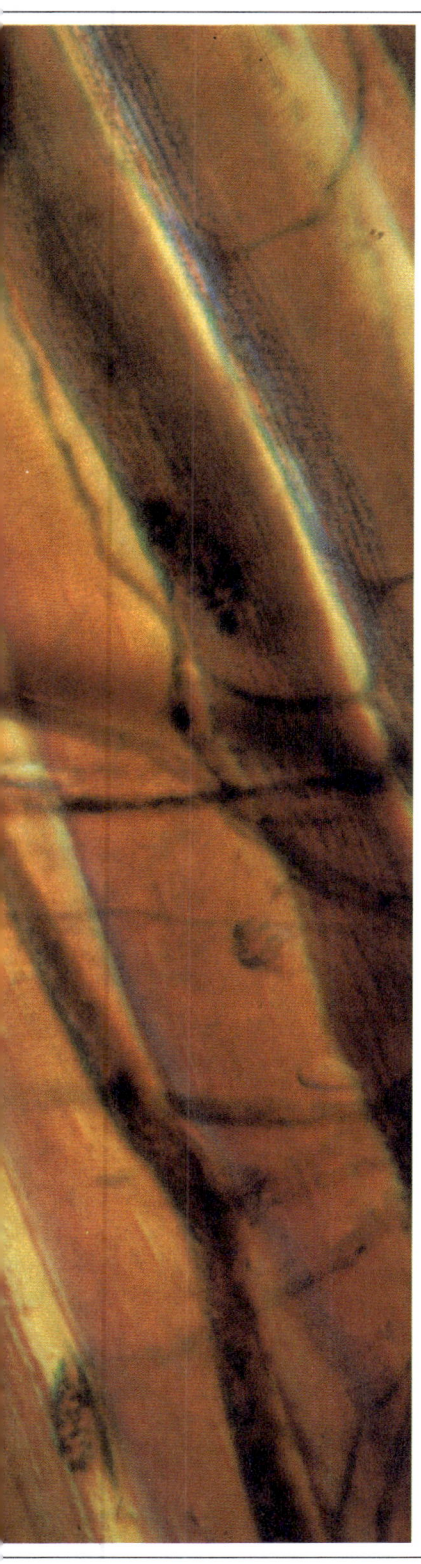

2
Gemütsbewegungen:
Furcht und Ärger

Eine Frage wollen wir gleich zu Anfang klären: ist der Mensch von Natur aus aggressiv oder nicht? Woran liegt es, daß jemand am Arbeitsplatz die Nerven verliert oder ihn zu Hause der heilige Zorn packt? Sind solche Ausbrüche ein Hinweis darauf oder gar ein Beweis dafür, daß es bei uns allen unmittelbar unter der Oberfläche eine brodelnde Unruhe gibt? Oder müssen wir das auf persönlichere und weniger allgemeingültige Antriebe zurückführen?

Die Wissenschaft beschäftigt sich seit mehreren Jahrzehnten mit dieser Frage und hat eine Vielzahl von Hinweisen gefunden, die in eine bestimmte Richtung weisen. Zwar mag es jemanden erschrecken, der gern freundlich über seine Mitmentschen denkt, aber ganz gleich, was wir bisher angenommen haben, müssen wir uns den Tatsachen stellen. Immerhin hat die Behauptung, ein Liberaler, der nachts in einer dunkler Straße überfallen wurde, werde zum Konservativen, etwas für sich. Nachstehend die Hauptpunkte, die sich aus dem bisher veröffentlichten Material kondensieren lassen:

1. In unmittelbarer Nähe fossilisierter Gehirnschädel des Vormenschen Australopithecus, der vor einer Million Jahren gelebt hat, haben Archäologen zerbrochene Beinknochen von Antilopen gefunden, deren zwei Höcker genau in zwei Vertiefungen an der Mehrzahl der Schädel passen. Die Schlußfolgerung, daß der Mensch der Frühzeit seinesgleichen erschlagen hat, scheint unausweichlich.

2. Noch in neuerer Zeit haben Stämme, deren Angehörige ihre natürlichen Antriebe unverändert auszuleben vermögen, wie beispielsweise die Apachen der Großen Ebene Nordamerikas oder die wilden Maori Neuseelands, friedliche Siedler, denen sie begegneten, spontan angegriffen und zu töten versucht.

3. Man hat mit Hilfe neuester biochemischer Verfahren festgestellt, daß die Mehrzahl der gefährlichen Psychopathen in Hochsicherheitsgefängnissen, Menschen wie Richard Speck, der unter anderem in Chicago acht Schwesternschülerinnen umgebracht hat, mit einem zusätzlichen Y-Chromosom auf die Welt gekommen sind. Dabei handelt es sich im allgemeinen um hochgewachsene, kräftige und unangenehme Männer, deren genetische Unausgewogenheit darauf hinweist, daß ihnen die Gewalttätigkeit angeboren ist.

4. Keine geringere Autorität als Konrad Lorenz, dem für seine Arbeiten auf dem Gebiet der Verhaltensforschung der Nobelpreis zuerkannt wurde, hat erklärt, daß Wildtiere mit spontaner Heftigkeit einander angreifen und wir wohl alle über dies deutlich ausgeprägte Erbe verfügen.

5. Schließlich will ein Professor aus Yale einen wild angreifenden Stier damit zum Stehen gebracht haben, daß er eine diesem ins Aggressions-

zentrum seines Gehirns eingepflanzte Elektrode stimuliert hat, was er als Nachweis dafür gewertet wissen wollte, wie sehr alle Säuger der automatischen Steuerung durch die Aggression unterliegen.

Auf die oben angeführten Punkte stützen alle die Menschen ihre Hypothese, die der Ansicht sind, dem Menschen sei die Aggressivität angeboren. Wir finden sie über und über wiederholt: nicht nur bei Robert Ardry, Konrad Lorenz und Bruno Bettelheim, sondern auch in den Büchern weiterer Autoren, sie wird in Fernsehdiskussionen wiederholt, an denen sich Fachleute beteiligen, und sogar in ansonsten gründlich recherchierten Zeitungs- und Zeitschriftenartikeln. Mithin scheint eine gewisse Wahrscheinlichkeit dafür zu sprechen, daß der Mensch als Art aggressiven Antrieben unterliegt, die von den Fesseln der Gesellschaft nur mühsam gebändigt werden. Die Sache hat nur einen Haken: die Hypothese ist grundfalsch. Am besten gehen wir die Punkte noch einmal einzeln durch.

1. Gründlichere Forscher haben sich die Australopithecus-Schädel genauer angesehen. Die Vertiefungen darin passen nicht exakt zur Form der in der Nähe liegenden Antilopenknochen, wohl aber zum Umriß kleiner Kiesel, die in den Jahrhunderttausenden, in denen die Schädel während ihrer Fossilisierung unter Gesteinsschichten begraben lagen, gegen sie gepreßt wurden. Es gibt keinerlei Hinweise darauf, daß diese Affenmenschen einander totgeschlagen hätten; die Wissenschaftler, die das behauptet haben, sind nachlässig mit dem verfügbaren Material umgegangen.

2. Die Apachen waren ursprünglich Jäger und Sammler, die vor (den in Amerika vor Kolumbus unbekannten) Pferden Angst hatten. Sie lebten friedlich in den Waldgebieten östlich des Mississippi und bezogen den größten Teil ihrer Nahrung daraus, daß ihre Frauen Gemüse und Obst sammelten. Es war keine ländliche Idylle, denn die Kindersterblichkeit war hoch, und sie dürften Sorgen mit den Zähnen gehabt haben, aber im großen und ganzen war es nicht so schlimm, und mit Sicherheit konnte zu keinem Zeitpunkt die Rede von Kriegen sein. Das änderte sich erst, als weiße Siedler von der Existenz dieser Menschen erfuhren. Protestantische Missionare brachten ihnen Alkohol und Geschlechtskrankheiten und raubten ihre Kinder. Soldaten der Vereinigten Staaten vertrieben sie durch wiederholte Angriffe mit Gewehren und Feldartillerie aus ihren angestammten grünen Weidegründen, so daß sie gezwungen waren, die trockenen Halbwüstengebiete des amerikanischen Südwestens aufzusuchen. Nur gelegentlich versuchten sich die Apachen zur Wehr zu setzten, und stets waren es Einzelfälle, nie organisierte Aktionen. Die Streitkräfte der Vereinigten Staaten gaben frei erfundene Berichte über fortgesetzte und tückische Apachenangriffe an die Presse weiter, um die öffentliche Meinung gegen diese Rothäute einzunehmen. Ihnen darf man keinen höheren Wahrheitsgehalt beimessen als ein Jahrhundert später im Vietnamkrieg von US-Generälen herausgegebenen Kommuniques. Überdies müssen wir bedenken, daß die Leichtgläubigkeit der Presseleute, die im vorigen Jahrhundert solche Aussagen von Heeresvertretern niederschrieben und an ihre Redaktionen weitergaben, der ihrer heutigen Nachfolger in nichts nachstand. Entsprechendes gilt für das in diesem Zusammenhang über die Maori und andere sogenannte wilde Stämme Gesagte.

3. Die Untersuchung, bei der es um das zusätzliche Y-Chromosom ging, wurde 1965 in einer kleinen Abteilung eines schottischen Gefängisses durchgeführt. Seither sind andere Forscher zu dem Ergebnis gekommen, daß neunundneunzig Prozent der als gefährlich eingestuften Gefangenen kein solches zusätzliches Chromosom besitzen, wohl aber

rund hunderttausend männliche Amerikaner, von denen die überwiegende Mehrheit so unauffällig und gesetzestreu ist, wie man sich das nur wünschen kann und ganz gewöhnliche Berufe ausübt wie Programmierer, Rechtsanwalt, Fabrikarbeiter, Arzt, Priester oder Rabbiner.

4. Konrad Lorenz hat zwar einen Nobelpreis bekommen, mußte sich aber dazu bequemen, seine berühmte Behauptung von der spontanen Aggressivität der Tiere abzuschwächen. Das beweiskräftigste Beispiel, auf das er verweisen kann, ist das gelegentliche Zucken einer Flosse beim Weibchen einer bestimmten Korallenfisch-Art im Zusammenhang mit gewissen Imponiergebärden, die bei der Revierverteidigung auftreten und mit dem Dominazverhalten zusammenhängen. Das mag für männliche Korallenfische interessant sein, auch wenn sie keine besondere Angst davor zu haben scheinen; bezogen auf das Verhalten der Menschheit hat es keine erkennbare Bedeutung.

5. Professor José Delgado aus Yale ist mit seinem Bericht darüber auf die erste Seite der *New York Times* gekommen, wie er einen angreifenden Stier mit der Ansteuerung der richtigen Gehirnelektrode zum Stillstand gebracht hat. Das war nicht die erste Falschmeldung in der *New York Times*. Delgado hatte einfach gelogen. Filmaufnahmen des Experiments zeigen, daß der Stier nicht daran dachte, von einem Augenblick auf den anderen seine Angriffslust einzubüßen und stocksteif stehenzubleiben. Statt dessen hat ihn die Stimulierung der Elektrode in seinem Gehirn dazu veranlaßt, sich wild im Kreis zu drehen, als wolle er sie mitsamt dem Sender, der sie steuerte, beiseite schleudern: ein durchaus vernünftiges Verhalten für ein Lebewesen, das einen unter Strom stehenden Draht im Kopf hat, das keineswegs als Hinweis darauf gewertet werden darf, daß man bestimmte Zentren gefunden und auf wissenschaftlichem Wege außer Funktion gesetzt habe.

Wenn wir erkennen wollen, was wirklich bei den Empfindungen und Veränderungen geschieht, die wir mit Ärger, Wut oder Zorn in Verbindung bringen, müssen wir die Sache anders anpacken. Dafür gibt es nichts Besseres, als daß wir uns der lieblichen englischen Grafschaft Shropshire zuwenden und einem alten Mann dort zuschauen, der von der Welt der Aggression, Gewalttätigkeit und Zorn weit entfernt zu sein scheint.

Wut und Zorn, Teil 1: Nerven, Gehirn und Adrenalinstöße

Lord Emsworth ließ sich tiefer in einen Sessel im Salon sinken. Er war allein, und seine Gedanken schweiften ziellos umher. Da seine Schwester, Lady Constance, nach langem Hin und Her aus dem Schloß ausgezogen war, hatte er seine Ruhe, denn auch Baxter, sein widerwärtiger Sekretär, war fortgegangen. Selbst Wodehouse, der seine Nase in alles steckte, was ihn nichts anging, und seit vielen Jahren Einzelheiten für eine Biographie Lord Emsworths sammelte, hatte schließlich aufgehört, ihm immer wieder mit Fragen über dies und jenes unbedeutende Ereignis auf die Nerven zu gehen.

Endlich konnte der Lord in Frieden vor sich hin dösen und sank dabei noch tiefer in seinen Lieblingssessel. Sein Atem wurde lauter, Speichel tropfte ihm aus dem Mundwinkel, und das gedämpfte Grummeln in seinem Unterleib ließ erkennen, daß seine Eingeweide fleißig an der Arbeit waren. Die Pupillen in den Triefaugen des alten Lords wurden kleiner, und sein Herz verlangsamte seinen Schlag zu einem gemächlichen Rhythmus.

Mit einemmal brach aus der Ferne ein beunruhigender Laut in diese friedvolle Szene ein. War es ein Quietschen, ein Kratzen? Es mochte auch ein Quieken sein. EIN QUIEKEN! War möglicherweise Lord Emsworths

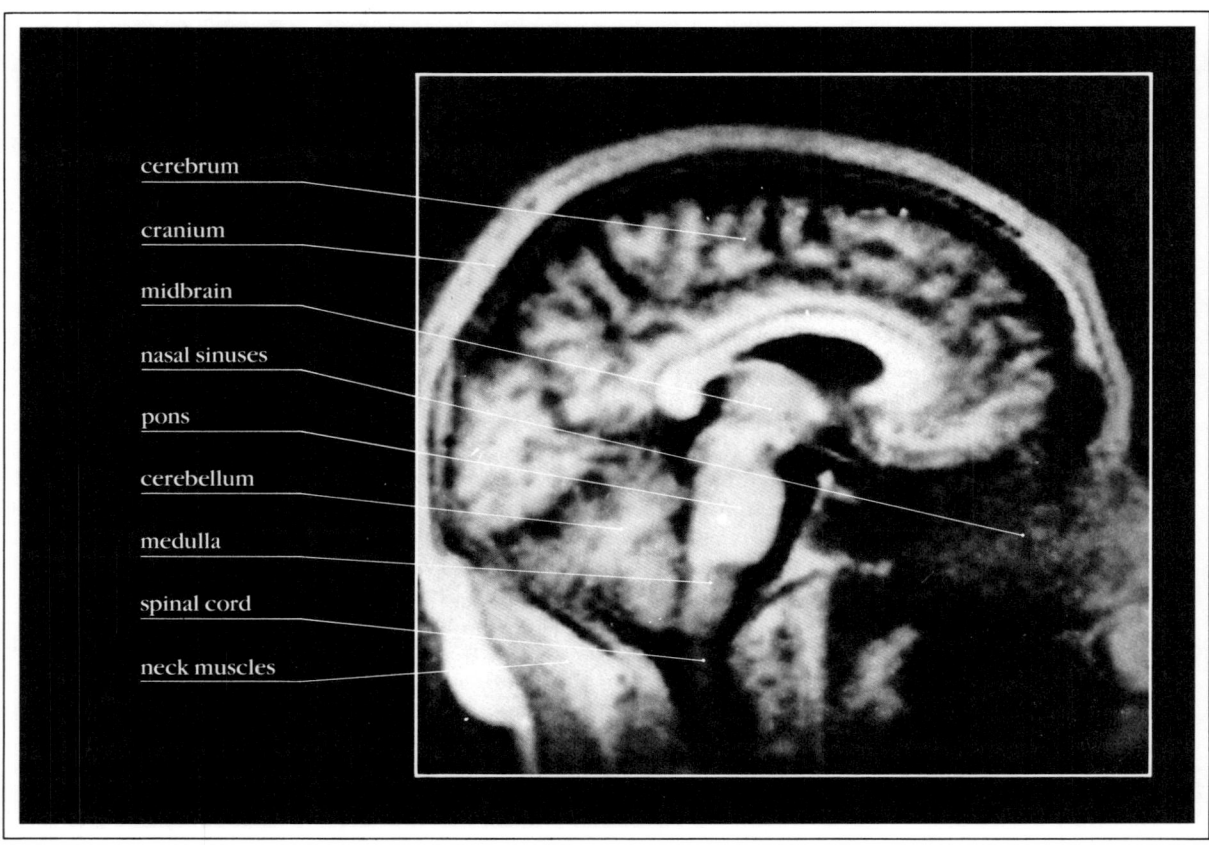

cerebrum
cranium
midbrain
nasal sinuses
pons
cerebellum
medulla
spinal cord
neck muscles

hochgeschätzte Zuchtsau, die *Empress of Blandings,* in Gefahr? Wurde sie von Unbekannten entführt oder ganz einfach nur belästigt?

Der Lord fuhr in seinem Sessel empor. Jetzt hieß es wachsam sein, etwas unternehmen und notfalls auch eingreifen. Von einer Sekunde zur anderen hatte sich der klapprige Lord Emsworth verwandelt. Kein Speichel tröpfelte ihm mehr aus dem Mund, und von einem Knurren in seinem Unterleib war nichts mehr zu hören. Sein Herz schlug vor Zorn rascher, seine Pupillen hatten sich geweitet, und Blut stieg ihm aus den Eingeweiden, wo es zu nichts nütze war, in die Oberarm- und Brustmuskeln, die jetzt eisenhart auf das warteten, was von ihnen verlangt wurde.

Er war voll Tapferkeit, Schwung und Kraft. Der Geist seiner Vorfahren, die bei der Schlacht von Crécy standgehalten und in den Kreuzzügen die Heiden angegriffen hatten, brach durch. Wer auch immer es gewagt hatte, seiner *Empress* zu nahe zu treten, würde vor Furcht erblassen, wenn er das wüßte.

In einer von P.G. Wodehouses skurrilen Geschichten würde der so erstarkte Lord wahrscheinlich gegen die maskierten Entführer seines geliebten Schweins anstürmen, nur um zu erkennen, daß diese niemand anders waren als seine Schwester Constance und Baxter, die insgeheim zurückgekehrt waren, um sich mit dem Tier aus Gründen davonzumachen, die mit einer dreifach in sich verwickelten Handlung zusammenhingen. Für unsere Zwecke genügt es, daß wir uns auf die Veränderungen in dem noch kurz zuvor so friedlich schnarchenden Lord konzentrieren. Welch wunderbarer Wandel hat da in ihm stattgefunden? Welche Verjün-

Hochauflösende Kernspinresonanzaufnahme der verschiedenen Schichten in einem lebenden Gehirn. Grob gesprochen läßt sich das Gehirn in drei Bereiche aufteilen. Bei der im Profil von rechts gezeigten Aufnahme sehen wir oben den für das bewußte Denken zuständigen Teil (das Großhirn, das den gesamten oberen Teil des Schädels ausfüllt), in der Mitte den Teil, in dem die Gefühle beheimatet sind (das Mittelhirn, unmittelbar in der Mitte) und unten die rein mechanische Ebene (das Kleinhirn, es dient zur Koordination von Bewegungen, unten links, das Nachhirn, das z. B. unsere Atmung steuert, unten Mitte). Es handelt sich um eine sehr grobe Vereinfachung, denn die einzelnen Gehirnebenen sind durch beständig wechselnde Neuronenschaltkreise eng miteinander verflochten, die für eine Identifikation durch Anatomen zu klein und zu komplex sind.

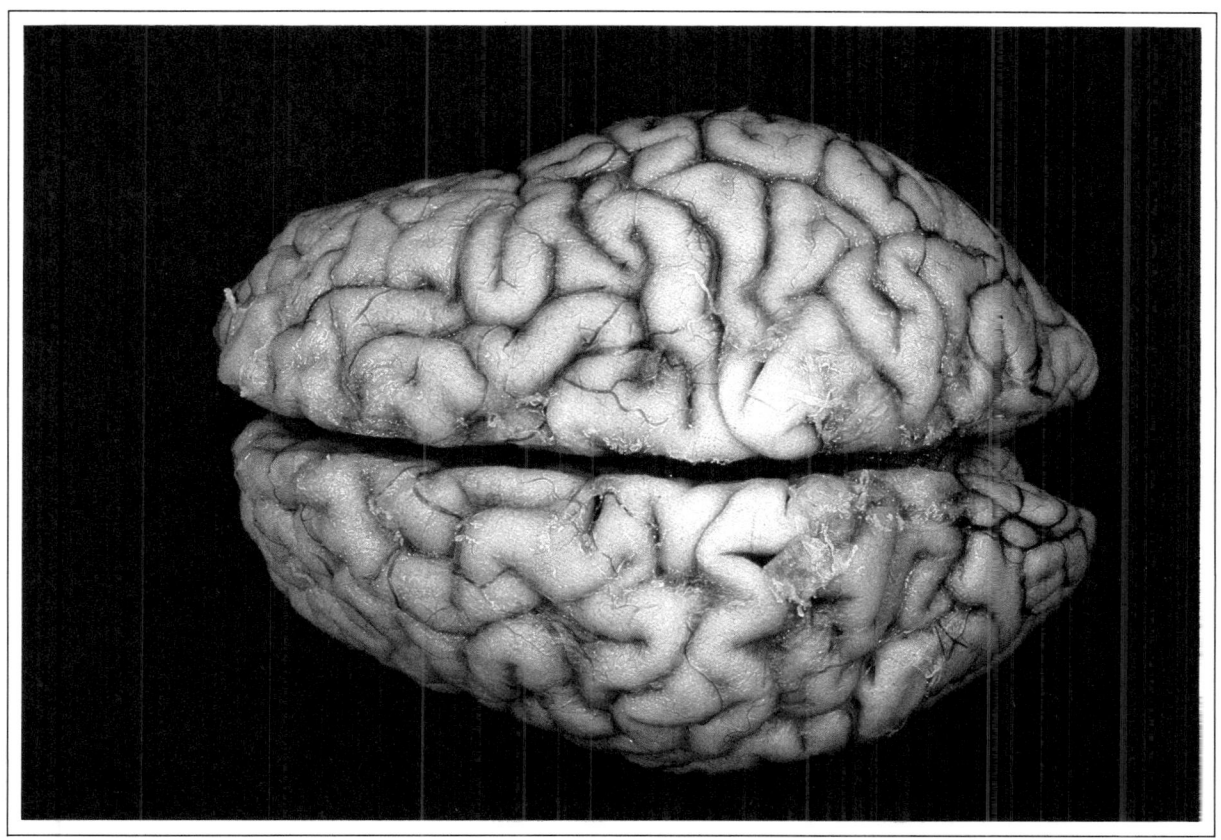

Die linke und die rechte Gehirnhälfte: Zum Teil lassen sich den einzelnen Sphären des Gehirns unterschiedliche Funktionen zuordnen.

gung und welcher Umschwung! Ist so etwas, außer in der Vorstellung von Romanautoren, je geschehen, kann es das überhaupt geben?

Die Antwort heißt ja. In jedem von uns gibt es zwei unglaublich eng ineinander verflochtene Netze aus feinsten Fäden, die sich in unserem Körper überallhin erstrecken. Sie ermöglichen es, daß alle unsere autonomen Funktionen im erforderlichen Umfang ablaufen können – das Verdauen von Nahrung, das Schlagen des Herzens, die Regelung der Körpertemperatur und dergleichen. Gewöhnlich arbeiten diese beiden Systeme ausgewogen zusammen, und wir haben keinen Grund, uns mit ihrer nützlichen, aber uninteressanten Funktion zu beschäftigen. Doch manchmal geraten sie völlig aus dem Häuschen, und deswegen haben wir den alten Emsworth als Beispiel herangezogen.

Alles, was in einem alten Mann abläuft, der sich nach dem Mittagessen behaglich in seinem Sessel zur Ruhe zurückgezogen hat, wird von dem der beiden Zweige dieses autonomen Systems gesteuert, den die Fachleute Parasympathikus nennen. Er schuftet sich ab, während der andere (der Sympathikus oder das sympathische System) weitgehend abgeschaltet ist. Der Parasympathikus verlangsamt den Herzschlag, steigert die Speichelproduktion und ermöglicht es, daß sich die elastischen Wandungen der Atemwege zusammenziehen, wobei es zu einem leisen Schnarchen kommt. Der entgegengesetzte Zustand des Körpers, der zum Kampf bereite, erregte und angespannte, würde sich einstellen, wenn sich der Sympathikus vollständig einschaltete und den anderen Zweig des Systems ganz und gar ausblendete.

Interessant daran ist, daß es in uns jederzeit zu weniger auffälligen Übergängen von einem zum anderen kommen kann. Durch eine geringfügige Überlastung des Parasympathikus erschlaffen unsere Muskeln, fängt es in unserem Magen an zu rumpeln und läuft uns Speichel aus dem Mundwinkel. Dazu kommt es beispielsweise jedesmal, wenn man sich eine üppige Mahlzeit leistet und anschließend zufrieden ein Schläfchen macht. Ein nur geringer Einsatz des Sympathikus jedoch macht aus uns einen kampflüsternen kleinen Herkules. In diesem Zustand gelangen wir beispielsweise, wenn wir uns über etwas erregen und kurz vor einem Zornesausbruch stehen.

Damit sind wir bei der grundlegenden Frage: wer oder was bewirkt das? Was veranlaßt diese Veränderung und sorgt dafür, daß ein System seine Funktion einstellt, während das andere mit Volldampf arbeitet? Wenn wir das wüßten, hätten wir die Frage schon zum großen Teil gelöst, ob Wut und Aggressionswunsch unbeherrschbare Empfindungen sind, die uns einfach überkommen, oder ob sie der Herrschaft des Verstandes unterliegen.

Es zeigt sich, daß die merkwürdigen Netze der beiden autonomen Steuersysteme bis tief ins Gehirn reichen und dort mit bestimmten Anhäufungen von Nervenzellen in einem Organ von der Größe eines Fingergelenks verbunden sind, das hinter unseren Stirnhöhlen tief unten im Gehirn liegt. Es handelt sich um den Hypothalamus (dieses griechische Wort, das »unterhalb des inneren Raumes gelegen« bedeutet, sagt in anschaulicher Weise etwas über die Gestalt des darüberliegenden Gehirnteils und die Lage des Organs, mit dem wir uns in einem späteren Kapitel noch ausführlich beschäftigen werden). Diese Verbindung schiebt unsere Frage noch auf eine ander Ebene: was steuert den Hypothalamus: sanfte Vernunft oder ungezügelte wilde Empfindungen?

Eigentlich muß man sagen: weder das eine noch das andere, denn ein Großteil dessen, was der Hypothalamus tut, geschieht vollautomatisch. Durch ihn strömt mehr Blut als durch irgendeinen anderen Teil des Gehirns, und aus ihm tauchen kleine Sensoren mit ihren schrumpeligen Außenflächen ins Blut, etwa so, wie ein Badender vorsichtig einen Fuß ins Wasser hält. Wenn sie Zeichen zu geringer Aktivität oder eine zu geringe Temperatur wahrnehmen, werden automatisch die beiden Zweige des autonomen Nervensystems sowie verschiedene Hormonsysteme angeregt, damit sie die Dinge in Ordnung bringen. Diese Reaktion ist in uns angelegt, niemand kann viel dagegen unternehmen. Wir sollten uns eine solche Fähigkeit auch gar nicht wünschen, denn mit einem stark beschädigten Hypothalamus würde man auch in einem gutgeheizten Zimmer an einem ganz gewöhnlichen Tag beständig mit Atemnot kämpfen, frieren, schnießen, keuchen, zucken, sich kratzen und sich überhaupt rundum unwohl fühlen.

Bei den Steuerungselementen für Wut oder Zorn sieht das allerdings anders aus. So wissen wir über den Antrieb, der hinter einem ›Aufdrehen‹ des sympathischen Systems steht, weit mehr, da dieser in unserem Gehirn verankert ist. Uns ist bekannt, welche Teile des Gehirns den Hypothalamus steuern können, und schon ein Blick auf den wichtigsten von ihnen, den Mandelkern, bringt die Lösung in greifbare Nähe. Das lateinische Medizinerwort ›Corpus amygdaloideum‹ heißt ›mandelförmiger Körper‹, und so sieht das paarige Organ auch aus.

Noch bis vor kurzem hielt man die Mandelkerne einfach für ein Zorn-Zentrum. Wurden sie in Labortieren angeregt, tobten und wüteten diese, und so haben verschiedenen Neurowissenschaftler allen Ernstes vorgeschlagen, sie bei Führern der Schwarzen in Amerikas Großstädten entfer-

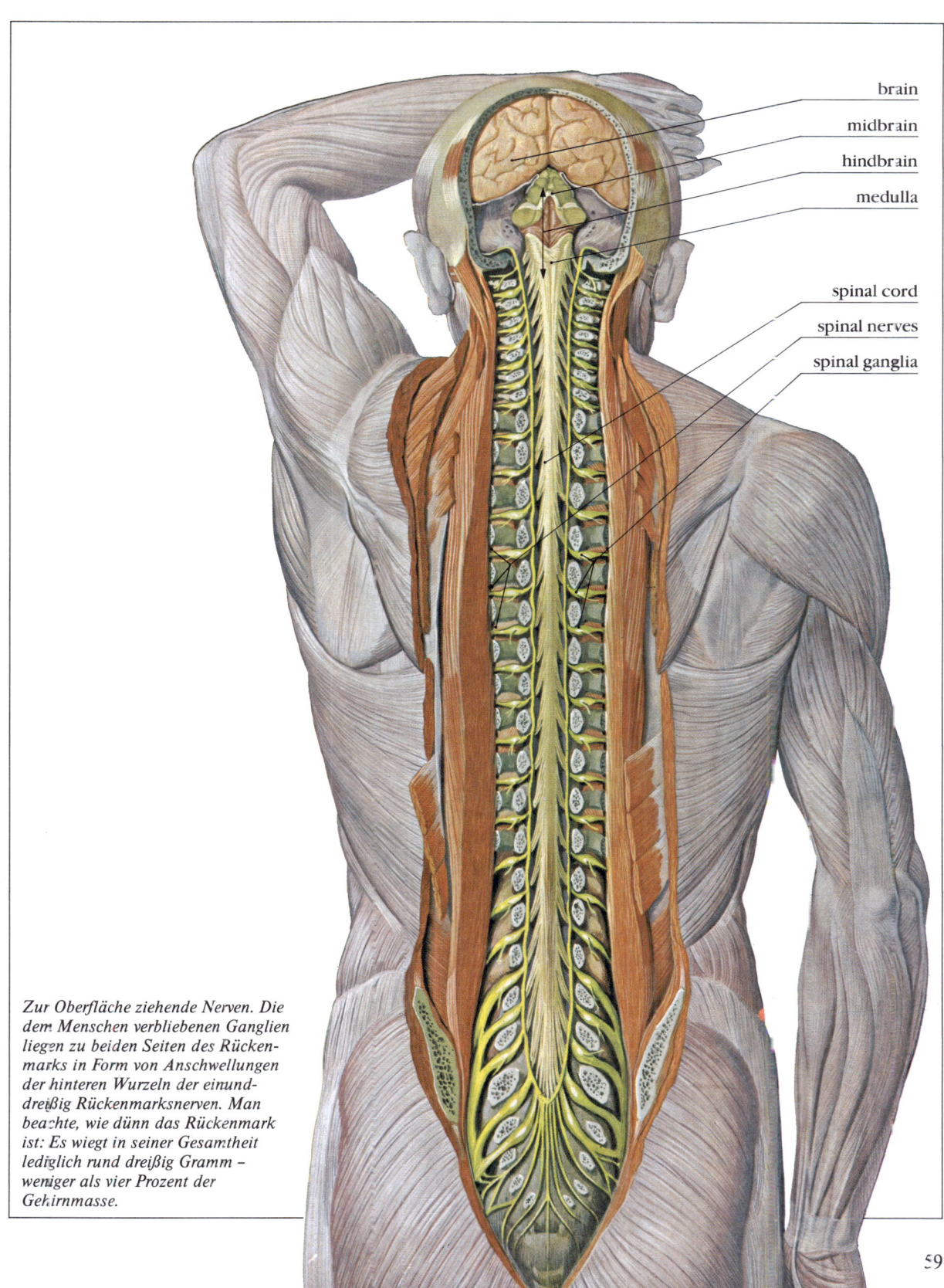

brain

midbrain

hindbrain

medulla

spinal cord

spinal nerves

spinal ganglia

Zur Oberfläche ziehende Nerven. Die dem Menschen verbliebenen Ganglien liegen zu beiden Seiten des Rückenmarks in Form von Anschwellungen der hinteren Wurzeln der einunddreißig Rückenmarksnerven. Man beachte, wie dünn das Rückenmark ist: Es wiegt in seiner Gesamtheit lediglich rund dreißig Gramm – weniger als vier Prozent der Gehirnmasse.

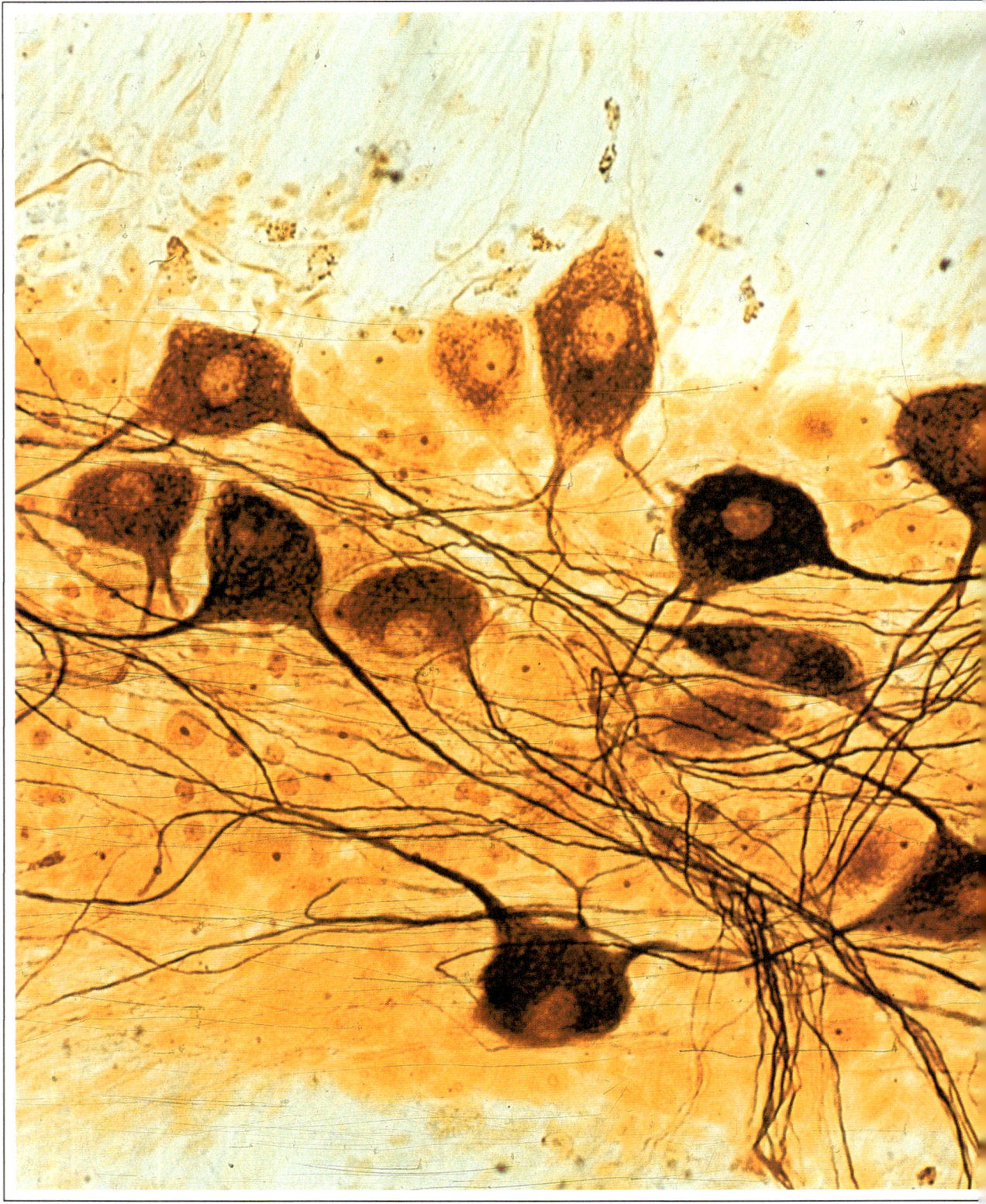

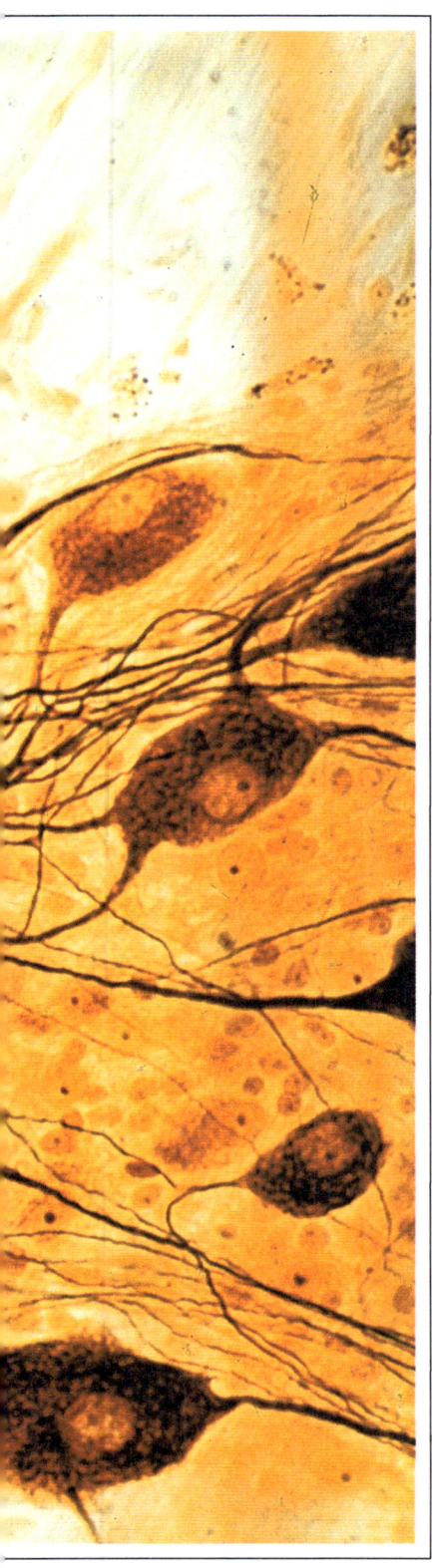

nen zu lassen, weil dann die Weißen im Lande ihre Ruhe hätten. Während seiner Amtszeit als Gouverneur in Kalifornien hat der spätere Präsident Ronald Reagan Ende der sechziger Jahre sogar Mittel für den stimmgewaltigsten Vertreter dieser Theorie bereitgestellt.

Ein zweiter, gründlicherer Blick auf die winzigen Mandelkerne hat allerdings anderes zutage gefördert. Zwar senden sie Impulse aus, wenn wir uns ärgern, doch bedeutet das nicht unbedingt, daß in ihnen der Ursprung für unseren Ärger liegt. Bei anderen Körperteilen ist uns diese Art der Beziehung klar – niemand käme auf den Gedanken zu sagen, die Beine veranlassen uns zum Gehen, nur weil wir mit ihrer Hilfe gehen –, aber wenn es um die Funktionen des Gehirns geht, wird das häufig vergessen, zumal in unseren Köpfen nach wie vor die Vorstellung von der Erbsünde herumspukt.

Man hat sich in den letzten zwei oder drei Jahren die Nervenfasern genauer angesehen, die sich aus den Tiefen des Gehirns bis in die Mandelkerne erstrecken und sie steuern, und dabei Erstaunliches entdeckt. Sie kommen weder aus anderen emotionalen Zentren noch den mit unseren Sinnesorganen verknüpften sensorischen Zentren, sondern von ... unserer für das rationale Denken zuständigen Großhirnrinde und aus unseren Gedächtnisspeichern! Hier schließt sich der Kreis: Hinter diesen Reaktionen stehen wir selbst, der kühle vernunftbegabte Mensch löst sie aus.

Diese letzte Verbindung ist die entscheidende. Unser Gehirn ist so angelegt, daß wir imstande sind, unser Empfindungen mit Hilfe des Verstandes zu beherrschen, dafür sorgen die Verbindungen von der Großhirnrinde bis zu den Mandelkernen, weiter zum Hypothalamus und Sympathikus. Man überlege nur einmal: immer, wenn wir in eine Situation kommen, die uns erzürnen könnte, sausen genau definierte Folgen elektrischer Entladungen (Impulsserien) in den Mandelkernen tief hinter unserer Nase umher, um die Entscheidung zu treffen, wie wir uns fühlen wollen. Nehmen wir an, jemand tritt aus dem Haus und stellt fest, daß jemand die Antenne seines Autos abgeknickt hat. Wer jetzt keine finsteren Gedanken über den Missetäter hegt, sendet auch keine Befehle aus, die sein Herz schneller schlagen, seinen Atem rascher gehen und ihn wütend werden lassen. So einfach ist die Sache.

Manchmal aber überkommt es uns doch. Da hat sich jemand nicht damit begnügt, die mickrige Antenne abzuknicken, sondern sich das ganze Auto vorgenommen, ja, ist sogar noch dabei: der halbwüchsige Lümmel von Nachbarssohn, der uns schon lange ein Dorn im Auge ist. Nur wenige leidenschaftslose Menschen würden dergleichen mit stoischem Gleichmut mit ansehen; die meisten dürfte jetzt blinder Zorn übermannen.

Wie kommt es dazu? Was hat es mit dem Sympathikus auf sich, diesem mysteriösen Zweig unseres Nervensystems? Wie ist er aufgebaut, wohin reicht er, wohin überträgt er die von unserem Gehirn ausgehenden Zorn-Mobilmachungsbefehle? Es ist eine ganz und gar unglaubliche Geschichte. Wir sind vom Körper zum Gehirn emporgestiegen; jetzt wollen wir den Bahnen des Sympathikus abwärts folgen.

Nervenzellen im Sonnengeflecht. Es ist eins unter vielen Ganglien des autonomen Nervensystems und reagiert empfindlich auf Schläge, weil es nahe der Hautoberfläche liegt und von ihm Nerven zu in der Nähe befindlichen Organen führen.

Sobald die Befehle den Hypothalamus verlassen haben, eilen sie in verschiedene Ganglien, kleine weiße Knoten von Nervenzellen, die als Schaltstellen für die Informationsströme von Gehirn und Rückenmark nach außen dienen und sich überall auf unserem Rücken verteilt finden. Bei niedriger organisierten Tieren vom achtzehn Meter langen Riesenkalmar mit seinen suppentellergroßen Augen, die wie Scheinwerfer wirken, bis hinab zu winzigen Insekten wie Biene, Ameise und Fliege finden wir solche Ganglien ebenfalls; doch sind sie bei diesen Geschöpfen weit selbständiger, da deren Zentralhirn deutlich weniger Einfluß auf sie ausübt.

Von diesen Ganglien, Überbleibsel aus unserer stammesgeschichtlichen Frühzeit, führen Nervenbahnen zu allen Organen, die in Augenblicken steigenden Zorns vom Sympathikus angeregt werden. Diese Nervenendigungen sind in gewissem Umfang einfach schon deshalb ständig aktiv, damit der Körper seine Funktionen weiter ausübt; erst, wenn sie Signale empfangen, die sie zu übermäßiger Aktivität auffordern, spüren wir, wie uns der Zorn packt. Wie bei den meisten Nerven handelt es sich um Fasern, langgestreckte Säckchen aus Protoplasma, die wie ein Kanal wirken und so ähnlich aussehen wie ein ausgehöhltes Stück Nudel, in dem ein Schleim hin und her fließt. Dabei handelt es sich um das Protoplasma.

Vom Hauptteil der Nervenzelle aus werden durch diese Kanäle spezielle durchscheinende Bläschen bis ans Ende des Nervs geschickt, die darauf warten, daß sie mit Übertrager-Substanzen gefüllt werden. Ihre Lebensdauer beträgt lediglich einen bis zwei Tage, dann lösen sie sich auf. Um zu verhindern, daß das auf halber Strecke geschieht, werden sie über spezielle Wege geleitet, die ihnen nur wenig Widerstand entgegensetzen, oder von winzigen Fäden gezogen, die dafür sorgen, daß sie rechtzeitig ans andere Ende gelangen.

Durch den Hauptkanal der Nervenfaser fließt, wenn auch in einer weit langsameren Welle, die ohne weiteres eine Woche oder länger unterwegs sein kann, bis sie ihr Ziel erreicht, alles, was gebraucht wird, um diese Bläschen zu füllen. Darunter befinden sich auch zahlreiche Enzyme – sie sind Kraftquellen, ähnlich elektrischen Batterien –, und wenn sie die richtige Aminosäure finden, die aus dem Blut ans Ende der Nervenfaser gelangt, machen sie sich eilends daran, aus ihr die Substanz Noradrenalin aufzubauen, ein chemischer Halbzwilling des machtvollen Adrenalins. Mit dem allgemeineren Begriff Adrenalin soll ab jetzt auch das Noradrenalin bezeichnet werden.

Kaum ist das Adrenalin hergestellt, transportieren einige weiteren Enzyme es zu den wartenden offenen Bläschen. Dabei ist Eile geboten, denn das unverpackte Adrenalin wirkt so kraftvoll, daß es sich in der Zelle sozusagen auflösen und schwinden würde. Sobald genug Adrenalinmoleküle in ein Bläschen gepackt sind, hebt es seinen eigenen Deckel auf und klappt ihn allmählich über sich zu. Da das sehr langsam geschieht, ähnlich wie bei einer hungrigen Muschel, die bedächtig ihre Schalen um das Opfer schließt, das sie zu verzehren gedenkt, können sich einige Adrenalinmoleküle davonmachen und einige Enzyme, positiv geladene Kalzium-Ionen und andere Bestandteile der Nervenzelle in das Bläschen hineinrutschen. Aber trotz allem sind darin doch zehn- bis hunderttausend Adrenalinmoleküle beisammen – vollauf genug für das, was jetzt jeden Augenblick geschehen wird.

Bei diesem Ereignis, auf das sich der Nerv so sorgfältig vorbereitet hat, handelt es sich um einen Stromstoß, der vom Gehirn aus mit solcher Geschwindigkeit erst zur Schaltstelle des Ganglions und dann durch die Nervenfaser eilt, daß im Vergleich sogar die mit hoher Geschwindigkeit arbeitenden Kanäle träge wirken, durch die die Bläschen ans Ende der Nervenfaser gebracht werden. Sie können von Glück sagen, wenn sie eine Durchsatzgeschwindigkeit von zweihundert Millimetern pro Tag (gut einem Zweitausendstel Millimeter pro Sekunde) erreichen; die elektrische Ladung, die jetzt die Nervenfasern durchrast, erreicht an den dicksten Geradeausstücken über hundertsechzig Stundenkilometer (rund fünfundvierzig Meter pro Sekunde, also eine unvorstellbar viel höhere Geschwindigkeit).

Dieser elektrische Impuls führt mit einer Spannung von siebzig Millivolt in das Ende der Nervenfaser. Zwar ist das verglichen mit den zweihundertzwanzig Volt (also 220 000 mV) unseres Haushaltsstroms, mit dem wir Elektrorasierer oder Küchenmixer betreiben, nicht viel, sorgt aber bereits für ein so wildes Herumsausen der sorgfältig gepackten Adrenalinbläschen, daß viele von ihnen am Ende der Nervenfaser herauspurzeln. Manche verpassen ihre Gelegenheit und kehren an eine Sammelstelle zurück, wo die Nervenzelle sie, sofern sie nicht im Verlauf eines weiteren oder zweier Tage benutzt werden, mit Enzymen attackiert und auflöst. Die freigegebenen Bläschen öffnen sich, kaum, daß sie die Nervenzelle verlassen haben, und schicken alle in ihr enthaltenen Adrenalinmoleküle in den winzigen Spalt, der die Nervenfaser von den Organen trennt, auf die sie einwirken will.

Den freigesetzten Adrenalinmolekülen hat der Stromstoß einen solchen Schwung verliehen, daß sie den Spalt in einem Sekundenbruchteil überwinden. Auf der anderen Seite erwartet sie ein unglaublicher Anblick: die Zellen des Zielorgans sind ausnahmslos mit halbflüssigen Membranen umhüllt, in denen wie Eisberge wirkende Proteine auf und ab schwingen.

Zum Glück wirkt dieser schwingende Rezeptor nur von ferne abweisend. Aus der Nähe zeigt sich, daß es oben an ihm eine kleine Stelle gibt, an der sich das übertragende Adrenalinmolekül, das sozusagen als Bote fungiert, behaglich einnisten kann. Ist eine hinreichende Anzahl dieser Nischen gefüllt, öffnen sich im hüpfenden Eisberg riesige Schleusen, über die er mit der Membran der Zielzelle verbunden ist, manchmal auch schüttelt er einfach einen zweiten Boten vom unteren Teil der Zellmembran los. Mit diesem letzten Schritt ist der im Gehirn begonnene zornige Gedanke vollendet.

Die Ergebnisse werden von den jeweils betroffenen Zellen abgestimmt. Abenteuerlustige Leitungen des Sympathikus, die sich bis in die Blutgefäße der Arme erstrecken, lassen diese sogleich straff und stark werden, andere, die zur Atemmuskulatur führen, sorgen mittelbar dafür, daß wir rascher atmen. Wieder andere reichen bis ins Herz, dessen Schlag sie beschleunigen, in die Haut, die sie erwärmen und in all die anderen Teile des Körpers, in denen sich Veränderungen abspielen, wenn wir erst einmal loslegen. Aber da ist noch mehr. Mancher glatte Muskel (die glatte Muskulatur unterliegt nicht unserem Willen) wird kontrahiert, wo immer die Nerven des Sympathikus aktiv werden. So ziehen sich After und andere Schließmuskeln schlagartig zusammen, und auch die Verdauung hört auf, selbst im gut zwölf Meter langen eng gewickelten Dünndarm – es gibt für den Organismus jetzt Wichtigeres zu tun, und darauf muß er sich konzentrieren!

All das also geschieht, wenn wir uns darüber ärgern, daß wir wegen eines Staus zu spät zur Arbeit kommen oder wenn am Arbeitsplatz ein schon lange schwelender Streit mit einem Kollegen offen ausbricht. Dieser unglaubliche Vorgang, bei dem die winzigen Adrenalinbläschen freigesetzt werden, wirkt im ganzen Körper so, als gingen Millionen gezielter

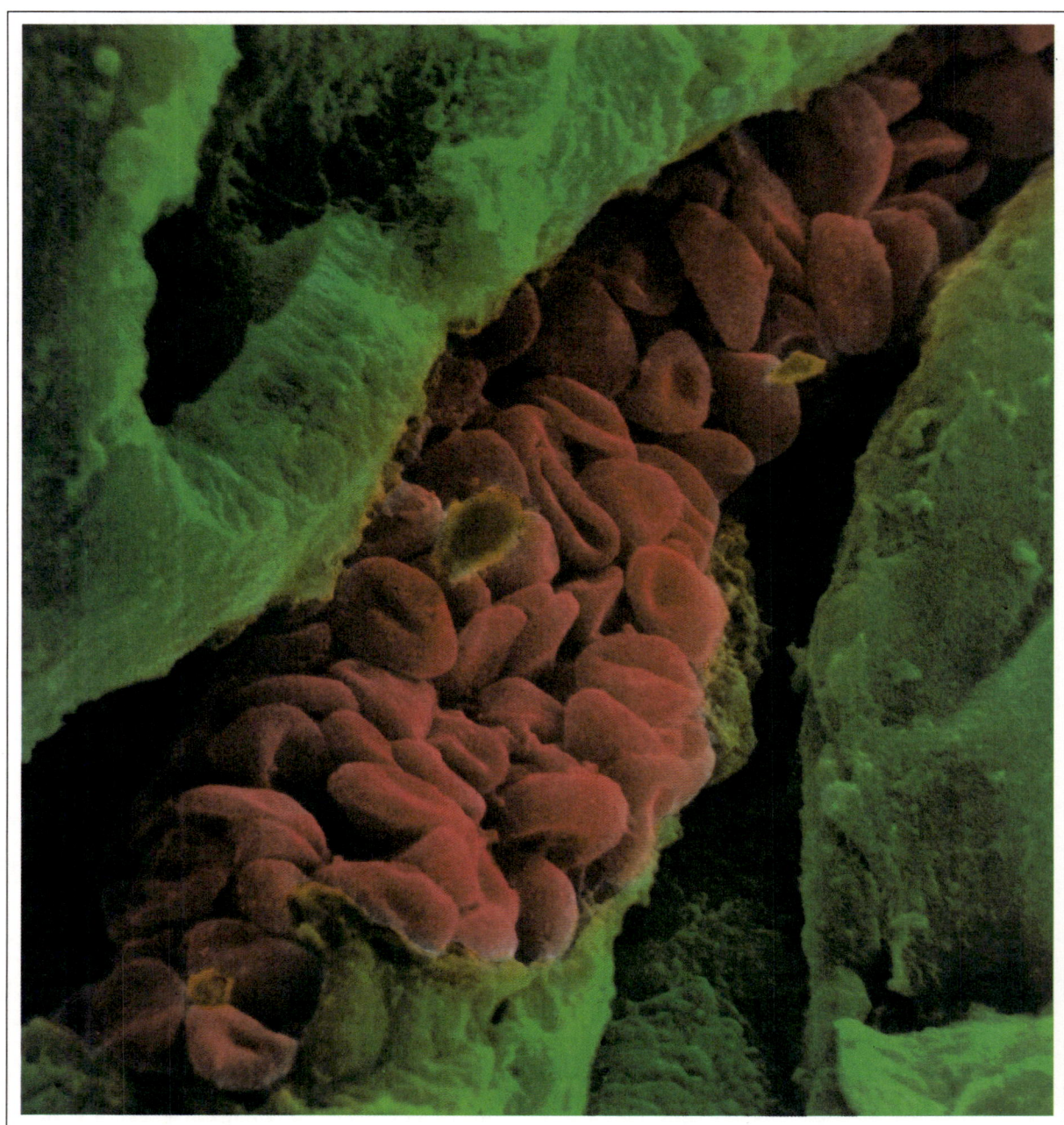

All das enthält ein kleines Blutgefäß: riesige Trupps roter Blutzellen auf Wanderschaft. Bei einem Zornausbruch der Alarmstufe zwei sind im Blutplasma Adrenalinmoleküle aus dem Nebennierenmark gelöst. Das gibt dem Körper eine wirkungsvollere Möglichkeit, Adrenalin zu verteilen als mit Hilfe der weitverstreuten Ganglien des sympathischen Systems.

Gewehrschüsse oder Nadelstiche genau an die richtigen Stellen. Sie sorgen dafür, daß aus dem triefäugigen alten Lord, der zu Anfang unserer Geschichte teilnahmslos und schlaff in seinem Sessel hing, sein denkbar krassestes Gegenteil wird. Jetzt fühlt er sich machtvoll, ist kampfbereit und stark. Das aber geht, wie wir gesehen haben, nicht auf blinde Leidenschaft zurück, sondern ist Ergebnis des Wirkens der von der Vernunft gesteuerten Teile unseres Gehirns, die unser nicht immer mit Recht so bezeichnetes sympathisches System ordentlich auf Touren gebracht haben.

Wut und Zorn, Teil 2: Hormone, Körper und Adrenalin
Das Schrotschuß-Prinzip

Dies Umschalten wird auch noch auf andere Weise bewirkt. Erinnern wir uns an die winzigen Ganglien, die Nervenknoten, die sich über die ganze Länge unseres Rückens verteilt finden und die beim Anwerfen unseres sympathischen Systems als Schaltzentren oder Etappenpunkte dienten. Man kann sich vorstellen, wie eins von ihnen immer mehr anwächst, bis es hundert-, ja tausendmal größer ist als die anderen, mit Labyrinthen und spalten, in denen ungeheure Mengen von Adrenalin-Bläschen lagern, die auf den Weg gebracht werden können, sobald das Signal dazu kommt. Bekäme ein so ausgestatteter Mensch einen Zornanfall, wären seine auf das Adrenalin reagierenden Organe und Muskeln einem ungeheuren Ansturm ausgesetzt.

Eine solche Deformation eines der gewöhnlich winzigen Ganglien, die das zu bewirken vermöchte, wäre eine gräßliche Vorstellung. Das Ganglion würde schon im Mutterleib zu wachsen beginnen und wuchernd immer weiterwachsen, bis es seine ganze schauderhafte Größe erreicht hätte. Schließlich würde es zu einer riesigen Geschwulst dort im Rücken oder Unterleib, wo die anderen Ganglien liegen. Zwar dürften davon befallene Menschen unseres Mitgefühls sicher sein, doch größer noch als dieses wäre sicherlich unser erschauernder Abscheu und stummer Dank dafür, daß wir selbst von einer solch unglücklichen Mißbildung verschont geblieben sind.

Wer so denkt, sollte sich erst einmal hinsetzen und tief durchatmen, denn solch maßlos angeschwollene Zorn-Ganglien besitzt ... jeder von uns, und zwar gleich zwei. Sie sind Hunderte von Malen größer als die gewöhnlichen Ganglien, die das Adrenalin freisetzen und liegen im unteren Teil unseres Rückens oberhalb der Nieren, weshalb wir sie Nebennieren nennen. Sie sind während der Entwicklung im Mutterleib aus unseren gewöhnlichen Ganglien entstanden, und wenn sie den Befehl empfangen, Adrenalin auszuschütten, ist Vorsicht geboten. Hier ist vielleicht die Anmerkung am Platze, daß ›Adrenalin‹ nichts anderes heißt als ›von den Nebennieren ausgeschiedener Stoff‹, denn *rena* ist das lateinische Wort für ›Niere‹, und *ad* bedeutet soviel wie ›in der Nähe befindlich‹.

Beide Nebennieren enthalten jeweils Millionen winziger mit Adrenalin (oder Noradrenalin) randvoll gefüllter Bläschen. Wie in den Nervenendigungen des Sympathikus werden diese beinahe im Wortsinne tollen Moleküle lediglich durch die äußere Hülle der einzelnen Bläschen wie in einer art Frischhaltefolie gebändigt – ein sehr empfindliches Gleichgewicht. Durch dies Adrenalin-Lager führen zahlreiche Blutgefäße, die nur auf eine Adrenalinausschüttung warten. Solange die Bläschen innerhalb ihrer Zellen dicht verschlossen sind, ist alles in Ordnung. Das Blut kann ungehindert vorbeiströmen, ohne auch nur eine Spur des reinen Adrenalins mit sich zu reißen. Erst, wenn die Bläschen aufspringen, ändert sich die Sachlage vollkommen.

Nahezu das gesamte Adrenalin strömt in die es umgebenden Blutkaskaden. Freigesetzt wird es – wie sonst? – über einen der vielen Nerven, aus denen unser so sorgfältig gesteuertes Sympathikus-Alarmssystem besteht. Wenn viel Adrenalin gebraucht wird, ist es für den Körper weniger aufwendig, es sich auf diese Weise zu beschaffen, als mühevoll jede einzelne der Millionen Nervenendigungen aufzuladen, um jeweils deren vergleichsweise winzige Ration freisetzen zu können. Letzteres Verfahren wäre damit vergleichbar, daß man, um innerhalb einer Firma Mitteilungen zu verbreiten jeden Mitarbeiter anruft, ersteres damit, daß man auf einem zentralen Fotokopierer eine Aktennotiz zur Verteilung im ganzen Hause herstellen läßt.

Das aus diesem großen Lager in unserem Rücken freigesetzte Adrenalin wird mit dem Blut durch einen gekrümmten Tunnel zum Herzen emporgerissen und von dort mit jedem Pulsschlag in den Kreislauf des Körpers eingespeist. Dort verstärkt es alle von den Sympathikusnerven eingeleiteten Wirkungen und erhält alle Veränderungen im Körper aufrecht, von denen wir aus Erfahrung wissen, daß sie zu einem richtigen Zornanfall gehören. Wir wollen uns einige davon einzeln ansehen.

DAS HERZ   Die meisten Menschen schätzen dessen Lage falsch ein, denn es liegt mehr auf der Mittellinie des Körpers (ein gutes Drittel davon in der rechten Körperhälfte), und nur ein kleiner Teil ragt an die acht Zentimeter weit in die linke Körperhälfte hinein. Weil es sich dort der Außenseite des Brustkorbs annähert und leicht fühlbar ist, glauben wir irrigerweise, es befinde sich in der linken Körperhälfte. Sein halb- bis dreiviertelrunder Hohlmuskel ist zugleich das Organ, das wir in den Augenblicken, in denen wir den Eindruck haben, am lebendigsten zu sein, am deutlichsten spüren: wenn wir uns aufregen oder wütend sind, uns ärgern, oder beim Geschlechtsakt. Vor allem Männer sehen im Schlagen des Herzens geradezu eine Art Stammesfetisch und sprechen diesem Organ magische Kräfte zu, die Leben und Stärke gewährleisten – nur dem Penis gilt eine ähnliche, geradezu hysterische, Besorgnis.

Einzelne Adrenalintröpfchen aus den Sympathikus-Nerven regen exakt vorgezeichnete Bereiche oder Steuerkanäle, auf die sie im Herzen treffen, zu stärkerer Tätigkeit an. Das in größerer Menge von den Nebennieren ausgeschüttete Adrenalin geht nicht genau an diese Stellen (die Sympathikus-Nerven verfügen über staubsaugerähnliche Vorrichtungen, mit denen sie vom rechten Weg abgekommenes Adrenalin aufnehmen können), es strömt statt dessen über den ganzen Herzmuskel, bis es auf einen noch nicht von Adrenalin besetzten Rezeptor trifft. Wolken elektrischer Ladung bilden sich, um dafür zu sorgen, daß das neuangekommene Adrenalin an Ort und Stelle bleibt, so daß es keine andere Wahl hat, als sich ans Werk zu machen.

Die Zellen des Herzens sind so konstruiert, daß es kräftiger schlägt, wenn gelöstes Adrenalin eintrifft, und schließlich hat die Nebenniere genug davon ausgeschüttet, um die vom Sympathikus eingeleitete heftige Aktivität in Gang zu halten. Blut strömt jetzt mit höherer Geschwindigkeit als zuvor aus dem Herzen, es dehnt die elastische Wand der Aorta noch weiter als sonst, wenn es auf sie trifft und erzeugt unglaubliche Turbulenzmuster. In der Brust des jetzt vor Zorn rasenden Menschen entstehen Blutwirbel, in denen tiefe Grundtöne und hochfrequente Obertöne erklingen. Zwischen den aufeinanderfolgenden Lagen aus Blut, das so heftig gepumpt wird, kommt es zu einer hohen Reibung. Sie vergrößert die Zähflüssigkeit des Blutes in den Arterien, so daß es sich noch schwerer pumpen läßt als sonst schon. Der Blutdruck im ganzen Körper steigt.

Obwohl dieser Vorgang nicht von langer Dauer ist, denn die Hälfte des gelösten Adrenalins wird in den ersten sechzig Sekunden vom Herzen weggewaschen, leistet es Schwerarbeit, wenn wir uns endlich einmal dazu aufraffen, unserem Kollegen haarklein auseinanderzusetzen, was wir von seinen miesen Angewohnheiten halten.

DIE LUNGE   Hier wirkt die Veränderung – man mag es kaum sagen – atemberaubend. Wer ruhig im Flugzeugsessel auf den Abflug wartet, atmet vielleicht eineinhalb Liter Luft pro Minute ein. Würde jetzt ein unreifer Jugendlicher in unangebrachtem Forscherdrang mit einemmal den Notausstieg öffnen, würden die Lungenflügel des verhinderten Fluggastes durch den Adrenalinstoß, der sie durchflutet, während er sich ausmalt, wie er den Übeltäter durch die Öffnung über Bord wirft, in die jetzt mit erheblichem Zeitaufwand die Tür neu eingesetzt werden muß, so wild schlagen, daß sie an die zehnmal so viel Luft fördern – rund fünfzehn Liter pro Minute, genug, einen Putzeimer zu füllen.

Die bloße Beschleunigung der Lungenaktivität allerdings wäre nicht imstande, die zusätzliche Luftmenge herbeizuschaffen. Knapp ein Drittel der Luft, die wir einatmen, kehrt ungenutzt in die Atmosphäre zurück, da sie gar nicht erst bis zur aktiven Oberfläche der Lungenbläschen vordringt. Jetzt müssen die Atemzüge tiefer gehen, damit eine größere Luftmenge angesaugt werden kann. Das durch alle Blutbahnen stürmende Adrenalin, das sogar auf Muskeln einwirkt, die unterhalb der Lunge und um sie herum liegen, übernimmt diese Aufgabe mit dem größten Vergnügen. Unterstützung bekommt die jetzt mit einemmal rascher pumpende Lunge von einer sehr hilfreichen Feinabstimmung. Allzeit bereite Sensoren im Gehirn beschleunigen die Abläufe im Körper, wenn sich Kohlendioxid ansammelt und das aus den Lungen weitergeförderte Blut zu sauer ist; außerdem sind über die Innenwandung der Aorta Sensoren verteilt, die die Atemgeschwindigkeit mittelbar noch stärker beschleunigen können, wenn der Sauerstoffgehalt des Blutes zu gering geworden ist. Besondere Blutdruckrezeptoren im Hals, etwa in der Höhe des Kinns, tragen beruhigenderweise das Ihrige dazu bei, daß der Adrenalinstoß so gut wie möglich genutzt wird.

DIE LEBER   Nicht weit unterhalb unserer rechten Brustwarze liegt die annähernd eineinhalb Kilo schwere Leber. Sie enthält, tief im Gewebe ihrer zahlreichen Zellen verteilt, in Form von Glykogenmolekülen gespeicherten Blutzucker. Wenn uns der Zorn packt, überflutet gelöstes Adrenalin aus dem Vorrat der Nebenniere die Umgebung dieser Zellen und trifft wie beim Herzen auf Rezeptoren, die sogleich das Ihre dazutun, damit der nützliche Zucker bereitgestellt wird.

Ein chemischer Bote schwimmt aus dem adrenalingefüllten Rezeptor in die Zelle, ein weiterer wird tätig und sorgt dafür, daß der so sorgfältig gebundene Zucker gelöst wird, und bald stürzen Billionen Zuckermoleküle aus der Leber, kaum daß das auslösende Adrenalin sie erreicht hat. Der Zucker geht in den Blutstrom und erreicht mit ihm zusammen das Gehirn. Dort liefert er den nötigen Brennstoff, der es konzentrierter und besser arbeiten läßt. (Ein großer Teil des gespeicherten Blutzuckers liegt auch unmittelbar in den Muskeln bereit – das im ersten Kapitel angesprochene Glykogen –, und das Adrenalin macht auch das verfügbar.) Studenten vor einer Prüfung spüren diese Wirkung womöglich, allerdings nützt ihnen das nicht viel; Berufsfußballer spüren sie während des Spiels gleichfalls, und sie nutzen die Höchstleistung ihrer Muskeln aus, so daß sie schließlich ihren in Form von Glykogen gespeicherten und danach aufgelösten

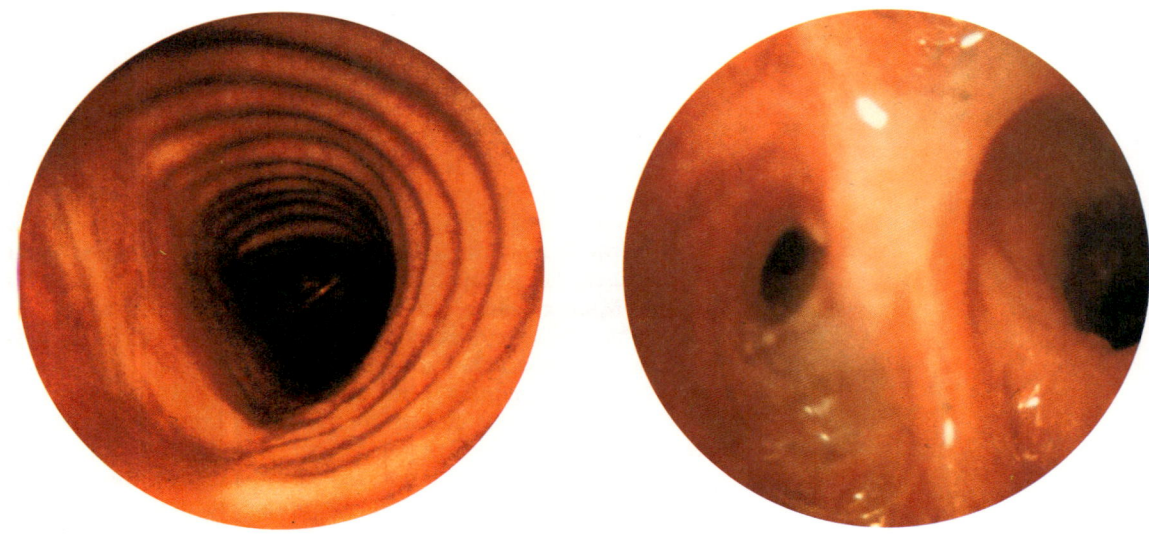

Der Weg der einströmenden Atemluft – beim gewöhnlichen Atmen und beim wütenden Keuchen. Links geht die Luft durch die Luftröhre, in der Mitte in die voneinander abzweigenden Hauptbronchien; rechts sieht man sie bei der Ankunft in den dicht gepackten winzigen Kämmerchen der Alveolen (Lungenbläschen), in denen der Gasaustausch stattfindet.

Blutzucker nahezu vollständig verbrannt haben. Wenn das kein Grund ist, sich anschließend im Umkleideraum einfach auf eine Bank fallenzulassen und sich zu weigern, auch noch einen Schritt zu tun – was dann?

DAS FETT Unser gesamtes Körperfett läßt sich als ein einziges ausgedehntes Organ ansehen, dessen Hauptbestandteile sich nun einmal zufällig auf den Hüften, dem Bauch oder wo auch immer konzentrieren. Fettzellen sind nicht einfach geölte kugelförmige Gefäße mit jeweils einem Tropfen reinen, unverfälschten, glänzenden, weißen Fett, sie stellen zugleich auch aktive chemische Labors dar, in die hinein oder aus denen heraus täglich etwa ein Zehntel des Inhalts transportiert wird. Dabei hilft die ungeheure Anzahl an Blutgefäßen, die der Körper um jedes seiner Fettpolster legt.

Das Fett ist in unserem Körper so planvoll angeordnet, da es nicht für nur eine gute Temperaturisolation sorgt, sondern zugleich als unglaublich wirksamer Speicher leicht zugänglicher Energie dient. Größere Mengen überschüssigen Blutzuckers werden von unserem Körper automatisch in Fett umgewandelt. Das bereitet vom Stoffwechsel her keinerlei Schwierigkeiten, denn Zucker sind Kohlenhydrate und gehören zur auf der Erde am häufigsten vorkommenden Gruppe biologischer Zusammensetzungen.

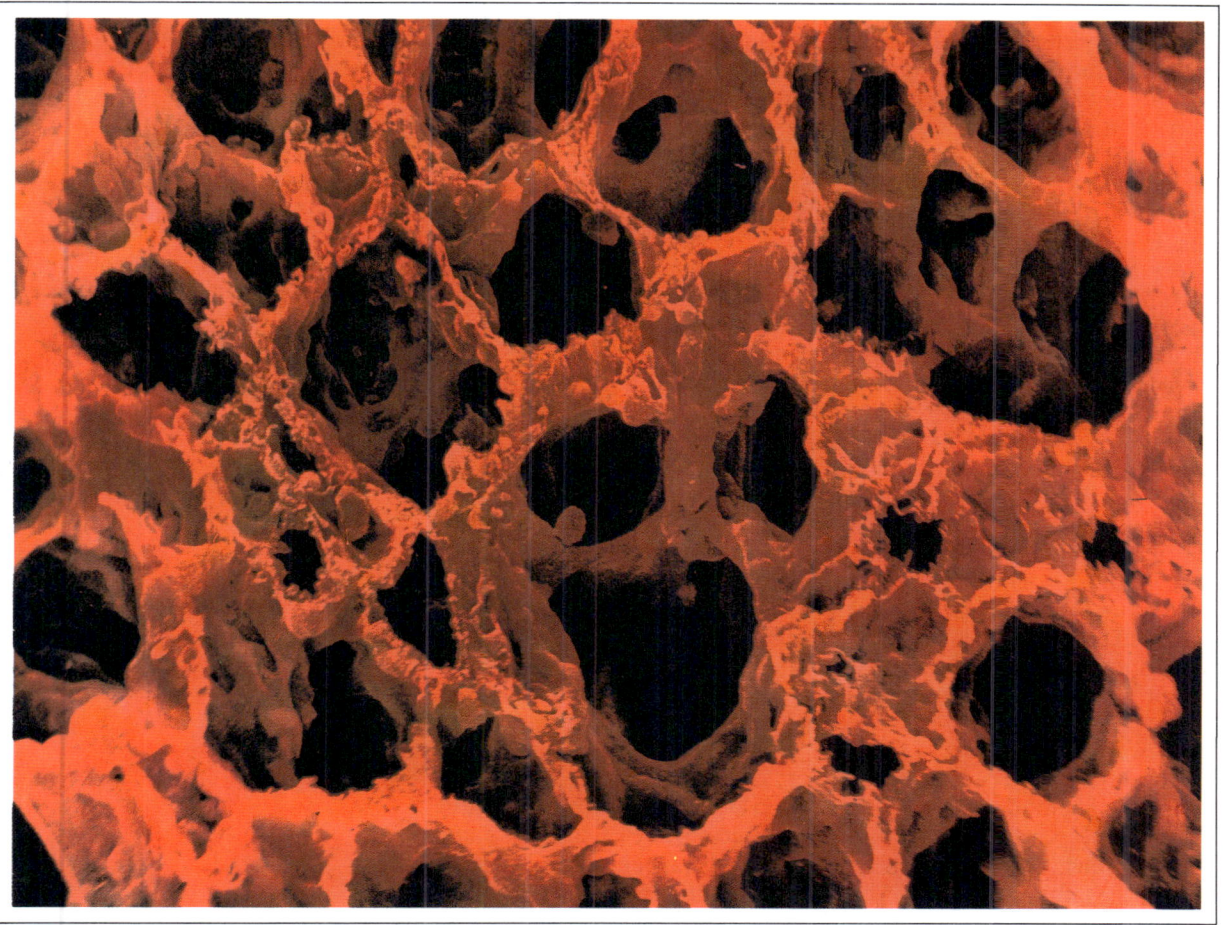

Von den Nebennieren ausgeschüttetes Adrenalin, das weder am Herzen verbraucht wurde noch in die Leber oder die Nähe der Lunge gelangt ist, steuert der Blutstrom höchstwahrscheinlich auf kürzestem Wege zu einem Tropfen Fett. Sofern er es zum Unterleib transportiert, wartet das Fett dort bereits; sogar an den Kniekehlen (in Gestalt von Poplitealfett) und in den Lenden (als Inguinalfett) – eigentlich nahezu überall. Vor den kugelförmigen Fett-Tröpfchen gibt es kein Entrinnen.

Sobald das Adrenalin das als Notvorrat für schlechte Zeiten angelegte Fett erreicht, beginnt es mit dessen Zurückverwandlung in den einfachen Zucker, aus dem es zuvor entstanden war. Sie beginnt rasch am Rande der Fettzelle: etwas wie gewöhnliche Seife entsteht als Zwischenprodukt, Kohlenstoffatome werden paarweise herausgebrochen, und schließlich steigt blasenförmig eine reduzierte Fettsäure auf, die das Blut an die Muskeln weiterleitet. Dort wird sie bei den Energieprozessen gebraucht, für die Zucker erforderlich ist. Wenn bei einem zornigen Menschen die Fettpölsterchen auf den Wangen ins Zittern geraten, handelt es sich nicht um einen bloß äußerlichen Aufruhr.

All diese durch den Adrenalinstoß herbeigeführten Veränderungen im Körper spielen eine entscheidende Rolle dabei, daß wir uns zornig fühlen. Ja, die Behauptung ist nicht übertrieben, daß wir ohne sie gar nicht richtig zornig wären. Man stelle sich vor, der Computer daheim schicke plötzlich die Erklärung zum Drucker, er habe die Nase voll. Er wolle nicht länger als blöde Maschine behandelt werden und werde, sofern man ihm nicht mehr Achtung entgegenbringe, empört die Arbeit einstellen. Das würde wohl niemand glauben. Selbst wenn der Computer seine Behauptung wiederholte und mit noch so vielen Ausrufezeichen »Ich bin wütend, ich bin wütend« druckte, nähme niemand diese Mitteilung ernst, denn die Annahme, daß sich jemand an dem Gerät zu schaffen gemacht hat, wäre weit einleuchtender.

Jetzt stellen wir uns vor, ein Mensch mit gerötetem Gesicht und an Nacken und Stirn hervortretenden Adern, aus dessen verzerrtem Mund ein Keuchen dringt, knurre uns, die Arme angewinkelt und die Fäuste geballt, durch seine zusammengebissenen Zähne entgegen, er sei *nicht wütend.* Auch das würde höchstwahrscheinlich nicht nur niemand glauben, man würde im Gegenteil eher vorsichtshalber einen Schritt zurückweichen. Die im Körper stattfindenden Veränderungen machen einen Großteil dessen aus, was der Zorn in uns bewirkt.

Über den gewöhnlichen Zorn hinaus

Neben dem in zwei Stufen erfolgenden Ablauf gewöhnlichen Zorns gibt es eine Anzahl weiterer Bereiche. Jedem von uns ist die merkwürdige Verquickung von Zorn und Sexualität nur allzu vertraut. Viele Menschen sind nach einem Ehekrach sexuell erregt und schließen eifrig im Bett Frieden; manche scheinen aber auch durch die Anwendung körperlicher Gewalt sexuell erregt zu werden. Diese Verbindung von Gewalttätigkeit und Sexualität findet sich besonders deutlich ausgeprägt in unserer Umgangssprache.

Sie geht möglicherweise drauf zurück, daß Sexualität wie Zorn einen Menschen überkommen und automatisch und ohne volle Beteiligung seines Bewußtseins etwas in ihm auslösen können. Die Etymologie stützt das inzwischen zum Teil. So hängt unser Wort ›rauben‹, das ›ergreifen‹, oder ›Gewalt über etwas bekommen‹ bedeutet, mit dem lateinischen Verb *rapere* zusammen. Im Grimmschen Wörterbuch wird ganz allgemein als eine der Bedeutungen von ›Raub‹ angegeben ›wegführung einer weibspersohn‹, und wenn das auf den ersten Blick auch nicht so deutlich erscheint wie das englische *rape,* das Vergewaltigung bedeutet, so sei doch nicht vergessen, daß es beispielsweise beim ›Raub der Sabinerinnen‹ darum ging, Gattinnen zu gewinnen – das Wegführen der ›weibspersohnen‹ war einfach Mittel zu einem Zweck, der sich anders offenbar nicht erreichen ließ. Ob Zornesausbruch oder einem Menschen angetane Gewalt – beiden gemeinsam ist das Mitgerissenwerden durch eine übergroße Emotion und der Eindruck, daß man von ihr beherrscht wird. So betrachtet, kann das eine an die Stelle des anderen treten.

Ein kennzeichnendes Beispiel für diese Beziehung hat Lawrence von Arabien geliefert. Aus der Öffentlichkeit lange vorenthaltenen Briefen, die man in seinem Nachlaß gefunden hat, geht hervor, daß er im Mittleren Osten bei Sonnenuntergang nicht nur gern seine Beduinengewänder, sondern mit ihnen gleich alle übrigen Kleidungsstücke ablegte. Sodann beugte er sich vor, damit ihn ein Gefährte im Kampf für die arabische Sache, der ähnliche Neigungen hegte, grimmig mit einer Peitsche bearbeiten konnte, und zwar so lange, bis er ejakulierte.

In dieser extremen Ausprägung ist die Beziehung selten, findet sich aber in geringerem Umfang weithin. Bei einer unlängst durchgeführten Befragung von mehr als dreitausend College-Studenten in Kalifornien und Kanada sagten fünfunddreißig Prozent der Männer, daß sie eine Frau, der sie begegneten, gern vergewaltigen würden, wenn sie sicher sein dürften, nicht entdeckt zu werden. Fünfunddreißig Prozent!

Auch in eine andere unglückliche Richtung kann sich normaler Zorn entwickeln, und dann wird blinde, unbeherrschte Wut daraus. Hier verliert die allmähliche Steigerung der Körperleistung, die wir in der Reaktion des Sympathikus und der Nebennieren gesehen haben, ihren ganzen Wert. Muskeln können sich verkrampfen und Blutgefäße in der Nähe der nur briefmarkendicken Netzhaut im hinteren Teil des Auges anschwellen, sich aufblähen und so verlagern, daß der Betroffene buchstäblich rot sieht. Keine dieser Veränderungen hat irgendeinen Nutzen. Oberhalb einer gewissen Schlagfrequenz des Herzens besteht nicht einmal die Aussicht, daß es mehr Kraft als zuvor erzeugt. Seine inneren Ventile, feine Segel, Gewebe aus elastischen Fasern, werden durch die anstürmenden Blutströme einfach gedehnt und verlieren ihre Form, während sich der dicke Herzmuskel bemüht, seine Pumpbewegung aufrechtzuerhalten, wie ein Kolben, der in einem für ihn zu großen Zylinder ohne erkennbares Ergebnis hin und her saust. Das Herz fördert weniger Blut, als es das bei einer geringeren Schlagfrequenz könnte. Die zusätzliche Beschleunigung sorgt lediglich dafür, daß der Tobende noch länger in seinem Zustand verharrt.

Möglicherweise aber ist der darüber hinausgehende extreme blindwütige Haß der Physiologie gänzlich entzogen. In dieser Richtung argumentierte Aristoteles schon vor zweitausendvierhundert Jahren, als er schrieb: »Der Zornige empfindet Schmerz, nicht aber der Hassende ... Vielerlei kann den Zornigen dazu bringen, daß er Mitleid für Menschen empfindet, die ihn kränken, der Hassende aber ist keinesfalls bereit, einem Mann Mitleid entgegenzubringen, den er einmal gehaßt hat. Der Zornige möchte, daß für ihre Tat leiden, die ihm Unrecht getan haben, der Hassende möchte, daß sie aufhören zu existieren.«

Dieselbe Haltung, dieselbe deutlich erkennbare Unterscheidung steht hinter vielen der an Zivilisten verübten Massaker, von denen es in unserem zwanzigsten Jahrhundert so zahlreiche gegeben hat

Jetzt aber wollen wir uns von Zorn und Wut ab- und einer entgegengesetzten emotionalen Grunderfahrung zuwenden: der Furcht. Wir beginnen mit einem der unangenehmsten Fälle starker Furcht und gehen dann über auf historische Beispiele sowie nicht näher begründete Ängste.

Raubüberfall – ein Schreck, der in die Knochen fährt

Raubüberfälle ereignen sich rasch, sind schmerzlich, untergraben die Selbstachtung und machen allen davon Betroffenen schwer zu schaffen. Es kommt in amerikanischen Großstädten zu weit mehr Raubüberfällen als sonst irgendwo auf der Welt, und wenn man den Zahlen des FBI glauben kann, hat jeder Amerikaner Aussichten, noch vor dem Ende unseres nicht mehr lange währenden Jahrhunderts Opfer eines solchen Überfalls zu werden. Dabei gehen in unserem Körper erstaunliche Dinge vor sich. Zu allererst sind wir, das dürfte klar sein, überrascht.

Dabei handelt es sich um kein gewöhnliches Überraschtsein, es ist keins von der Art, bei der man den Kopf beiläufig zur Seite wendet und in höflicher Aufmerksamkeit die Brauen hebt. Könnte eine Hochgeschwindigkeitskamera aufnehmen, was mit uns geschieht, sobald in einer schlecht beleuchteten Tiefgarage unerwartet hinter uns der Ruf ertönt: »Halt, stehenbleiben!«, bekämen wir Folgendes zu sehen.

Der Ruf kommt mit einer Geschwindigkeit von nahezu tausend Stundenkilometern aus dem Mund des Täters. Zuerst ist es ein stummer Schrei, denn erst nach einer Hundertstelsekunde erreichen die Schallwellen die Ohren des Menschen, dem der Ruf gilt. Sie setzen die Ohrmu-

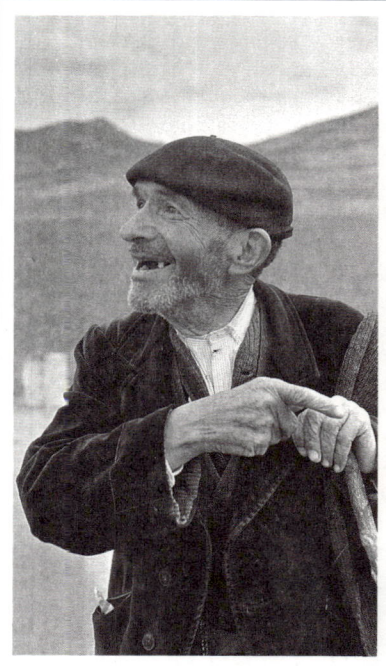

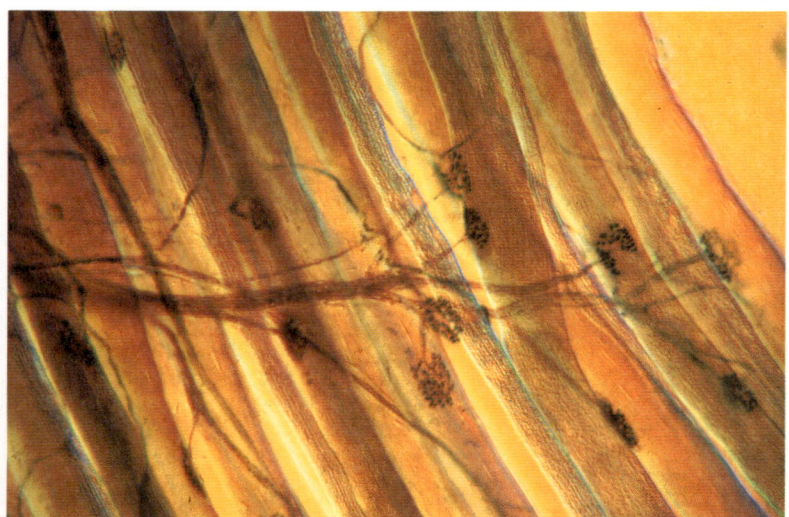

Die Ebenen der Adrenalinwirkung. Auch beim fröhlich erregten Gestikulieren hängt die Anspannung der Muskeln von Nerven ab, die sich durch den Körper ziehen und an ihren Endverzweigungen diese Bewegungen auslösende Neurotransmitter ausschicken (oben rechts), bei Nervenbahnen von Ganglien des sympathischen Systems, die sich auf unserem Rücken verteilt finden, läßt sich diese Freisetzung als Netz grün leuchtender (Nor-)Adrenalintröpfchen erkennen. Das gesamte Netz der Nervenendigungen (rechts unten) paßt in einen lediglich 0,1 Millimeter großen Abschnitt von Muskeln in der Arterienwand, die es steuert. Tausende weitere ebenso komplexe Auslösenetze sind erforderlich, um das Strecken eines einzigen Fingers zu ermöglichen.

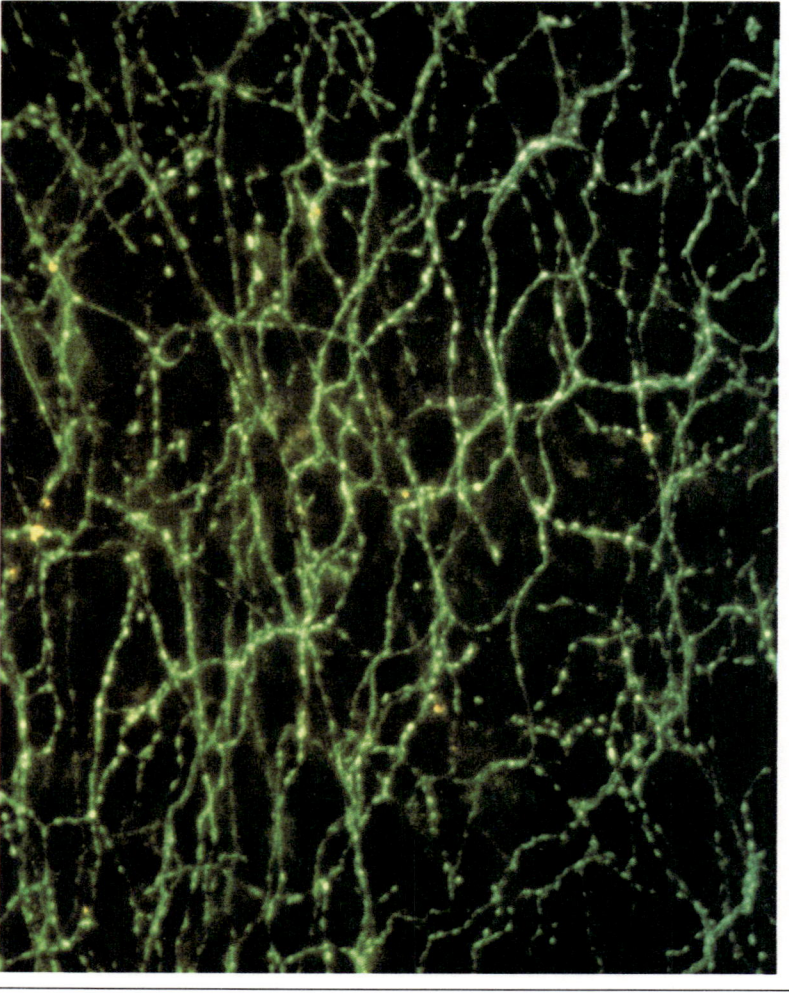

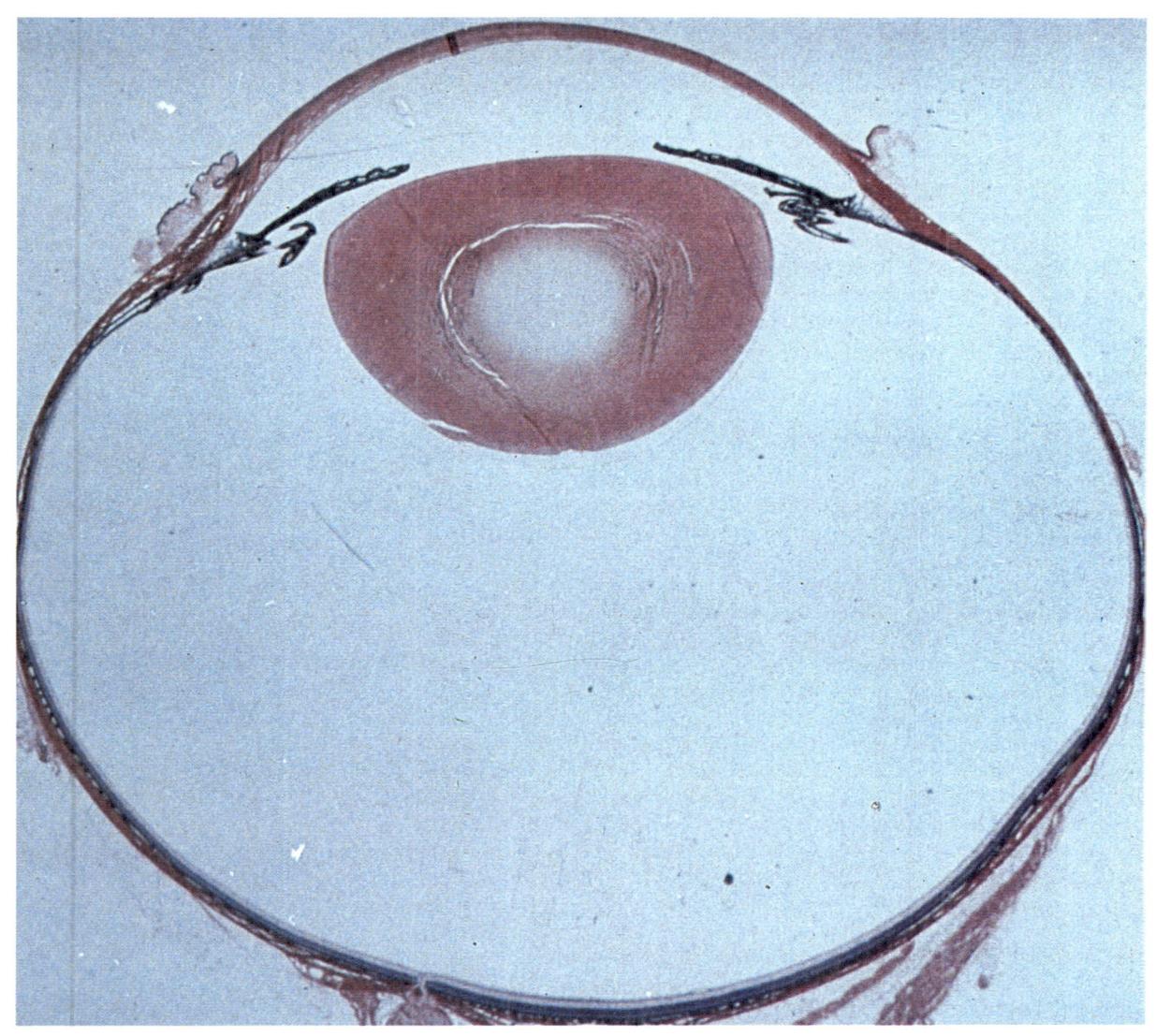

Das Auge eines Säugetiers im Querschnitt: die Linse (oben) wölbt sich
leicht, wenn die sie haltenden Bänder
der Ziliarkörper unter extremer
Anspannung nachgeben; der halb-
kreisförmige Bereich davor läßt sich
dann so weit zusammendrücken, daß
geringe Mengen einer dort
befindlichen viskosen Flüssigkeit
(Kammerwasser) durch den Rand der
Hornhaut aus dem Augapfel gedrückt
werden können.

scheln in Bewegung, die wie eine elektronische Antenne dazu dienen, den
Schall aufzufangen und in einem scharfen Winkel stracks in unseren
Gehörgang zu schicken. Dort geht der Ruf nach wie vor mit einer Ge-
schwindigkeit von tausend Stundenkilometern als Schallwelle durch den
etwa zweieinhalb Zentimeter langen Trichter des Gehörgangs, an den
Schweißdrüsen vorbei (die denen in den Achselhöhlen sehr ähnlich sind)
Dort prellt er zwischen den Ablagerungen von Ohrenschmalz hin und her
und landet schließlich auf der leicht in Schwingungen zu versetzenden
Membran des Trommelfells. Von dort wird der Impuls ans Gehirn weitergeleitet.

Bloße vier Hundertstel Sekunden danach setzt die Reaktion ein. Unsere
Augenlider schließen sich mit langsamen Zittern. Dabei heben sich die
Wimpern im Zug, der von der Bewegung erzeugt wird. Mühevoll senkt
sich der Kopf, die äußersten Enden der Schultern spannen sich in einer

73

Wellenbewegung der Muskeln an und beginnen sich wundersam in die Luft zu heben. Der Unterleib wird nach innen gedrückt, als atmeten wir tief und machtvoll ein, während sich der gesamte Rumpf in einer unmöglich und lächerlich wirkenden Verbeugung verneigt, als begrüße man jemanden bei einer Abendgesellschaft.

Alle Finger spreizen sich einzeln von der Hand ab, und die Ellbogen streben in beschleunigter Bewegung wie trunken schwankend vom Rumpf fort. Der Schauplatz der Handlung verlagert sich immer mehr dem Erdboden zu. Während die Kniescheiben vorwärts drängen, geht das gesamte Kniegelenk mit, und die Beine werden in einem scharfen Winkel geknickt, eine Hocke, aus der heraus wir zum Sprung ansetzen.

Jeder Mensch verhält sich in einer solchen Situation auf dieselbe Weise. Selbst ein erst sieben Monate alter Fetus im Mutterleib durchläuft die Hauptphasen der Schreckreaktion, wenn man ihm mit einem Faden über die Augenlider streicht, und auch ein zu allem entschlossener Terrorist läßt seine Maschinenpistole fallen, wenn der Schreckreflex seine Arme dazu veranlaßt, sich seitwärts zu bewegen. Das hat sich besonders deutlich gezeigt, als 1977 auf dem Flughafen von Mogadischu die auf solche Einsätze spezialisierte Einheit GSG-9 mit Hilfe unvorstellbar laut detonierender Blendgranaten ein von Terroristen entführtes Flugzeug der Lufthansa stürmte. Das ist erstaunlich. Durch unseren gesamten Körper zieht sich ein Gewirr von Nerven; einige führen zu den Muskeln, die unsere Finger strecken, andere hinab zu denen, die unsere Knie dazu veranlassen, sich zur Hocke abzuknicken. Sie gehen, mitunter jahrein, jahraus, ganz normal ihren üblichen Aufgaben nach, bis ein plötzliches Geräusch oder eine plötzliche Furcht dafür sorgt, daß ein Auslösemechanismus im Gehirn sie zu diesem unglaublichen Tanz veranlaßt.

Auf den Schreck folgt die Verfärbung. Noch während uns die letzten Zuckungen des Schreckreflexes durchlaufen, noch bevor wir uns zum Angreifer haben umwenden und ihn sehen können, beginnt sich unsere harmlose aus Knorpel bestehende Nase zu einem geheimnisvollen, kühl leuchtenden Weiß zu verfärben. Die Scheide schließt sich dieser Verfärbung ebenso an wie der Unterleib, und das Gesicht wird nicht nur gespenstisch weiß, sondern darüber hinaus auch feucht und kalt – der berühmte kalte Schweiß bricht aus. Kalt ist er, weil dort irrtümlich ein Schweißausbruch erfolgt, obwohl die Farbveränderung dafür gesorgt hat, daß es nur noch wenig von warmem Blut durchpulste Haut gibt, die der Kälte ausgesetzt sein könnte.

Eine Wolke aus frischen Duftstoffen beginnt sich um uns zu sammeln, während Milliarden von Molekülen gerde erst entstandener chemischer Substanzen durch die Blutgefäße in unsere Schweißdrüsen wandern und in Schwaden an die Umgebungsluft abgegeben werden. Der Puls geht schneller und gerät dabei ins Stolpern, während seine besonderen Beschleunigungszentren Alarm schlagen, und der Speichelkanal unter den hinteren Backenzähnen quetscht allmählich den Speichelstrom ab.

Einige der ganz zu Anfang erfolgenden Veränderungen sind sinnvoll. Die merkwürdige Schreckreaktion des Sichvorbeugens schützt die im Unterleib liegenden Organe. Dabei werden diese so zusammengedrückt, daß sie durch die Venen unter hohem Druck Blut zur Brust emporpumpen. Auch die geisterbleiche Verfärbung hat ihr Gutes, denn jetzt steht für die inneren Muskeln mehr Blut zur Verfügung, und unter Umständen entstehende Oberflächenwunden würden weniger bluten.

Manche dieser bei einem Überfall eintretenden Veränderungen – das Ausscheiden von Angstmolekülen, der zum falschen Zeitpunkt erfolgende kalte Schweißausbruch und das Weißwerden der Scheide – haben keinen erkennbaren Nutzen, aber alle zeigen, daß der Körper tut, was er kann, um einerseits über den Sympathikus das Herz und andererseits über Befehlsstrukturen das Gehirn anzusteuern und dafür zu sorgen, daß die durch den Schreckimpuls ausgelösten Reaktionen erfolgen, damit wir auf den nächsten Augenblick eingestellt sind, in dem wir uns umdrehen und dem Angreifer ins Auge sehen.

Würden wir die Zeitlupe noch mehr verlangsamen, böte sich uns ein erstaunliches Schauspiel. Dort in der Tiefgarage schieben sich beim Anblick des Angreifers unsere Ellbogen nach hinten, unsere Schultern senken sich, und alles Zittern hört auf. Die schweren flatternden Augenlider schieben sich wieder nach oben, wobei die Wimpern im Luftzug in die Gegenrichtung wehen. Jetzt beginnen die weit aufgerissenen Augen nach anfänglichem Ausrichten und Fokussieren eine unauffällige Reise über den Körper des Angreifenden. Es ist ihr großer Moment.

Zuerst dreht sich der Augapfel als Ganzes langsam in seiner mit Gleitmittel versehenen Höhle. Allmählich beschleunigt er die Bewegung, an ihm ziehen die jetzt gestrafften Muskeln, die durch im Knochenschädel daneben befindliche sehr nützliche ›Poller‹ gezogen werden. Die Höchstgeschwindigkeit des Augapfels ist bald erreicht, und er stellt sich auf sein wichtigstes Ziel ein: das Auge des Angreifers.

Die Drehbewegung hört jetzt ruckartig auf. Eine knappe Drittelsekunde lang, die uns wegen unserer Angst wie eine Ewigkeit vorkommt, aber es sind wirklich nur 0,28 Sekunden, sieht es den Gegner starr an und fährt dann in seiner Bewegung fort, um mehr zu sehen. Während dieser ganzen Zeit verharrt der Körper regungslos in einer kurzen schreckvollen Vorwegnahme dessen, was kommt, wir sind uns seiner nicht einmal wirklich bewußt.

Rasch läuft der Blick über die gesamte Körperoberfläche des Angreifers. Die Netzhaut ist abgeschaltet und nimmt nichts wahr, bis der Augapfel mit ruckartiger Verzögerung sozusagen quietschend anhält und seinen Scheinwerfer wieder einschaltet. Dieser zweite Blick richtet sich mit größter Wahrscheinlichkeit auf etwas am Körperumriß des Angreifers, vielleicht auf den unteren Rand seines Jacketts oder seine Schulterkontur. Der Augapfel verharrt kurz, ein verstohlener Blick, dann geht die Bewegung weiter, einem anderen auffälligen Teil des Körperumrisses zu, einem weiteren Sinnestrunk.

Die Anmut, mit der sich unser Augenpaar bewegt, wird dadurch verstärkt, daß sich ihm ein anderes anschließt, denn die Augen des Angreifers drehen sich gleichfalls hin und her, bleiben abrupt stehen, drehen sich weiter. Zwei starre Körper, zwei sich hektisch bewegende Augenpaare, die reflektorisch ihre visuelle Einschätzung vornehmen. Sie sind verständnislose 0,28 Sekunden lang im gleichen Takt, dann schwenken und wandern sie zur bewegungslosen Silhouette des Gegenübers.

Erst nach und nach erfaßt das unter der Einwirkung des panikartigen Schrecks stehende Gehirn, was geschieht. Noch bevor sich der Körper aus seiner Erstarrung löst und die Augen ihre unglaublichen Suchbewegungen ausführen, tritt ein grobgerastertes Bild in unser Gehirn, mit dem dieses noch nichts anfangen kann. In dem dicken Nervenbündel, das von unseren Augen zum Gehirn läuft (den Sehnerv), ist das erste Bild nichts als eine Ansammlung von Punkten. Ein daran angeschlossener Bildschirm würde ein sehr grobes Abbild eines Angreifers zeigen.

Mehrere Zentimeter weiter im Gehirn verzweigt sich der Sehnerv. Ein dort angeschlossener Bildschirm würde zwei getrennte, in der Mitte senkrecht aufgespaltene Bilder des Angreifers zeigen. Das sieht so ähnlich aus, als sehe man durch den völlig verstellten Schnittbild-Entfernungs-

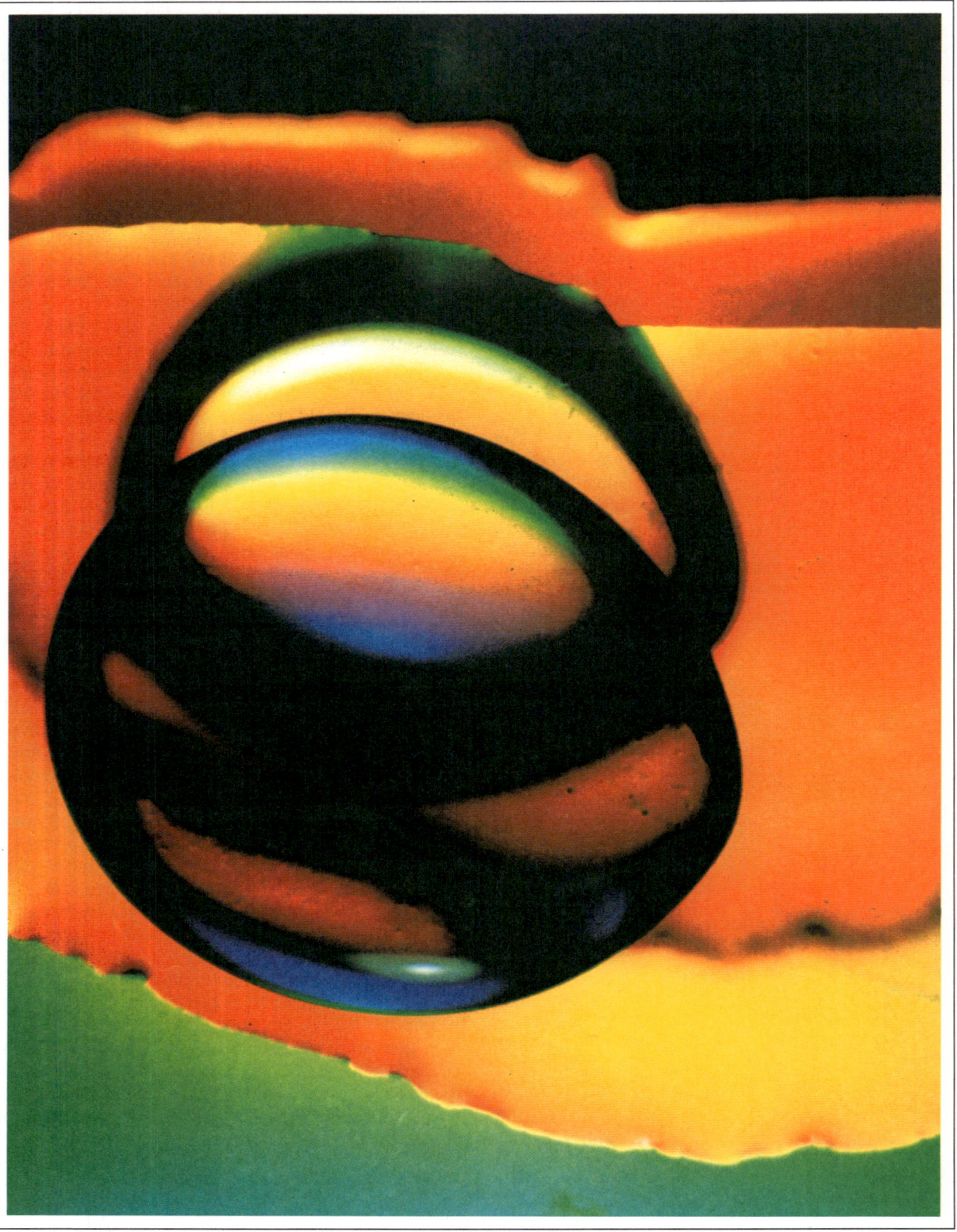

messer eines Fotoapparates. Dies körnige Doppelbild unseres Angreifers erreicht das Mittelhirn, bevor die zweite Bewegung des Auges überhaupt eingesetzt hat, kann aber noch nicht ausgewertet werden, ganz zu schweigen davon, daß es die Großhirn-Zentren erreicht hätte, die uns zu erläutern vermögen, was genau mit unserem Gegner geschieht.

Dies ankommende Bild dringt weiter ins Gehirn vor, wobei es sich seinen Weg durch das Gewirr von zehn Milliarden Gehirnzellen sucht, von denen keine dicker ist als eine hundertstel Haaresbreite und jede vor elektrischer Spannung knistert. Diese Vorstufe eines Bildes eilt mit größter Geschwindigkeit ans hinterste Ende des Gehirns. Einen knappen Millimeter vor dem Schädel bleibt es ruckartig stehen, unmittelbar unter der Stelle, an der Männern die Haare zuerst ausgehen. Dort breitet es sich über eine Fläche aus, fünftausendmal größer als die, die es in der winzigen Netzhaut des Auges einnimmt. Überdies wird es aufgespalten und in einer ungeheuren Vielzahl winziger (morphologisch nicht wahrnehmbarer) Zellsäulen an der Oberfläche des Gehirns weiterbearbeitet. Jede von ihnen besteht aus sechs oder mehr Ebenen, wie Stockwerke eines Hauses. Verbindungen zwischen diesen Ebenen, die wie Falltüren funktionieren, ermöglichen es, daß Signale nach oben und unten weitergeleitet werden. Da diese Falltüren nicht ständig gebraucht werden, klappen sie in Abständen von jeweils einer Fünftelsekunde zur Weiterverarbeitung des Bildes zu.

Auf einem an dieser Stelle angeschlossenen Bildschirm wäre das Bild des Angreifers endgültig nicht mehr zu erkennen, sondern lediglich ein verschwommenes Etwas, das aus Tausenden kleiner Abschnitte besteht, die dem Signal in der jeweiligen Zellsäule zugeordnet sind. Diese Bruchstücke wären nicht einmal einzelne Nahaufnahmen, sondern nichts als abstrakte Verschlüsselungen des Winkels, Umrisses oder der Größe des Bildausschnitts an der jeweiligen Stelle des Gesichtsfeldes. Das Gehirn jedoch benötigt gerade diese Verschlüsselungen in Vektoren und Koordinaten, damit die Bewußtseinszentren das Gesehen wahrnehmen und eine Reaktion auslösen können – die einzige Möglichkeit, wie jede Zelle ein handliches Stück des Bildes erhalten kann. Sobald es dort eingetroffen ist, sehen wir endlich, wer uns gegenübersteht. Erst in diesem Augenblick setzt das Bewußtsein der Furcht ein. Jetzt schlägt nicht mehr nur unser Herz schneller, wir sehen auch, wer den Anlaß dafür geliefert, wer uns angerufen und geängstigt hat und jetzt vielleicht auf uns zukommt, um uns, wer weiß, noch Schlimmeres anzutun.

Das aber ist noch nicht alles. Zur selben Zeit, wie uns schlagartig dies Bewußtsein kommt, wird das Bild des Angreifers in einem zweiten Exemplar auf die Reise geschickt – nicht hinauf ins Bewußtseinszentrum, und auch nicht hinab in die Reflexonen, wohl aber zu unseren alten Bekannten, den Mandelkernen, von wo aus es in einen Teil des Gehirns vordringt, der das Schreckensbild sogleich im Langzeit-Gedächtnis speichert. Dort wo ihm weder Betäubungsmittel, Kälte, Schlaf, noch der Ablauf kommender Jahrzehnte etwas anhaben kann, wird es inmitten anderer denkwürdiger Erinnerungen wie die an das Examen oder die erste Liebe seinen Platz einnehmen.

Die von den Mandelkernen während einer solchen Furchtattacke zum Gedächtnis angelegten Bahnen sind tief eingraviert. Sollten sie durch irgend etwas unterbrochen werden, stellt unser Gehirn neue Kanäle und Wege her, damit die Verbindung zum Gedächtnis jederzeit erhalten bleibt. Was auch immer als nächstes zwischen uns und unserem Angreifer geschieht, unser Körper hat dafür gesorgt, daß wir uns noch lange in aller Einzelheiten daran erinnern werden, wie das Ganze angefangen hat.

Zwischenspiel mit Lügendetektor

Gibt es eigentlich nur diese beiden Möglichkeiten – Furcht auf der einen Seite eines alarmierten Sympathikus, Wut auf der anderen, und nichts dazwischen? Natürlich nicht. Meist werden wir weder zornig noch wütend, wenn wir uns erregen, sondern stottern statt dessen, stocken mitten im Satz, machen unserem Ärger lautstark Luft oder verfallen in irgendeinen anderen der zahlreichen alltäglichen Kompromisse, zu denen wir unvollkommenen Menschen meist unsere Zuflucht nehmen. Die Vorstellung, daß es entweder das eine oder das andere sein muß, daß uns unser Körper unter Spannung ausschließlich auf Kampf oder Flucht programmiert, stammt aus den theoretischen Erwägungen eines Professors der Harvard Medical School, Walter Bradford Cannon, der diese Theorie kurz nach dem Ersten Weltkrieg veröffentlicht hat.

Zu jener Zeit war noch völlig offen, ob die Vereinigten Staaten Truppen nach Europa schicken würden, um in den Krieg einzugreifen. Ein großer Teil des Lehrkörpers von Harvard, dem Cannon damals angehörte, hatte sich dafür ausgesprochen. Entweder stand man tapfer seinen Mann, wie es die Harvard-Leute fraglos jährlich im Football vor riesigen Zuschauermassen taten, oder man kniff feige den Schwanz ein und bezog Prügel, wie hoffentlich die Mannschaft von Yale im Endspiel der kommenden Saison. In einer solch exquisiten Umgebung konnten Cannons sorgfältig mit Vorbehalten versehene Gedanken nur in vergröberter und vereinfachter Form übernommen werden; und so setzte sich die Vorstellung durch, daß immer dann, wenn Adrenalin durch den Körper gepumpt wird, der Anlaß entweder Wut oder Angst ist, man sich entweder auf Kampf oder Flucht einstellt. In einem solchen dem Männlichkeitswahn huldigenden Rahmen entwickelte sich diese dem Männlichkeitswahn verfallene wissenschaftliche Vorstellung.

Auf dieser theoretischen Ebene hätte die Sache ihr Bewenden haben können, hätten nicht damals die Herren über Großunternehmen in den Vereinigten Staaten begierig jede als wissenschaftlich ausgegebene ›Erkenntnis‹ aufgegriffen, um die Unterdrückung von Arbeitskräften und die Eindämmung der Einwanderung rechtfertigen zu können. (Einige Gewerkschaften, deren Mitglieder unter sich bleiben wollten, vertraten ähnliche Ansichten wie diese.) So stützte man sich beispielsweise bei der Entwicklung von Intelligenztests, deren Einsatz in den frühen zwanziger Jahren verhindern sollte, daß für Hungerlöhne arbeitende italienische, polnische und russische Arbeitskräfte in die Vereinigten Staaten einwanderten, auf die zweifelhaften Ergebnisse der Eugenik. Eben diese Intelligenztests waren auch dafür verantwortlich, daß Kinder aus der Arbeiterschicht keine brauchbare Schulbildung bekamen, so daß ihnen der Zugang zu den reaktionären Elite-Universitäten weitgehend verwehrt blieb.

In diesem sich elitär gebärdenden Umfeld war es nur natürlich, daß man Cannons Idee zur Entwicklung des Lügendetektors mißbrauchte, eines Werkzeugs, mit dessen Hilfe man gesellschaftliche Macht auszuüben gedachte.

Schon seit Jahren gab es preisgünstige Blutdruck-Meßgeräte auf dem Markt. Für Bastler war es ein leichtes, sie mit einer einfach abzulesenden Skala zu versehen und zu erklären, das Messen der Wirkungen des sympathischen Nervensystems biete eine narrensichere Möglichkeit, festzustellen, ob jemand die Unwahrheit sage oder nicht. Von da bis zur Behauptung, mit diesem von ihnen erfundenen Gerät lasse sich Amerika vor dem moralischen Verfall bewahren, war es nur ein Schritt. Es wurde auf Polizeiwachen eingesetzt (der Polizei von Berkeley im Staat Kalifornien scheint die Ehre des Vorreiters auf diesem Gebiet zu gebühren), später ließen

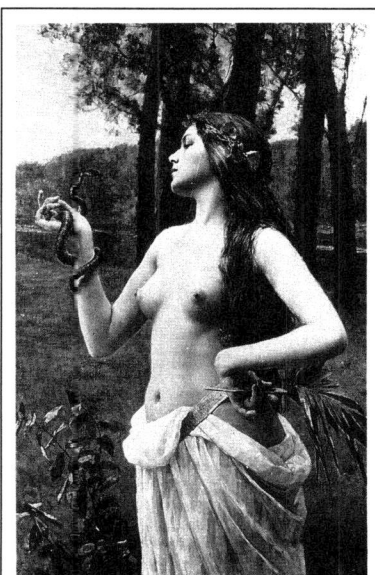

Eine fasziniert eine Schlange betrachtende junge Frau; dieser französische Druck aus dem 19. Jahrhundert hebt hervor, für wie unnatürlich man es hielt, daß jemand Schlangen nicht widerwärtig fand.

einige Bürovorsteher ihr Interesse an dieser Neuheit erkennen, und bald schon kam die Gelegenheit, die Sache mit dem Mäntelchen der amtlichen Achtbarkeit zu behängen: im Washingtoner Gesundheitsministerium wurden kleinere Diebstähle begangen, und man rief einen der neumodischen Lügendetektor-Spezialisten, damit dieser den oder die Täter aufspürte.

Zwar hatte das Gesundheitsministerium zahlreiche Mitarbeiter, doch da man von vornherein annahm, der Schuldige sei auf jeden Fall unter den Hilfskräften der untersten Stufe zu finden, wurden siebzig freundliche schwarze Boten zum Test befohlen. Wie der Betreiber des Lügendetektors später über diese Untersuchung sagte: »Bei allen Probanden handelte es sich um leicht erregbare Neger, und die Blutdruckabweichungen waren bei sämtlichen Tests beträchtlich.«

Das überrascht nicht. In den zwanziger Jahren war Washington nach wie vor eine Stadt, in der dem Gesetz nach Rassentrennung herrschte, und die Vorstellung, man könne Schwarzen zu denselben Restaurants Zutritt gewähren, in denen sie aßen, erschien unter anderem auch Kongreßabgeordneten und Richtern der obersten Gerichte skandalös. Weiße Amerikaner hatten zu verhindern gewußt, daß im gerade beendeten Ersten Weltkrieg schwarze Landsleute Seite an Seite mit ihnen kämpften, und es empörte sie, daß die Franzosen das den Schwarzen aus ihren Kolonien nicht nur gestattet, sondern sich auch dazu verstiegen hatten, an hunderteinundsiebzig von ihnen Orden zu verleihen, darunter die hohe Auszeichnung des *Croix de Guerre*. Gewiß hat bei den Boten im Gesundheitsministerium der bloße Schreck darüber, daß man ihnen eine Blutdruck-Meßmanschette anlegte und aufpumpte, eine mindestens ebenso große Rolle gespielt wie ein mögliches Schuldbewußtsein, was die kühle Anmerkung: »Die Blutdruckabweichungen waren bei sämtlichen Tests beträchtlich« hinlänglich relativieren dürfte.

So oder so – man fand einen ›Schuldigen‹. Auch wenn in Großbritannien durchgeführte überwachte Tests inzwischen erwiesen haben, daß bei einer Versuchsanordnung wie seinerzeit in Washington die Wahrscheinlichkeit, den Richtigen zu treffen, eher geringer ist, als wenn man wahllos jemanden herausgriffe, verehren heutige Lügendetektor-Spezialisten in jenem Mann, der das Verfahren in der amerikanischen Gesundheitsbehörde durchgeführt hat, ihren Gründervater.

Da verbesserte technische Verfahren es nach diesem frühen Anfang ermöglichten, von ›Lügendetektoren‹ eine größere Zahl von Werten aufzeichnen zu lassen, mußte man Angaben finden, die die Maschine auf wissenschaftliche Weise messen konnte. So wurde unter anderem angeregt, man solle darauf achten, ob Befragte beiseite sähen oder nicht, wenn man ihnen eine wichtige Frage stellte. Andere sprachen sich gegen diesen Vorschlag aus und erklärten, man müsse feststellen, ob ihr Atem rascher gehe. Unter Rückgriff auf die verschiedenen Reaktionen des sympathischen Nervensystems verfiel ein anderer Pionier auf den Einfall, mit Hilfe des Geräts zu ermitteln, ob die Hände von Befragten schweißnaß würden. Ein anderer stimmte zu und steuerte die Anregung bei, man möge die Pausen aufzeichnen, die sie bei Antworten zu Fragen eintreten ließen, in denen es um mögliche Missetaten ging und feststellen, ob diese länger seien als sonst.

Man mag das als eine Parodie wissenschaftlichen Vorgehens betrachten – doch genau diese Vorschläge wurden für die Prüfverfahren mit Hilfe von Lügendetektoren aufgegriffen. Auf eben diese Weise führen heute in Amerika mehr als dreitausend an einem Dutzend Colleges speziell dafür ausgebildete Fachkräfte Jahr für Jahr mehrere Millionen Tests durch, und zwar ganz wie am Anfang überproportional bei ungelernten weiblichen

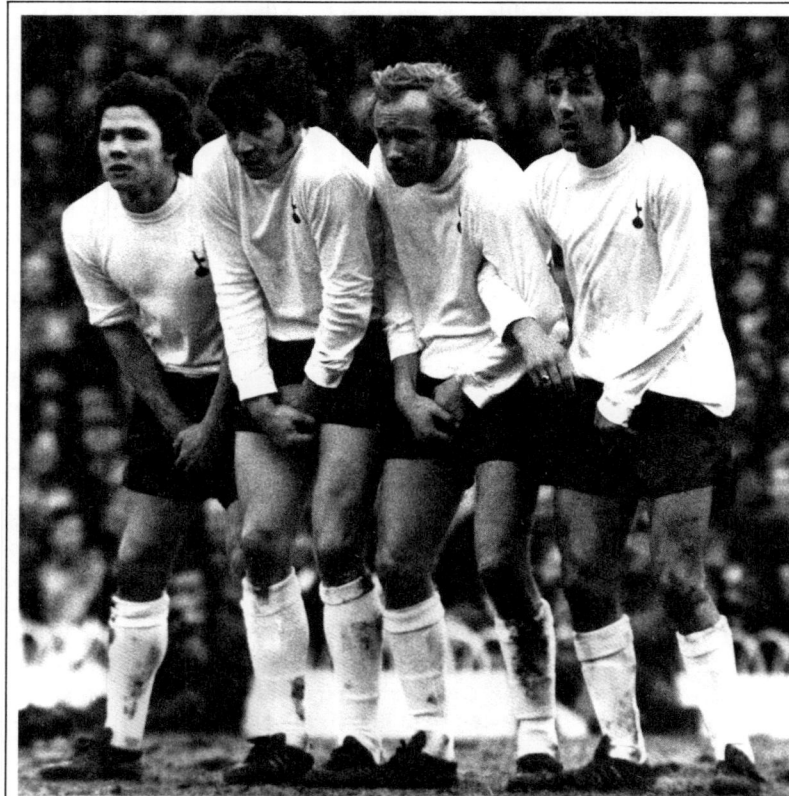

Darauf trainierte Fußballer können den Schreckreflex unterdrücken, wenn sie sich auf einen Strafstoß einrichten.

oder schwarzen Arbeitskräften, die untergeordnete Tätigkeiten ausüben. Nach wie vor krankt das Verfahren an dem elementaren Fehler, daß man außer acht läßt, welche Vielzahl von Ursachen eine Intensivierung der Vorgänge im sympathischen System oder bei anderen automatisch ablaufenden Reaktionen veranlassen kann – als erstes schon einmal der Ärger darüber, daß die eigene Glaubwürdigkeit in Frage gestellt wird. Es gibt wissenschaftlich abgesicherte Anwendungen physiologischer (Er)kenntnisse, der Einsatz des Lügendetektors gehört nicht dazu.

Nicht greifbare Angstzustände: Depression, Gehirnstoffwechsel und Diagnose

Was aber, wenn die Furcht in unserem Alltagsleben auftritt? Wie sieht ein Vergleich der physiologischen Abläufe mit denen bei akuter Furcht aus? Jeder weiß, in welcher Weise grundlose Befürchtungen bisweilen alles um uns herum, all die banalen Gegenstände des täglichen Lebens, Auto und Büro, Bekannte und Verwandte, in bedrohliche Gestalten verwandeln kann, die uns jede Kraft rauben, so daß wir wünschen, sie wären nicht da. Allem haftet eine tiefe Trauer, eine Trübsal, ein ungreifbares Unbehagen an. Churchill nannte das seine »schwarzen Schatten«, Pascal seine »Leere«, und Louis Armstrong, auch inmitten seines offenkundigen Erfolges noch ganz davon ergriffen, seine »Trübsal«, auf englisch »blues«. Heute heißt dergleichen bei uns »Depression«.

Es scheint, als könne man diese Zustände durch einige einfache Gehirnmechanismen erklären – eine verlockende Lösung. Eine ganze Anzahl der gegenwärtig tätigen Forscher vertritt die Ansicht, Depressionen würden dadurch ausgelöst, daß Transmitter-Substanzen, die im Gehirn Nervenimpulse übertragen sollen, aus dem Takt geraten. Da eine einzige Nervenzelle im Gehirn über Verzweigungen insgesamt zweihundertfünfzigtausend Zellen im Körper steuern kann, läßt sich leicht ausmalen, wozu es kommen kann, wenn da oben nur die kleinste chemische Störung eintritt.

Beispielsweise vermindert Valium den üblichen Einstrom von Chlorid-Ionen, die die Weiterleitung von Nervensignalen erschweren, indem es die winzige Menge des im Gehirn gewöhnlich dagegen zur Verfügung stehenden Mittels (eine komplex aufgebaute Substanz namens GABA [Gamma-Amino-Buttersäure]) dazu veranlaßt, wirksamer zu arbeiten als ohnehin schon, denn GABA ist der wichtigste hemmende Neurotransmitter im zentralen Nervensystem. Thorazin, das in schwereren Fällen gegeben wird, verstopft die Meßfühler (Sensoren) der an der Weiterleitung anderer Informationsströme beteiligten Gehirnzellen, an denen üblicherweise überschüssige Mengen der Überträgersubstanz Dopamin eingreifen könnten. So viele Ärzte und Patienten halten ein solches Vorgehen für sinnvoll, daß jährlich Millionen Menschen in der westlichen Welt diese stimmungsverändernden Drogen verwenden und allein mit Valium jährlich Millionenumsätze getätigt werden.

Aber so einfach liegen die Dinge nicht. Je mehr Menschen solche Mittel verwenden, desto häufiger werden Berichte, aus denen hervorgeht, daß diese nicht immer das erwartete Ergebnis haben. Nicht nur wird die Depression nicht geheilt, es kommt obendrein noch zu einer Anzahl äußerst unangenehmer Nebenwirkungen. Selbst das relativ harmlos scheinende Valium, das belegen Zahlen der in den Vereinigten Staaten für Nahrungs- und Arzneimittel zuständigen Behörde, ist für mehr in Krankenhäusern behandelte Notfälle und mehr Todesfälle verantwortlich als das fraglos tückische Heroin und der Alkohol. Dennoch werden solche Mittel nach wie vor verschrieben und von Ärzten weiterhin als einzige Möglichkeit bezeichnet, den Menschen zu helfen, die sie brauchen, um mit ihrer Depression, ihren Ängsten und ihrer Unfähigkeit, das Leben zu meistern, fertig zu werden. Was ist da los? Ein Blick auf die Ereignisse der Vergangenheit kann uns zeigen, wie es zu dieser mißlichen Situation gekommen ist.

Einfach um den Gedanken einer alternativen Methode klarzumachen, wollen wir uns einmal mit einer stark vereinfachten Betrachtung der Gesellschaft beschäftigen. Die Leute, die Valium auf den Markt bringen, tun mit Bezug auf die Physiologie auch nichts anderes – sie vereinfachen, und irgendwo zwischen den Extremwerten liegt zweifellos die Wahrheit.

Die Soziologie der Diagnose

Krankheiten sind keineswegs etwas so Absolutes, wie man annehmen könnte. Manche unterliegen durchaus der Mode, und der Möglichkeit, das Denken der Menschen zu beeinflussen, kann überwältigend sein. In der Antike war der Aussatz (d.h. die Lepra) eine der am häufigsten genannten Krankheiten; die entsetzliche, die Haut zerfressende Infektion, die einen Menschen unversehens überfallen kann, während Angehörige und Nachbarn davon gänzlich unbehelligt bleiben. Griechen und Römer jener Epoche sahen in dieser Krankheit den idealen Ausdruck einer allmächtigen Vorsehung. Während sich deren Wirken für die homerischen Helden darin äußerte, daß sie ihnen einzigartige Kraft im Kampfe oder die Fähigkeit zur Führerschaft verlieh, zeigte sie ihre Macht hier, indem sie einzelne herausgriff und mit Siechtum schlug.

Nur in wenigen Teilen der damaligen Welt sah man die Dinge anders, was in einem von ihnen, nämlich im alten Palästina, weitreichende Folgen hatte. Nicht nur verfügten die in jener Randprovinz des römischen Reiches heimischen Hebräerstämme schon damals über ein von ihnen entwickeltes glänzendes Hygienesystem, ihm verschafften auch Fachleute Geltung, die dafür zu sorgen hatten, daß die Menschen gewisse Vorschriften einhielten. Der Gemeinschaft galten sie als Priester des Ritus, während manche heutige Historiker sie als Gesundheitspolizei ansehen. Die Gesetze, deren Einhaltung sie durchsetzten, verlangten beispielsweise, daß sich jeder vor den Mahlzeiten die Hände wusch und niemand Fleisch aß, das möglicherweise verdorben war. Diese Vorschriften liegen den auch heute noch von zahlreichen Juden beachteten Speisegesetzen zugrunde. Wegen dieser ›gesundheitspolizeilichen‹ Maßnahmen, aber auch, weil der von der Sonne ausgedörrte sandige Boden des alten Palästina gefährlichen Krankheitserregern kaum Möglichkeiten zu Wachstum und Vermehrung bot, gab es dort nur selten Infektionskrankheiten, also auch nur eine geringe Zahl Aussätziger.

Dafür traten andere Schwierigkeiten auf. Da die Gemeinschaft, in der auf die Einhaltung dieser Gesundheitsvorschriften geachtet wurde, sehr eng miteinander verflochten war, stand jeder unter starkem Druck, der gegen die Gebräuche verstieß. Diesen Druck verstärkte zusätzlich der Glaube, wer die Regeln der Gemeinschaft verletze, sei sündig und verstoße gegen Gottes Gebot. Das Ergebnis ließ sich leicht vorhersehen: es kam zu einer großen Zahl von Störungen, und zwar wurden diese, wie zahlreiche jüngere Untersuchungen der zur Hysterie führenden Repression gezeigt haben, durch Streß hervorgerufen. Zu ihnen gehörten Lähmungen, Hautkrankheiten, vorübergehende Blindheit und dergleichen. Eine solche Gemeinschaft bot damit einem Heiler, dessen Vorgehensweise in mitfühlender Suggestion bestand, ein geradezu ideales Betätigungsfeld. Genau nach diesem Verfahren arbeitete, wie uns überliefert wurde, ein koscher lebender und die Gesetze beachtender junger Jude.

Laut Matthäus 9,2 heilte Jesus einen Lahmen, indem er ihm mitteilte: »Deine Sünden sind dir vergeben«, eine wirksame Möglichkeit, in einer solchen theologisch ausgerichteten und eng verflochtenen Gemeinschaft unmittelbar an die Wurzeln aller Spannungen zu gelangen. Später, in Matthäus 9,27 bis 31, wird berichtet, er habe zwei Blinde geheilt, indem er vernünftigerweise erst ihr Vertrauen erwarb (»Glaubt ihr, daß ich das tun kann?«) und dann nachdrücklich darauf hinwies, daß sie die Regeln der Gesellschaft eigentlich gar nicht gebrochen hatten. (»Da rührte er ihre Augen an und sprach: Euch geschehe nach eurem Glauben! Und ihre Augen wurden geöffnet.«)

Über tausend Jahre lang stand Jesu Methode, durch Handauflegen und Suggestion zu heilen, im Mittelpunkt der meisten im Westen unternommenen Versuche, Krankheiten beizukommen, und deren Erfolg muß als Teilursache für die erfolgreiche Ausbreitung der frühchristlichen Kirche gelten. Solche unmittelbare Suggestion dürfte in vielen Gebieten um das Mittelmeer herum gut gewirkt haben, in denen die nach dem Untergang Roms eingetretene Entvölkerung zu einer geringeren Konzentration von infektiösen Keimen in der Umwelt geführt hatte. Als die Bevölkerungsdichte im Mittelalter zunahm, was auf Verbesserungen der landwirtschaftlichen Anbauverfahren zurückzuführen war, kam es immer häufiger zu epidemisch auftretenden Infektionskrankheiten, und gegen sie erwies sich die unmittelbare Suggestion als fruchtlos. Die schlimmste dieser Heimsuchungen war die Pest, auch der Schwarze Tod genannt. Sie wütete so vernichtend, daß ihr um die Mitte des vierzehnten Jahrhunderts binnen weniger Jahre wohl ein gutes Drittel der Bevölkerung Europas zum Opfer fiel.

Die Menschen jener Zeit sahen in der Pest eine über sie alle von Gott verhängte Heimsuchung, denn im Unterschied zur selektiv vorgehenden Lepra der Antike raffte sie riesige Menschenmassen zugleich dahin, so, als wolle Gott die ganze Menschheit strafen. Hier fand sich die ideale Bestätigung für den mittelalterlichen Glauben, das Leben sei eine uns auferlegte Bürde und der Mensch zum Untergang verurteilt. Obwohl vermutlich im Mittelalter andere Krankheiten einen höheren Anteil an der Sterblichkeit hatten als die Pest, nannte man sie später die typische Krankheit jener Zeit, da sich an ihr Gottes Unzufriedenheit mit dem Menschengeschlecht so leicht erkennen ließ. Das wiederum kann nur bedeuten, daß zahlreiche andere Krankheiten, die damals wohl ebenso häufig auftraten wie heute, sofern sie nicht in das Denkmuster einer Heimsuchung durch den Allerhöchsten paßten, den Menschen jener Epoche höchstwahrscheinlich nicht als wirkliche Leiden galten.

Ein besonders spektakuläres Beispiel für diesen seinerzeit nicht klar erkannten Unterschied ist der Fall des französischen Bauernmädchens, das wir inzwischen die Heilige Johanna nennen. Sie scheint 1425 mit dreizehn Jahren einen schweren Anfall von ›Ohrenklingen‹ gehabt zu haben. Diese Krankheit dürfte in peripher in den Haarzellen der Schnecke entstehenden und nicht genau deutbaren Ohrgeräuschen bestanden haben. Eine solche Störung tritt jeweils nur in einem Ohr auf, und zwar häufig zusammen mit Schwindelanfällen und dem Wahrnehmen greller Lichter auf derselben Seite wie das Geräusch. Genau diese Symptome berichtete Johanna sechs Jahre später mit neunzehn Jahren ihren englischen Inquisitoren bei der gegen sie geführten Untersuchung, an deren Ende sie schließlich zum Tode verurteilt wurde. Sie sagte, sie habe bei den beiden ersten Anfällen nicht identifizierbare Geräusche im rechten Ohr wahrgenommen und auf derselben Seite Lichtblitze gesehen und sei benommen auf die Knie gefallen. Widerführe so etwas jemandem heute, würde sich sofort ein HNO-Spezialist dieses Menschen annehmen, doch zu Anfang des fünfzehnten Jahrhunderts war noch niemand auf den Gedanken gekommen, von den Ohren könne eine Krankheit ausgehen. Eine Krankheit war allenfalls so etwas wie der Schwarze Tod, und alles, was ihm nicht einmal entfernt ähnelte, mußte etwas anderes sein.

Wie die Geschichte weiterging, ist allgemein bekannt. Die halbwüchsige Johanna bekam einen dritten Anfall, bei dem sie undeutlich einige Worte zu verstehen meinte (auch das gehört zum üblichen Krankheitsbild des Ohrenklingens), und hielt sie in Übereinstimmung mit der Lehrmeinung der mittelalterlichen Theologie für Äußerungen von Engeln aus dem Himmel. Wiederum in Übereinstimmung mit der damals herrschenden Frühform des Nationalismus nahm sie an, es handele sich um die Aufforderung, die englische Besatzungsmacht über den Kanal in ihr eigenes Land zurückzujagen, und so machte sie sich ans Werk. Erst nach mehreren aufsehenerregenden Schlachten und nachdem der französische Kronprinz zum König des Landes gekrönt worden war, wurde sie mit Hilfe eines Verräters aus den eigenen Reihen festgenommen und an den britischen Kommandanten verkauft. Dieser sorgte dafür, daß ihr der Prozeß gemacht, sie der Ketzerei überführt und auf dem Scheiterhaufen verbrannt wurde. Ziemlich starker Tobak, wenn man bedenkt, daß hier eine voreingenommene Haltung die Stelle einer Diganose einnahm.

Die begrifflichen Abgrenzungen wurden später zwar nicht besser, doch die Mode änderte sich. Der italienischen Renaissance galt eine ungeheure Anzahl von Krankheiten durch die Bank als Syphilis, die aus der Neuen

Welt nach Europa gebracht worden war, wahrscheinlich durch Besatzungsmitglieder von Kolumbus' Schiffen. Wichtiger aber ist vielleicht, daß diese neue Krankheit glänzend zur neuen Lebensweise paßte, die sich zur Zeit der Renaissance entwickelt hatte. Sie war genau richtig für eine Gesellschaft, in der immer mehr Menschen reisten, Promiskuität bewundert wurde und eine Frau keine bessere Möglichkeit hatte, am Hof des Königs aufzusteigen, als daß sie sich in seinem Schlafgemach an ihn kuschelte. Überdies wurde Syphilis nahezu zum Statussymbol, so wie heute jemand, der mit einem Gipsbein ins Büro kommt, weil er sich beim Skifahren im Urlaub eine Zerrung zugezogen hat, mit einer gewissen Achtung der Kollegen rechnen darf.

Auf der anderen Seite bedeutete diese Popularität der Syphilis, die man nicht etwa ablehnte, daß andere Krankheiten einfach nicht zur Kenntnis genommen wurden. Ein ungewöhnliches Beispiel für diese Kurzsichtigkeit ist die Vernachlässigung des Typhus, eine entsetzliche Infektionskrankheit, die bei den zahlreichen Belagerungen, wie sie damals an der Tagesordnung waren, regelmäßig bis zur Hälfte der um eine Stadt herum lagernden Soldaten tötete. Er ähnelte der nicht mehr so recht in die Zeit passenden Pest ein wenig zu sehr und hatte nichts mit der schicken modischen Krankheit zu tun, auf die sich zu konzentrieren das Gebot jener Zeit war. Daher gab es nur wenige Bemühungen, etwas gegen den Typhus zu unternehmen, obwohl er regelmäßig ganze Armeen und gelegentlich auch die Besatzungen ganzer Flotten das Leben kostete. Diese Krankheit war überholt und wurde daher nicht zur Kenntnis genommen. Gewandelte gesellschaftliche Bedingungen brachten nun einmal einen Wandel der Moden auf dem Gebiet der Krankheit mit sich.

Zu Beginn des neunzehnten Jahrhunderts besaß die besonders unangenehme Tuberkulose im Bewußtsein der Allgemeinheit einen hohen Stellenwert. Sie bewirkte das bleiche Aussehen künstlerischen Außer-der-Welt-Seins, das romantische Dichter und solche, die sich dafür hielten, so sehr schätzten. Dabei ging es hier keineswegs um eine künstlerische Überhöhung, sondern um scheußliche innere Blutungen! Es paßte zu den zunehmenden demokratischen Tendenzen jener Zeit, daß diese Krankheit hoch und niedrig gleichermaßen befiel, denn in den stark durchseuchten Städten des neuen Industriezeitalters hatten gewöhnliche Menschen ebenso große Aussichten, sie zu bekommen, wie Angehörige der besseren Stände.

Heute, gegen Ende des zwanzigsten Jahrhunderts, ist in gewissem Umfang der Krebs an die Stelle der Tuberkulose und ihrer verschiedenen Vorläufer getreten (»Die Schmerzen in meinem Unterleib, das ist doch hoffentlich kein Krebs?«), vor allem aber durch etwas, das man als medizinischen Individualismus bezeichnen könnte. Damit ist die Ansicht gemeint, welche Krankheit auch immer jemand hat, es müsse auf die eine oder andere Weise ausschließlich seine Schuld sein, daß er sie bekommen hat. Schleppt sich eine Hausfrau unlustig durch den Tag, liegt das allgemeiner Ansicht nach daran, daß mit ihr etwas nicht stimmt; man verschwendet kaum Gedanken daran, daß die Ursache dafür in ihrer unausgefüllten Existenz als nicht weiter wahrgenommene Haushälterin und Sexualobjekt liegen könnte, in deren Verlauf sie Stunden um Stunden in den geisttoten Einöden der Vorstädte verbringt. Weint ein Student in der Einsamkeit seines Zimmers, wird allgemein angenommen, er sei zu antriebsschwach, um die Abwechslungen zu nutzen, die ihm das Universitätsleben bietet. Niemand käme auf den Gedanken, daß diese Universität einen größeren Leistungsdruck ausübt, als man einem Neunzehnjährigen zumuten sollte, oder daß sich elitäre Professoren, die aus der sicheren

Deckung ihres Katheders heraus agieren, nicht die Mühe machen, nach der Vorlesung mit den ihnen anvertrauten jungen Menschen von Angesicht zu Angesicht zu reden. Wieviel schwieriger ist die Vorstellung, daß die Schuld nicht beim Patienten liegt, sondern an der abwesenden Umgebung, in die man ihn treibt; wieviel einfacher ist es, einem solchen Menschen ein Mittel zu geben, das sein Gehirn einlullt, so daß er sich über nichts mehr Sorgen zu machen braucht (und wie viel abschreckender auch für jemanden, der so behandelt wird).

Genau in diesem Rahmen finden heutzutage das Valium und verwandte Präparate ihren Platz. Als man die Substanzen entdeckte, die Signale von einer Gehirnzelle zur anderen weiterleiten, kamen entsprechend eingestellte Naturwissenschaftler ganz natürlich zu dem Ergebnis, man könne Stimmungen und Verhalten einfach dadurch ändern, daß man mit diesen Substanzen herumexperimentierte. Eine solche Haltung stützt sich auf die bei uns vorherrschende Ansicht, der Patient sei die Ursache all seiner Leiden. Wenn aber jemand, der an einer Depression leidet, daran selbst schuld ist, muß die eigentliche Ursache dahinter der chemische Zustand seines Gehirns sein. Die pharmazeutische Industrie hat sich diesem Gedankengang von A bis Z angeschlossen, und tatsächlich hat ein Beschäftigter eines der größten von ihnen, des schweizerischen Ciba-Konzerns, zu Beginn der fünfziger Jahre als erster für diese Beruhigungsmittel das Wort *tranquilizer* im heute üblichen Sinne verwendet. Dahinter stand der Gedanke, daß jemand, der ruhig sein will, eben ein Beruhigungsmittel nehmen muß.

Die Annahme, Ursache von Depressionen oder ständiger Niedergeschlagenheit müßten die im Gehirn aktiven chemischen Übertragungsstoffe sein, ist für die vierzig Millionen Menschen, die diese Stimmungsdrogen einnehmen, von größter Bedeutung. Der Nachweis dafür, daß Depressionen durch die oben angeführten Veränderungen im Gehirnstoffwechsel ausgelöst werden, ruht auf tönernen Füßen und ist sehr dürftig. Wer Valium nimmt, das den Einstrom von Chlorid-Ionen im Gehirn steigert, kuriert damit seine Depression insofern, als er die Dinge so stark durcheinanderbringt, daß das Gehirn nicht einmal zu erkennen vermag, in welchem Zustand es sich befindet. Entsprechendes gilt für die Verringerung des Dopamin-Spiegels bei der Behandlung schwerer Fälle. Viele der besten unter den Forschern, die nicht für Pharma-Unternehmer arbeiten, sind sicher, daß das Ungleichgewicht von Dopamin oder Chlorid lediglich ein winziger Aspekt dessen ist, was langfristig bei Niedergeschlagenheit oder Depressionen in uns vor sich geht. Keinesfalls ist es die einzige und von allen anderen abzulösende Ursache.

Die heute gängigen Mittel, mit deren Hilfe man allgemeine und nicht greifbare Angstzustände behandelt, bringen weder den dem ganzen zugrundeliegenden Gehirnstoffwechsel in Ordnung, noch gelangen sie gar an die wahre Wurzel einer unglücklichen Lebenssituation heran. Vielleicht ist das der Grund dafür, warum sie immer wieder millionenfach verschrieben werden müssen. Valium führt sogar zu Entzugserscheinungen, denn es ist so stabil, daß der Körper es speichert und lange braucht, bis er sich davon befreit hat. Ein Blick auf die Geschichte der Moden bei Krankheiten hätte uns von vornherein eines Besseren belehren können.

Wir wollen das als hinreichende einführende Darstellung unseres unlieblichen Gegenstandes betrachten und uns jetzt zum Lohn für unsere Mühe einem anderen und mit Abstand weniger furchteinflößenden und weit verlockenderen zuwenden.

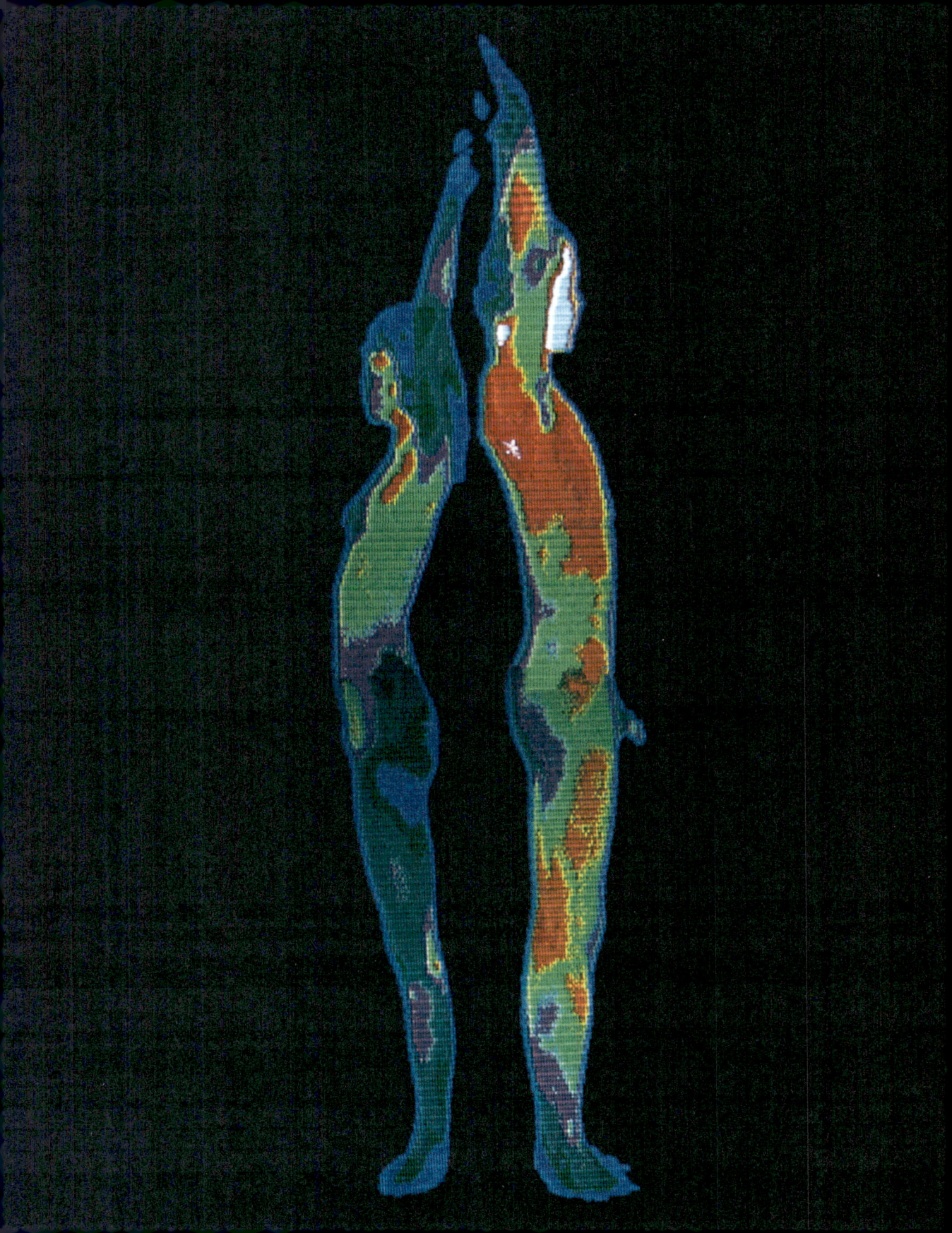

3
Der Geschlechtstrieb

Es beginnt jedesmal auf dieselbe Weise: eine Mischung aus optischen Reizen, Gerüchen und Erinnerungen durcheilt den Stromkreis der Nervenzellen im ganzen Körper und landet schließlich durcheinanderwirbelnd in einer Ansammlung auf besondere Weise ›verdrahteter‹ Nervenzellen, die ringförmig nahe der Unterseite des Gehirns an sicherer Stelle angeordnet sind, und die wir das Limbische System nennen. Man hat festgestellt, daß dessen Erregung bei Tieren Atem und Herzschlag beschleunigt sowie bedeutungsvolle Bewegungen der Schultern und Hände, Grimassenschneiden, Erektionen, soziales Körperpflegeverhalten, Magengeräusche und bisweilen impulsive, wenn auch zögerliche Aggressionen hervorruft. Bei uns kultivierteren Menschen hingegen schickt es lediglich in aller Eile Signale ans Gehirn, die das entsprechende Empfinden auslösen, und, sofern Gespräch und sonstiges Verhalten in die richtige Richtung gehen, auch das gewünschte Ergebnis bewirken.

Als erstes erkennt man sexuelle Begierde stets an den Augen. Das hat seinen einfachen Grund darin, daß man sie als nach vorn verlagerten Teil des Gehirns betrachten kann, den die Augäpfel daran hindern, aus dem Kopf zu tropfen. Bei sexueller Erregung steigt der Blutdruck gleichmäßig an, und die Pupillen öffnen sich weit. In weniger als einer Fünftelsekunde können sie anfangen sich zu vergrößern und von einer anfänglichen Stecknadelkopfgröße ausgehend (das entspricht einem Durchmesser von etwa zwei Millimetern) einen solchen von acht bis neun Millimetern erreichen. Dafür sorgen winzige Muskeln in der Iris unseres Auges, die wie die Speichen von Wagenrädern aussehen und bis zu den Pupillen reichen. (Da andere starke Empfindungen das ebenfalls bewirken können, wenn auch nicht im selben Ausmaß, trugen chinesische Jadehändler früher bei Jadeauktionen häufig dunkle Brillen, um ihr Interesse nicht durch die Vergrößerung ihrer Pupillen zu verraten.)

Mit der Erweiterung der Pupillen geht der Versuch unserer jetzt überempfindlichen Augen einher, mit reflexartigen Bewegungen den Gegenstand unserer Begierde vollständig zu erfassen. Dazu vollführt der Augapfel mit Hilfe sechs kräftiger Muskeln in der Augenhöhle starke ruckartige Bewegungen, und zwar weit rascher, als das eine noch so schnelle Kopfbewegung vermöchte. Die übliche Blinzelgeschwindigkeit von etwa sechs bis sieben Lidschlägen pro Sekunde ist bei diesem ›Suchscheinwerfer‹-Verhalten des Auges deutlich vermindert, denn die Pupille möchte so viel wie möglich aufnehmen. Damit der Zugluft, Staub und anderen Luftpartikeln ausgesetzte Augapfel unter solchen Umständen nicht austrocknet, pumpt ein automatisch wirkender Mechanismus die unter der Haut eingekeilten kleinen Tränensäckchen leer, womit Tränenflüssigkeit fein über die Augäpfel versprüht wird, etwa so, wie die Scheibenwaschanlage eines Autos Waschflüssigkeit auf die Windschutzscheibe spritzt.

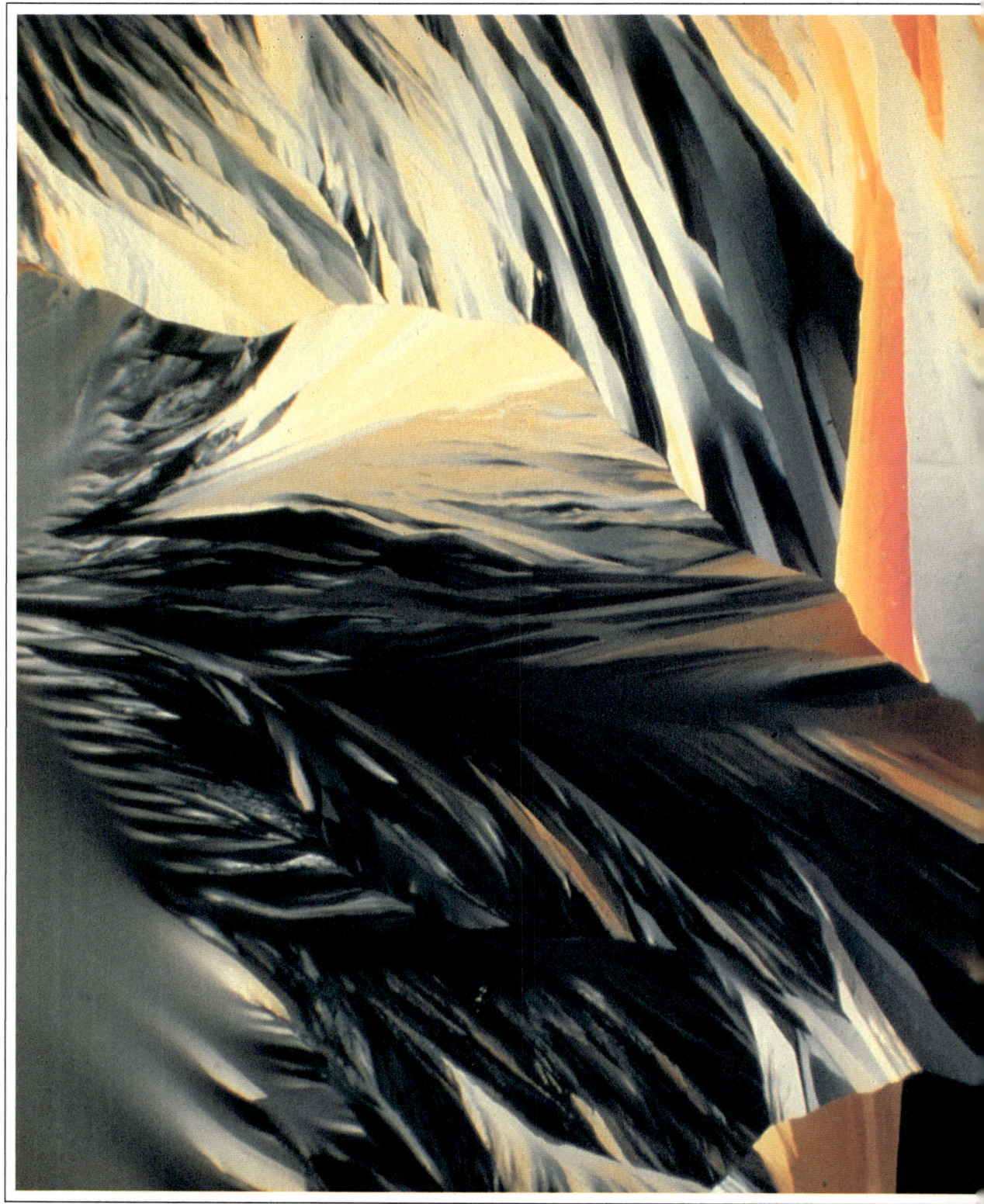

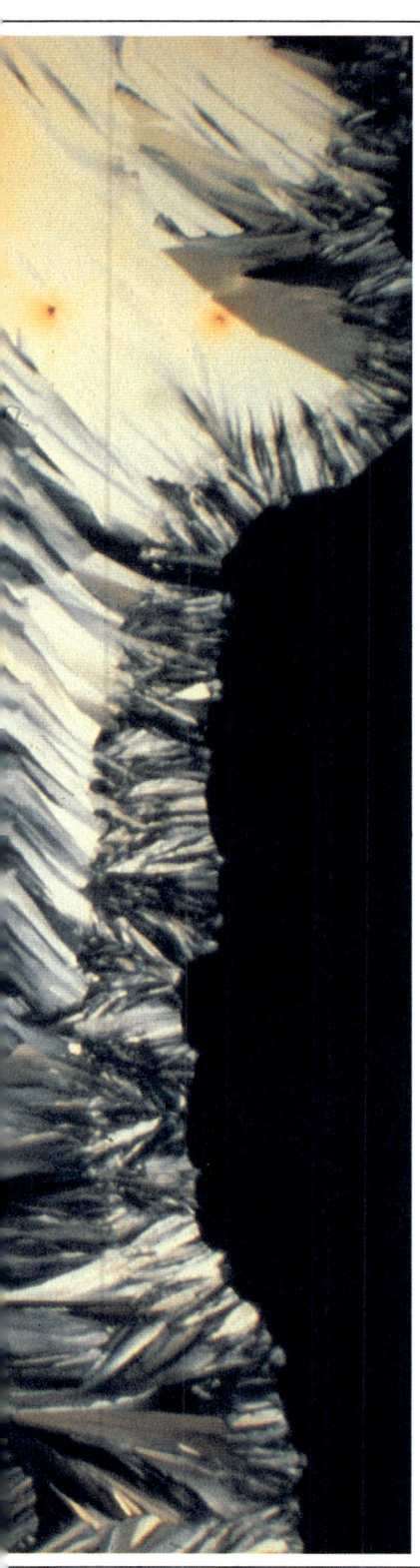

Dies Feuchtwerden des Auges bei Anfällen von Leidenschaft bewirkt den verschleierten Blick Verliebter. Die Erweiterung der Pupillen läßt sich weniger deutlich erkennen, obwohl die meisten Erwachsenen mit sexueller Erfahrung sie zumindest unterschwellig wahrzunehmen scheinen. Man hat Männern zwei identische Aufnahmen einer Frau gezeigt, wobei das eine Bild so retuschiert wurde, daß auf ihm die Pupillen größer waren als auf dem anderen. Nahezu alle Probanden bevorzugten das zweite, gewöhnlich, ohne einen Grund dafür nennen zu können. Diese Zusammenhänge müssen wohl adligen Damen aus der Zeit der italienischen Renaissance bekannt gewesen sein, denn sie tropften sich häufig einen Extrakt des Nachtschattengewächses Belladonna auf die Augen, worauf sich die Pupillen vergrößerten, was die Damen ihren Bewunderern begehrenswerter erscheinen ließ. Doch wollten sie auf diese Weise wohl nicht nur ihre Attraktivität steigern, denn die Forscher merkten bei der Durchführung des oben beschriebenen Versuchs, daß sich die Pupillen eines Mannes immer erweiterten, wenn er sagte, ihm sei das zweite Bild lieber, also das mit der Frau, deren Pupillen vergrößert waren. Diese Reaktion auf die Reaktion führt zu einer äußerst verfeinerten Körpersprache, die besonders gut wahrzunehmen vermag, wer die Lichtempfindlichkeit seiner Augen mit Hilfe von Belladonna gesteigert hat, wie es die lockenden Renaissance-Damen Italiens taten.

Die Hormone

Veränderungen am Auge sind lediglich das am schnellsten auftretende und erkennbare Zeichen sexuellen Interesses. Eine längerfristige Erregung bewirken die Sexualhormone, von denen stets eine geringe Menge in uns aktiv ist. Bei jeder raschen Erregung, ob sie nun durch eine angenehme Erinnerung, unsere Phantasie oder einen lebenden Menschen ausgelöst wird, muß eine ganze verwickelte Ereigniskette ablaufen, die im Zusammenhang mit diesen Hormonen stehen.

Sie kommen aus einem winzigen Abschnitt der grauen Gehirnzellen, die sich in der Mitte im unteren Teil des Gehirns finden, dem Hypothalamus. Dieser Bezirk unseres Gehirns ist etwas kleiner als eine gewöhnliche Backpflaume und bildet eine Art kleines Lager für einen Botenstoff namens LH-RH (Luteinisierendes Hormon-Releasing Hormon), der geduldig dort wartet, bis er durch eine Reihe enger abwärtsführender Kanäle geleitet wird und schließlich gut einen Zentimeter tiefer in der Hirnanhangdrüse landet, der untersten Begrenzung unseres Gehirns, von der es etwa in Höhe der Nebenhöhlen herabhängt. Da diese Drüse nicht viel größer ist als eine Erbse, kann sie keine größeren Mengen dieses vom Hypothalamus nach unten beförderten LH-RH speichern. Statt es zu behalten, drückt sie einen anderen Stoff durch die engen Blutgefäße, die

Das Testosteron, das äußerst wirkungsvolle männliche Geschlechtshormon. Es wird nach dem Einsetzen der Pubertät in den Hoden erzeugt, löst den Bartwuchs aus und erhält ihn in Gang, bestimmt Schulterbreite, Penislänge und das Ausmaß der Spermaproduktion. Damit all das aufrechterhalten bleibt, muß regelmäßig ein winziges Tröpfchen dieses Hormons erzeugt und in den Blutstrom geleitet werden.

praktischerweise um ihre Oberfläche herum verlaufen. Das gegen deren Wandungen andrängende Hormon wird von diesen Blutgefäßen aufgenommen und begibt sich, wenn es erst einmal das Innere erreicht hat, auf eine wilde Reise durch den ganzen Blutstrom. Dieser in zwei Stufen ablaufende Prozeß beginnt automatisch einmal pro Stunde in den Kammern und Röhren hinter unserer Nase und dauert unser ganzes Erwachsenenleben hindurch an, eine Stunde um die andere.

Der zweite Botenstoff kann sich seinen Weg nicht aussuchen, sondern treibt den Blutstrom entlang, durch Nacken, Lunge und Ellbogen. Nichts hemmt seine Reise, bis er in die Nähe der einzigen Zellen gelangt, die fähig sind, ihn aufzuhalten und den Botenstoff an sich zu reißen: bei der Frau sind das die Eierstöcke und beim Mann die Hoden.

Sehen wir uns der Einfachheit halber den zweiten Fall an. Sobald der Botenstoff in die Hoden gelangt ist, lagert er sich dort in gewisse Zellen ein. Nicht nur veranlaßt er diese durch seine bloße Anwesenheit, daß sie das gesamte in ihnen enthaltene Testosteron freisetzen, er bringt sie auch gleichzeitig dazu, von diesem wichtigsten männlichen Geschlechtshormon zu produzieren, das in erster Linie ausgerechnet aus Cholesterin besteht. (›Testosteron‹ heißt im übrigen nichts anderes als ›in den Testikeln [also Hoden] erzeugter Stoff‹. Das entsprechende weibliche Geschlechtshormon hat den aufregenderen Namen ›Östrogen‹, was aus dem Griechischen kommt und soviel bedeutet wie ›brunsterzeugend‹. Daran sieht man die Voreingenommenheit der männlichen Anatomen, die auf diese Namen verfallen sind.) Sobald das Testosteron in die Tausende von Blutgefäßen und Lymphbahnen gelangt, die sich durch den Hoden winden, sucht es sich auf eigene Faust seinen Weg durch den Körper. Dabei steigert es die geschlechtliche Lust (Libido) und hilft, Gefäße, Gewebe und Organe in Bereitschaft zu setzen, die später gebraucht werden könnten.

Nicht nur tragen wir diese Geschlechtshormone stets in uns, sie sind für uns auch sehr wichtig. Gäbe es sie aus irgendeinem Grund plötzlich nicht mehr, müßten Frauen feststellen, daß Brüste, Schamlippen und Klitoris mit einemmal zu schrumpfen begännen, während Männer allmählich ihre Libido einbüßten und zusehen müßten, wie sich auch ihre Organe allmählich zurückbildeten. Selbst eine geringe Verminderung der im Körper befindlichen Menge an Geschlechtshormonen beendet die Libido bei beiden Geschlechtern (eine Vergrößerung der Menge hingegen scheint die Libido lediglich bei Frauen zu steigern).

Die Hormone sorgen außerdem dafür, daß sich aus einem dem Augenschein nach geschlechtslosen Embryo ein erkennbar männliches oder weibliches Kind entwickelt. Soll daraus beispielsweise ein Mädchen werden, treten etwa in der siebten Schwangerschaftswoche weibliche Geschlechtshormone auf und sorgen dafür, daß die glatte Haut unten am Unterleib Schamlippen und Klitoris ausbildet; bei einem männlichen Embryo läßt das Testosteron aus demselben Körpergewebe Hodensack und Glied herausbilden. Diese im Hintergrund allzeit bereiten Geschlechtshormone haben danach bis zur Pubertät nicht mehr viel zu tun. Dann aber schlägt ihre Stunde. Die Produktion der dem jeweiligen Geschlecht entsprechenden Hormone bei zehn bis vierzehn Jahre alten Kindern, die wie stets durch den von der Hirnanhangdrüse herabgeschickten Botenstoff ausgelöst wird, bewirkt all die wohlbekannten Veränderungen jener Jahre: sowohl das Wachstum der Geschlechtsorgane wie auch sekundäre Veränderungen, beispielsweise, daß den bis dahin ihres Geschlechts kaum bewußten und gleichaltrigen Jungen im großen und ganzen körperlich überaus ähnlichen Mädchen Brüste wachsen und die Hüften sich runden, während den Jungen ein Schnurrbart sprießt und ihre

So groß ist der Einfluß der Geschlechtshormone, daß sie durch ihre Auswirkungen auf den Stoffwechsel im ganzen Körper das Wachstum der Skelettknochen zum Stillstand bringen können. Das nebenstehende Gammastrahlen-Szintigramm eines gesunden Kindes zeigt die aktiven Wachstumszonen an den Enden der Röhrenknochen (Knie, Hüfte, Schulter) – ein normales Bild. Mit zunehmender Produktion von Sexualhormonen, die sich nach der Pubertät stabilisiert, werden die Wachstumszonen verschwinden, die Endgröße des Erwachsenen ist erreicht.

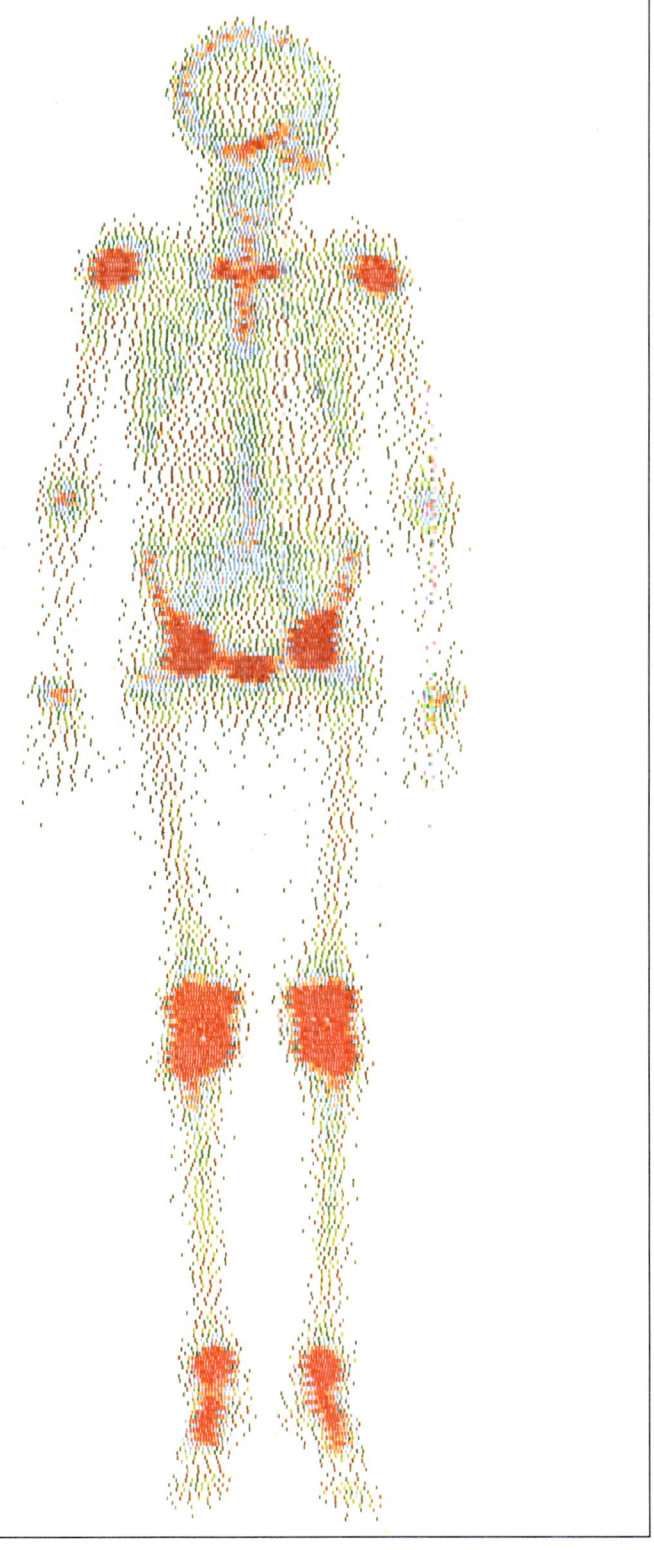

Stimme tiefer wird. Überdies sorgen männliche wie weibliche Geschlechtshormone ganz nebenbei dafür, daß die Zellen an den Enden der langen Knochen allmählich deren Wachstum zum Stillstand bringen. So ist dafür gesorgt, daß einen jungen Menschen, sobald er biologisch zur Elternschaft taugt, das kräftezehrende Größenwachstum nicht länger belastet. Damit hängt es zusammen, daß die Kinder, die in einer Schulklasse als erste die Pubertät durchlaufen, eine Zeitlang größer sind als ihre Altersgenossen, diesen Vorsprung aber wieder einbüßen, wenn die anderen, bei denen der Wachstumsschub später einsetzt, aufholen und sie möglicherweise sogar im Längenwachstum überrunden.

Bei Erwachsenen sorgt die stetige Produktion solcher Geschlechtshormone dafür, daß die in der Pubertät eingeleiteten Veränderungen beibehalten bleiben. Das hat die mittelbare Wirkung, daß der Mensch die am leichtesten sexuell stimulierbare Art sein dürfte. Ein Vergleich mit der Tierwelt zeigt, woran das liegt. Die meisten Großsäuger sind nur dann sexuell erregbar, wenn sichergestellt ist, daß die nächste Generation im darauffolgenden Frühjahr zur Welt kommt, wenn das Klima nicht zu ungünstig ist und genug Futter zur Verfügung steht. Die meisten Schaf- und Ziegenarten, bei denen die Trächtigkeit sechs Monate dauert, haben ausschließlich im Herbst an einer Paarung Interesse, denn nur dann sorgt eine Empfängnis für Nachkommenschaft, die im Frühling zur Welt kommt. Bei Wildpferden, deren Trächtigkeitsdauer ein Jahr beträgt, sind die Anzeichen des Interesses am anderen Geschlecht und an der Paarung auf einen kurzen Zeitraum im Frühjahr begrenzt, und so werden Fohlen im folgenden Führjahr geboren. Beim gewaltigen Elefanten wiederum, dessen Weibchen erst nach einer eindrucksvollen Trächtigkeitsdauer von zweiundzwanzig Monaten ein unbehaartes Junges von über hundert Kilo Gewicht zur Welt bringt, konzentriert sich das sexuelle Interesse auf den Frühsommer zwei Jahre vor der Geburt.

Das macht den Menschen zum Außenseiter auf diesem Gebiet. Eigentlich müßten Balz und Vollzug auf wenige Wochen im August beschränkt sein, während derer die Stimmen einen verlockenden Klang bekämen und die Brüste der Frauen hervorträten – um anschließend, nachdem das Erforderliche geschehen ist, für die zum Gähnen öde Langeweile des übrigen Jahres wieder zurückzugehen. Derartige verstörende Erlebnisse bleiben uns erspart, weil unsere Geschlechtshormone solch plötzliche Veränderungen nicht auslösen. Während der Pubertät bewirken sie das Auftreten der jeweiligen Geschlechtsmerkmale, sorgen für die Fähigkeit zum Geschlechtsakt sowie dafür, daß dieser neugeschaffene Zustand jahrzehntelang beibehalten bleibt. Uns Menschen ist so sehr daran gelegen, diese beständig vorhandene Verfügbarkeit herauszustreichen, daß wir das Wirken der Hormone durch eigenes Tun ergänzt haben. Zur Zeit des ausgehenden Mittelalters stolzierten häufig Adlige mit Hosen umher, deren Latz mit Baumwolle kräftig ausgepolstert war, um auf diese Weise die Größe des Organs anzudeuten, das sich unter dieser berühmten ›Braguette‹, nun, man kann wohl kaum noch sagen, ›verbarg‹. Bald darauf kam dies Protzgehabe aus der Mode und wurde durch die deutlich dezentere Gewohnheit ersetzt, sich eine Krawatte um den Hals zu binden – obwohl die Tatsache, daß ausschließlich Männer dies bis zur Körpermitte hinabbaumelnde lange und gerade Gebilde tragen, nur wenig Zweifel an seinem symbolischen Zweck läßt. Einem älteren Mann mit einer sehr breiten Krawatte gelten mißbilligende Blicke, weil man findet, er übertreibe, während die als ›Fliege‹ bezeichnete grausam beschnittene Ausführung in der Volksmeinung zu Hochschullehrern und anderen weniger ›gestandenen Mannsbildern‹ paßt. Frauen haben sich im Lauf der Zeiten unendlich

Mühe gegeben, die mittelbar durch ihre Geschlechtshormone erzeugte Rundung zwischen der schmalen Taille und der ausladenden Hüfte hervorzuheben, während der lockende Schimmer der feuchten runden Lippen, der auf eine Verdünnung der Haut über den rotgefärbten Kapillargefäßen zurückgeht, so dringend betont werden muß, daß die Verkaufszahlen von Lippenstiften selbst bei einem allgemeinen wirtschaftlichen Rückgang stabil bleiben. All diese künstlichen Hilfen sind, ob bewußt oder nicht, lauter Versuche, die Signale zu verstärken, die von den beständig aktiven Geschlechtshormonen erzeugt werden.

Bisweilen aber funktionieren die Hormone auch nicht richtig. Mitunter bekommt ein Embryo, dem es genetisch bestimmt war, ein Mädchen zu werden, unerwartet eine Dosis der Geschlechtshormone seiner Mutter. Normalerweise verhindert so etwas der Mutterkuchen (die Plazenta) zwischen ihm und der Mutter, dessen Aufgabe es ist, eine unmittelbare Vermischung von ihrer beider Blut zu verhindern. Diese störenden Hormone bringen die normale Entwicklung der weiblichen Anatomie zum Stillstand, und so wird wahrscheinlich ein Kind mit männlichen Geschlechtsmerkmalen geboren, die gerade genügen, die nichtsahnenden Eltern dazu zu veranlassen, es als Jungen aufziehen. Erst in der Pubertät, wenn die weiblichen Hormone ihre Wirkung tun, fangen die Schwierigkeiten an. Das Ergebnis dürfte ein junger Mensch mit einer weder ganz männlichen noch ganz weiblichen äußeren Anatomie sein, denn dort, wo man das Glied erwarten müßte, findet sich eine kaum erkennbare Schwellung, und anstelle der Scheide gibt es etwas, das Schamlippen ähnelt, aber nichts ist als einige Hautfalten.

Bei solchen unglücklichen Menschen findet sich in verstärkter Ausprägung etwas, an dem wir alle Anteil haben: gute fünf Prozent der Geschlechtshormone jeder Frau bestehen aus dem ›männlichen‹ Testosteron, beim Mann ist ein ebenso großer Anteil des offenkundig ›weiblichen‹ Östrogens vorhanden. Aus einem bisher unbekannten Grund ist das die Mischung, mit der unser Körper am besten funktioniert.

Die Anatomie des Mannes

Was als nächstes geschieht, oft nicht ohne beträchtliches Bangen, hängt von den Organen selbst ab. Die Schlüsselrolle, die dabei die Testikeln spielen, hatten schon die alten Römer erkannt, und so gaben sie ihnen den Namen *testis* (Zeuge), denn ein kräftig entwickeltes Paar davon unter der Toga legte Zeugnis für die Fähigkeiten des Togaträgers ab. Auch das deutsche Verb ›zeugen‹ hat in beiden Bedeutungen denselben Wortursprung. Die alten Griechen waren bei ihrer Beschreibung etwas lockerer, denn sie nannten die Hoden *orchis,* und als sie merkten, daß eine gewisse, häufig vorkommende Blume aus einer Wurzel von genau dieser halbkugelförmigen Gestalt entsprang, hielten sie es für angebracht, ihr denselben Namen zu geben, und so nennen auch wir das Knabenkraut ›Orchidee‹. Hätten auch die Römer diese Pflanze entsprechend, also mit dem ihnen geläufigen Begriff, benannt, würden junge Mädchen, die heute festlich gewandet zu ihrem ersten Schulball schreiten, die in Amerika bei dieser Gelegenheit übliche Orchidee am Ausschnitt ihres Kleides als ›prächtigen Hoden‹ bezeichnen.

Hoden baumeln so merkwürdig, weil sie kühler gehalten werden müssen als der übrige Körper. Vermutlich kämen die Zellen in ihnen, auf die der Botenstoff aus der Hirnanhangdrüse einwirkt und die das Testosteron erzeugen, gut mit der höheren Temperatur zurecht, die im Körperinneren herrscht, das gilt aber nicht für die anderen, die die Samenzellen hervorbringen, denn mit steigender Temperatur nimmt die Zahl der erzeugten

Spermien ab. Zwar verfügt der Hoden über ein ausgeklügeltes Wärmetauscher-System, bei dem die warmen Arterien an den kühleren Venen entlanglaufen, das aber hilft nur wenig.

In vielen Fällen haben Ärzte aus Männern, die sich vergeblich um Nachwuchs bemühten, einfach dadurch glückliche Väter gemacht, daß sie ihnen empfahlen, ihre enganliegenden Nylonunterhosen mit vernünftigen lose sitzenden aus Baumwolle zu vertauschen. Die äußere Hülle des Hodensacks ist nichts anderes als lockere Haut, die im frühen Embryonalstadium die Eingeweide umhüllte, aber später nach unten gerutscht ist. Sie enthält eine Vielzahl kleiner Muskeln, die imstande sind, sie je nach Bedarf auf- oder abwärts zu ziehen.

Als erstes fällt an der Außenseite des Hodensacks sein verschrumpeltes Aussehen auf. Das hängt nicht etwa damit zusammen, daß die Haut nicht gut genug paßte, sondern liegt daran, daß sie zu gut paßt. An den meisten Stellen des Körpers verbinden Polster, Fasern und Stützvorrichtungen dort, wo die äußersten Hautschichten auf den tieferen liegen, die beiden miteinander. Davon gibt es nur zwei wichtige Ausnahmen: das Augenlid, bei dem die Funktionsschicht glatt ist, sowie die Außenseite des Hodensacks, die gleichfalls imstande sein muß, leicht zu gleiten und sich in Falten legt, weil sie über einen ›Gleitspalt‹ verfügt.

Da Kühlung der Hauptgrund für die Außenlage der Hoden ist, könnten sie an jeder beliebigen Stelle angebracht sein. Mit Bezug auf die sie umfächelnde Luft wäre es wahrscheinlich ideal, wenn sie von den Ohren hingen. Einige Tiere haben einen Anfang in dieser Richtung unternommen, bei ihnen befinden sie sich *vor* dem Penis, fast am Bauch, während sich einige Gibbon-Arten mit seitlich vom Penis befindlichen Hoden von Baum zu Baum schwingen. Daß sie beim Menschen weiter hinten liegen, bietet zwar möglicherweise etwas mehr Schutz, aber wohl nicht viel.

Auch für ihrer Manneszierde verlustig gegangene Männer hatte die Gesellschaft im Lauf der Zeiten immer wieder Verwendung. Schon die Bezeichnung ›Eunuch‹ für einen Kastraten läßt eine davon erkennen. Sie geht auf das griechische Wort für ›Betthüter‹ zurück, denn man nahm allgemein an, einem Mann ohne Hoden dürfe man getrost die Aufsicht über den Harem eines Herrschers anvertrauen. Doch nur in den seltensten Fällen war das Los von Eunuchen so durch und durch beklagenswert, wie Außenseiter annahmen, denn nur, wer vor dem Einsetzen der Pubertät kastriert wurde, ist unfähig zum Vollzug des Geschlechtsakts. Erfolgt die Kastration erst danach, produziert die äußere Rinde der vielen Zwecken dienende und als Nebenniere bezeichneten Hormondrüse automatisch genug Testosteron, um Erektionen und gelegentlich sogar Ejakulationen zu ermöglichen. Im Ejakulat würden dann lediglich die zwei- bis vierhundert Millionen Samenzellen fehlen, die es normalerweise enthält, aber da sie weniger als ein Prozent des Volumens der Samenflüssigkeit ausmachen, würde das wohl kaum auffallen.

Lediglich am chinesischen Kaiserhof wurde dafür gesorgt, daß den Eunuchen auch *dies* Vergnügen versagt blieb. Jedem, der sich um ein solches Hofamt bewarb, wurden mittels eines speziellen sichelförmigen Messers Hoden *und* Glied mit einem Schnitt abgetrennt. Obwohl die daraufhin einsetzende Blutung gewöhnlich zum Tode führte, da diese Körperregion, wie auf Thermogrammen deutlich zu sehen ist, stark durchblutet ist, herrschte nie Mangel an Anwärtern, denn stets gab es Eltern, die das Ansehen ihrer Familie damit zu steigern hofften, daß sie einen ihrer Söhne als Eunuchen in den Kaiserpalast brachten.

Die wenigen, die diese Prozedur lebend überstanden, galten als in idealer Weise selbstlose Berater des Kaisers. Da sie selbst keine Dynastie

Einige der zweihundert spiralig gewundenen samenerzeugenden Hodenkanälchen (rechts), auf die der unverwechselbare Feinbau der Hoden zurückgeht. Die verstreuten fasrigen Gebilde vor ihnen, die aussehen, als taugten sie so recht zu nichts, erzeugen das Geschlechtshormon Testosteron, enthalten bakterienfressende Makrophagen, setzen Histamin frei, das die Weite der Blutgefäße reguliert und machen Blutgefäße und Lymphbahnen zu Produktionsleitungen für Zucker, Fette, Sauerstoff und Hormone.

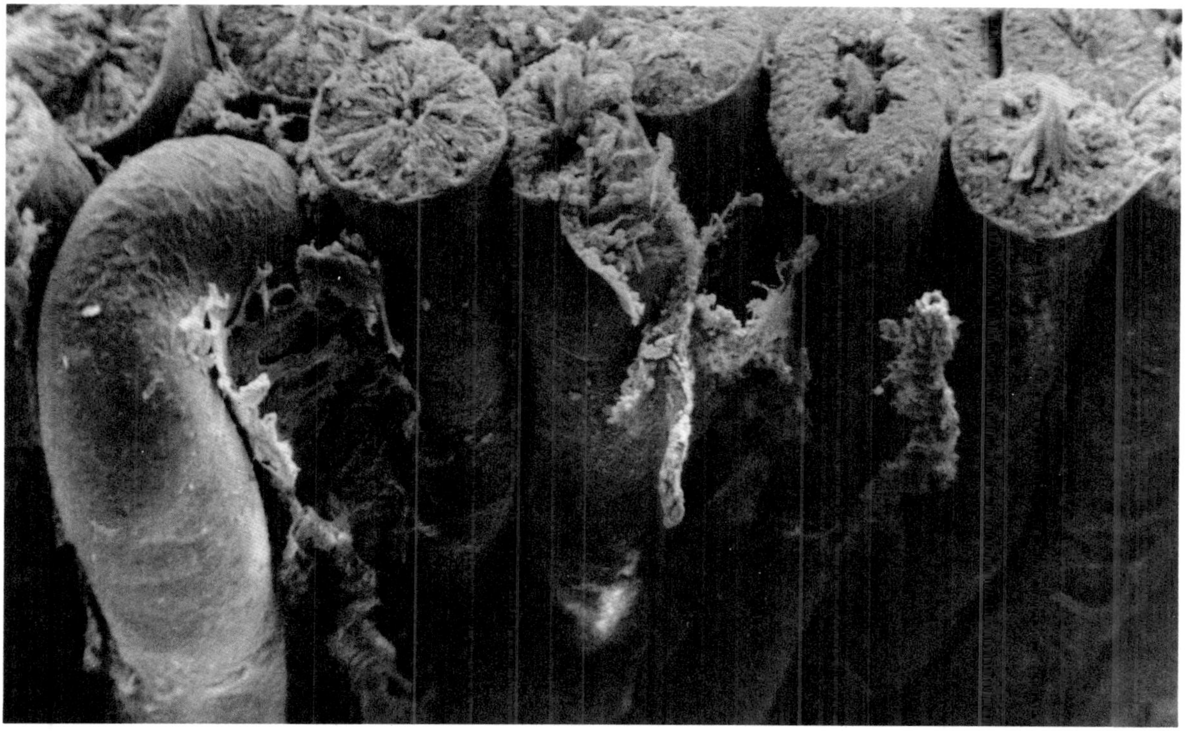

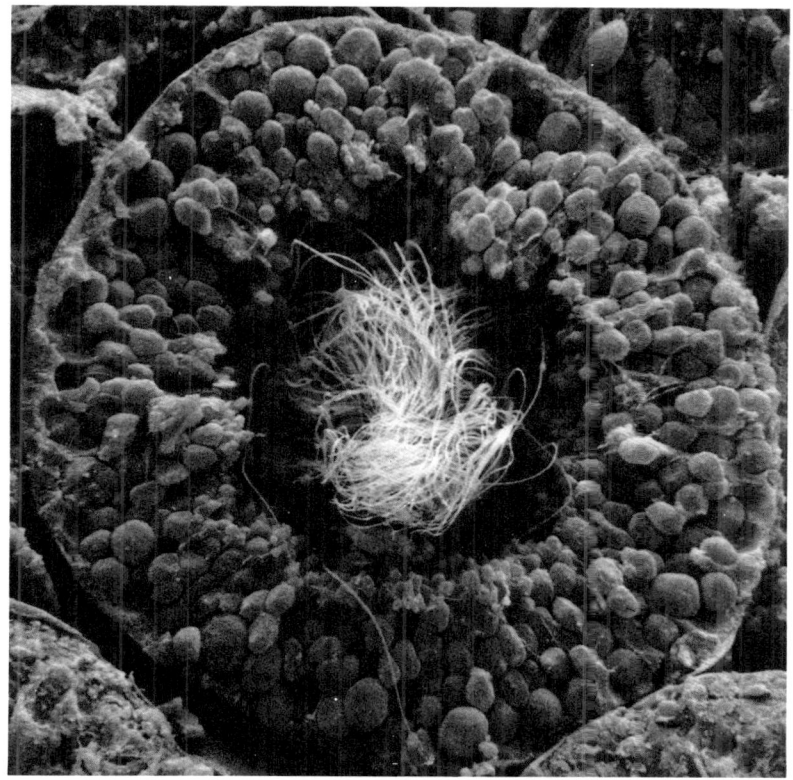

*Einzelheiten der Spermaproduktion
innerhalb der Hodenkanälchen, wie
sie sich bei stärkerer Vergrößerung
zeigen. Die abgerundeten Zellen
unmittelbar innerhalb des kreis-
förmigen Randes erzeugen Kopien, die
sich auf ihrem mehrtägigen Weg zur
Mitte des Kanälchens zu heran-
reifenden Samenzellen entwickeln.
Ihre Schwänze bilden das weiße
Durcheinander in der Mitte. Zwischen
den sich entwickelnden Samenzellen
sind andere Zellen eingeklemmt. Sie
sondern chemische Substanzen ab,
die Testosteron an sich binden und
sorgen auf diese Weise dafür, daß
örtlich hinreichend hohe
Konzentrationen jenen Hormons
auftreten, mit deren Hilfe das Sperma
sein kräftezehrendes Wachstum
vollenden kann. Die Gesamt-
produktion beträgt eine halbe Million
Samenzellen pro Minute – jede mit
einer genauen Kopie der genetischen
Information ihres Besitzers. Um eine
Vorstellung von der Größenordnung
zu geben: ein um den Vergrößerungs-
maßstab dieser Elektronenmikroskop-
aufnahme verkleinerter Mensch wäre
nicht größer, als ein Zehennagel
dick ist.*

gründen konnten, würden sie (außer, um sich für ihnen angetane Unbill zu rächen) keinen Anlaß sehen, ihm Ratschläge zu erteilen, die zu seinem Sturz führen konnten.

Doch nicht nur der Machtpolitik fielen die Hoden junger Männer zum Opfer – man denke beispielsweise nur an die Meisterwerke der italienischen Oper des achtzehnten Jahrhunderts, deren Sopranpartien von ganzen Chören junger und auch nicht mehr ganz so junger Kastraten bestritten wurden. Glücklicherweise bildeten solche Fälle doch wohl eher die Ausnahme als die Regel.

In ordnungsgemäß an Ort und Stelle befindlichen Hoden geht die Samenproduktion beständig in mehr als sechshundert dicht an dicht aufgeknäuelten Röhren vor sich. Diese Hodenkanälchen sind so dünn, daß sie ein Lasso von nahezu einem Kilometer Länge bilden würden, wenn man sie abwickelte und im Kreis auslegte. In diesem großzügig bemessenen Raum werden in jeder Minute an die zweihunderttausend Samenzellen produziert, dreitausend pro Sekunde, Tag und Nacht, ganz gleich, ob wir gerade eine Eintrittskarte für ein Kino lösen, im Auto den Blinker einschalten oder einen Raum voller Menschen betreten – schwupps, sind sie da!

Als man erkannte, welch ungeheure Zahl das ist, nahm man an, die ständig zunehmende Menge müsse der Grund dafür sein, daß sich nach längerer Enthaltsamkeit eine gesteigerte sexuelle Begierde einstellt. Aber man fand keine ›Druckrezeptoren‹ und mußte die Theorie aufgeben. Letztlich ist diese Menge an Samenzellen der Zahl nach eindrucksvoller als im Volumen, denn sie sind mit ihrer Größe von fünf Tausendstel Millimetern so unvorstellbar klein, daß erst eine große Anzahl davon dem Auge als winziger Fleck wahrnehmbar erschiene. Reife Samenzellen, die nicht verwendet werden, löst der Körper nach wenigen Wochen auf und absorbiert sie.

Beide Hoden werden jeweils von einer enganliegenden Kapsel bedeckt, die gerade locker genug sitzt, um zu ermöglichen, daß sie, ohne durch Druck oder Reibung beschädigt zu werden, wie in einer ›Pufferzone‹ frei beweglich sind. Das lockere Gewebenetz um die Kapseln herum, in denen die Samenzellen gebildet werden, enthält eine Vielzahl ungebetener kiebitzender Besucher. Da haben wir zusammengedrückte zigarrenförmige Zellen, frei bewegliche bakterienfressende Zellen, solche, die winzige Kügelchen des zu Entzündungen führenden Stoffs Histamin enthalten, und viele, viele mehr. Ein Art ›Schranke‹ zwischen Blut und Hoden sorgt dafür, daß die Samenzellen in ihren Kanälchen vor allen äußeren Einflüssen sicher bewahrt werden.

Samenzellen bestehen gewöhnlich aus einem glatten ovalen Kopf und einem langen, spitz zulaufenden Schwanz, doch es gibt reichlich Ausnahmen. Inmitten der durchschnittlichen Samenzellen tummelt sich immer eine Vielzahl anderer: sie können zwei normale Köpfe haben, einen runden, flachen, aufgequollenen Kopf, zwei normale Schwänze, einen überbreiten Schwanz oder irgendeine andere unterscheidende Besonderheit. Aus diesem Durcheinander entsteht schließlich Leben. Jeder Mann produziert eine ungeheure Anzahl verschiedener Samenzellen, die alle ihrem Aussehen nach so deutlich von den anderen abweichen, daß die Kriminalpolizei eine Wissenschaft der ›Spermaabdrücke‹ ähnlich den Fingerabdrücken hätte entwickeln können, wenn sich diese mit derselben Sicherheit wie das andere Verfahren zur Überführung des jeweiligen Täters heranziehen ließe. Da die Flüssigkeit der Vorsteherdrüse, in der sich die Samenzellen befinden, von der Blutgruppe des Mannes abhängt, läßt sich hier doch manches entdecken, oder besser gesagt, ausschließen.

Mißgebildete Samenzellen, wie sie unter der täglich erzeugten Menge von nahezu einer Milliarde regelmäßig auftreten, oft zusammen mit anderen gestaltlich veränderten Samenzellen. Oben eine mit zwei Schwänzen, unten eine mit zwei Köpfen.

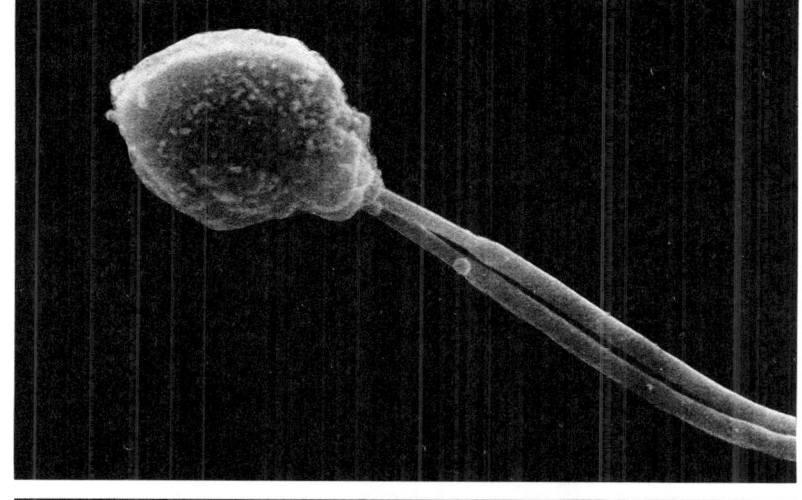

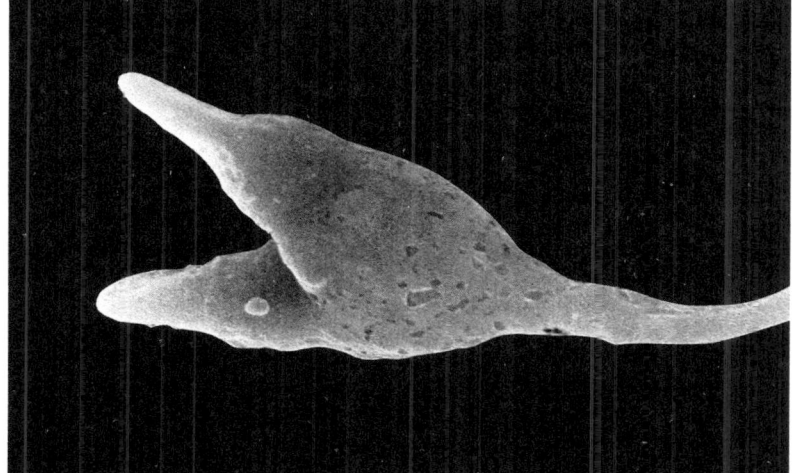

Normalgestaltete Samenzelle.

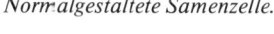

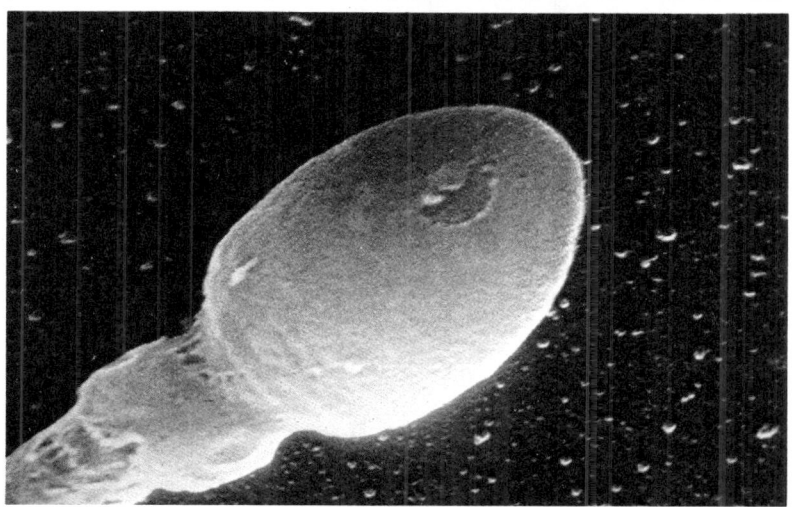

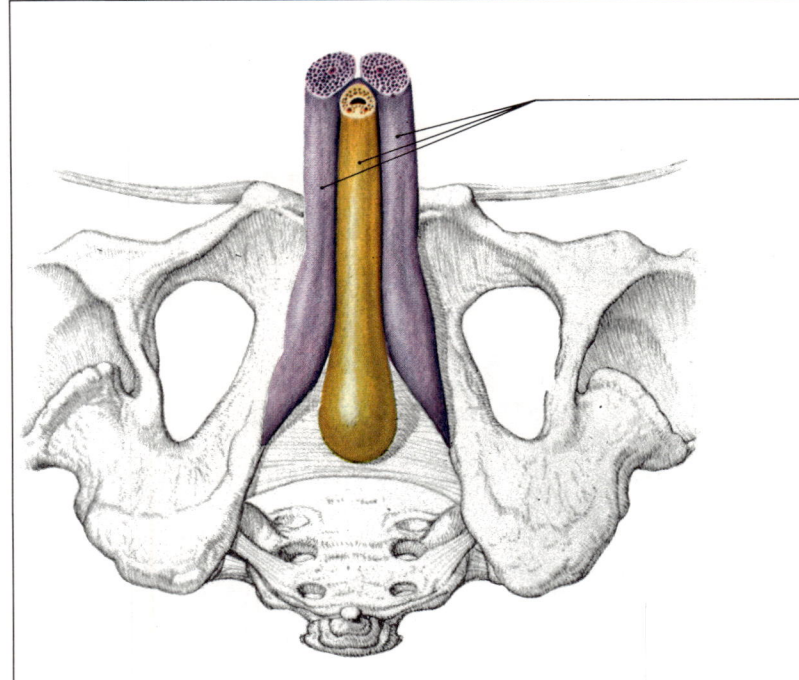

Sobald die unansehnliche Mischung aus Samenzellen den Hodenkanälchen entquillt, in denen sie erzeugt worden werden, trifft sie, immer noch innerhalb des Hodens, auf eine unwirklich anmutende Landschaft, die von fünf bis zehn unschön anzusehenden Gebilden bestimmt wird, ähnlich babylonischen Tempeltürmen mit ihren unregelmäßigen Terrassen. Sie enthalten in ihrem Inneren winzige Flimmerhärchen, die mit ihren Bewegungen die noch unreife Samenzelle hindurchtreiben. Dann wachsen sie während einer kurzen Entwicklungspause in dem aus den Hoden hinausführenden Samenleiter weiter.

Anschließend gähnt vor den Samenzellen ein gut einen halben Meter langer Tunnel, der im Unterleib einen verblüffenden Mäander bildet. Zuerst erreicht er fast die Oberfläche des Hodensacks, führt dann seitwärts in den Unterleib, an der Beckenwand entlang, zieht sich bis hinter die Harnblase zurück und kehrt dann wieder an die Vorderseite der Vorsteherdrüse zurück. Uff! Aber das ist noch nicht alles, denn dort trifft er mit dem Harnleiter zusammen. Hier liegt ein gut eingespieltes Ventilsystem, das dafür sorgt, daß nie gleichzeitig Samenflüssigkeit und Urin hindurchfließen können. (Da es eine Weile dauert, das System von der einen Flüssigkeit auf die andere umzuschalten, können Männer während einer Erektion und eine Weile nach der Ejakulation kein Wasser lassen.)

Von dieser ›Weiche‹ aus geht der Harn-Samen-Leiter in das Glied und durch es hindurch. Um den Austrittsabschnitt herum liegen drei lange, schlanke Schwellkörper. Zwei von ihnen sind paarförmig angeordnet und bilden eine tiefe Furche, in der wie eine Praline in ihrem Papier der dritte liegt. Alle drei enthalten jeweils ein riesiges dreidimensionales Netz, das Blut in sich aufnehmen kann. Sobald die richtigen Signale eintreffen, pumpen die Arterien, die diese drei Gewebsteile versorgen, mehr Blut heran als sonst, während die Venen, die gewöhnlich das Blut ableiten, durch kleine Muskeln um sie herum fest abgequetscht werden. (Merkwürdigerweise besitzt der Wal ähnliche schaumgefüllte Höhlen um jedes Ohr herum; wenn diese rasch anschwellen, bilden sie einen ausgezeichneten Schutz gegen Druckveränderungen bei diesem tieftauchenden Säuger.) Damit im entscheidenden Augenblick die Schleusentore geöffnet werden können, unterstützt ein als VIP bezeichneter leistungsfähiger Stoff den Vorgang. Dies gastro-intestinale Hormon, das als Vermittlersubstanz dient, wurde ursprünglich in den Eingeweiden entdeckt und befindet sich hier in winzigen Bläschen, die über den gesamten unteren Teil des männlichen Gliedes und in zweien der drei Schwellkörper verteilt sind. Tausende von Nervenendigungen haben nie etwas anderes zu tun, als mit den VIP-Bläschen in ihrem Inneren geduldig darauf zu warten, daß sie diese freigeben, wenn vom Gehirn der Befehl zur Erektion kommt. Da mehr Blut in das Glied hinein- als aus ihm herausströmt, kann es in lediglich drei bis fünf Sekunden auf eine Länge von 15,3 und einen Umfang von 11,4 Zentimetern anschwellen.

Diese Zahlenangaben sind symptomatisch für die an Besessenheit grenzende Sucht, alle Veränderungen des männlichen Gliedes möglichst genau zu erfassen. An den meisten Stellen des Körpers würde es ohne weiteres genügen, eine runde Zahl zu nennen, aber hier mußte bei den Versuchspersonen auch noch der letzte Millimeter gemessen werden.

Dabei verblassen solche Werte angesichts des knapp einen halben Meter langen erigierten Penis beim Eber, des rund fünfundsiebzig Zentimeter messenden eines Hengstes, oder gar dessen beim größten aller Lebewesen auf der Erde, des Blauwals, der es auf stolze zwei bis zweieinhalb

Weibliche Geschlechtsorgane, schematischer Querschnitt.

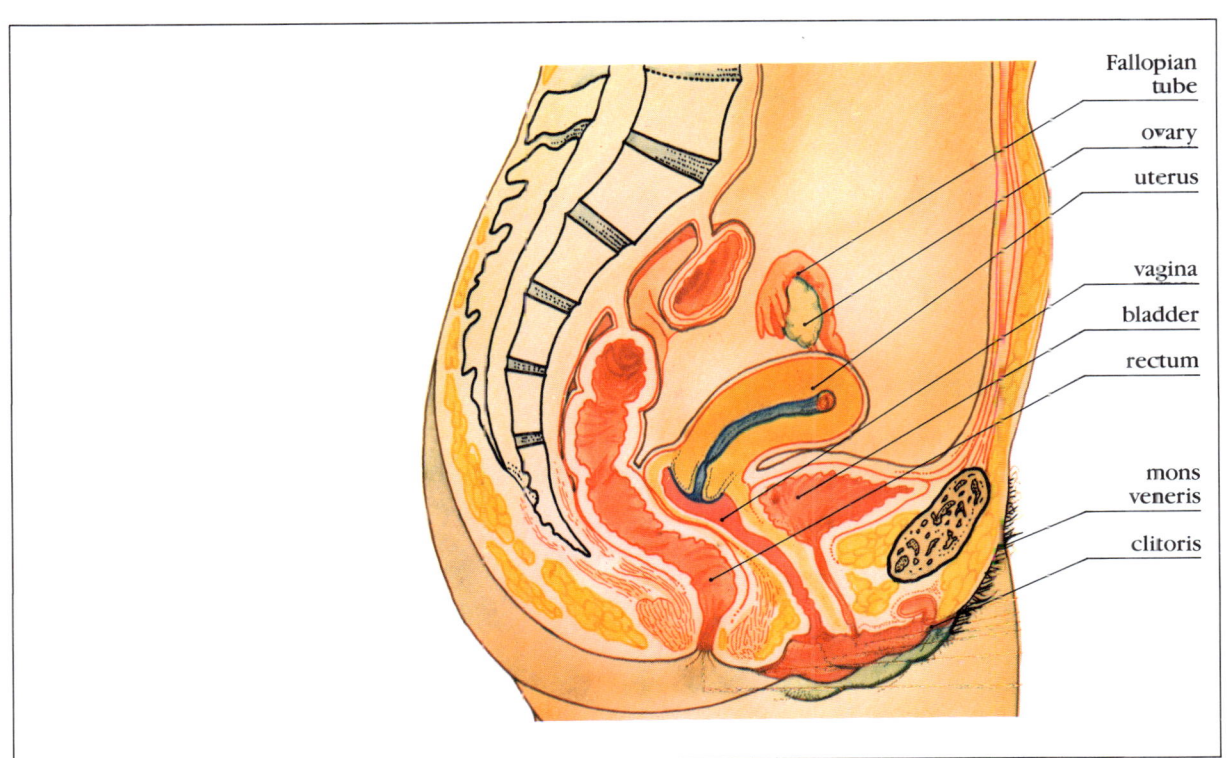

Fallopian tube

ovary

uterus

vagina

bladder

rectum

mons veneris

clitoris

Meter bringt, zur Bedeutungslosigkeit. Besonders bemerkenswert am Blauwal ist, daß er im Unterschied zu zahlreichen anderen Säugern, bei denen ein Stützknochen dem erigierten Glied zu Hilfe kommt - beispielsweise Bär, Gorilla und Löwe -, alles der Kraft seiner Venen und Arterien verdankt. Allerdings unterstützt ihn dabei zugegebenermaßen der natürliche Auftrieb des Meereswassers.

Die Anatomie der Frau

Bei der Frau geht das auslösende Hormon aus der Hirnanhangdrüse zu den beiden Eierstöcken. Runzlig, flach und kaum bohnengroß, liegen sie auf Bändern, die von beiden Seiten der Beckenseitenwand ausgehen. Jeder von ihnen enthält schon bei der Geburt mehr als dreihunderttausend winzige Eizellen, im Vergleich zum Eierstock so klein wie dieser selbst im Verhältnis zu den hundertzehn Stockwerke hohen Zwillingstürmen des New Yorker World Trade Center. Viel geschieht dort nicht, bis mit Einsetzen der Pubertät im Abstand von durchschnittlich vier Wochen ein Ei nach dem anderen aus ihnen auftaucht. Das bedeutet, daß in den rund fünfunddreißig Jahren, in denen eine Frau fruchtbar ist, vierhundert Eier ausgeschickt werden, eine Zahl, die geringer ist als die Menge an Samenzellen, die in jeder halben Sekunde in den Hoden eines Mannes entsteht. Hier allerdings zählt Qualität mehr als Quantität, denn eine sprungreife Eizelle ist Hunderte von Malen größer als eine Samenzelle. Schließlich enthält sie alle Nährstoffe, die erforderlich sind, den Embryo in den ersten Tagen nach der Befruchtung am Leben zu erhalten.

Eine Eizelle beginnt ihren Lebenslauf als mikroskopisch kleines Fleckchen, das fest in der Mitte des Eierstocks sitzt, arbeitet sich allmählich nach außen und wird auf dem Weg zur Oberfläche größer und runder. Dort angekommen, löst sie sich ab und hinterläßt einen kleinen Krater, der einige Wochen hindurch als Quelle für Hormone dient, die den weiblichen Körper auf die Schwangerschaft vorbereiten. Dieser Prozeß kann schmerzen, und hier findet sich der Grund für den unvermittelt auftretenden Schmerz beim Eisprung. Nach und nach wird der Krater eingeebnet, verschwindet aber nicht ganz. Nach einigen Jahrzehnten und Hunderten von Eisprüngen sieht die Oberfläche der Eierstöcke einer Vierzigjährigen unregelmäßig und narbig aus, ganz im Unterschied zur glatten Ellipsoidform, die sie bei einem vierzehnjährigen Mädchen haben.

Wie wir im nächsten Kapitel ausführlicher sehen werden, schwebt das abgelöste Ei nicht lange frei herum, denn der Eileiter, dessen Eingangsöffnung sich trompetenförmig über den Eierstock stülpt, zieht es in sich hinein. Durch Wellenbewegungen von Muskeln und Flimmerhärchen wird es innerhalb des Eileiters etwa auf den halben Weg zur Gebärmutter transportiert. Dort wartet es darauf, daß es in die Gebärmutter gelangt: sei es unbefruchtet, sei es von einer ziellos umherirrenden Samenzelle befruchtet. In ersterem Fall wird es bei der Menstruation zwei Wochen später ausgeschwemmt. Zwischen diesem im Eileiter auf sein Geschick wartenden Ei und der Außenwelt befinden sich zwei weitere wichtige Zonen. Die erste ist die Gebärmutter, ein im Normalzustand etwa faustgroßer Hohlmuskel, dahinter, am weitesten außen liegend, die Scheide. Beide wurden von männlichen Anatomen erstmals erforscht, und noch aus jener Zeit stammen manche in Männergehirnen herumspukende Vorstellungen.

Beispielsweise glaubten die alten Griechen seinerzeit, die wechselnde Stimmung von Frauen werde dadurch hervorgerufen, daß ihre Gebärmutter in ihrem Körper herumwandert und oft unmittelbar unter dem Hals eingeklemmt wird. Daher bestand ihre Lösung bei Depressionsanfällen von Frauen darin, daß sie die Leidende durch eine Sklavin ihres Chitons entkleiden ließen und einen angewärmten Behälter mit gewürztem Weihrauch so nahe an die Scheide heranbrachten, daß die ihm entsteigenden lockenden Dämpfe in den Körper eindringen und die widerspenstige Gebärmutter wieder dorthin zurückholen konnten, wohin sie gehörte. Der ganzen Sache lag die Vorstellung zugrunde, daß die Stimmungen eines Mannes auf den Einfluß der Götter zurückgingen, die einer Frau hingegen auf ihre unglückliche Anatomie. Da Gebärmutter auf altgriechisch *hystera* hieß, benutzen wir heute noch die gewöhnlich auf Frauen angewendeten abwertenden Begriffe ›Hysterie‹ und ›hysterisch‹.

Ähnlich verhielten sich die alten Römer. Zur Kaiserzeit trugen die Würdenträger Roms bei Verrichtung ihrer Aufgaben häufig ihr Schwert in einem ihnen von der Toga baumelnden Behältnis mit sich, das im damaligen Latein *vagina* hieß. Wie im Deutschen ist das nichts anderes als eine Scheide. Zweifellos waren mächtige Kriegsherren wie Cäsar stolz darauf, eine übergroße Scheide spazieren zu tragen, wenn nicht gar ein Paar davon. Diese vom Männlichkeitswahn besessene Kultur bezeichnete dann den von der Gebärmutter führenden Weg gleichfalls als ›Vagina‹, womit sie die Vorstellung verfestigten, es sei ihre ausschließliche Aufgabe, als Scheide für das Glied des Mannes zu dienen und nicht etwa dazu, den Frauen Lust zu bereiten.

Doch Lust bereitet sie, und darin wird sie von den verschiedenen Geweben unterstützt, die strategisch um ihre Mündung verteilt sind. Zu ihnen gehören die äußeren fetthaltigen Hautfalten, die als große Schamlippen bezeichnet werden, sowie die inneren Schamlippen, die (weil sie kein Fett enthalten) dünner sind und kleine Schamlippen heißen. Die Namensähnlichkeit beider ist irreführend: die großen Schamlippen bestehen aus gewöhnlicher Haut und gehen oben an derselben Stelle ineinander über, an der auch die Schambeine miteinander verschmelzen. Dort befindet sich eine größere Ablagerung von Fett und Bindegewebe: der Venushügel. Die kleinen Schamlippen hingegen sind mit etwas ganz anderem überzogen, Schleimhaut von der gleichen Art, wie wir sie auch auf der Zunge, in der Kehle und auf der Innenseite der Augenlider finden. Davon abgesehen, sind es gar nicht die allerinnersten Lippen, die den Scheidenvorhof begrenzen, denn gleichfalls paarig angeordnet befinden sich innerhalb *ihrer* die großartig als ›Vorhofschwellkörper‹ bezeichneten Bulbi vestibuli, die aber in Wirklichkeit einfach zwei empfindliche Venengeflechte sind. Um die Beschreibung der Scheidenregion zu vervollständigen, sei gesagt, daß sich oberhalb der Stelle, wo die kleinen Schamlippen zusammenstoßen, die empfindliche Klitoris befindet, die auf deutsch auch Kitzler heißt.

All das erfährt während einer geschlechtlichen Erregung starke Veränderungen. Die großen Schamlippen öffnen sich weiter als sonst und werden abgeflacht, während sich die kleinen vergrößern und nach vorn strecken. Die jetzt freiliegende Klitoris verdoppelt ihre Länge oft bis auf nahezu einen Zentimeter. Allerdings treten hier bedeutende Abweichungen auf, und in Einzelfällen wurde eine Länge von rund acht Zentimetern berichtet. Auch der obere Bereich der Scheide beginnt in der Art einer Erektion anzuschwellen, während sich die Muskelbänder entspannen, an denen sie aufgehängt ist. Außerdem wird sie durch drei unterschiedliche Vorgänge befeuchtet. Über die gesamte Länge der Scheide anschwellende Blutgefäße drücken durch ihre vergleichsweise dünnen Wandungen Feuchtigkeitsperlen heraus. Sobald diese einen hinreichenden Durchmesser erreicht haben, verschmelzen sie und bilden einen dünnen, aber durchgehenden schlüpfrigen Belag. Eine in der Nähe des Scheideneingangs lie-

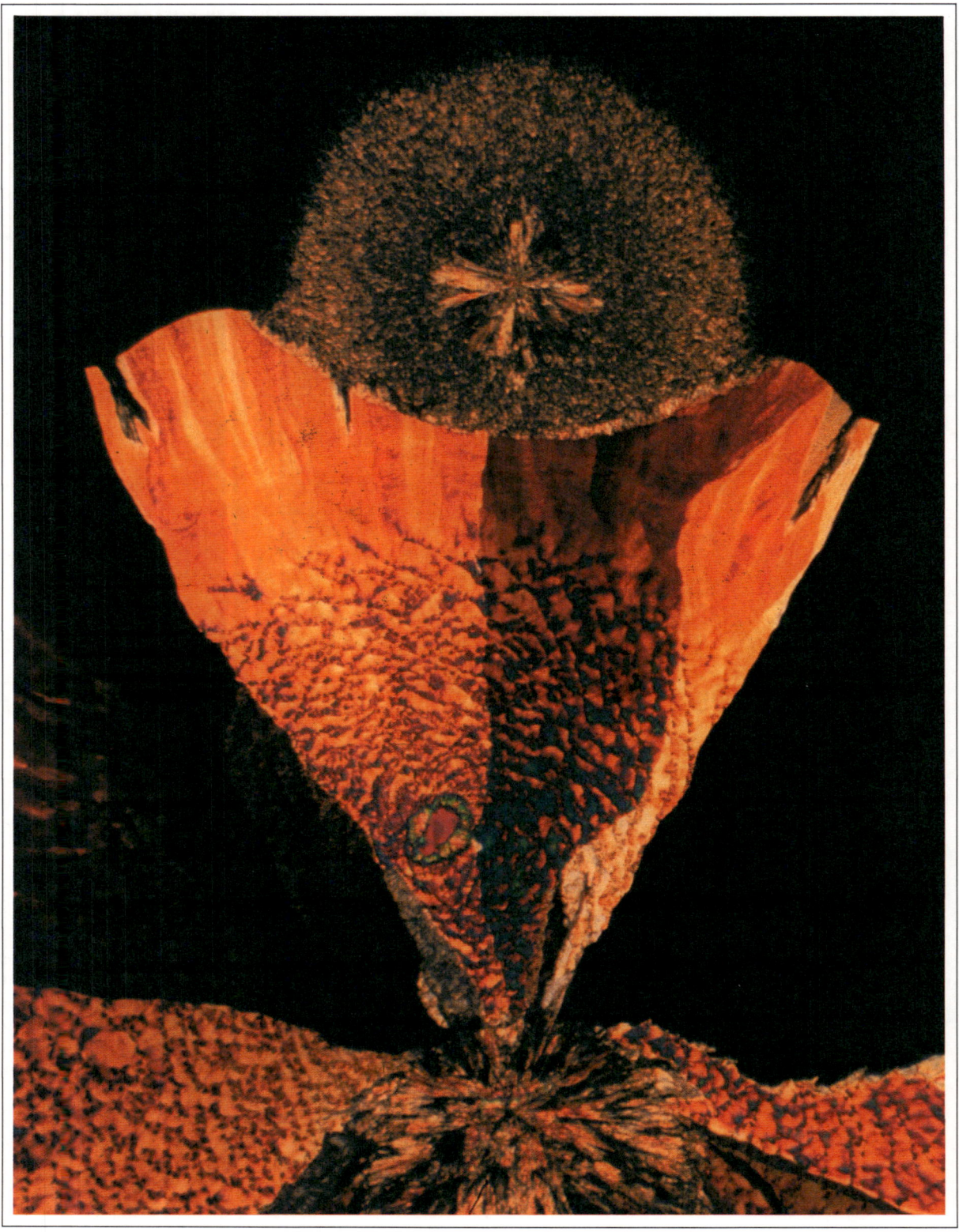

gende Drüse sondert einen Teil der in ihr enthaltenen Flüssigkeit ab, und schließlich kommen aus dem Eingang der Gebärmutter etwas dickflüssigere Absonderungen. Alle diese als Gleitmittel dienenden Schleimstoffe bestehen aus einem als Muzin bezeichneten einfach gebauten Eiweiß, das mit einer speziellen Säure vermischt ist. Das in unserem Mund erzeugte Muzin ist ein Hauptbestandteil des Speichels. Dort in der Scheide veranlassen die in dieser schleimartigen Flüssigkeit enthaltenen Säuren die winzigen Muzinbausteine dazu, ein verwobenes Gebilde zu erzeugen, das etwa nach dem Bauprinzip einer Blockhütte hergestellt wird. Diese innere Versteifung gibt dieser Flüssigkeit die hohe Viskosität.

Schon ein Stimmungsumschwung kann die Sache hier beenden. Falls es aber dazu nicht kommt, gehen die Veränderungen weiter. Die Klitoris strafft sich und wird häufig durch zwei vom Beckenknochen ausgehende Muskelstränge, die sie halten, unter der Abdeckung hervorgezogen, die sie sonst verbirgt. Das äußere Drittel der Scheide beginnt sich zu kontrahieren, was für das Ergreifen des männlichen Gliedes nützlich ist, aber auch schon an und für sich lustvoll sein kann. Man begreift daher leicht, warum es auch ›orgastische Manschette‹ genannt wird.

Die großen Schamlippen können etwas mehr anschwellen, werden aber eindeutig von den kleinen übertroffen. Jene erfahren eine eindrucksvolle Verfärbung von einem stumpfen Rosa zu einem leuchtenden Rot. Bei einer Frau, die bereits Kinder hatte, werden sie immer etwas dunkler, bis sie die Farbe von altem Burgunder erreicht haben. Das gesamte Blutvolumen im Körper nimmt zu. So quälend es sein kann, an dieser Stelle aufzuhören, so ist es doch erforderlich, die Dinge einstweilen in der Schwebe zu lassen, um die Hintergründe näher zu untersuchen.

Biologische Gründe für die sexuelle Erregung

Warum vollzieht man den Liebesakt? Die auf der Hand liegende Antwort heißt: weil es schön ist. Damit aber wird die Frage nur auf eine andere Ebene verlagert. Warum *sind* wir so angelegt, daß in bestimmten wonnevollen Augenblicken eine Pause das Letzte wäre, was wir uns wünschen, und daß sich Menschen in der Hoffnung auf solche Augenblicke den ganzen Tag über ungewöhnlichen Ritualen unterziehen? Die Engländer hatten zur Zeit ihrer Königin Victoria eine einfache Erklärung dafür: sie erklärten, der Liebesakt sei für die Fortpflanzung der Art erforderlich. Doch viele Arten gedeihen bestens mit der ungeschlechtlichen Vermehrung, bei der sich Einzelwesen selbst fortpflanzen – beispielsweise die Amöbe, die sich einfach teilt, wenn weitere Amöben benötigt werden. (Zahlreiche der mit vielen Widerhäkchen versehenen Bakterien, die in großen Kolonien auf unserem Gesicht leben, halten es ebenso.) Das ist gut und schön, wenn nichts gebraucht wird als identische Amöben, und dort, wo sie sich bevorzugt aufhalten, nämlich in stehenden Gewässern, genügt diese Art Fortpflanzung gewöhnlich auch. Höhere Tiere jedoch entstehen in Umgebungen, in denen Erregendes geschieht, denn diese sind beständigem Wandel unterworfen.

Ausschließlich die geschlechtliche Fortpflanzung, bei der zwei Einzelwesen ihr Erbgut so miteinander verbinden, daß ein drittes entsteht, das sich von den beiden anderen unterscheidet, ermöglicht eine Anpassung an solche sich verändernden Umgebungen.

Bisweilen geht damit eine Verbesserung einher, und daran dachte zweifellos die Schauspielerin Isadora Duncan, als sie dem Dramatiker George Bernard Shaw vorschlug, sie sollten miteinander ein Kind zeugen, das dann ihr gutes Aussehen und seine brillanten geistigen Fähigkeiten haben würde. Das Ergebnis kann aber auch anders ausfallen, und das berücksichtigte wohl Shaw, denn er wies ihr Ansinnen mit dem Hinweis darauf zurück, das Kind könne ohne weiteres auch sein Aussehen und den Verstand der Mutter erben. Gewöhnlich ergibt sich weder eine Verbesserung noch eine Verschlechterung, sondern eine Mischung, die bei weitgehend gleichbleibenden Umständen kaum besser sein dürfte als beide Eltern. Aber einzelne unter einer großen Menge haben gute Aussichten darauf, besser zurechtzukommen als die jeweiligen Eltern, wenn die Welt, in der sie leben, eine Veränderung erfährt. Immerhin ist es in der Vergangenheit so häufig zu solchen Veränderungen gekommen, daß alle großen Geschöpfe vom Erdboden verschwunden sind, die einfach geklonte Nachahmungen eines einzelnen Elternteils waren. Die Vorzüge einer Mischung des genetischen Materials haben sich als hinreichend wichtig erwiesen, um besondere Anreize zu entwickeln, mit deren Hilfe sie sich herbeiführen läßt. Dazu gehört auch die Lust an der geschlechtlichen Vereinigung.

Ein weiterer Grund läßt die geschlechtliche Vermehrung nötig erscheinen. Die Erde ist einem unaufhörlichen Bombardement von Hochgeschwindigkeitsteilchen aus dem Weltraum ausgesetzt. Allein in der Zeit, die es dauert, diesen Satz zu lesen, durchdringen Milliarden von der Sonne ausgegangener Atomkerne von geringem Energiegehalt mit über eineinhalb Millionen Stundenkilometern jeden Quadratzentimeter unseres Körpers. Sie bewirken dort nur wenig, im Unterschied zu der geringen Anzahl kosmischer Strahlen, die wahrscheinlich aus fernen Bereichen der Milchstraße kommen, zu der auch unser Sonnensystem gehört und mit beträchtlich höherer Geschwindigkeit und Energie in uns eindringen. Es besteht ohne weiteres die Möglichkeit, daß sie sich in einem in empfindlicher Lage befindlichen Atom im genetischen Vorrat unserer DNS in den Samenzellen der Hoden oder den Eizellen der Eierstöcke einnisten. (Diese DNS, und das bedeutet *D*esoxiribo*N*uklein*S*äure, wird übrigens heute in der wissenschaftlichen Literatur meist als DNA bezeichnet – es ist ein und dieselbe Substanz.) Enzyme in der Umgebung der DNS bemühen sich eifrig, den Schaden zu beheben, aber da in einem einzigen dieser häufigen unsichtbaren Schauer achttausend kosmische Strahlen unseren Körper treffen können, gelingt die Reparatur der beschädigten DNS nicht immer. Die Aussicht, daß im Verlauf einer Generation ein Gen eine solche Mutation erfährt, steht eins zu fünf Milliarden. Diesen Wert nennen wir die spontane Mutationsrate, und er kann im Laufe der Zeit größer werden, da zu dieser Mutation neben der Strahlung noch weitere Faktoren beitragen.

Glichen die Nachkommen der Menschen ihren Eltern so, wie ein Schreibmaschinen-Durchschlag dem Original, ließen sich solche genetischen Veränderungen schon bald (in der nächsten Generation) beobachten, was schlimme und in letzter Konsequenz sogar tödliche Folgen haben könnte. Hat hingegen bei der geschlechtlichen Fortpflanzung die DNS in einer Samenzelle unter der kosmischen Strahlung gelitten, ist es äußerst unwahrscheinlich, daß das gleiche Atom in der DNS der von der Samenzelle befruchteten Eizelle auf die gleiche Weise in Mitleidenschaft gezogen worden ist. Wenn aber dieser Fehler nur einmal auftritt, zeigt sich am Kind später häufig keinerlei Veränderung.

Lediglich bei Inzest geht diese Rechnung nicht auf, und daher ist er nahezu überall tabuisiert oder gesetzlich verboten, und das hat keineswegs mit Aberglauben zu tun. Da Geschwister immerhin die Hälfte der Gene miteinander gemeinsam haben, müssen in einer Vielzahl von Fällen Nachkommen durch identische genetische Fehler beider Eltern deutlich geschädigt worden sein. Selbst Verbindungen zwischen Vetter und Kusine ersten Grades, bei denen das gemeinsame Genmaterial nur noch zwölf-einhalb Prozent beträgt, lassen gegenüber dem statischen Durchschnitt etwa dreimal so häufig eine schwere geistige Behinderung wie sonst erwarten, bei der Nachkommenschaft von Geschwistern hingegen liegt diese Häufigkeit sogar *siebenundzwanzig*mal so hoch wie sonst. Das sind wahrlich schlechte Aussichten.

Ein Vorbehalt

An dieser Stelle muß der Biologe eine Begrenzung einräumen. Andere Tiere werden von ihren physiologischen Gegebenheiten stärker bestimmt als wir. Bei gewissen Gottesanbeterinnen fährt das Männchen sogar dann mit der Begattung fort, wenn sich das Weibchen vorbeugt und ihn aufzu-fressen beginnt, wobei sie sich vom Kopf zum hinteren Ende vorarbeitet. Das nenne ich Beharrlichkeit. Da wir Menschen weniger mechanisch vorgehen und uns leichter ablenken lassen, sollten wir beim Nachstehen-den stets bedenken, daß die Erklärungen der Physiologie lediglich sagen, was sein kann, und nicht immer das, was ist.

Die Anatomie des Mannes (Fortsetzung)

Es ist jetzt an der Zeit, uns wieder mit dem Männchen der Art zu beschäftigen, das wir zuletzt gesehen haben, als sich ein bestimmtes Organ im Zustand der starken Vergrößerung befand. Das hinter der Erektion wirkende hydraulische Prinzip besteht einfach darin, daß mehr Blut in das Glied hinein- als hinausgepumpt wird, wobei sich dessen schwammiges Gewebe ausdehnt, um es aufzunehmen. Die winzigen Muskeln, die die aus dem Glied kommenden Venen zusammendrücken und diese Ausdeh-nung bewirken, werden durch ein Signal von einem der Beckennerven zu ihrem Tun angeregt. Dieser besondere Nerv geht vom untersten Ende des Rückenmarks aus und mündet in den Muskel, der um die bewußten Venen liegt.

Alles mögliche kann dafür sorgen, daß die Nerven aufhören, Botschaf-ten an die Muskeln zu senden. Dazu genügen bereits Befürchtungen, Zögern, Bedenken oder Widerwillen. Acetylcholin, der Stoff, den der Nerv freisetzt, besteht wie die Mehrzahl der Neurotransmitter aus nicht besonders stabilen Molekülen, und daher hört seine Wirkung rasch auf, nachdem es die winzigen Muskeln eine Weile gestrafft hat. Weitere Signa-le müssen über den Nerv geschickt werden, wenn die Muskeln weiter-geschlossen bleiben und die Barriere, die sie gegen den hohen Blutdruck bilden, aufrechterhalten werden sollen.

Läßt beim Mann die Erektion nach, bevor ihm das recht ist, oder kommt es erst gar nicht dazu, liegt das gewöhnlich daran, daß andere Zentren im Gehirn diese wiederholten Nervensignale und damit die Freisetzung von Acetylcholin aufgehoben haben. Daher empfiehlt es sich für einen Mann nicht, daß er sich in Situationen, in denen er Wert auf die Demonstration seiner männlichen Fähigkeiten legt, Sorgen macht, denn das bringt nur die normalerweise ganz einfach funktionierende Erregungsleitung durch-einander. Übrigens können auch die mächtigen VIP-Bläschen, die sich frei in seinem Glied tummeln, um die der Erektion dienenden Arterien offen zu halten, durch zu starke Besorgnis in ihrem Tun behindert werden.

Die Nerven, die die Venen steuern, brauchen sich nicht die ganze Last allein aufzubürden. Ihnen wird Hilfe von außen zuteil, nämlich von dem Teil des Gliedes, das wegen seiner Form auf lateinisch *glans* und auf deutsch in der wörtlichen Übersetzung ›Eichel‹ heißt. Sie ist bis zum Rand mit einer ungeheuren Anzahl von Druckrezeptoren und anderen Nerven-endigungen vollgestopft, die sämtlich unmittelbar unterhalb ihrer Ober-

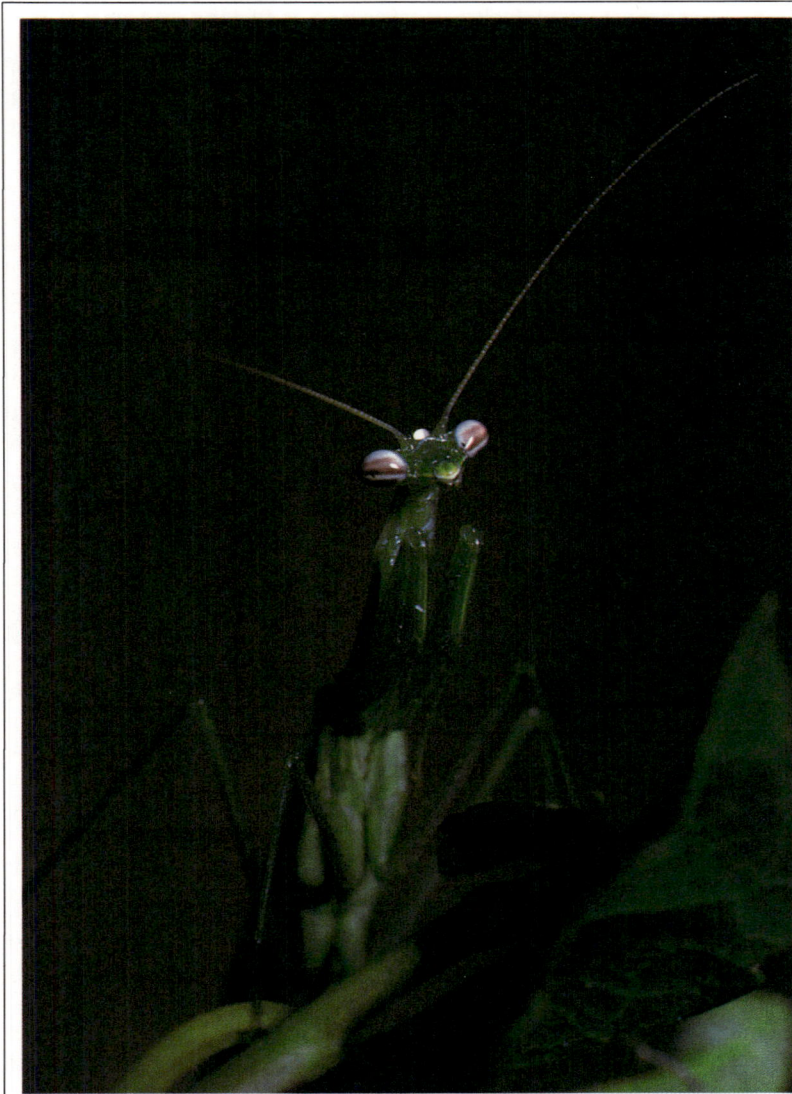

fläche münden. Da all diese Nervenendigungen dicht beieinanderliegen, ist dieser Bereich Berührungen gegenüber so empfindlich.

Diese Fürsorge läßt die Natur nicht allen Teilen des Körpers angedeihen. Beispielsweise liegen in der Mitte des Rückens die Nervenendigungen ziemlich weit auseinander. Die meisten Menschen empfinden zwei dort gleichzeitig stattfindende Berührungen nur dann nicht als eine einzige, wenn sie mindestens sechseinhalb Zentimeter auseinander liegen. Auf dem Unterarm beträgt dieser Abstand knapp vier Zentimeter, an den Fingerkuppen hingegen, in denen wir weit mehr Rezeptoren haben, lediglich zweieinhalb Millimeter, und an der Zungenspitze gar nur gut einen halben. (Deshalb empfinden wir einen noch so winzigen Schnitt in der Zunge, der zum Beispiel von einem Blatt Papier herrührt, als riesige Kluft.) Bei der Eichel des erigierten Gliedes liegt der Wert ähnlich wie bei der Zunge.

106

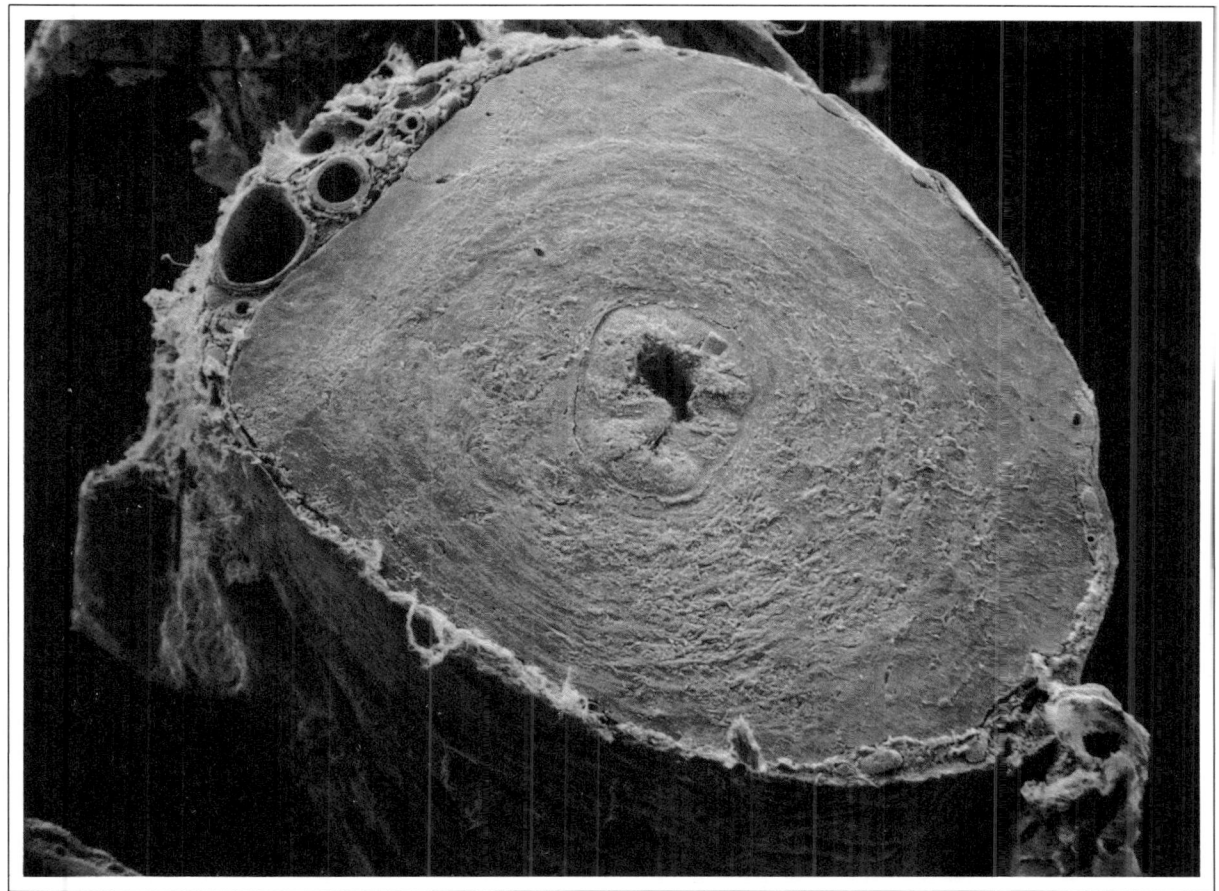

Hier ist zu sehen, was den Samenerguß (die Ejakulation) beim Mann so beschleunigt – der äußerst dicke Muskel, der den Samenleiter umhüllt und den Samen in die Harnröhre schleudert, von wo er den Körper verläßt. Eine rhythmisch pulsierende Muskelwandung preßt ihn durch den engen Zentralkanal, den Noradrenalin aus dem Sympathikus steuert. Dieser Reiz geht von einem Ganglion aus, das mit dem Beckennerven verbunden ist. Die kleinen Aushöhlungen oben links sind Blutgefäße, die den Muskel mit Nährstoffen versorgen.

Es wäre zu merkwürdig, wenn die von der Technik geprägte Zivilisation nicht den Versuch unternommen hätte, ihre Bemühungen auch auf dies Gebiet menschlichen Strebens auszudehnen. Wer das Funktionieren seines Ein und Alles nicht gern den Launen eines einzigen Beckennerven und den rasch zerfallenden Acetylcholin-Molekülen anvertrauen mag, kann ein ›miniaturisiertes Erektions-Erhaltungssystem‹ an sein Glied anlegen lassen. Bei frühen Ausführungen mußte man in aller Eile einen unten befindlichen kleinen birnenförmigen Gummiball pumpend betätigen, der dann auf hydraulischem Wege eine Substanz in zwei oder drei vergrößerbare Zylinder beförderte, die man dem wartenden Glied eingepflanzt hatte. Die neueste Ausführung arbeitet elektrisch und wird durch einen glatt mit der Haut verschmelzenden winzigen Knopf ausgelöst, der sein Wirken lediglich durch ein leises Säuseln verrät, ähnlich dem Geräusch einer lauten Quarzuhr – jedenfalls behauptet das der Hersteller.

Eine auf natürlichem Wege erfolgende Erektion bezieht durchaus auch andere Körperteile mit ein. Der gestiegene Blutdruck der gesteigerte Puls und das ›Feuern‹ anderer Nerven führen dazu, daß zum Beispiel Ohrläppchen, Fingerspitzen, Brustwarzen und die Nase überflüssigerweise leicht anschwellen. Außerdem steigt die Hauttemperatur an, der Atem geht schneller und Schluckbewegungen werden langsamer. Gewissen unseligen Zeitgenossen springen sogar die Kontaktlinsen heraus.

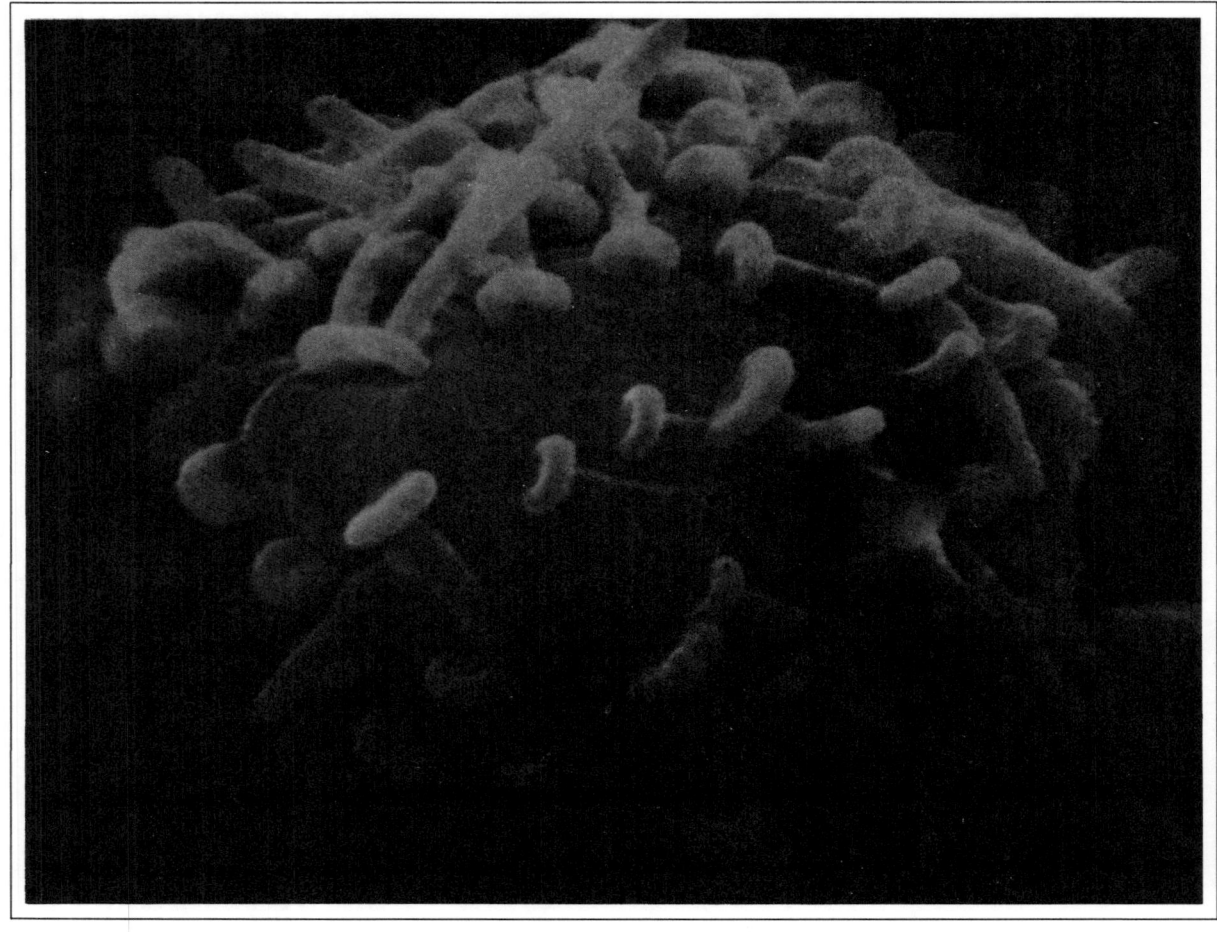

Diese Veränderungen sind eher als Hinweis auf das von Bedeutung, was noch kommt, denn in dem Augenblick, da die das Acetylcholin freisetzenden Nerven wirklich aktiv werden, ist der Körper bereit, sie abzuschalten und das Gesetz des Handelns den anderen autonomen Nerven zu übertragen, nämlich jenen, die die größeren Gewebe mit Adrenalin oder Norpinephrin versorgen. Dies Umschalten zeigt an, daß die Ejakulation bevorsteht. War die in der westlichen Welt im Durchschnitt rund acht Minuten dauernde Einstimmung lang genug (die Extremwerte liegen bei gemessenen zwei Sekunden und bei fünfzehn Stunden – letzteren Wert hat die Filmschauspielerin Mae West von einem ihr bekannten gewissen ›Ted‹ berichtet –), liefert diese zweite Nervengruppe rasch eine Signalfolge. Jedes Signal wirkt nacheinander auf die Drüsen und Muskeln um den Samenleiter ein, der von den Hoden um das Glied herum und dann durch es hindurch führt. Sobald sie ihr Werk begonnen haben, läßt sich dem Prozeß kein Einhalt mehr gebieten. Die Art, wie diese zweite Nervengruppe zu Werke geht, ist recht sonderbar. Sie beginnt im Gehirn, läuft über das Rückenmark abwärts, und statt sich nun unmittelbar den betroffenen Teilen zuzuwenden, windet sie sich in riesigen ineinander verflochtenen Knoten gebündelt umeinander, die wenige Zentimeter vom Rückenmark

Schaltzentrum des Orgasmus: Ganglion des sympathischen Nervensystems, durch das die Signale ihren Weg nehmen müssen, die den Übergang von der Erregung zum Orgasmus ankündigen.

entfernt unmittelbar unter den kräftigen Rückenmuskeln in regelmäßigen Abständen verteilt sind – die Ganglien aus Kapitel 2. Erst dann gehen sie zu den Genitalien weiter. Der Befehl zum Orgasmus durchläuft zuerst eine Zwischenetappe im unteren Teil des Rückens.

Diese letzte Welle von Signalen sorgt dafür, daß Druck auf die winzigen Muskeln ausgeübt wird, die das Sperma und es begleitende Flüssigkeiten zu einem Zwischenlager schicken, etwa auf halbem Weg in der Austrittsröhre, an einer Stelle, wo sie durch die Vorsteherdrüse hindurchgeht. Nach einer Pause von weniger als einer Fünftelsekunde führen weitere Kontraktionen der um den Weg herum liegenden Muskeln zu einer zeitlich genau abgestimmten Druckwelle hinter dem Samen, die dafür sorgt, daß er durch den Penisausgang geschleudert wird. Der Streifen eines Hirnstromschreibers (EEG) würde jetzt zeigen, daß zum einen wie bei einem kleinen epileptischen Anfall Bündel von Millionen Nervenzellen unten im Limbischen System des Gehirns gleichzeitig ›feuern‹, zum anderen aber auch, daß in den kognitiven Zentren der Großhirnrinde, in denen der Verstand des Menschen seinen Platz hat, praktisch keine Nervenzellen aktiv sind. Dem Ganzen geht ein Ausbruch von Nervenaktivität in den Sehzentren hinten im Gehirnschädel voraus – vielleicht liegt darin die Erklärung für den überwältigenden Lichtblitz, den manche Menschen beim Einsetzen des Orgasmus wahrzunehmen behaupten.

Drei oder vier in regelmäßigem Abstand von 0,8 Sekunden aufeinanderfolgende Samenergüsse sind normal, wobei der erste die größte Spermamenge enthält. Man hat gemessen, das unbehinderte Ejakulationen bis zu neunzig Zentimeter weit reichen, doch dürfte der Normalfall eher bei achtzehn bis zwanzig Zentimetern liegen. Die Muskeln um die Harnröhre herum, das ist der Kanal, der innerhalb des Gliedes nach außen führt, erfahren eine Unterstützung durch die Lenden- und Anusmuskeln. Das geht eher auf den angestiegenen Druck aller Flüssigkeiten in jenem Bereich zurück als auf einen unmittelbaren Antrieb des austretenden Ejakulats, das übrigens zu neun Zehnteln aus nichts als Wasser besteht. Weniger als zwei Prozent der Samenflüssigkeit, einschließlich der Samenzellen, um die es in erster Linie geht, stammen aus den Hoden, der Rest kommt größtenteils aus den Kammern und Nischen der Bläschendrüse, die schon bald in den Auslaßkanal einmünden und weitgehend für die klebrige Konsistenz sorgen – wie auch für den Fruchtzucker, der den in der Flüssigkeit schwimmenden Samenzellen als Energiespender dient. (Der Stoff aus den Bläschen, der die Samenflüssigkeit klebrig macht, findet sich auch in der gallertartigen Glaskörperflüssigkeit hinter der Linse des Auges, die dadurch eine höhere Viskosität hat. Die Flüssigkeit vor der Linse, durch die Sie gerade jetzt das Blatt betrachten, ist deshalb wäßrig und durchsichtig, weil sie weit geringere Konzentrationen an dieser in der Samenflüssigkeit so reichlich vorhandenen Substanz enthält.) Etwas mehr als ein Drittel der Samenflüssigkeit entstammt der Vorsteherdrüse und sorgt für den charakteristischen Geruch. Ihre Färbung geht auf die sauerstoffzehrenden Flavoproteine zurück, die in ihrer Mitte Metallatome enthalten und bei Lichteinfall wolkig und weißlich wirken.

Etwa dreieinhalb Kubikzentimeter (gleich Milliliter) Samenflüssigkeit, rund ein kleiner Teelöffel voll, ist das Ergebnis einer durchschnittlichen Ejakulation, aber es kann auch ein kaum wahrnehmbares Fünftel eines Milliliters dabei herauskommen, ebenso wie es manch einer nach langer Abstinenz auf beachtliche dreizehn Milliliter bringen mag. Der kalorische Wert der durchschnittlichen Ejakulation, die reich an Proteinen ist und nur wenig Fett enthält, liegt wahrscheinlich bei weniger als neunzig Kalorien, also unter vierhundert Kilojoule.

Unmittelbar nach der Ejakulation ist der Körper des Mannes nicht zu besonderen Leistungen imstande. Während die zweite Gruppe autonomer Nerven die Impulse auslöst, die zur Ejakulation führen, ziehen sich die ersten, die die Erektion bewirkt haben, rasch zurück. Nachdem das Feuerwerk abgebrannt ist, wird das nur allzu deutlich. Beim Orgasmus reichert sich allem Anschein nach ein Stoff im Gehirn an, der dem Morpium zum Verwechseln ähnlich ist. Wahrscheinlich liegt darin das Geheimnis des beschwingten Hochgefühls nach einem Orgasmus, denn diese jetzt in Fülle zur Verfügung stehende natürliche Substanz legt sich an jedes der lusterzeugenden und schmerzunterdrückenden Nervenzentren, die konzentriertes Morphium sich ebenfalls aussuchen würde, und reizt sie. Dieser Aspekt der Sache ist hinreißend, doch unglücklicherweise sucht die gleiche Substanz außerdem rasch den Teil des Hypothalamus im Gehirn auf, der das die Libido steuernde LH-RH produziert, und legt ihn lahm.

Kaum einem Drittel der Männer unter fünfundzwanzig gelingen mehrere Erektionen und Ejakulationen hintereinander, und in höherem Alter nimmt deren Zahl drastisch ab. Das hat weder damit zu tun, daß der alternde Körper den Anstrengungen nicht gewachsen wäre, die erforderlich sind, die zur Erregung führenden Nerven erneut zu aktivieren, noch damit, daß die erforderliche Wiedereinsetzung der hydraulischen Anlage in ihren vorigen Zustand unmöglich wäre. Das Interesse an der Sache hat einfach nachgelassen – und das liegt an diesen chemischen Veränderungen im Gehirn.

Aus eben diesem Grund aber kann hier Suggestion von ebensogroßer Bedeutung sein wie die Physiologie. Während es ein fünfundvierzigjähriger Amerikaner pro Woche auf durchschnittlich zwei Erektionen bringt, erleben die Männer der Nungauan in Polynesien trotz identischer physiologischer Voraussetzungen zuverlässigen Berichten zufolge nach der Pubertät Nacht für Nacht zwei Orgasmen, und das über mehrere Jahrzehnte hinweg. Der Unterschied mag darin liegen, daß die Gesellschaft der Nungauan großen Wert auf die Fähigkeit legt, anderen mit einem aktiven Geschlechtsleben häufig zu Gefallen zu sein, so daß das Interesse daran, die Wirkung der die LH-RH hemmenden Substanz zu unterdrücken, auch dann beibehalten bleibt, wenn der Reiz des Neuen verflogen ist. Von westlichen Männern wird gesagt, daß sie gelegentlich auch dann ejakulieren, wenn keine Partnerin in der Nähe ist. Das paßt gut zu einer Gesellschaft, die mancherlei Dinge mit dem Ziel entwickelt und auf den Markt wirft, einzelne zu erfreuen, ohne daß man sich groß Gedanken über die Folgen macht, die das für andere haben könnte. Hier sehen wir die Sackgasse des totalen Konsumenten, dem alles dient, der aber selbst unfähig ist, anderen zu dienen.

Die Anatomie der Frau (Fortsetzung)

Zuletzt haben wir die Scheide und ihre Umgebung im Zustand höchster Erregung gesehen, wobei sich die kleinen Schamlippen gerade von einem stumpfen Rosa zu einem leuchtenden Rot oder sogar zum Ton dunklen Burgunders verfärbt hatten. Diese Veränderung ist ein sicheres Zeichen für einen unmittelbar bevorstehenden Orgasmus und geht anderen im übrigen Körper voraus. Diese unterscheiden sich deutlich von denen beim Mann auftretenden und helfen den weniger örtlich fixierten, häufig aber machtvolleren Orgasmus zu erklären, von dem Frauen hin und wieder berichten.

Mit zunehmender Erregung verändert sich das Aussehen der betreffenden Organe der Frau vollständig. Einzelne werden gehoben, und Gewebe

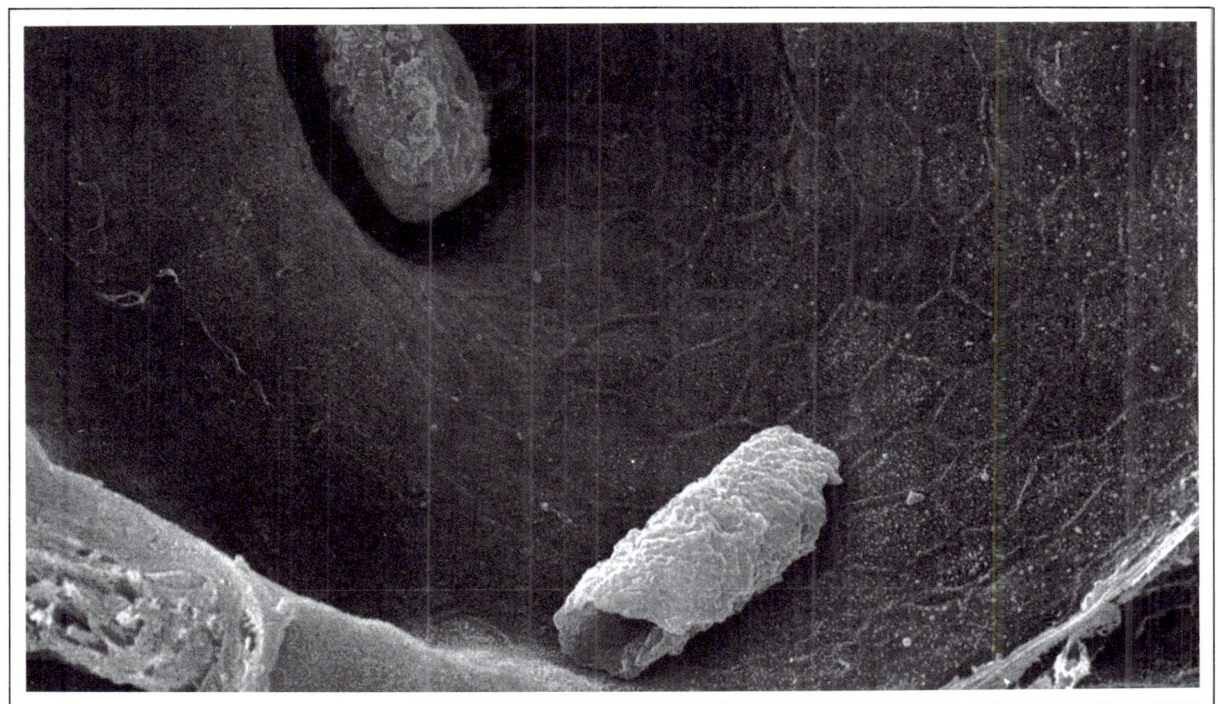

Während der geschlechtlichen Erregung wird durch die Scheidenwand Feuchtigkeit abgesondert.

ändern ihre Lage, während das Ballett der hin und her sausenden Nervensignale eifrig seinen Aufgaben nachkommt. Die Gebärmutter steigt aus ihrer normalen Lage, in der sie über die Scheide gekrümmt liegt, und wird durch innere Bänder in einen weit weniger spitzen Winkel gegenüber der Scheide gehoben, wobei sie sich bis über den Nabel nach oben schiebt. Empfindungen einer Bewegung im Unterleib auch deutlich oberhalb der Scheide sind also keineswegs eingebildet. Der Zugang zur Gebärmutter von der Scheide aus, der Gebärmutterhals (Cervix) verändert seine Lage ebenfalls deutlich und zieht sich, nachdem er eine Weile lang ziellos von einer Seite zur anderen hin und her gerutscht ist, mit zunehmender Erregung aufwärts und nach hinten, wobei er die Röhre der Scheide gänzlich ausdehnt. Röhrenförmig allerdings bleibt sie nicht lange.

Kräftige zur Gruppe der glatten oder Eingeweidemuskulatur gehörende Muskeln umhüllen die gesamte Scheide. Diese Art Muskulatur reagiert schwerfälliger als unsere Arm- oder Beinmuskeln und unterliegt der bewußten Steuerung durch den Willen nicht. Ähnliche Muskeln bestimmen die gleichmäßige Bewegung der Lungenflügel und finden sich auch um die Eingeweide herum – daher der Name. Ihre Gleitfilamente liegen innerhalb des Zellplasmas, bei den anderen Muskeln, die der Gruppe der quergestreiften und unserem Willen unterworfenen Muskulatur gehören, bilden sie, wie wir früher gesehen haben, lange Faserbürdel.

Aber stark sind die Eingeweidemuskeln! Um die oberen zwei Drittel der Scheide dehnen sie sich automatisch aus, während die Erregung ihrem Höhepunkt zustrebt und lockern die Scheide dort, um sie vor möglichen Beschädigungen zu schützen. Das untere Drittel der Scheide hingegen, die ›orgastische Manschette‹, in der sich die Mehrzahl der Sinnesrezeptoren konzentriert, zieht sich so stark zusammen, daß aus ihr ein enger kreisrunder Tunnel wird, der in ihn eindringende Objekte auf einem vergleichsweise geraden Weg führt und damit die Gefahr einer unerwünschten Beschädigung der Wandungen der oberen Scheide weiter vermindert. Überdies sorgt die Verengung dafür, daß die Nervenendigungen in eine als angenehm empfundene Berührung mit dem gelangen, was eingeführt wird.

Auch die Brüste verdienen an dieser Stelle eine Erwähnung. Sie vergrößern sich im Verlauf der Kopulation beachtlich: bei manchen Frauen, vor allem solchen, die noch nicht geboren haben, bis zu dreißig Prozent. Auch die Brustwarzen schwellen an, wobei eine Größenzunahme von mehr als einem halben Zentimeter durchaus normal ist. Allerdings muß hier einmal dem Mythos von der erigierbaren zylindrischen Brustwarze eine Absage erteilt werden. Brustwarzen treten in mancherlei Gestalt auf. Zwar können sie durchaus zylindrisch sein, aber es gibt auch pilz- und kegelförmige, zerklüftete, glatte, erhabene, nahezu ebene und – auch das kommt vor – einwärts gerichtete. Die Veränderungen, die sie während der sexuellen Erregung erfahren, sind ebenfalls vielfältiger Natur. Wenn Brustwarzen faltig sind, liegt das daran, daß das darunter liegende schwammige Hautgewebe stellenweise zu Graten verfestigt ist. Je geringer die Zahl solcher Grate ist, desto weniger Falten befinden sich an der Oberfläche. Als einzige Gemeinsamkeit ist zu verzeichnen, daß die Brustwarzen nahezu aller Frauen an der Spitze gut ein Dutzend (gewöhnlich mit verhornten Stopfen verschlossene) winzige Vertiefungen aufweisen, die auf dem Höhepunkt der sexuellen Erregung so empfindlich sind, daß kräftige Berührungen als schmerzhaft empfunden werden. Ohnehin sind die mit Fett, Nerven, Lymphflüssigkeit, Adern, Bindegewebe, Milchdrüsen und Milchgängen angefüllten Brüste ihrem Wesen nach empfindliche Gebilde, die oft ungewöhnlich erotisierend auf ihre Besitzerinnen wirken können, aber nur, wenn sich der Partner richtig verhält. Mehr als ein Drittel der in einer ausführlichen englischen Untersuchung befragten Frauen hat berichtet, daß sie beim Masturbieren in erster Linie durch ausgiebiges Liebkosen ihrer Brüste häufig einen Orgasmus bei sich selbst hervorrufen konnten. Entscheidend dabei war, daß die Sache von ihnen selbst gesteuert wurde und sie die Liebkosungen auf die jeweiligen Bedürfnisse abstimmten, die ihnen ihre Sinneszellen signalisierten. Wären doch alle Sexualpartner so einfühlsam.

Zwar scheint die Sekretion von Flüssigkeiten der Scheide unmittelbar vor dem Orgasmus zuzunehmen, doch liegt das ausschließlich daran, daß sie sich so lange angesammelt haben: die Produktion erfolgt im selben Umfang wie zuvor. Dauert das Auseinandergehen der Scheide im oberen Bereich und das Zusammenpressen im unteren während des Geschlechtsverkehrs an, haben sich wahrscheinlich schon vor dem Samenerguß ein bis zwei Tropfen Flüssigkeit vom männlichen Glied zu dieser Gleitsubstanz gesellt. Diese Flüssigkeit wird von den kleinen unmittelbar unter dem Ansatz des Gliedes liegenden Cowper-Drüsen erzeugt, gelangt gewöhnlich unbemerkt in die Scheide und bewirkt dort eine sonderbare Veränderung. Die gewöhnlich in ihr abgesonderten und der Schmierung dienenden Flüssigkeiten sind leicht sauer. Zwar schadet diese Säure der Haut nicht, wohl aber kann sie die Mehrzahl der Spermien abtöten, die damit in Berührung geraten. Wem nicht darum zu tun ist, bei einem Geschlechtsakt Kinder zu zeugen, könnte annehmen, das sei gerade richtig, aber unser Körper geht seine eigenen Wege. Diese Tröpfchen aus der Cowper-Drüse vermischen sich mit Scheidensekreten und wirken der Säure entgegen, was zu einer ähnlichen aufschäumenden Reaktion führt, wie wenn man ein Glas Wasser mit doppeltkohlensaurem Natron trinkt, um die Säure im aufgewühlten Magen zu neutralisieren. Diese alkalischen Tröpfchen ver-

Thermographische Aufnahme der Körpervorderseite – die wärmsten Zonen sind weiß, darauf folgt rot, dunkelgrün und blau; die kältesten Stellen sind schwarz. Im Beckengenitalbereich liegen miteinander verbundene Zonen des Blutdurchflusses, was erkennen läßt, wieweit sich mit dem Orgasmus einer Frau zusammenhängende Empfindungen ausbreiten können. Die hohe Temperatur (weiß) im Bereich des unteren Halses und der oberen Brust weist ebenfalls auf eine reichliche Blutversorgung der Körperoberfläche hin, die zu intensiver Rötung dort führen kann, während die stärker isolierenden Fettschichten im unteren Brustbereich und im oberen Teil des Unterleibs eine geringe Rötung zulassen (hier rot gezeigt). Man beachte, daß Zehen und Handrücken kühl bleiben (schwarz, die Zonen geringster Erwärmung).

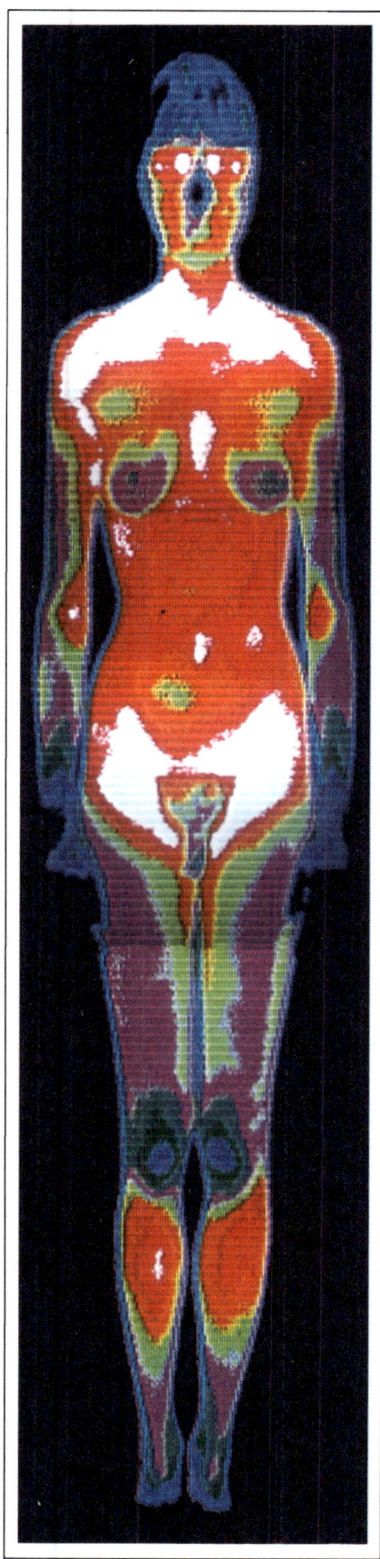

ändern den Geschmack des Scheidensekrets, das zu Beginn der Erregung leicht salzig ist, so daß es unmittelbar vor dem Orgasmus praktisch nach nichts mehr schmeckt.

Auch andere Veränderungen finden statt. Unmittelbar vor dem Zugang zur Scheide ist die gewöhnlich empfindliche Klitoris inzwischen erigiert. Dafür haben Signale gesorgt, die von denselben Beckennerven aus wie beim Mann mit Hilfe derselben Acetylcholin-Transmitter durch Druck auf die Venen um das Glied herum dessen Erektion bewirkt haben. Die Klitoris enthält eine Vielzahl leerer kleiner Kämmerchen, die immer stärker anschwellen, wenn sie mit Blut gefüllt werden. Das ist nicht anders zu erwarten, da Klitoris und Glied (wie übrigens auch große Schamlippen und Hodensack) aus derselben Gewebeknospe im Embryo entstanden sind. Ihre Wege haben sich erst in dessen neunter Lebenswoche getrennt, etwa zur selben Zeit, als ihm die ersten Nägel wuchsen und sich seine Augenlider zum ersten Mal behutsam schlossen.

Das Anschwellen führt zu einer so ungeheuren Empfindlichkeit der etwa zweieinhalb Zentimeter langen Klitoris, daß sie ihre volle Länge unter ihrer kapuzenähnlichen Abdeckung an der oberen Verbindung der kleinen Schamlippen verbirgt. Dort ist sie kaum sichtbar, vor allzu kräftigen Berührungen geschützt, doch raffinierterweise so, daß gerade das zu noch stärkerer Erregung führt. Die Abdeckung über ihrer Spitze wird nämlich durch jede in der Nähe erfolgende Bewegung hin und her gezogen, ganz gleich, ob es sich um eine Berührung des mit Haarwuchs bedeckten Schambeins unmittelbar oberhalb oder ein Hinein- und Hinausgleiten durch den Eingang der Scheide unmittelbar unterhalb handelt. Die Abdeckung vermindert die viel zu groben Bewegungen zu einer wohldosierten Erregung, und diese wird von der Klitoris verändert, indem sie einfach das Ausmaß ihres Anschwellens vergrößert oder verringert, um jeweils die richtige Entfernung zur über sie hinweggleitenden Abdeckung zu haben.

Diese Feineinstellung wird vollständig durcheinandergebracht, wenn sich ein Geschlechtspartner, der die Klitoris für den Mittelpunkt weiblichen Entzückens hält, daranmacht, sie mit der Zielstrebigkeit eines Pawlowschen Hundes aufzusuchen, während sich das arme Gewebe bemüht, sie unter ihrer Hautfalte vor direkter Berührung zu bewahren. Wie unsere Haut an anderen Stellen des Körpers besitzt die inzwischen tiefrote Klitoris Zehntausende von Nerven-Sensoren in äußerster Alarmbereitschaft. Einige sind lediglich darauf eingestellt, Wärme, Kälte oder Berührung wahrzunehmen, aber es gibt auch andere, die bei einer unmittelbaren Berührung unmißverständlich Schmerz signalisieren.

Der Körper einer sexuell angeregten Frau bemüht sich, wenn er nicht übermäßig bedrängt wird, dafür zu sorgen, daß die Klitoris ein immer genauer geregeltes Ausmaß an Erregung empfängt. Der Grund dafür liegt darin, daß die Klitoris im Gewebe zwischen den kleinen Schamlippen von zwei straffen Bändern gehalten wird, die sich wie Drähte bis zu ihrer Verankerung im Schambein ziehen. (Nach dem lateinischen Wort *crus* für ›Unterschenkel‹ heißen sie *crura,* denn sie sind bolzengerade festgekeilt.) Diese beiden Schwellkörperschenkel sind ihrerseits von noch kleineren Muskeln umgeben, die sich zusammenziehen lassen, um von *unten* die Klitoris abwärts zu ziehen, was zu einer neuen Empfindung führt. Die merkwürdige Schlußfolgerung daraus ist, daß die Erektion der Klitoris, die bei allen Frauen während des Geschlechtsakts stattfindet, nahezu nie auf eine unmittelbare Berührung zurückzuführen ist, sei es durch das männliche Glied oder etwas anderes. Weit erfolgreicher sind Vorstellungskraft, Streicheln der Brüste, Druck auf den Venushügel oder eine Anregung der kleinen Schamlippen oder des Rektums. Würde an dieser Stelle abgebrochen, wäre das äußerst enttäuschend für die Frau, allein schon deshalb, weil das Blut, das in die Klitoris strömt, um sie zu erigieren, auch einen Teil seines Plasmas in den umliegenden Genitalbereich abgibt. Dadurch schwillt auch dieser wie bei einem Ödem an, und sofern es zu keinem Orgasmus kommt, hält das dann am falschen Platz befindliche Plasma sie geschwollen und empfindlich, bis alles Blut, und zwar quälend langsam, wieder dorthin zurückströmt, woher es gekommen ist.

Da die Klitoris klein und die an ihr ziehenden Muskeln noch kleiner sind, bringen sie es auch bei vollständiger Kontraktion nicht fertig, von unten genug Kraft auszuüben, um die höchste Wonne hervorzurufen. Dazu sind sie zu schwach. Wie aber kann man den winzigen Muskeln helfen, die an den Schwellkörperschenkeln zerren, die ihrerseits an der Klitoris ziehen? Eine gute Möglichkeit, diese Bewegung zu unterstützen, besteht darin, daß die Frau den Rücken krümmt. Zu dieser Bewegung kommt es, weil das Gehirn von der Klitoris eine Vielzahl von Nervensignalen empfängt, die ihm mitteilen, die kleine Rückwärtsbewegung sei wunderbar, und es wäre noch wunderbarer, wenn sich das Gefühl steigern ließe, *und zwar sofort*. Das Gehirn kann mit Signalen, die es vom Rückenmark aus an die Muskeln um die Schwellkörperschenkel schickt, tun, was es will – wenn sie bereits bis zum äußersten angespannt sind, läßt sich mehr nicht erreichen.

Aus dieser Sackgasse führt nur ein Vorgehen auf Umwegen. Weitere Signale gehen vom Gehirn und dem Rückenmark aus, rasch und unterschwellig, Signale an allem Anschein nach unbeteiligte Bereiche, wie zum Beispiel den Bezirk hinter den Schultern, den Bereich unten im Rücken und die Außenseite der Oberschenkel. Sie werden alle zugleich alarmiert und ziehen sich alle gleichzeitig zusammen. Das Ergebnis ist eine schöne Durchbiegung des Rückens. In dieser Stellung wird jeder Druck auf das Schambein, alles Ziehen an den großen Schamlippen, vor allem aber das Gleiten innerhalb der Scheide (die selbst nicht über viele Nervenendigungen verfügt) weit kräftiger an die sich redlich abmühenden darunterliegenden Anhängsel der Schwellkörperschenkel weitergeleitet. Das bewirkt ein noch stärkeres Ziehen von unterhalb der Klitoris und eine gesteigerte Empfindung. Innerhalb der jetzt beinahe qualvoll erigierten Klitoris liegen Hunderte und Aberhunderte von Bewegungsdetektoren um die sich in ihr verzweigenden Blutgefäße, die Bewegungen von weniger als einem Tausendstel Millimeter wahrnehmen können, und daher wird jedes zusätzliche Krümmen des Rückens als so wollüstig empfunden.

Zwar ist dies Krümmen des Rückens eine reflektorische Veränderung, zu der es kurz vor dem Höhepunkt der sexuellen Erregung kommt, ohne daß eine Frau darüber nachdenken müßte, doch finden dazu ausschließlich Muskeln Verwendung, die der bewußten Steuerung unterliegen. Schultern, Rücken und Oberschenkel, die zum Krümmen des Rückens benötigt werden, lassen sich durch bewußte Befehle anspannen. Bald jedoch kommt es zu anderen Veränderungen, die sich bewußt nicht herbeiführen lassen; sie alle werden durch das Umschalten auf das andere System der Nervensteuerung bewirkt, das zum Orgasmus führt.

Wir erinnern uns daran, daß das erste System durch das Ausschütten von Acetylcholin an die sich zusammenziehenden Muskeln in Gang gesetzt wird. Das sind gewöhnlich die Muskeln, die die aus einem Gewebe hinausführenden Venen steuern, so daß in ihnen eine Schwellung erzeugt wird. Bisweilen erfahren auch Ohr, Nase, Brüste, die Unterseite der Zunge und sogar die Zehen eine gewisse Schwellung, wenn dies System erst einmal richtig in Gang gekommen ist. Es wird in den Genitalien durch den vom Becken kommenden Eingeweidenerv gesteuert, der sich vom unteren Ende der Wirbelsäule zum Beckenknochen zieht; an anderen Stellen, vor allem im Gesicht und an den Brüsten, steuern obenliegende Schädelnerven, die unmittelbar von der Unterseite des Gehirns und in manchen Fällen durch besondere im Schädel dafür vorgesehene Öffnungen gehen, die Schwellung.

Würde dieses Nervensystem mit seinen Signalen einfach fortfahren, gingen die im Zusammenhang mit der sexuellen Erregung stehenden Anschwellungen unendlich weiter. Das mag zwar angenehm sein, wäre aber nach einer Weile enervierend. Bestimmt hätte man, wenn das Ganze zu lange dauerte, den Eindruck, es sei zu schön, und man müsse der Sache ein Ende bereiten. Erst mit dem Umschalten auf den zweiten Ast des autonomen Nervensystems kommt es zum erwarteten Höhepunkt, dem Orgasmus. Dies Umschalten erfolgt nicht sofort. Eine Untersuchung an sieben jungen Frauen, die masturbierten, bis sie einen Orgasmus erreichten, hat gezeigt, daß das gesamte Blutvolumen im Körper schlagartig abnehmen muß, bevor das letzte Stadium eintreten kann. Der kurze Augenblick des Übergangs bewirkt das häufig auftretende Gefühl der Vorfreude. Es endet natürlich, wenn das zweite Nervensystem die Steuerung übernommen hat, denn es kündigt den eigentlichen Orgasmus an.

Die Gebärmutter zieht sich kraftvoll zusammen, eine an sich schon angenehme Empfindung, die Kontraktion kann aber auch in der Nähe befindliche Samenzellen näher an die Eileiter und ein dort wartendes Ei heranführen. Die Muskeln um die ›orgastische Manschette‹ der Scheide herum ziehen sich drei- bis fünfzehnmal in Abständen von 0,8 Sekunden zusammen, wobei oft am Übergang vom ersten zum zweiten Scheidendrittel, dort, wo zuvor die Grenze des angespannten Sektors lag, der Hauptpunkt des lustvollen Empfindens liegt. Die zur Klitoris führenden Muskeln (und auch die um die sie stützenden Schwellkörperschenkel herum) werden ebenfalls ruckartig tätig. Auch die Vorhofschwellkörper, die hochempfindlichen Gewebeteile unmittelbar unterhalb der Klitoris, die um den Scheideneingang liegen, sind von winzigen Muskeln umgeben und werden durch die Wirkung der jetzt das Gesetz des Handelns bestimmenden Nerven angenehm erregt. Außerdem üben jetzt, genau im Rhythmus des Orgasmus, Anus und der untere Bereich des Unterleibs Druck aus.

Wenn der Orgasmus vorüber ist, läßt er sich – ohne daß die vorbereitenden Stadien noch einmal durchlaufen werden müßten – durch eine weitere Serie von Nervenimpulsen erneut in Gang bringen. Man hört häufig davon, daß Frauen drei bis fünf Orgasmen in wenigen Minuten erlebt haben, und es sollen auch schon zehn oder mehr in einer Stunde vorgekommen sein. Männer müssen erst über den ersten Ast des Nervensystems den gesamten und oft langen Prozeß der erneuten Erektion durchlaufen, bevor der zweite Ast sie erneut unterstützt. Frauen sind darauf nicht angewiesen. Außerdem scheint bei ihnen aus bisher nicht näher bekannten Gründen das nach dem Orgasmus auftretende natürliche Morphin nicht wie bei Männern die Libido zu hemmen. Bei einer Frau geschehen alle Wonnen des Orgasmus auf der Basis einer Muskelplatte, die sich indirekt durch den Unterleib zur Lunge emporwindet. Die großen Schamlippen beispielsweise sind unten an einem gekrümmten Band befestigt, das bis zur Rückseite der Beckenknochen verläuft und unterwegs einen Ring um den unteren Teil der Gebärmutter bildet. Das an der Basis vor sich gehende Anschwellen und Anspannen wirkt bis oben, und das ist der Grund für die nicht lokalisierbare Ausbreitung von Wärme, die mit dem Vorgang einhergeht und ihn so angenehm macht.

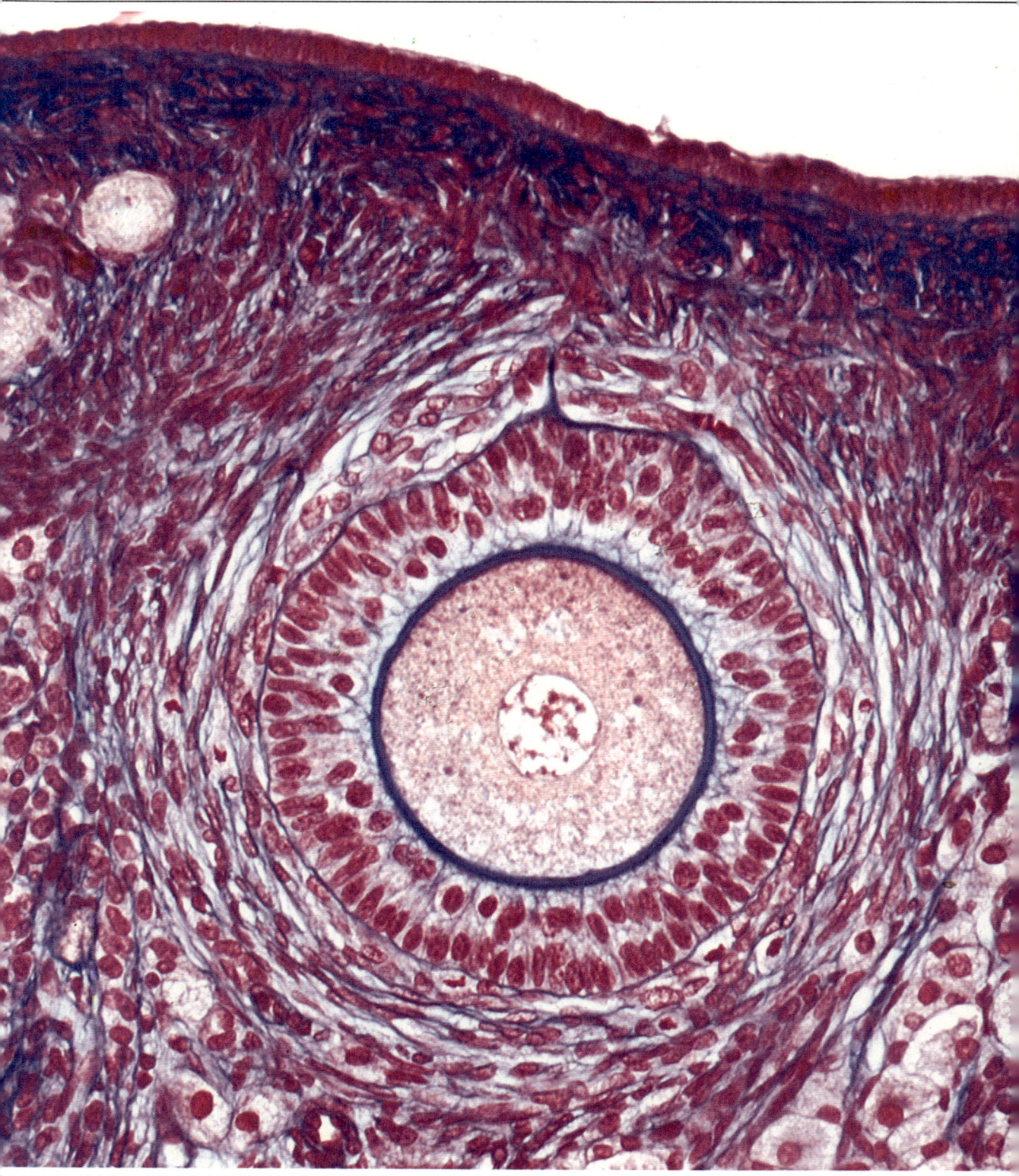

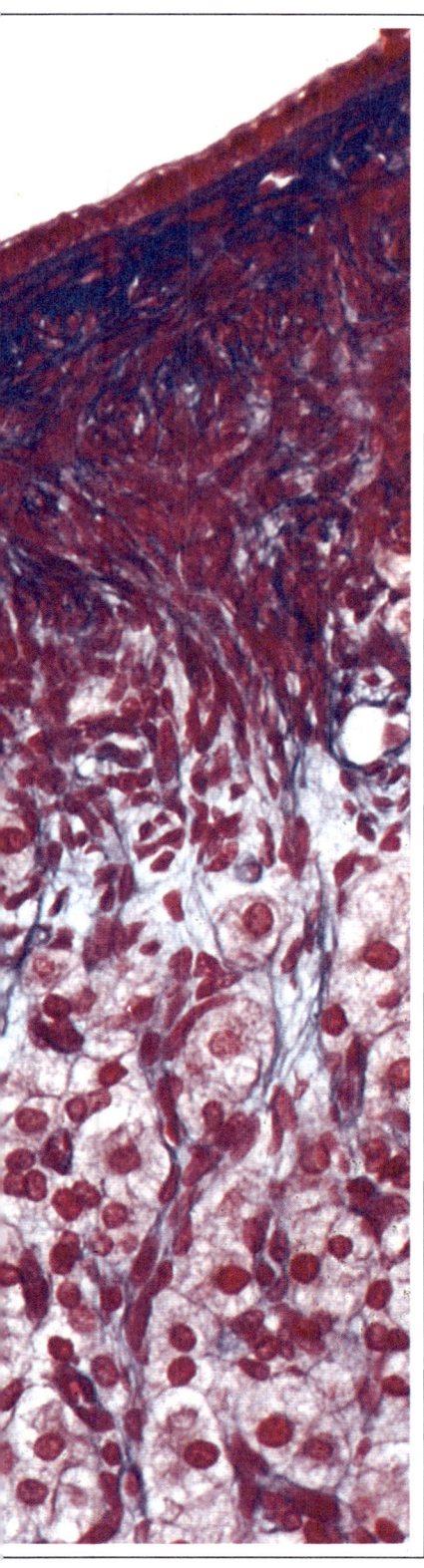

4
Empfängnis und Schwangerschaft

Meist ist nach dem Liebesakt Schluß. Die beiden Beteiligten schwitzen ein wenig, sagen vielleicht ein paar Worte, lösen sich zögernd oder hastig voneinander – und sind wieder da, wo sie am Anfang waren. Aber meist heißt nicht immer – sonst machten nicht alljährlich die Pharma-Konzerne mit der ›Pille‹ gewaltige Umsätze, würden nicht für Millionen Mark Pessare verkauft und verdienten nicht Industrie und Handel mit Säuglingskleidung gleichfalls Jahr für Jahr beträchtliche Summen. In den westlichen Ländern kommt eine Frau durchschnittlich nach jedem tausendfünfhundertsten Geschlechtsakt ›in andere Umstände‹ oder wird ›schwanger‹, wie es mit einem altmodischen Wort heißt, von dem man so recht nicht weiß, woher es stammt – mit Schwung, Schwingen und dergleichen jedenfalls hat es nichts zu tun.

Die Befruchtung

Der Hergang ist wohlbekannt. Untätig liegt das weibliche Ei im Eileiter auf der Lauer, während ihm die Spermien, die männlichen Samenzellen begierig und mit aller Kraft entgegenschwimmen, bis es schließlich einer besonders kräftigen von ihnen gelingt, ins Ei einzudringen. Das hat fast jeder so in der Schule gelernt, aber leider stimmt es nicht ganz. Weder wartet das Ei, noch streben ihm die Samenzellen entgegen, und es dringt auch keine von ihnen in das Ei ein, wenn sie es erreicht haben. Diese übliche Beschreibung wurde um die Mitte des neunzehnten Jahrhunderts von deutschen Professoren aus der bürgerlichen Schicht entwickelt, und sie ähnelt verdächtig dem seinerzeit üblichen Verhalten in einer Mittelschicht-Ehe, wie sie damals in so hohem Ansehen stand. Zwar wurde bereits Ende der vierziger Jahre, als man in der Embryologie erstmals mit Elektronenmikroskopen arbeitete, diese auf die Ebene von Samen- und Eizelle übertragene Vorstellung von weiblicher Passivität und männlichem Herrschergehabe als falsch entlarvt. Da aber die neuen Erkenntnisse nur zögernd aus den wissenschaftlichen Aufsätzen in die Schulbücher Eingang gefunden haben, soll der Fehler hier korrigiert werden. Es empfiehlt sich, im Zusammenhang mit der Befruchtung alles zu vergessen, was an eine bürgerliche Ehe erinnert, und sie sich statt dessen lieber wie einen Abschlußball vorzustellen.

Da haben wir zuerst einmal das bemerkenswert seßhafte Ei, das den Eierstock unter keinen Umständen freiwillig verlassen würde. Unter dem Mikroskop läßt sich sogar erkennen, daß es sich in seiner Mitte buchstäblich verborgen hält, bis es daraus vertrieben wird. Eine anschwellende Blase drückt die Eizelle an den oben liegenden Ausgang und stößt sie dann einfach ab, ohne daß sie etwas dagegen unternehmen könnte. Jetzt befindet sie sich in einer Zwangslage: vor ihr erstreckt sich der bedrohliche Tunnel des Eileiters, der zur Gebärmutter führt. Dort könnte eine Samenzelle in sie eindringen, dort wäre etwas los. Also wartet sie einfach auf halbem Wege zwischen Eierstock und Eileiter.

So würden die Dinge bleiben, winkten nicht lockend einige von der Eingangsöffnung zum Eileiter oberhalb des Eierstocks abstehende bewimperte Zellen. Zuerst rührt sich das Ei nicht, man kann unter dem Mikroskop sogar sehen, daß es stocksteif wartet, während die stämmigen Torwächter am Zutritt zum Eileiter weiter locken und winken. Bald schon bewegen sie sich so kräftig, daß in der sie umgebenden Flüssigkeit eine starke Strömung entsteht, die auch das wartende Ei erreicht. Sie reißt es mit sich, bis an die Öffnung des Eileiters, und ohne einen Augenblick des Ausruhens weit in diesen hinein.

Das Ei bemüht sich nach Kräften, Widerstand zu leisten und hält sich sogar in einer der faltenähnlichen Vorstülpungen an den Rändern des Eileiters fest. So gut verbirgt es sich dort, daß noch volle dreihundert Jahre, nachdem ein Italiener namens Gabriello Fallopio um die Mitte des sechzehnten Jahrhunderts diese vom Eierstock zur Gebärmutter führenden Kanäle entdeckt hatte, niemand das in den Falten der Wandungen verborgene Ei zu erkennen vermochte. Mithin ahnte der Entdecker des Eileiters in keiner Weise, was in den von ihm gefundenen Röhren vor sich ging. Warum aber, kann man jetzt fragen, zögert das Ei so sehr, sich in den Eileiter oder gar die Gebärmutter hinab zu begeben, wo die Sache erst so richtig spannend wird? Es könnte sich doch einfach unauffällig den anderen Körperzellen zugesellen, und wenn es schon keinen Boogie tanzt, dann zumindest ein bißchen im Rhythmus mithüpfen? Unglücklicherweise hat das widerspenstige Ei gute Gründe für seine Schüchternheit, denn es ist, um die Wahrheit zu sagen, von abstoßender Häßlichkeit und vor allem dick. Nicht etwa pummelig oder ein bißchen wohlgerundet, sondern einfach ungeheuer und atemberaubend dick. Zu diesem Zeitpunkt ist die Eizelle, die im Eierstock kräftig ernährt worden war, beachtliche elfmal schwerer als die nächstgrößeren Zellen im Körper.

Man stelle sich vor, jemand habe das fülligste Mädchen der ganzen Schule mit Gewalt aus dem Haus ihrer Eltern geholt, damit sie überhaupt zum Ball kam, und sie sei nur deswegen in den Saal gekommen, weil mitleidlose Burschen sie zur Tür hereingezogen haben. Drinnen dann fällt ihr entsetzt ein, daß sie sich in der Eile des Aufbruchs weder die Gesichtscreme abgewischt noch die Lockenwickler aus den Haaren genommen hat. Man kann also verstehen, welche Folterqualen unsere unansehnliche Eizelle leidet. Sie weiß sozusagen nicht, wo sie sich verkriechen soll, denn sie ist über und über mit zahllosen winzigen, mißgestalteten spiralförmigen Vorsprüngen bedeckt, die sich an sie geheftet haben, als sie den Eierstock verließ. Unter diesen ›Kranzzellen‹ liegt eine dicke cremeähnliche Schicht, eine Art warmes Gelee. Entsetzlich. Das ist mehr als genug, um jedes Mädchen sich schamhaft verkriechen und zu einem Mauerblümchen werden zu lassen. Genau das tut auch die Eizelle. Sie verbirgt sich, so gut sie kann, hinter einer vorhangähnlichen Falte, möglichst weit vom Tanzboden entfernt, in der Hoffnung, irgendwann und hoffentlich unbemerkt heimgehen zu können.

Lassen wir sie dort einen Augenblick allein und wenden wir unsere Aufmerksamkeit dem anderen Ende des Genitaltrakts zu, der Scheide, wo von der anderen Seite her sozusagen all die Tangojünglinge in den Ballsaal strömen. Die Samenzellen sind die Schüler der unteren Klassen, die einmal sehen wollen, was die Großen treiben. Sie sind unansehnlich, erst seit einigen Tagen zu voller Größe herangereift, und haben so wenig Selbstbewußtsein, daß sie nicht etwa einzeln hereinkommen – sie fühlen sich nur in der Masse wohl. So stürmen sie nicht zu zweit, nicht im

Ein reifes Ei wird zum Eisprung an die Oberfläche des Eierstocks gedrückt (vorherstehende Doppelseite).

Dutzend, sondern in einem Gedränge herein, in dem jeder einzelne selig namenlos untergehen darf, bis zu vierhundert Millionen auf einmal. Einer dieser pickligen Tangojünglinge gibt sich besonders selbstsicher. Auch wenn er sich im gleichen Tempo wie die anderen bewegt, zuckt er unruhig von links nach rechts. Ihn werden wir im Auge behalten, er ist unsere Durchschnitts-Samenzelle, D. Same. Zwar ahnt er es noch nicht, aber er ist dazu ausersehen, die sich versteckt haltende Eizelle aufzuspüren. Wenn man bedenkt, daß er dreimal kürzer ist als sie und etwa dreißigmal dünner, ist es vielleicht ganz gut, daß er noch nichts von dem Schicksal ahnt, das seiner harrt.

Wie seine Kameraden bewegt sich auch D. Same, indem er sein Hinterteil lang hinter sich ausgestreckt läßt, um das ein fadenförmiger Schwanz liegt, den er dann mit der Vorderseite ruckartig nach vorn zieht – so ähnlich, als zwängte man sich mit den Füßen in einen Sack und hüpfe dann vorwärts, indem man mit einem Strick selbst daran reißt. Schnell kommt er auf diese wunderliche Weise nicht voran und schafft vielleicht zwanzig Zentimeter pro Stunde, aber angesichts dessen, daß sich alle anderen Samenzellen um ihn herum ebenso schwerfällig bewegen, schadet das nichts, denn so behält er seinen Platz bei. Vom zuckenden Schwanzende, dem lassoförmigen Seil und dem Rumpf abgesehen, gibt es an D. Same nicht viel Bemerkenswertes. Sein Kopf wirkt offengestanden ausdruckslos, wie bei allen bemüht unauffällig dreinsehenden Jugendlichen, allerdings enthält er eine ungeheure Menge DNS mit genug Informationen, um ein fünfundzwanzigbändiges Konversationslexikon mehrere Dutzend Male zu füllen. So also sieht der Rahmen aus, innerhalb dessen das übliche Bild vom Mann verwirklicht werden soll, der das Weib einfängt, wie uns das biologische Lehrbücher immer noch einreden wollen – ein gewaltiges Ei, das sich verborgen hält und eine lächerliche Samenzelle, die sich kaum rühren kann.

Wer den Ablauf eines Schulballs kennt, könnte mühelos die Schwierigkeiten aufzeigen. Wird das unmäßig dicke Ei mit seinen Lockenwicklern und seiner Creme im Gesicht wirklich aus seinem Mauseloch hervorkommen? Und vor allem, besteht auch nur die geringste Aussicht, daß D. Same, der sich die größte Mühe gibt, einfach so zu sein wie all die anderen Jünglinge, seine Kameraden Hals über Kopf stehenläßt, weil er sich in die abstoßende Erscheinung verliebt hat und ihr, von seiner Leidenschaft mitgerissen, den Hof macht? Zweifelhaft, fürwahr zweifelhaft. Die Ereignisse, die zu einer Schwangerschaft führen, gehören eher in ein feministisches Drehbuch: es zeigt sich nämlich, daß in Wirklichkeit die männliche Samenzelle das passive Objekt ist, während der weibliche Körper und sein Ei den Lauf der Dinge bestimmen. Nicht eine einzelne männliche Samenzelle fühlt sich mit einemmal dazu gedrängt, nach einer Partnerin zu suchen, wohl aber pulsiert beim Orgasmus einer Frau die gesamte Gebärmutter in kräftigen, nach innen gerichteten Stößen, der zu ihr emporführende Gebärmutterhals öffnet sich weit und saugt den Inhalt des Scheidenbereichs, den der größte Teil der Samenzellen erreicht hat, wie ein Staubsauger in sich auf.

Auf diese Weise also gelangt D. Same in den Eileiter – er braucht seine in ungeheurer Anzahl unruhig hin und her hüpfenden ausdruckslosen Kameraden gar nicht zu verlassen, denn er wird einfach mit ihnen in den Eileiter hineingerissen. Natürlich kommt es vor, daß die Samenzelle den ganzen Weg ohne diese Hilfe schwimmend zurücklegt, das aber dauert deutlich länger.

Was die Samenzellen im Eileiter als erster tun, ist vorhersehbar: sie stürzen blind in alle Richtungen auseinander. Allerdings kommen sie mit

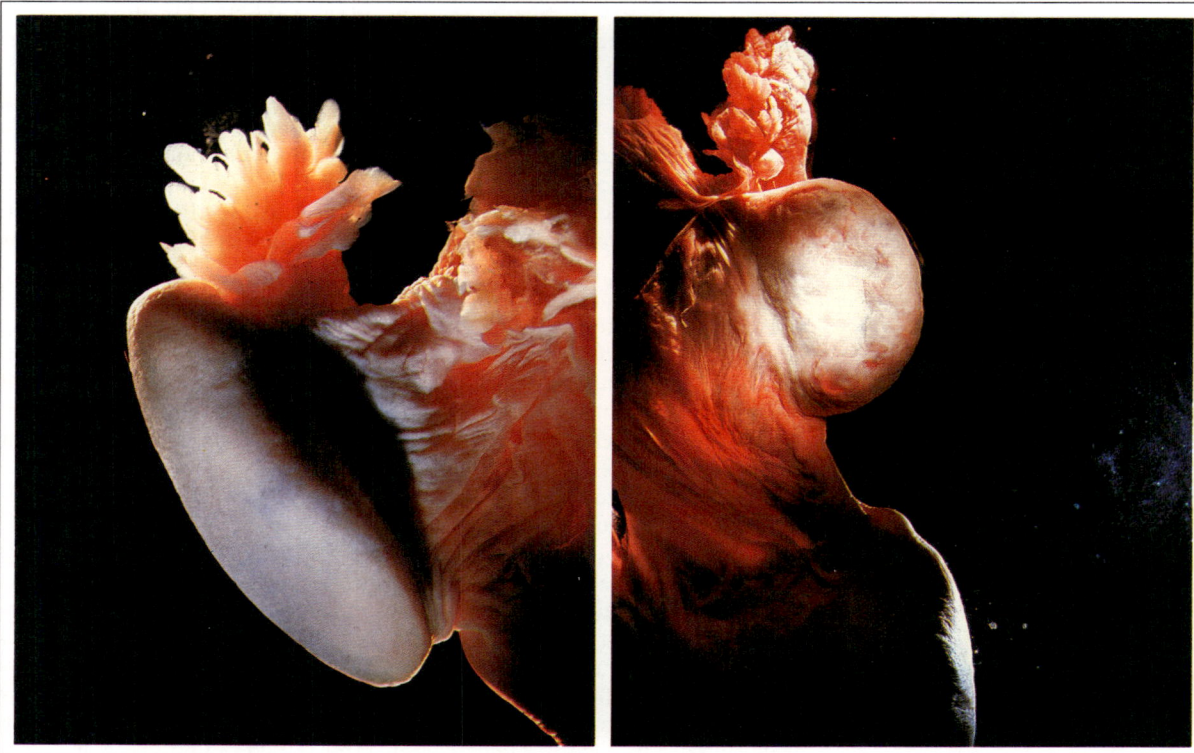

ihrer Art der Fortbewegung nicht weit, denn sie alle bewegen sich nach wie vor, indem sie an den Sackhüpf-Schnüren ziehen und sich dabei hin und her winden, so gut ihnen das möglich ist.

Bei diesem ziellosen Umherirren, diesem hektischen Durcheinander, bekommt eins der Spermien den Schreck seines Lebens. Bei seinem Bemühen, um jeden Preis zu fliehen, prallt es genau gegen die sich schamvoll verbergende, mit Lockenwicklern bedeckte Eizelle. Hier kann keine Rede von einem heimlichen Stelldichein zweier Liebender sein, es handelt sich um nichts anderes als einen willkürlichen, vom blinden Walten des Schicksals bewirkten Zusammenstoß. Auch verhält sich dies erste Spermium keineswegs wie ein verliebter Jüngling – im Gegenteil. Schon bei der ersten Berührung kennt es keinen anderen Wunsch, als so rasch wie möglich zu entfliehen. In seiner Not sendet es sogar einen chemischen Hilferuf an seine in der Nähe blind umhertappenden Kameraden aus. Wer ihn empfängt, eilt herbei, prallt einer nach dem anderen gegen die Eizelle – und bemüht sich so rasch wie möglich, ihren Fängen zu entkommen. Unter ihnen befindet sich inzwischen auch D. Same. Alles Gestrampel nützt nichts, sondern führt eher dazu, daß Dutzende von Spermien mit dem Kopf voran immer tiefer in die Spiralen und die geleeartige Masse gedrückt werden, die das Ei bedecken.

Jetzt aber, während die unreifen jungen Leute gegen das Mauerblümchen von Eizelle anrennen, geschieht etwas Großartiges. Sie, die am liebsten im Boden versinken würde, entdeckt in dieser unwürdigen Situation mit einemmal die verborgenen Tiefen der Frau, wenn dieser romantische Ausdruck gestattet ist. Sie ist kein häßliches Entlein mehr und läßt,

Eierstock eines dreijährigen Mädchens (links) und einer siebenundzwanzigjährigen Frau (rechts). An letzterem lassen sich Vertiefungen erkennen, die auf den allmonatlichen Eisprung zurückgehen. Ein Eierstock enthält ursprünglich mehrere hunderttausend Eimutterzellen, von denen weniger als vierhundert im Laufe eines Lebens heranreifen und abgestoßen werden. Der Eileiter liegt oben.

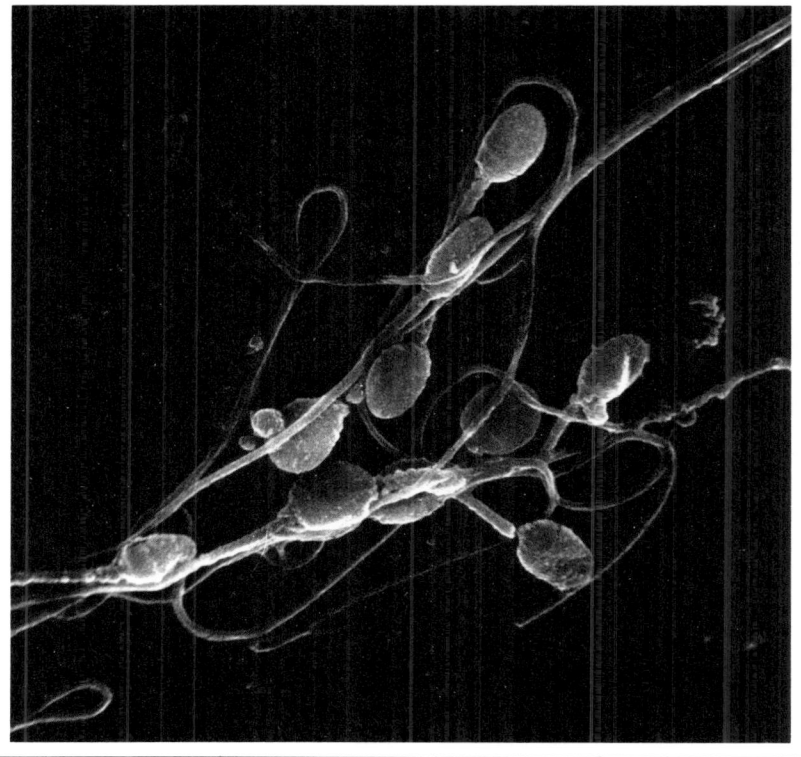

Panikartig in alle Richtungen fliehende Samenzellen. Man beachte die ineinander gewickelten Schwänze und die unterschiedlichen und zufällig wirkenden Bewegungsrichtungen. Würden alle bei einer durchschnittlichen Ejakulation herausgeschleuderten Samenzellen in diesem Maßstab vergrößert, könnten sie eine um den Äquator reichende Kette bilden.

unvermittelt ganz Dame, aus ihren Tiefen einen angeborenen Zauber (zugegebenermaßen chemischen Ursprungs) spielen, der die Samenzellen dazu bringt, in ihren verzweifelten Bemühungen um ein Entkommen nachzulassen. Sie sprüht eine Substanz aus, und mit einemmal wünschen sich all diese Samenzellen nichts sehnlicher als zu sehen, was sich unter dieser schauderhaften Verkleidung aus Lockenwicklern und Fett verbirgt. Etwa eine überirdische engelsgleiche Schönheit? Eine von einer bösen und mißgünstigen Natur grausam mißgestaltete verzauberte Prinzessin? Was auch immer es sein mag, sie machen sich mit plötzlich erwachter Begierde ans Werk.

Möglicherweise ist diese Gefühlswallung ein wenig zu stark, denn in ihrer Aufregung widerfährt den Samenzellen etwas Peinliches, das zeigt, wie jung und unerfahren sie noch sind. Bei der ganzen Gruppe kommt es zu etwas, was einem verfrühten Samenerguß vergleichbar wäre. Sie alle spritzen aus ihrem vordersten Teil eine dünne, nahezu milchige Flüssigkeit. Wie peinlich ihnen allen dies Zeichen übermäßiger Glut ist. Der Eizelle in ihrer neugefundenen Reife allerdings kommt das gerade recht – diese milchige Flüssigkeit wird ihr helfen, bis zum letzten Augenblick die Gewalt über die Samenzellen zu behalten, die ihrem Zauber so unvermittelt erlegen sind. Die Flüssigkeit nämlich ist leicht sauer und bewirkt in hinreichender Menge, das heißt, wenn einige Dutzend am Ei haftende Samenzellen sie absondern, daß durch Lockenwickler und Gesichtscreme, die ganze dicke Oberflächenschicht hindurch, ein Weg in die jetzt so begehrte Mitte der Eizelle gebahnt wird.

Der Zugang, der sich hier unter der Einwirkung der Flüssigkeit auftut, ist erst auf der einen, dann auf der anderen Seite tiefer, öffnet sich aber nur vor D. Same vollständig. Ein Tunnel entsteht, der bis in die Mitte des Objekts seiner Begierde reicht, und D. Same stürzt sich so vehement hinein, daß er Rumpf und Hinterteil zitternd und leer zurückläßt. Hier paßt der Ausdruck ›Hals über Kopf‹ wirklich einmal. Kaum ist D. Same drinnen, schließt die Eizelle, rums!, die Luke hinter ihm, denn das ist für sie die einzige Möglichkeit, ihren neuen Bewunderer bei sich zu behalten. Die geleeartige Cremeschicht verdickt und verhärtet sich sogleich, und zur zusätzlichen Sicherheit schickt die Eizelle noch winzige ›Zellbrocken‹, die unmittelbar unter der Oberfläche wie Pickel den ganzen Körper bedeckt hatten, nach oben, und pumpt sie so auf, daß sie im Vergleich zur Größe der Eizelle wie Strandbälle wirken. Diese jetzt steinharte Verteidigungsanlage bedeckt ihre gesamte Außenfläche. Das genügt einerseits mit Sicherheit, den nunmehr körperlosen D. Same im Inneren festzuhalten und sorgt als Nebenwirkung dafür, daß die anderen nach wie vor verliebten Samenzellen draußen bleiben.

Voll Unverständnis angesichts der Unbeständigkeit weiblicher Begierde zucken sie noch eine Weile hin und her, geben aber bald erschöpft auf und sterben einer nach dem anderen in den Tiefen des Eileiters ab. Im Unterschied zu D. Same und der ihn jetzt sicher umfangenden Eizelle werden sie keine Gelegenheit haben, den Weg noch einmal zu sehen, den sie gekommen sind. In ihrer festen Umhüllung treiben die beiden nunmehr miteinander verschmolzenen Wesen teilnahmslos zurück, vorbei an den überall verstreuten verstümmelten Leichen der anderen Samenzellen – ein Bild von Tod und Verwüstung. Die Betrachtungsweise des Paares mag kalt und rücksichtslos sein, aber sie befriedigt möglicherweise das Bedürfnis nach vollkommener Rache, das nachvollziehen kann, wer je beim ersten Ball ungeliebtes Mauerblümchen oder unbeachteter Jüngling war.

Genetische Hintergründe

Dies Zusammentreffen von Samen- und Eizelle geschieht vollständig unbemerkt von der Außenwelt. Die größte Wahrscheinlichkeit, daß es dazu kommt, besteht etwa neunzehn Stunden nach dem Geschlechtsakt (die Extremwerte betragen eine halbe Stunde und zwei Tage), also gegen sechs Uhr abends am darauffolgenden Tag, wenn wir ein nächtliches Zusammensein der Partner annehmen. Was weitere zwölf Stunden später geschieht, also gegen sechs Uhr morgens am übernächsten Tag, wird ebenfalls von niemandem bemerkt. Die in den beiden Zellen enthaltene genetische Information (das Erbgut) vermischt sich, um den Bauplan eines neuen Menschen zu schaffen. Über die genaue Art und Weise, wie das geschieht, herrscht gleichfalls viel überflüssiges Mißverstehen. Wenn es beispielsweise in der Zeitung heißt, eine nichtsahnende Frau habe Fünflinge geboren, wird betont, die Wahrscheinlichkeit dafür betrage eins zu zwanzig Millionen, und der unbedarfte Leser fragt sich, wie eine solche arme Frau noch Zeit für etwas anderes gefunden hat.

Früheren Wissenschaftlern galt die Frage der Vererbung als nicht weniger komplex. Den größten Teil des siebzehnten Jahrhunderts hindurch waren durchaus bedeutende Gelehrte in Oxford und an der Sorbonne fest davon überzeugt, Kinder reiften deshalb im Mutterleib heran, weil die Samenzelle einen vollständig herausgebildeten winzigen Menschen enthielt, den sie *homunculus* nannten (das lateinische Wort für ›kleiner Mensch‹). Dieser komme, sobald er sich im Mutterleib befinde, aus seinem ›Transportbehälter‹ heraus und wachse dort immer mehr heran, bis es Zeit für die Geburt sei. Die Schwierigkeit bei diesem Denkmodell bestand darin, daß es eine unendliche Vielzahl wie die russischen Puppen in der Puppe verpackte immer kleinerer Menschlein geben mußte, damit die Entstehung weiterer Generationen gewährleistet war. Die Wissenschaft hatte sich in die Vorstellung verrannt, Kinder seien – auf welche Weise auch immer – etwa jeweils zur Hälfte aus der Erbmasse beider Eltern vermischt.

Eine solche Ausnahme mochte zu einer Zeit sinnvoll scheinen, da man miteinander verfehdete Reiche durch eine kluge Heiratspolitik einte, wobei die Verbindung der jeweiligen Königshäuser symbolhaft für den künftigen Zusammenschluß der jeweiligen Länder stand. Beispielsweise galt es als völlig normal, daß man eine vierzehnjährige österreichische Prinzessin nach Spanien schickte, wo sie das Bett eines lüsternen erwachsenen Königs zieren sollte, mit dem erklärten Ziel, die Untertanen beider Reiche unter einer Herrschaft zusammenzufassen. Erst als man allmählich von solchen Zwangsehen abkam, wurde der Blick dafür frei, wie sehr sich ein Kind von seinen Eltern *unterscheidet*. Jetzt war man auf der richtigen Spur. Die Frühromantiker priesen gegen Ende des achtzehnten Jahrhunderts in ihren Schriften die Vorzüge der Kindheit und wurden nicht müde, darauf zu verweisen, in welchem Maße ein Kind ein eigenständiger Mensch sei, dem man mit derselben Achtung begegnen müsse wie jedem anderen Menschen auch. Mit dieser kategorisch vorgetragenen Ansicht unterstützten sie die Entwicklung der Vorstellung, daß Kinder *nicht* einfach auf niedriger Stufe befindliche Ergebnisse der Vermischung ihrer Eltern seien. Hinter ihr steckt ein gesunder Alltagsverstand, denn wenn die Genetik tatsächlich so funktionierte, daß Kinder zu gleichen Teilen die vermischten Merkmale ihrer Eltern erben, würden wir uns alle nach und nach dem statistischen Durchschnittsbürger annähern.

Wie also kommt es, daß ein Neugeborenes seinen Eltern zwar mehr oder weniger ähnelt, aber keinem von beiden genau gleich ist? Den ersten Hinweis auf die heute als Allgemeingut geltende Erkenntnis lieferten die Forschungen eines österreichischen Mönches namens Gregor Mendel. Auch wenn er heute in der Wissenschaftsgeschichte einen unumstrittenen Ehrenplatz einnimmt, kannte man ihn in seinem Kloster, wo er um die Mitte des neunzehnten Jahrhunderts lebte, einfach als untersetzten Mann, der ein merkwürdiges Interesse an Gemüse an den Tag legte. Er experimentierte nämlich mit Erbsen und erkannte, daß die Nachkommen zweier verschiedener Pflanzen bisweilen alle Merkmale einer Elternpflanze und dann wieder alle Merkmale der anderen erbten. Außerdem stellte er fest, daß sich die Verteilung der Merkmale auf die Nachkommenschaft nach einem genauen mathematischen Gesetz berechnen läßt.

Von dieser Entdeckung begeistert schickte er ein Exemplar mit seinen Ergebnissen an einen der führenden Genetiker seiner Zeit, der aber unglücklicherweise den Glauben an die ›Homunculi‹ noch nicht so recht aufgegeben hatte und den Brief des namenlosen Ordensmannes zu keinem Zeitpunkt einer Antwort für würdig hielt.

Der arme Mendel war also wieder mit seinen Erbsen allein, ohne Aussicht auf wissenschaftliche Unterstützung. Schließlich veröffentlichte er einen Bericht über seine Resultate in einer obskuren Zeitschrift, und in ihr ruhten sie unberührt und ungelesen volle fünfzig Jahre. Er belegte alles mit Zahlen, die weit genauer waren, als man sie heutigen Erkenntnissen nach erwarten durfte. Der Schluß, er habe sie gefälscht oder frei zusammenphantasiert, wäre möglicherweise voreilig, denn immerhin ist denkbar, daß er als Mönch höhere Unterstützung genoß.

Als man schließlich Mendels Entdeckungen auf den Grund ging, zeigte sich bald, daß er genau auf der richtigen Fährte gewesen war. Damit

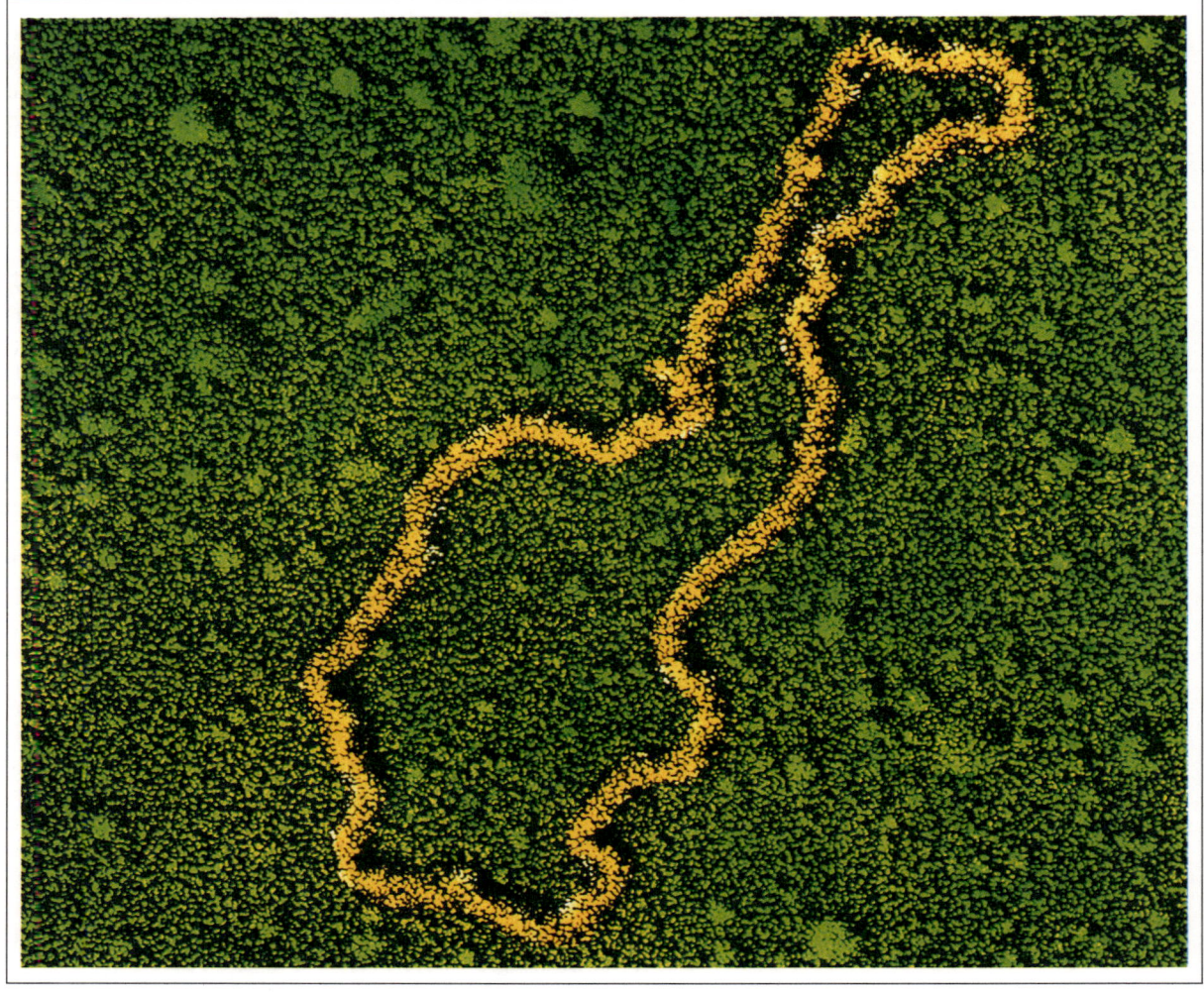

Die DNS. Dieser Faden (d. i. die Doppelwendel der DNS) enthält mehr Informationseinheiten als ein mit Speicherchips gut bestückter Heimcomputer. Würde ein gewöhnliches Halsband so stark vergrößert wie die DNS auf dieser Aufnahme, würde es um eine Grundfläche von rund sechzig Quadratkilometern herumreichen, das entspricht der Fläche einer mittleren Großstadt.

Nachkommen entstehen, die sich von den Eltern unterscheiden, müssen die Zellen chemische Erbträger enthalten, jeweils einen von beiden Eltern, die sich bisweilen so miteinander vermischen, daß überwiegend Merkmale des einen oder des anderen Elternteils hervorgebracht werden. Diese chemische Steuersubstanz ist die berühmte DNS. In jeder unserer rund hundert Milliarden Körperzellen findet sich ein paariger Satz von Chromosomen, und in jedem von ihnen als entscheidenden Anteil eine Doppelwendel der DNS. Wie wir bald sehen werden, hat jeder Mensch die eine Hälfte eines solchen Paares vom Vater und die andere von der Mutter ererbt.

In der DNS finden sich vollständige Bauanleitungen für jede Körperzelle verschlüsselt. Da die meisten Zellen zur Erfüllung ihrer gewöhnlichen Aufgaben die vollständige Liste nicht brauchen, rutschen sie sozusagen mit Hilfe einer Sperrvorrichtung über nahezu die gesamte DNS hinweg, die sie enthalten, und die alle DNS außer dem kurzen Abschnitt abdeckt, den die jeweilige Zelle zu ihrem Bau braucht. Bei Nasenzellen beispielsweise ist alles bis auf den winzigen DNS-Abschnitt abgedeckt, der die Vorschriften dafür enthält, wie Nasenzellen aufgebaut sein müssen, während bei Fingerzellen der für die Nase bestimmte Abschnitt abgedeckt ist und als einziger der Abschnitt der DNS freibleibt, aus dem hervorgeht, wie Fingerzellen auszusehen haben.

Nur eine Gruppe von Zellen im Körper enthält lediglich einen einzigen Chromosomensatz, und deren DNS läßt sich leicht entschleiern. Dabei handelt es sich um die Keimzellen: beim Mann sind es die Samen-, und bei der Frau die Eizellen. Sobald die beiden miteinander verschmolzen sind, oder genauer gesagt, sobald die aggressive Eizelle die Samenzelle in sich hineingezogen hat, können die DNS-Stränge, die sie enthalten, gemeinsame Sache machen. Zuvor, sollte man denken, müßte ein Größenunterschied ausgeglichen werden, denn wir erinnern uns, daß die Samenzelle etwa dreißigmal kürzer war als die Eizelle. Doch die DNS, die sie enthält, ist keineswegs kleiner als die der Eizelle, sonst gäbe es für die beiden DNS-Stränge keine Möglichkeit, sich miteinander zu verbinden. Besonders groß ist die DNS in keiner von beiden: die in allen heute auf der Erde lebenden über vier Milliarden Menschen enthaltene Menge würde ohne weiteres auf einen Teelöffel passen und hätte ein Gesamtgewicht von rund einem Gramm.

Wenn die DNS der Samen- und der Eizelle zueinander gefunden haben, ist die Blaupause fertig, die alle Vorgaben für den künftigen Nachkommen enthält. Noch ahnt die Frau selbstverständlich nicht im entferntesten etwas von der Sache: weder, daß ausgerechnet dies Ei befruchtet wurde, noch, daß im Verlauf dieses Prozesses das Erbgut für ihr Kind festgelegt wird. Erst wenn einige Wochen später die Periode ausbleibt, die Brüste weicher werden, zunehmen und andere Zeichen auf das Frühstadium der Schwangerschaft hinweisen, dämmert ihr etwas. Dann aber liegt der Zeitpunkt weit zurück, zu dem sich die DNS der im Ei gefangenen Samenzelle der durchscheinenden Kammer in dessen Mitte genähert hat, in der die DNS der Frau lagert. Dort legen sich die Stränge der beiden genetischen Sätze zu spiegelbildlichen Mustern dicht aneinander, ohne sich zu berühren.

Trifft DNS, die bei einem Elternteil braune Haare hervorgerufen hat, mit DNS zusammen, der der andere seine roten Haare verdankt, gilt die Regel, daß der Abschnitt ›braune Haare‹ gewinnt (man sagt: er ist dominant, während der Verliererabschnitt als rezessiv bezeichnet wird). Er also setzt sich bei der Entwicklung des entstehenden Embryos durch, der andere verhält sich völlig unbeteiligt. Für alle anderen denkbaren Paarungen (Stupsnase gegen gerade Nase, grüne Augen gegen blaue) gibt es feste Regeln, welches der beiden Merkmale sich im Embryo durchsetzen wird. Deutliche Gewinner sind lange Wimpern gegen kurze, gelocktes Haar gegen glattes und frühe Kahlheit gegen die Aussicht, auch im vorgerückten Alter noch seine volle Haarpracht zu besitzen. Selbstverständlich gibt es auch weniger klare Fälle. Beispielsweise geht bei keinem von uns die Augenform auf einen einzigen DNS-Abschnitt zurück, sondern auf mehrere. Das gilt auch für die Bestimmung dessen, wie weit die Ohrläppchen herabhängen, wie breit das Ohr wird, wie die Falten der Ohrmuschel aussehen und wie weit die Ohren abstehen sollen. Aber in allen Fällen sind die Regeln dieselben, nach denen bei der Verteilung der elterlichen DNS vorgegangen wird.

Das liefert ganz nebenbei eine Antwort auf die alte Frage, was zuerst war, die Henne oder das Ei. Zuerst war das Ei, und die DNS hat dafür gesorgt, daß sich ein gackerndes Huhn daraus entwickeln würde. Die Mutter mag in diesem Fall kein richtiges Huhn, sondern vielleicht ein Erdferkel mit Flügeln gewesen sein, vermutlich war sie aber eher so etwas wie eine Taube, die viele Eier gelegt hat. Die DNS für das Ei wurde aus der reinen Form der Mutter verändert (mutiert), wahrscheinlich durch eine besondere Verschmelzung mit der des männlichen Partners, möglicherweise auch, weil kosmische Strahlen sie ein wenig verändert haben, und heraus kam das erste Huhn der Welt.

Gewöhnlich steuern bei einem Kind beide Eltern Anlagen bei, aber in einem bemerkenswerten Ausnahmefall ist das Erbgut eines einzigen Elternteils von Bedeutung – bei der Frage, welches Geschlecht das Kind haben wird. Auf der DNS der Mutter wird nur eine Anweisung programmiert, nämlich das X-Chromosom. Ihr fehlt das Y-Chromosom mit dem Code, der für Söhne unerläßlich ist, während der Vater über beide Chromosomen verfügt, denn manche Samenzellen besitzen das Y-Chromosom, andere hingegen das X-Chromosom, das jeweils in Kombination mit dem X-Chromosom der Eizelle bestimmt, ob ein Junge oder ein Mädchen entsteht. Gelangt in die Eizelle eine Samenzelle mit der Anweisung ›weiblich‹, entsteht ein Mädchen, im anderen Fall ein Junge.

Das bedeutet, daß in Fällen von ›Jungfrauengeburt‹, in denen aus irgendeinem Grund das weibliche Ei die eigene DNS verdoppelt und sich von selbst fortpflanzt, das Ergebnis auf jeden Fall ein Mädchen ist, denn wenn sich die DNS der Eizelle zum Anfang des gesamten Prozesses teilte, würde sie automatisch an der für ›Geschlecht des Kindes‹ vorgesehenen Stelle nur X-Chromosomen liefern, da dieser Code ihr als einziger zur Verfügung steht. Da ausschließlich eine männliche Samenzelle das zur Entstehung eines Jungen erforderliche Y-Chromosom mit dem Merkmal ›männlich‹ liefern kann, darf man historische Berichte über Jungfrauengeburten von Mädchen als glaubhaft betrachten, wenn solche Fälle auch unwahrscheinlich sind, während Berichte über die Jungfrauengeburt männlicher Nachkommen bei weitem weniger glaubhaft sind.

Hätte der englische König Heinrich VIII. etwas von der modernen Molekulargenetik verstanden, wären seine allseits bekannten Temperamentsausbrüche angesichts dessen, daß ihm fünf seiner sechs Ehefrauen keinen männlichen Thronerben zu schenken vermocht hatten, vielleicht weniger drastisch ausgefallen, und er hätte vielleicht statt dessen etwa gesagt: »Traun fürwahr, die unzulänglich auf männlichen Nachwuchs kodierte DNS meiner Samenzellen scheint mir nichts als Töchter zu bescheren.« (Da er aber nicht dazu neigte, sich mit solch gelassenen Betrachtungen zufriedenzugeben, ließ er sich erzürnt von Katharina von Aragon und Anna von Kleve scheiden, überantwortete wutentbrannt Anna Boleyn und Catherine Howard dem Henker, und wurde, wohl der verdiente Lohn dafür, von seiner Witwe Catherine Parr nicht die Spur betrauert.)

Was Geschlecht, Augen- und Haarfarbe betrifft, ist die genetische Festlegung tatsächlich so ausgeprägt, wie man allgemein glaubt. Manche Entdeckung der Wissenschaft ist von bemerkenswerter Genauigkeit. Beispielsweise leiden alle Nachkommen farbenblinder Eltern ebenfalls unter Farbenblindheit; ist aber ausschließlich die Mutter farbenblind, werden es zwar auch die Söhne, nicht aber die Töchter. Das ist wissenschaftlich erhärtet. Unglücklicherweise werden nur wenige der interessanten, aber komplexen Merkmale, die ein Mensch aufweist, einfach in dem Augenblick festgelegt, da die beiden DNS-Sätze im noch im Eileiter befindlichen Ei zueinander finden, sondern sind Ergebnis eines langen und noch weithin im dunkeln liegenden Zusammenspiels zwischen häuslicher Umgebung und Ernährungsweise in den ersten Lebensjahren.

Oft wird behauptet, der Intelligenzquotient bilde eine Ausnahme davon, denn bei ihm handele es sich um eine geistige Fähigkeit, die beim

Zusammentreffen der DNS von Samen und Eizelle festgelegt wird. Obwohl es dafür keinerlei Belege gibt, konnte das den einflußreichsten Befürworter dieser Theorie, den inzwischen verstorbenen Sir Cyril Burt, lange Professor am University College von London, nicht daran hindern, lauthals seine tiefste Überzeugung zu verkünden: die herrschende Klasse Englands sei die intelligenteste Volksgruppe auf der Welt. Aus dieser Voraussetzung ergaben sich alle seine anderen Gedankengänge von selbst. In einer eindrucksvollen Zahl von Büchern und wissenschaftlichen Abhandlungen ›bewies‹ er, daß Juden und Iren weniger intelligent seien als Engländer, und Frauen und Schwarze sowieso. Innerhalb des edlen Ordens englischer Männlichkeit vermochte Sir Cyril eine bedeutende Abweichung zu entdecken: die Angehörigen der Unterschicht, die ihm zufolge minder intelligent sind als die der akademisch gebildeten Schicht. Auch wenn diese Tatsache Menschen mit einem gewissen Hang zur ›Gefühlsduselei‹ nicht passen mochte, schrieb er, handele es sich dabei um nichts als klare und eindeutig wissenschaftliche Erkenntnisse.

Seine große Popularität setzte in den vierziger und fünfziger Jahren ein. Wie er erklärte, stützte er seine Ergebnisse auf eine Vielzahl von Intelligenztests, die er an den unterschiedlichsten Menschen durchgeführt haben wollte. Niemandem zeigte er je Unterlagen über seine Untersuchungen; die von ihm gezogene Schlußfolgerung aber, Intelligenz sei angeboren und unveränderlich, wurde weithin als wissenschaftlich nachgewiesen akzeptiert und gelangte in Form der auf die abstrakte Denkfähigkeit bezogenen Prüfungsteile in die amerikanischen Schulreife-Prüfungen Selbst als die sich entwickelnde DNS-Forschung die Annahme als zweifelhaft erscheinen ließ, daß die Intelligenz bereits bei der Geburt auf diese Weise festgelegt werde, standen nach wie vor Sir Cyrils umfangreiche ›Belege‹ dagegen. Erst einige Jahre nach seinem Tod kam es 1971 zum Knall, als einige neugierige amerikanische Professoren Sir Cyrils im University College archivierte Unterlagen näher in Augenschein nahmen und dabei feststellten, daß sich der große Mann sein Zahlenmaterial weitgehend aus den Fingern gesogen hatte – er war nichts als ein Scharlatan, und die auf seine ›Arbeiten‹ gegründeten Tests entbehrten jeder wissenschaftlicher Grundlage.

Wohl jeder hat von den Untersuchungen an eineiigen Zwillingen gehört, die gleich nach der Geburt getrennt wurden. Viele der Berichte darüber stammten von Burt. Er beschrieb darin das Schicksal von Menschen, die bald nach der Geburt auseinandergerissen und in ferne Teile des Erdballs verschlagen wurden, aber, als sie der Zufall Jahre später wieder zusammenführte, die erstaunlichsten Ähnlichkeiten und Übereinstimmungen aufwiesen. In Wirklichkeit handelte es sich dabei eher um Fälle wie die von Zwillingsbrüdern aus einer großen Industriestadt, bei denen der eine zu einer ein Stück weiter die Straße entlang wohnenden Tante gegeben wurde, weil das Elternhaus für zwei Kinder zu klein war. Sie wuchsen durchaus gemeinsam auf, hatten dieselben Freunde, kleideten sich gleich, besuchten dieselbe Schule und lebten im gleichen gedanklichen Umfeld. Es gibt keine ererbte Intelligenz oder Persönlichkeit, die sich unter deutlich abweichenden Lebensumständen gleichermaßen durchsetzt. Alle Schlußfolgerungen Sir Cyrils haben sich als falsch erwiesen. Weder Schwarze, Juden, noch Iren oder Frauen sind dümmer als englische Männer, und alle Versuche, deren Ergebnisse auf das Gegenteil hinzuweisen schienen, hatten Burt und seine Kollegen manipuliert, damit die gewünschten Resultate dabei herauskamen. (Die Beamten der für die Durchführung der Schulreife- und anderer Tests zuständigen Behörden hatten sich aber schon viel zu sehr mit der Sache identifiziert, als daß sie

sie hätten aufgeben mögen, nachdem sich das Ganze als auf einem großen Bluff beruhend herausgestellt hatte.)

Burts Gedankengut, die Ansicht, all diese Dinge seien genetisch bestimmt, beeinflußt nach wie vor unsere Vorstellungen von den Beziehungen zwischen den Rassen. Schließlich unterscheiden sich Schwarze rein äußerlich so sehr von den Weißen, daß die Annahme, es müsse tiefere angeborene Unterschiede geben, nur natürlich ist. Nach sorgfältigem Zählen aber zeigt sich, daß jeder von uns in seiner DNS rund zweihunderttausend Gen-Abschnitte besitzt. Daraus, wie häufig Hauttransplantate zwischen Schwarzen und Weißen abgestoßen werden, läßt sich leicht errechnen, wie viele von ihnen die Unterschiede in der Hautfarbe bestimmen: es sind ganze vier. Mehr nicht. Lediglich vier Abschnitte von zweihunderttausend legen fest, ob die Haut eines Menschen schwarz oder weiß, gelb oder rot wird. Die meisten der verbleibenden 199 996 sind willkürlich unter den Rassen verteilt. Dieser ›Rest‹ enthält die für die Gestalt unseres Fersenbeins, die Breite der Hauptarterie zur Leber, die Anordnung der Nervenzellen im Gehirn und dergleichen zuständigen DNS-Abschnitte. Es ist möglich, daß wir mehr Gene mit einem Menschen auf der andere Seite des Planeten gemeinsam haben als mit einem, der in derselben Straße wohnt wie wir, und ebenso ist es möglich, daß der Rassenfanatiker George Wallace mehr Gene mit dem schwarzen Politiker Jesse Jackson gemeinsam hat als mit Ronald Reagan. Die Argumente aus dem Arsenal der meisten unserer Rassisten gehen auf deren mangelnde Bereitschaft zurück, einfach die Gene zu zählen.

Die Einnistung des Eis

Bisher also sah die Sache in ihrem Ablauf wie folgt aus: neunzehn Stunden nach dem Geschlechtsakt (die Durchschnittsdauer liegt zwischen sechs und sechsunddreißig Stunden) hat die Eizelle das Spermium eingefangen, zwölf Stunden später hat sich die DNS der beiden Partner gepaart und damit die groben Umrisse des künftigen Nachkommen festgelegt. Jetzt ist das Ei befruchtet.

Zuvor aber steht ihm noch eine Reise bevor. Drei Tage hindurch treibt das neuvermählte Paar aus Samen- und Eizelle stetig durch den Eileiter, immer weiter auf die Gebärmutter zu. Langsam pulsierende Muskeln in der Eileiterwand schieben ihr das Ei unaufhaltsam zu, vorbei an den toten und absterbenden Hüllen der Millionen von Spermien, die in dem Ansturm eingesogen worden waren. Sobald sie ins Ei gelangt war, hatte es die anderen ausgesperrt, und sie gingen allmählich ein, als ihre Nährstoffvorräte schwanden. Für sie war die Reise im Wortsinne fruchtlos, doch die des sich allmählich weiter entwickelnden Paars aus Samen- und Eizelle wird alles andere als betrüblich enden.

Der Eileiter enthält eine alles durchdringende wäßrige Zuckerlösung, man kann sie als eine Art Zuckerwasser ansehen. Den Horden der ziellos hin- und herschießenden Samenzellen nützte sie nichts, für die miteinander vereinigten Zellen aber bildet sie jetzt die ideale Nahrung, die sie durch winzige Poren an der Oberfläche der Eizelle aufsaugen. Als Ergebnis wachsen sie, nicht in erster Linie äußerlich – das Ei verdoppelt bei der dreitägigen Reise durch den fünf Zentimeter langen Eileiter seinen Durchmesser kaum. Es handelt sich eher um ein inneres Wachstum, denn die befruchtete Reisende baut eine neue innere Zellkammer nach der anderen, bis nach dreitägigem Dahintreiben ein aus zweihundert Zellen bestehendes Bläschen entstanden ist.

Nicht alle Geschöpfe verbringen die ersten drei Tage ihrer befruchteten Existenz damit, daß sie sich auf diese Weise in aller Ruhe immerfort teilen.

Beispielsweise ist beim edlen Hausschwein der Eileiter sechsundvierzigmal länger als beim Menschen, dennoch gelangt die befruchtete Eizelle in lediglich zwei Stunden von dort in die Gebärmutter. Das Ergebnis ist genetisch als haarloses rosa Geschöpf vorbestimmt, das wie ein Schwein aussieht, und damit ist der Fall erledigt. Das menschliche Ei zeigt seine darüber hinausgehenden Fähigkeiten in dem Augenblick, da es aus dem Eileiter auftaucht. Dort, am Ende seiner Reise, liegt die vergleichsweise riesige Höhle der Gebärmutter. Zu diesem Zeitpunkt mißt das Ei gerade 0,2 mm im Durchmesser, ist also kleiner als die Spitze eines Kugelschreibers. Die Gebärmutter, in die es eintritt, ist über tausendmal größer und erstreckt sich in Gestalt eines rund sechs Zentimeter langen Hohlmuskels bis unmittelbar unter den Nabel der Frau.

Hier nun verhält sich das Ei wie ein auf Irrfahrt befindliches Raumschiff und saust im für seine Verhältnisse riesigen Innenraum der Gebärmutter ziellos hin und her. Man könnte glauben, daß es sie erkundet, wie ein als Späher ausgeschicktes Raumschiff, das sich in einem neuen Sonnensystem wißbegierig umsieht. Inzwischen sind seit dem fruchtbaren Geschlechtsakt mehr als vier Tage vergangen, ohne daß die künftige Mutter die blasseste Ahnung von dem hat, was in ihr vorgeht. Das auf den ersten Blick ziellos umherirrende Ei mißt in Wirklichkeit auf der Suche nach einem geeigneten Landeplatz überall Zucker- und Salzkonzentration und sogar die Temperaturwerte der Gebärmutterwand.

Bisweilen kommt das winzige befruchtete Raumschiff dabei zu weit vom Wege ab. Es gerät in gefährliche Tiefen, und bevor es merkt, was geschehen ist und sich erneut aufwärts bewegen kann, gleitet es hinaus und gelangt durch den Muttermund zur Scheide. Schon hat es unbemerkt den Körper der Frau verlassen. Aus irgendeinem nicht näher bekannten Grund scheint dies Mißgeschick potentiellen männlichen Embryonen häufiger zu widerfahren als weiblichen. Auf rund hundertzwanzig Jungen-Empfängnisse kommen hundert Jungengeburten, die übrigen verlassen den Mutterleib vorzeitig oder fallen irgendwelchen anderen Widrigkeiten zum Opfer, bevor die Dinge so recht in Gang gekommen sind.

Befruchteten Eiern mit weiblichem Erbmaterial widerfährt dies Geschick weit seltener, ein Hinweis darauf, daß dies Geschlecht schon im Mutterleib widerstandsfähiger ist. Auch nach der Geburt zeigt sich, daß das männliche Geschlecht das eigentlich schwächere ist. Mehr als die Hälfte aller Lebendgeburten sind Jungen, doch vierzig Jahre später haben Herzanfälle, Unfälle und sonstige Ursachen im Normalfall dafür gesorgt, daß sich das Verhältnis der Prozentanteile umgekehrt hat, so daß es bereits unter den Fünfzigjährigen mehr Frauen als Männer gibt.

Die weitaus meisten befruchteten Eier verlangsamen schließlich nach mehrstündigem Umherirren in der Gebärmutter ihre spiralförmigen Bewegungen und ersehen sich eine im oberen Viertel der rückwärtigen Wandung liegende Stelle zur Landung aus, an der sie dann auch recht sanft niedergehen. Hier hört der Vergleich mit einem Erkundungs-Raumschiff auf, es sei denn, man vergliche die befruchtete Eizelle mit einem der mutierten Raumschiffe, die in den zweitklassigen Sciencefiction-Filmen der fünfziger Jahre eine so große Rolle spielten und in denen die Besatzungsmitglieder des Mutterschiffs bei der Rückkehr vom Mars entdecken mußten, daß sie von einem entsetzlichen Virus befallen waren (Symbol für den Kommunismus oder für die Fluoridierung des Trinkwassers?), das sich bei seiner Landung auf der Erde in einen lebenden Organismus verwandelte und nichtsahnende harmlose Menschen angriff.

Das gerade in der Gebärmutter gelandete Ei verhält sich je zur Hälfte wie ein Raumschiff und wie ein hungriger Parasit. Sein oberer Teil, der dem Landeplatz gegenüber liegt, ist eine von einer glatten Gelatineschicht überzogene schimmernde Halbkugel. Die Unterseite hingegen, die jetzt vorsichtig auf der Innenwandung der Gebärmutter aufsetzt, ist das genaue Gegenteil davon. Statt höflich dort zu warten, greift das Ei unverzüglich die lebenden Zellen an, aus denen die Gebärmutterwand besteht. Das Unterteil des eingenisteten Eis setzt sich auf diese Weise auf dem nichtsahnenden Gastgeber fest (»Außerirdischer Eindringling vertilgt Großstadt«?) und macht sich daran, die gesunden Zellen zu verzehren, die es dort vorfindet. Damit bahnt es sich einen Weg zu allen feinen Blutgefäßen und Protein-Vorratskammern, die es finden kann. Eine halbe Stunde nach seiner Einnistung in der Gebärmutterwand ist der obere Teil des Eis nach wie vor leuchtend und glatt, doch am unteren Ende haben Dutzende sich schlängelnder Zotten einen Vorstoß weit in die nährende Oberfläche der Gebärmutterwand unternommen. Sie übertreffen die Größe des Eis mit seinen 0,2 Millimetern um das Fünf- oder Zehnfache, breiten sich in alle Richtungen aus und dringen tief in die Gebärmutterwand ein.

Damit ist übrigens klar, warum, zumindest theoretisch, auch Männer schwanger werden können. Ein befruchtetes Ei beginnt sein Wachstum auf jeder hinlänglich durchbluteten warmen und feuchten Gewebefläche. Es sind schon befruchtete Eier aus dem Eileiter einer Frau in die Unterleibshöhle gewandert und haben sich an der Beckenwand eingenistet, wo sie munter vor sich hin wuchsen, bis neun Monate darauf durch Kaiserschnitt ein gesundes Kind zur Welt kam. Mithin gibt es keine vernünftigen Gründe, anzunehmen, ein ordnungsgemäß einem Mann eingepflanztes und mit Hormonen versorgtes Ei könne sich nicht desselben Wachstums erfreuen. (Sollte es etwa Schwierigkeiten geben, für dies historische Ereignis freiwillige Väter [Mäter] zu finden? Bisher jedenfalls haben Eier ihre nährenden Zotten ausschließlich innerhalb von Frauen ausgeschickt.)

Durch das Anwachsen des Eis bekommt die Frau wahrscheinlich den ersten Hinweis auf ihre Schwangerschaft, denn die davon hervorgerufenen Veränderungen sind so stark, daß sogar die etwa zehn Zentimeter entfernten Eierstöcke merken, was gespielt wird. Sofern der Prozeß der Einnistung andauert, schickt der Eierstock Hormone, die dafür sorgen sollen, daß dieser sich wie wild eingrabende Gast, der die Gebärmutter an der Stelle der Einnistung ohnehin schon stark dehnt, sie nicht übermäßig beunruhigt. Kommt es nicht zur Einnistung, oder dauert sie nach ihrem Beginn nicht an, bricht die natürliche Progesteron-Versorgung zusammen. Das wiederum sorgt dafür, daß sich die gesamte Innenauskleidung der Gebärmutter daranmacht, diese im geordneten Rückzug zu verlassen, reich an Blutgefäßen und Nährstoffvorräten, wie sie ist. Sie sollen dafür sorgen, daß das eingenistete Ei nicht zu kurz kommt. Dabei handelt es sich um die sogenannte Menstruation (vom lateinischen *menstruus*, ›monatlich‹), und ihr Eintreten ist mithin ein Anzeichen dafür, daß es in jenem Monat zu keiner Schwangerschaft gekommen ist. Es gibt allerdings Fehlinformationen. Ein Ei, das sich kräftig eingenistet hat, kann einen beachtlichen Teil der Gebärmutterwand ablösen, und die sich machtvoll eingrabenden Zellen an ihrem unteren Ende können bewirken, daß sich noch weitere Stücke der Gebärmutterauskleidung lösen, was vor allem bei solchen Frauen, die gewöhnlich nur leichte Monatsblutungen haben, den Anschein einer Menstruation erwecken kann. Diesmal allerdings wären die Anzeichen durchaus irreführend.

Die von Frauen gelegentlich als Fluch empfundene Menstruation erscheint vielen von ihnen als wahrer Segen, denn ihr Eintritt bedeutet einen weiteren Monat garantierter Nicht-Schwangerschaft – in manchen landwirtschaftlich ausgerichteten Gesellschaften, in denen zehn oder mehr

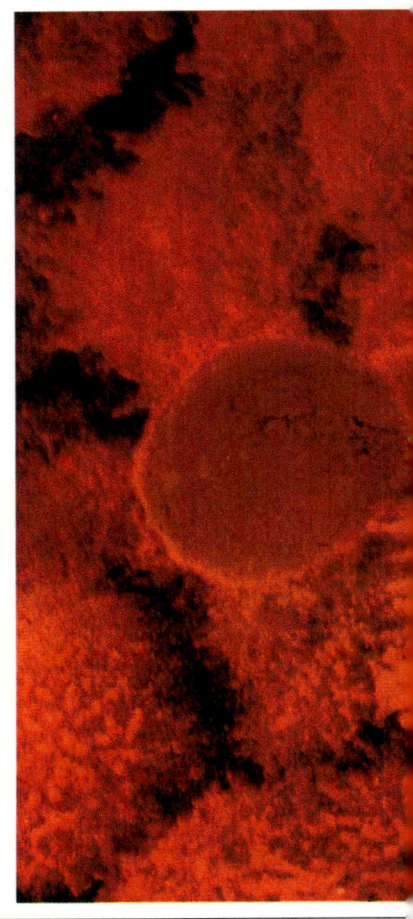

So sieht das Innere der Gebärmutter aus, wenn sich das befruchtete Ei einnistet. Unter der Oberfläche liegende Drüsen beliefern es – unter dem Einfluß von Progesteron aus dem Gelbkörper, der Aushöhlung im Eierstock, aus der das Ei stammt – mit Glykogen, Schleim, Fett und anderen Nährstoffen. Sie bilden eine rund fünf Millimeter starke Schicht, die bei der Regelblutung zusammen mit rund zwanzig bis hundert Millilitern Blut abgestoßen wird, sofern es nicht zu einer Einnistung des Eis kommt.

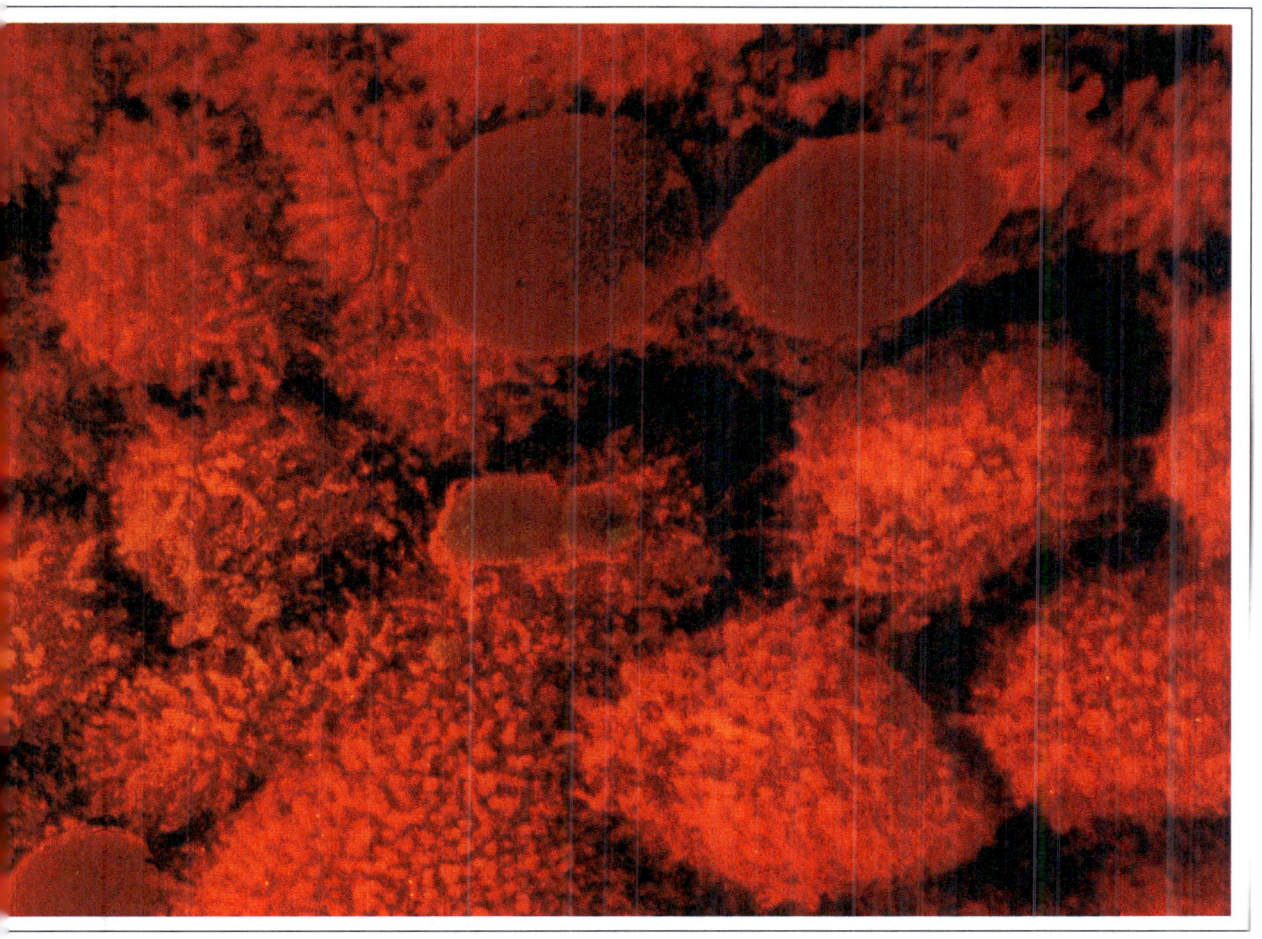

Kinder an der Tagesordnung waren, ein Vorzug, der sich nicht hoch genug einschätzen läßt. Von einer Chilenin weiß man, daß sie neunundfünfzig Kinder zur Welt gebracht hat. Bei dieser Rekordleistung soll es sechzehnmal Zwillinge, siebenmal Drillinge und viermal Vierlinge gegeben haben – ein Hintergrund, vor dem der Gegenstand des nächsten Unterkapitels niemanden überraschen dürfte.

Empfängnisverhütung

Die ersten Mittel zur Empfängnisverhütung haben Männer für Frauen erdacht. Man weiß, daß die Angehörigen nordafrikanischer Stämme ihre Frauen dadurch vor der Schwangerschaft zu bewahren trachteten, daß sie ihnen den aus dem Maul eines Kamels ausgetretenen Schaum zu trinken gaben. In einem uralten Sanskrit-Text heißt es, wolle eine Frau eine Schwangerschaft vermeiden, müsse sie ein Gemisch aus Blüten und Kuhharn trinken. In Bagdad verordneten Spezialisten vor der Zeit der Aufklärung den Frauen einen Trank, bei dem Insekten in Essig aufgelöst waren, während ein bedeutender Vertreter der Kirche in Europa die Ansicht vertrat, die erwünschte Wirkung lasse sich damit erzielen, daß eine Frau dreimal in das Maul eines Frosches speie, die Asche eines verbrannten Wolfspenis verzehre, dessen Augenwimpern, oder beides.

Keins dieser Rezepte erweckt den Eindruck, als stehe das, worum es dabei geht, in besonders hoher Achtung. In einem aus dem Mittelalter berichteten Fall, bei dem die Frauen selbst zur Geburtensteuerung schritten, entschieden sich junge Nonnen, die zwar hinter Klostermauern eingesperrt, aber dennoch lebenslustig waren, für minder unangenehme Methoden wie beispielsweise magische Blusen oder besondere Armbänder. (Allerdings erwiesen sich diese Mittel als ebenso wirkungslos wie die vorgenannten, denn immer wieder verdammten Kirchenvertreter in Nonnenklöstern auftretende Geburten, was sich mindestens bis ins Jahr 798 zurückverfolgen läßt.)

Männer hielten sich vornehm aus der ganzen Sache heraus. Kondome wurden beispielsweise erst benutzt, als sich nach Kolumbus' Rückkehr aus der Neuen Welt die Syphilis als epidemisch auftretendes unangenehmes Mitbringsel entpuppte.

Der bewußte Signore Fallopio, der die Eileiter entdeckte, trat als früher Befürworter der schützenden Überzüge auf und wies auf den Vorzug hin, daß ein Mann sie ohne weiteres für einen jederzeit möglichen Einsatz in der Tasche tragen könne. Auch der Marquis de Sade erwähnte sie billigend. Man muß sich allerdings fragen, was er von den damals gängigen Ausführungen aus Schafdarm oder gar von den aus dem Orient stammenden Exemplaren aus Porzellan und sonstigen Abwandlungen gehalten haben mag.

Casanova berichtete in seinen Erinnerungen, wie es ihm gelang, zu einer geachteten Dame »Beziehungen aufzunehmen«, und er sich im letzten Augenblick entschloß, von ihr ein Kondom zum Schutz gegen eine mögliche Infektion zu erwerben. Sie forderte dafür einen höheren Preis, als ihm angemessen erschien und veranlaßte ihn schließlich, als sie doch handelseinig geworden waren, gleich ein Dutzend zu kaufen. Da er diese »Niederlage« als Kränkung seines Ego ansah, enttäuschte er die hochgestellte Dame, richtete seine Aufmerksamkeit auf ein anderes Ziel und verbrauchte das volle Dutzend bei ihrer fünfzehnjährigen Zofe. So jedenfalls berichtet der einundfünfzigjährige Casanova uns das.

Das Kondom diente ausschließlich dem Interesse des Mannes, denn man war allgemein fest davon überzeugt, es könne auch ohne die Verwendung dieser oder jener empfängnisverhütender Mittel und Verfahren keinesfalls zu einer Empfängnis kommen, wenn die Frau, während sich der Mann seinem Vergnügen hingab, stocksteif daliege und keinerlei Regung zeigte. Für eine kurze Zeit hatte Anfangs des achtzehnten Jahrhunderts in England dieser lusttötende Glaube keine Geltung, denn in einem volkstümlichen Buch war behauptet worden, eine Frau werde nicht schwanger, wenn ihr der Beischlaf *Lust* bereite. Der Autor lieferte auch gleich ein Beispiel, dem nachzueifern er britischen Paaren empfahl: »Bisweilen bestimmt die Frau das Geschehen, wie es die Spanierinnen tun, die während des Aktes ihren ganzen Körper bewegen, und zwar aus einem Übermaß an Wollust (sie sind ungemein leidenschaftlich). Einige von ihnen singen dabei sogar voller Ekstase, und aus diesem Grund sind die Spanierinnen unfruchtbar.« Die biederen Stadtschreiber und Hofbeamten aus König Georgs England scheinen aber diese Mitteilung nicht zur Kenntnis genommen zu haben.

Zu einer wirksamen Geburtenlenkung, vor allem zu einer für Frauen annehmbaren, kam es in größerem Umfang erst zu Beginn unseres Jahrhunderts. Die erste Beratungsstelle, in der Frauen kostenlos Hilfe fanden und wo man sie im Gebrauch des Scheidenpessars unterwies, wurde kurz nach dem Ersten Weltkrieg in London eröffnet, zu einer Zeit, als Engländerinnen in großen Scharen den häuslichen Herd verlassen hatten, um in den Fabriken für die Rüstungsproduktion zu arbeiten. Wie wirksam die in jenen Beratungskliniken propagierten wissenschaftlichen Methoden waren, läßt sich aus der statistisch belegten Tatsache ersehen, daß gegenwärtig bei uns weniger als vierzehn Prozent aller Frauen während ihrer gesamten Fruchtbarkeitsdauer vier Schwangerschaften erleben, während die ersten Besucherinnen jener Beratungsstellen damals bereits vor dem dreißigsten Lebensjahr durchschnittlich vier Schwangerschaften hinter sich hatten.

Das erste der neueren Verhütungsmittel, dem sich ein wirklichen Nutzen nachsagen läßt, war das seinerzeit Diaphragma genannte Pessar. Diaphragma ist das griechische Wort für ›Zwischenwand‹, und genau die Funktion einer Trennwand übt es auch aus. Es wird über den Muttermund gestülpt und sorgt dafür, daß keine Samenzellen in die Gebärmutter gelangen können. Zwar ist das Verfahren technisch einwandfrei, doch führen psychologische Gründe dazu, daß Benutzerinnen eines solchen Pessars im Durchschnitt zu siebzehn Prozent schwanger werden – vor allem deshalb, weil es häufig in der Schublade bleibt. Beim Intra-Uterin-Pessar (IUP) beträgt die Versagensquote langfristig lediglich fünf Prozent. Seine Ursprünge reichen in die Zeit zurück, als Beduinen Pfirsichsteine in die Gebärmutter von Kamelstuten einführten, damit diese bei langen Wüsten-Durchquerungen nicht trächtig wurden. In einer gefälligeren Form kam das IUP in den dreißiger Jahren als silberne Feder von der Größe einer Münze auf den Markt, und in den fünfziger Jahren traten an ihre Stelle Ausführungen aus Kunststoff oder solche mit Kupferbeschichtung.

Wie ein IUP funktioniert, weiß niemand genau. Eine Theorie vermutet, es bewirke zusätzliche Kontraktionen von Gebärmutter und Eileitern, die zwar gewöhnlich nicht schmerzhaft sind, aber genügen, um ein befruchtetes Ei weiter zu transportieren, bevor es seine dreitägige Reifungsdauer im Eileiter hinter sich bringen kann, so daß es sich nicht in der Gebärmutterwand einzunisten vermag. Eine andere Theorie besagt, ein IUP reize die Gebärmutter gerade hinreichend, damit sie Eier abstoße, die sich in ihr eingenistet haben. Das wäre eine Art sehr früher Fehlgeburt. Als Hinweis darauf könnten die recht kräftigen Blutungen dienen, die sich bisweilen nach dem Gebrauch eines IUP beobachten lassen. Möglicherweise wird das IUP auch durch ganze Schwärme von Zellen angegriffen, die dann alle um es herum absterben und dabei eine für Samenzellen giftige Substanz freisetzen. Da das Aussehen eines aus Kunststoff bestehenden IUP ausschließlich vom Einfallsreichtum des Entwerfers abhängt, gibt es Abwandlungen wie die Lippes-Schleife, die Margulies-Spirale, Dana Super, das einem auf die Spitze gestellten Tannenbaum ähnelt, und so weiter. Vermutlich würde das IUP auch funktionieren, wenn es aussähe wie das Monogramm der Besitzerin. Hier stecken Möglichkeiten für eine nicht so leicht zu übertrumpfende Art unauffälligen Status-Symbols.

Außerdem gibt es noch die ›Pille‹. Ihre Wirksamkeit beträgt bis zu 99,6%. Nach ihrer Einnahme gelangen die in ihr enthaltenen Wirkstoffe mit dem Blutstrom ins Gehirn. Da sie dort der Hirnanhangdrüse (Hypophyse) und dem Hypothalamus vorgaukeln, sie hätten es mit dem Blut einer Schwangeren zu tun, schickt die Hypophyse ein Hormon ab, das als Bote mit dem Blutstrom in die Eierstöcke gelangt und dafür sorgt, daß sie kein Ei reifen lassen. Die Angelegenheit selbst ist einfach, als problematisch hingegen erwies sich die Frage der Dosierung. Als man Anfang der fünfziger Jahre auf diese Methode der Empfängnisverhütung verfiel, kam man zu dem Ergebnis, eine Erprobung an Frauen biete die rascheste Möglichkeit zu sehen, welche Hormonmenge sich am besten für den ins Auge gefaßten Zweck eignete. Zwar finanzierte die amerikanische Pharmazie-Firma Searle den Forscher, dem die Hauptaufgabe des Testens zufiel, zum Teil, doch möge das niemand als Hinweis darauf mißverstehen, diese finanzielle Unterstützung habe seine Entscheidung beeinflußt, diese rasche Erprobung zu befürworten.

Als Markt für das neue Mittel waren die Länder der westlichen Welt vorgesehen, doch war man sich darüber klar, daß sich weder Amerikanerinnen noch Europäerinnen ohne weiteres als Versuchskaninchen für einen bis dahin nicht erprobten Hormonextrakt hergeben würden. Daher nahmen die Forscher die Erprobung in Puerto Rico vor, dessen Generalgouverneur sich 1957 mit dem Großversuch einverstanden erklärte. Der Vorsitzende der Londoner Ciba-Stiftung bezeichnete das Unternehmen später als »eine der riskantesten und tollkühnsten Untersuchungen, die je auf breiter Basis durchgeführt wurden, noch dazu an Menschen in einem unterentwickelten Land wie Puerto Rico«. Es zeigte sich, daß die ›Pille‹ vermutlich selbst dann die gewünschte Wirkung haben würde, wenn man die Dosis um die Hälfte herabsetzte. Zu diesem Ergebnis war man gekommen, weil die Puertoricanerinnen bei den zuerst verordneten, viel zu hohen, Hormonmengen unter hohem Blutdruck, Blutgerinnseln im Gehirn oder schrecklichen Krämpfen litten. Bedingt durch diese in der Karibik durchgeführte Feinabstimmung des Mittels liegt die Zahl der im Zusammenhang mit der ›Pille‹ auftretenden Komplikationen inzwischen statistisch gesehen äußerst niedrig; sie sind etwa sechzehnmal seltener als die bei einer Geburt auftretenden.

Die Haltung der katholischen Kirche gegenüber dieser Art der Empfängnisverhütung geht auf eine Erklärung Papst Pauls VI. aus dem Jahre 1968 zurück. Er war damals einundsiebzig Jahre alt und handelte gegen die ausdrückliche Empfehlung einer Gruppe von Bischöfen, die sich für die Pille ausgesprochen hatten, weil sie ihre Wirkung ausschließlich ausübt, *bevor* ein Ei befruchtet wird, und daher ihrer Ansicht nach in keiner Weise etwas mit einer Abtreibung gemein habe. Doch da der Papst bei *ex cathedra* verkündeten Erklärungen als unfehlbar gilt (das diesbezügliche Dogma hatte Pius IX. erst 1870 verkündet, zu welchem Zweck er eine handverlesene Beratermannschaft einberufen hatte), stellte sich die Mehrzahl der führenden Männer der Kirchenhierarchie hinter dessen Entscheidung. Trotzdem haben die vorwiegend katholischen Gebiete Europas mit einem gewissen industriellen Entwicklungsstand eine Geburtenrate, die mehr oder weniger mit der ihrer nichtkatholischen Nachbarn vergleichbar ist.

Auch wenn zukünftig die Empfängnisverhütung möglicherweise mit Injektionen von ›Superpillen‹ durchgeführt wird, deren Hormondepot ein ganzes Jahr lang vorhält, gibt es noch zahlreiche weit verbreitete Überbleibsel aus der Vergangenheit. Die beiden üblichsten Verfahren dürften nach wie vor die Methode nach Knaus-Ogino sein, bei der durch Temperaturmessung festgestellt wird, wann eine Schwangerschaft statistisch gesehen am wahrscheinlichsten ist, und der *coitus interruptus*, der Rückzug des Mannes vor dem Samenerguß. Dieses Verfahren war, wie wir aus der Bibel wissen, schon in sehr frühen Zeiten weithin verbreitet, doch die Zunahme der Weltbevölkerung um mehr als das Vierzigfache seit jener Zeit mag als Hinweis auf dessen begrenzte Wirksamkeit dienen. Ein möglicherweise noch weniger wirksames Verfahren als der Einsatz von Mitteln zur Empfängnisverhütung ist das fortgesetzte Stillen. Während es bei der Hälfte der Frauen drei Monate nach der Geburt wieder zum Eisprung kommt, tritt er bei der Hälfte der stillenden Mütter gerade sechs oder sieben Wochen später gleichfalls wieder auf.

Embryo und Fetus

Wenden wir uns erneut der Gebärmutter zu. Wir hatten sie verlassen, als sich das Ei in ihr festsetzte und sich mit Hilfe seiner Zotten den Weg in die nahegelegenen Blutgefäße bahnte. Siebzig Stunden nach der geschlechtlichen Vereinigung nistet es sich immer tiefer ein, bis es in einer kleinen grabenförmigen Vertiefung in der Gebärmutterwand sitzt. Jetzt beginnt die große Veränderung. Bisher war nicht klar, welche Teile des befruchteten Eis sich zum späteren Menschen entwickeln und welche nicht. Neun Tage nach der Empfängnis beginnt sich der innere Teil in den Keim zu verwandeln, aus dem Rest wird das minder lebendige Lebenserhaltungssystem. Sinnvollerweise beginnen wir mit letzterem.

Die Umgebung

Aus der glatten äußeren Umhüllung des befruchteten Eis wird die auch Ei- oder Schafhaut genannte Hülle der Fruchtblase. In der darin befindlichen Flüssigkeit, dem Fruchtwasser, schwimmt der Embryo, und dorthin müssen die Bemühungen des übrigen Lebenserhaltungssystems zielen. Am einfachsten wäre es, wenn der sich entwickelnde Embryo Nährstoffe und Sauerstoff weiterhin unmittelbar dem Blutkreislauf der Mutter entnähme, denn schließlich hat ja das befruchtete Ei nach seiner Einbettung in der Gebärmutterwand als erstes jede Anstrengung unternommen, deren nährstoffreiche Blutgefäße zu erreichen. Dabei aber gibt es eine Schwierigkeit, und so wird nach den ersten Tagen ein neues System benötigt.

Diese Schwierigkeit besteht darin, daß die Versorgung der Mutter mit Blut viel zu üppig ist, als daß es unmittelbar in den winzigen, sich entwickelnden Embryo geleitet werden könnte.

Es enthält alle Geschlechtshormone einer erwachsenen Frau, und es wäre nicht gut für einen Embryo, wenn diese unmittelbaren Zugang zu seinen wachsenden Zellen hätten; sie wären selbst für einen weiblichen Embryo viel zu konzentriert. Außerdem würden Schwankungen in den Lebensgewohnheiten der Mutter – eine Menge Fett, das mit einer schweren Mahlzeit in den Organismus gelangt, Adrenalinschübe bei einer Fahrt im Großstadtgewühl – zu Veränderungen in der Blutzusammensetzung führen, die der kleine Organismus gar nicht bewältigen könnte. Das neue System, das diese Gefahr ausschaltet, ist die Plazenta, die auch in sehr treffender Weise als Mutterkuchen bezeichnet wird, denn sie gibt dem heranwachsenden Leben bis zu seiner Geburt alles, was es braucht. Dies Organ, dessen Namen auf das lateinische *placenta* zurückgeht, was nichts anderes als ›Kuchen‹ heißt, hat sich aus den ersten Zellen entwickelt, die der sich einnistende Embryo in die Gebärmutterwand geschickt hat, und bleibt auch künftig eine Art Trennwand oder Schranke zwischen Mutter und Kind. Aus ihr gelangen genau nach den Bedürfnissen des heranwachsenden Organismus bemessene Mengen an Nährstoffen und Sauerstoff ins Fruchtwasser, in dem sich dieser aufhält.

Die Plazenta funktioniert bemerkenswert einfach: sie hat zwei Seiten – eine Unterseite inmitten der Blutgefäße der Gebärmutter und eine Oberseite, die sich zu einem zum Embryo führenden Kanal verengt. Im großen und ganzen wirkt sie wie ein merkwürdig verformter Teller, dessen Boden gezackt und schartig ist (damit er möglichst viele der mütterlichen Blutgefäße erreichen kann) und von dessen Oberseite eine einzige Leitung ausgeht, die für die Ernährung des Embryos zuständig ist. Die glatte kreisförmige Oberseite hat einen Durchmesser von rund achtzehn Zentimetern und sieht aus wie eine mittelgroße Schallplatte oder ein kleiner Kuchen. Die Unterseite hingegen bildet mit ihren zahlreichen Windungen und Zotten eine weit größere Gesamtoberfläche und würde, wenn man sie glatt ausbreitete, dreizehn Quadrat*meter* beanspruchen – immerhin die Bodenfläche eines nicht allzu kleinen Zimmers.

Die Plazenta mit ihrer ungeheuren Ausdehnung wird an ihrer Unterseite unmittelbar vom Blut der Mutter umspült, verhindert aber, daß der Blutstrom direkt in den Organismus des Embryos geleitet wird. Sie ist an den Blutkreislauf des Embryos angeschlossen, der eine Art Superblut enthält. Wenn es einer der zackigen Zotten an der Unterseite der Plazenta zuströmt, die in den Blutstrom der Mutter hineinreichen, überspringen die darin gelösten Vitamine, Fette, Kohlenhydrate und der Sauerstoff aus den Kapillaren der Mutter die Lücke zum sehr viel attraktiveren Blut des Embryos in den Zotten der Plazenta. Die im mütterlichen Blut gleichfalls enthaltenen Geschlechtshormone und das Adrenalin verspüren zwar auch eine gewisse Anziehungskraft, da diese aber nicht genügt, sie zum Überqueren der Lücke zu bewegen, bleiben sie in sicherer Entfernung. Da das für die gesamte Fläche jener dreizehn Quadratmeter gilt, bekommt der Embryo nicht nur an Nährstoffen und Luft, was er zum Leben braucht, sondern auch nützliche, seine Widerstandskraft gegen Infektionen stärkende Antikörper und dergleichen, ohne daß sich unerwünschte Einflüsse geltend machen könnten – es sei denn, die Mutter trinkt, raucht oder nimmt Drogen, denn Alkohol, Kohlenmonoxid und zahlreiche Rauschgifte können unglücklicherweise die Plazentaschranke überwinden und in den Blutkreislauf des Embryos eindringen.

Wie aber gelangt dies mit frischem Sauerstoff und frischen Nährstoffen angereicherte und durch keine unmittelbare Berührung mit dem mütterlichen Blut verunreinigte Blut in den Embryo selbst? Diese Aufgabe übernimmt eine Leitung, die sich von der Plazenta bis zum unteren Ende des Fetus erstreckt, dorthin, wo ihr Durchtrennen später den Nabel erzeugen wird. Diese Verbindung, die wir als Nabelschnur kennen, besteht aus einer Vene für die Zufuhr des frisch angereicherten Blutes und zwei wegführenden Arterien für das verbrauchte Blut. Umgeben sind diese drei gluckernden Kanäle von einer geleeartigen Masse, die von einer papierdünnen Haut umschlossen wird, und die Nabelschnur ist so umeinander gewickelt, daß sie aussieht wie ein freischwebendes Seil, das sich in gefährlicher Nähe zu dem künftigen Kind befindet.

Ihre durchschnittliche Länge beträgt einen halben Meter, doch hat man auch Nabelschnüre von nur dreizehn Zentimetern bis hin zu immerhin einem Meter fünfzig gemessen. Daß sich ein Fetus, der ja häufig strampelt, bei einer solchen Länge ohne weiteres darin verheddern kann, läßt sich leicht vorstellen. Andererseits ist zu berücksichtigen, daß das auch durch sein Herz gepumpte Blut mit einer Geschwindigkeit von gut eineinhalb Metern pro Sekunde strömt, und so ist die Nabelschnur meist so straff wie ein unter Druck stehender Gartenschlauch, kann sich also nicht so leicht um etwas wickeln. Doch selbst wenn sie sich zufällig um den Kopf des Fetus legen sollte, ist sie meist lang genug, um einfach wieder abzugleiten. Im Verhältnis zur Körperlänge des Fetus ist sie so lang, daß Fälle komplikationsloser Geburten berichtet wurden, bei denen sie vier-, fünf- oder gar sechsmal um dessen Hals gewickelt war, und zwar so locker, daß zu keinem Zeitpunkt die geringste Gefahr bestand. Bei einer Hausgeburt besteht große Aussicht, daß die Eltern einen Schock erleiden, wenn sie sehen, wie ihr Abkömmling mit der um den Hals gewickelten Nabelschnur aus dem Mutterleib kommt, ein Anblick, an den sich Hebammen und Ärzte längst gewöhnt haben, da er bei mehr als zwanzig Prozent aller Geburten vorkommt, ohne daß Zwischenfälle zu befürchten wären. Allerdings kann sich die Schnur zu einem späten Zeitpunkt der Wehen, wenn sich der Kopf des Kindes bereits im Becken befindet, in gefährlicher Weise verheddern –

Vorkehrungen für die Mutterschaft. Das Thermogramm zeigt (weißglänzend) den kräftigen Blutstrom in der Nähe der Eierstöcke – eine ausgezeichnete Bahn für das Progesteron; verminderte Wärmeverluste im Fettgewebe (Brüste mit Milchdrüsen, die durch Prolaktin und andere Hormone dazu veranlaßt werden, Milch zu erzeugen). An diesem und anderem zeigt sich, in welcher Weise sich das Fortpflanzungssystem in einem großen Teil des Körpers vertreten findet. Nur künstliche empfängnisverhütende Mittel können seine natürliche Funktion so verändern, daß es nicht von selbst in Tätigkeit tritt.

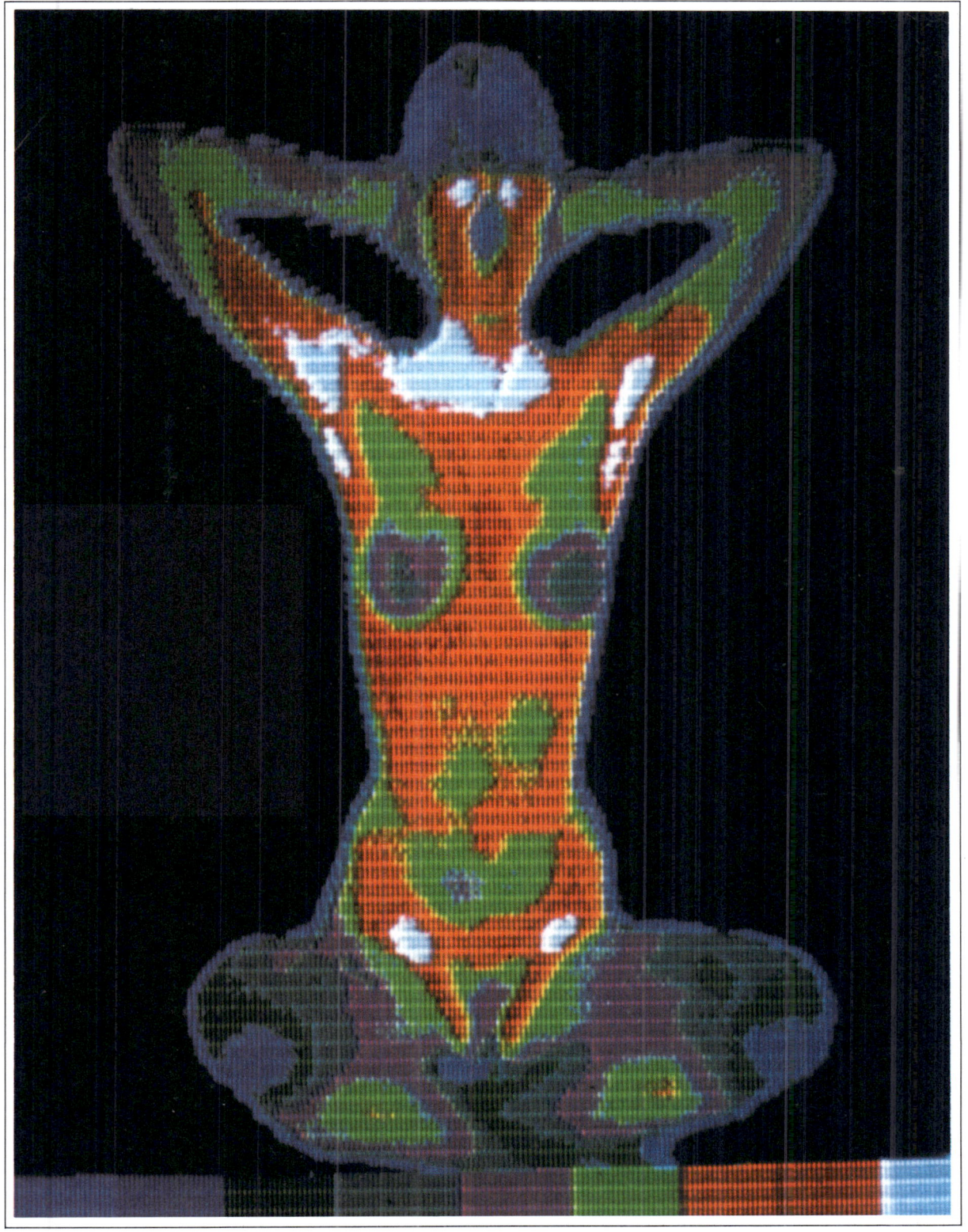

137

das aber merkt man bei sorgfältiger Überwachung des Herzschlags im Fetus rechtzeitig, um Gegenmaßnahmen zu ergreifen.

Um ein vollständiges Bild dessen zu liefern, was innerhalb der Gebärmutter vor sich geht, muß noch vom Fruchtwasser in der Amnionhöhle berichtet werden. *Amnion* bedeutet im Griechischen Lamm, und das paßt hier ganz gut, da dies niedliche Geschöpf häufig mitsamt der es umgebenden durchscheinenden Eihaut zur Welt kommt. In diesem von der Eihaut umgebenen Fruchtwasser also schwimmt der Fetus – ein Bild, bei dem man stets an vollständige Entspannung und Seligkeit denkt. Alle Versuche des Menschen, diese Situation des vollständig von der Flüssigkeit Umgebenseins nachzuahmen, sei es im Wasser am Meeresstrand, in der heißen Badewanne oder in einem angewärmten Wasserbecken mit Massagedüsen, sind zum Scheitern verurteilt. Die Überlegenheit des Fruchtwassers besteht darin, daß es das heranwachsende Lebewesen nicht einfach umgibt, sondern von ihm auch geschluckt wird. Da sie sich in seinem Inneren wie um es herum befindet, bewirkt sie eine unnachahmliche Empfindung von Wohlbehagen. Nicht einmal Taucher atmen das Wasser ein, das sie umgibt und können daher Schmerzen in der Brust und im Hals empfinden, weil die unter hohem Druck stehende Luft in ihrem Organismus nach außen strebt. Das Fruchtwasser, das den Fetus umgibt, hingegen hat innen wie außen den gleichen Druck, und so wird kein Teil des Organismus belastet. Da die Vene, die von der Plazenta zu ihm führt, nicht nur Nährstoffe, sondern auch Sauerstoff liefert, kann die Flüssigkeit nicht in seine Lunge dringen, die er ohnehin erst nach der Geburt benötigt.

Ohne diese in ihm enthaltene Flüssigkeit könnte der Fetus lediglich platt auf dem Boden der Gebärmutter liegen, denn weder seine Muskeln noch seine Knochen wären imstande, der Schwerkraft zu trotzen, so daß er auf keinen Fall stehen könnte. Das zeigt sich in dem Augenblick, in dem ein Kind bei der Geburt auf die Flüssigkeit verzichten muß, die den Fetus bis dahin umgeben hat. Kein Neugeborenes, nicht einmal ein künftiger Mister Universum, kann gleich nach der Geburt stehen oder sitzen, ganz zu schweigen von den gymnastischen Übungen, die Feten im Mutterleib ausführen und die die Mutter so deutlich spüren kann. Außerdem aber dient die Behagen verbreitende und stützende Flüssigkeit in der Fruchtblase als sehr praktisches System zur Abfallbeseitigung für die durchaus aktive Harnblase des sich entwickelnden Fetus, wobei der Urin so stark verdünnt wird, daß er nicht reizt. Indem der Fetus die gesamte Flüssigkeit nach und nach schluckt, wird sie durch die Nabelschnur, von dort in die Plazenta und anschließend ins Blut, in die Nieren und schließlich in die Blase der Mutter geleitet.

Vor allem aber bildet das Fruchtwasser einen ausgezeichneten Stoßdämpfer. Trifft ein harter Schlag den Unterleib der Mutter, wird lediglich die Flüssigkeit zusammengedrückt, nicht aber der in ihr befindliche Fetus. Mäusefeten haben bei Versuchen einer Beschleunigung von 3000 g widerstanden (d. h. dem Dreitausendfachen der Erdanziehungskraft), angesichts dessen, daß man Astronauten, die sich körperlich wirklich in Höchstform befinden, einer Beschleunigung von höchstens 22 g aussetzen kann, ein beeindruckender Wert. (Man hat bei Beschleunigungsversuchen mit Hunden erreicht, daß sie eine halbe Stunde lang – nicht länger – unglaublich hohe Beschleunigungswerte überstanden, indem man ihnen entsprechend mit Sauerstoff angereichertes Wasser zu ›atmen‹ gab, Astronauten aber hat man statt der Helme noch keine auf den Kopf zu schraubenden Aquarien gegeben.) Die häufigsten Ursachen für eine Schlageinwirkung auf den Unterleib während der Schwangerschaft sind das Ausrutschen auf Treppen, Teppichen oder Gehwegen sowie Autounfälle. Dabei kann sich

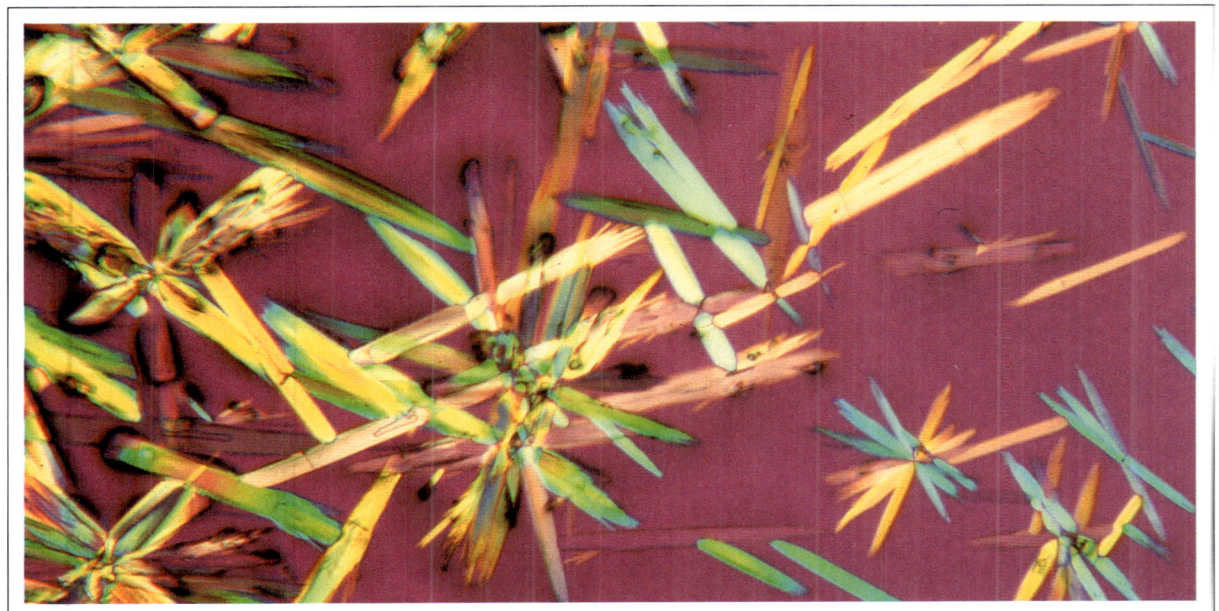

Aus dem Speicher der Leber freigesetzter Traubenzucker: in gelöster Form (nämlich als Blutzucker) brauchen ihn der Körper der Mutter und der in ihm heranwachsende Keimling.

zwar die Mutter verletzen, aber so gut wie nie der Fetus, der vor Stößen geschützt, friedlich und schwerelos in seinem warmen Mutterleib schwebt. Die Menge dieser besänftigenden, Auftrieb vermittelnden und schützenden Flüssigkeit erreicht kurz vor der Geburt einen Spitzenwert von etwa einem Liter, also rund ein Kilo Gewicht.

Das Wachstum des Embryos

Damit wären Umfeld und Bedingungen hinreichend geschildert. Von wirklichem Interesse ist jetzt der sich dort entwickelnde Mensch. Zwei Begriffe werden zu seiner Bezeichnung verwendet, und beide haben nicht nur wissenschaftliche Bedeutung, sondern auch poetische Anklänge. Während der Organentwicklung, das sind in etwa die ersten zwei Schwangerschaftsmonate, spricht man von ›Embryo‹. Dies Wort wird von einem Griechischwörterbuch aus der Goethezeit wie folgt erläutert: »Alles, was innerhalb eines andern Körpern eingeschlossen daselbst wächst, keimt, das Kind im Mutterleibe, also ungeboren; auch von Thieren, also Leibesfrucht.« Nachdem die Organe angelegt sind, heißt diese Lebensform Fetus, was im Lateinischen soviel wie ›fruchtbar‹ bedeutet, aber auch stammverwandt mit Begriffen für ›glücklich‹ ist. Diese Aufteilung scheint vernünftig, da sich das wachsende Leben anfänglich beständig verändert und seine Organe ausbildet; später, in den letzten zwei Dritteln der neunmonatigen Schwangerschaftsdauer, ernährt es sich lediglich und wächst, was zweifellos dem Bewohner der Fruchtblase, möglicherweise auch ihrer Trägerin angenehm ist, bisweilen aber ein wenig zu deutlich spürbar wird. Im Verlauf der neun Monate kommt es zu einer gewaltigen Veränderung: aus dem winzigen Ei, das sich eingenistet hat, wird ein schreiendes und mit großen Augen in die Welt schauendes Neugeborenes. Wenn wir den Prozeß Woche für Woche verfolgen, werden wir erkennen, auf welche Weise das geschieht. Da die ersten acht Wochen dabei die wichtigsten sind, widmen wir ihnen die ausführlichste Beschreibung.

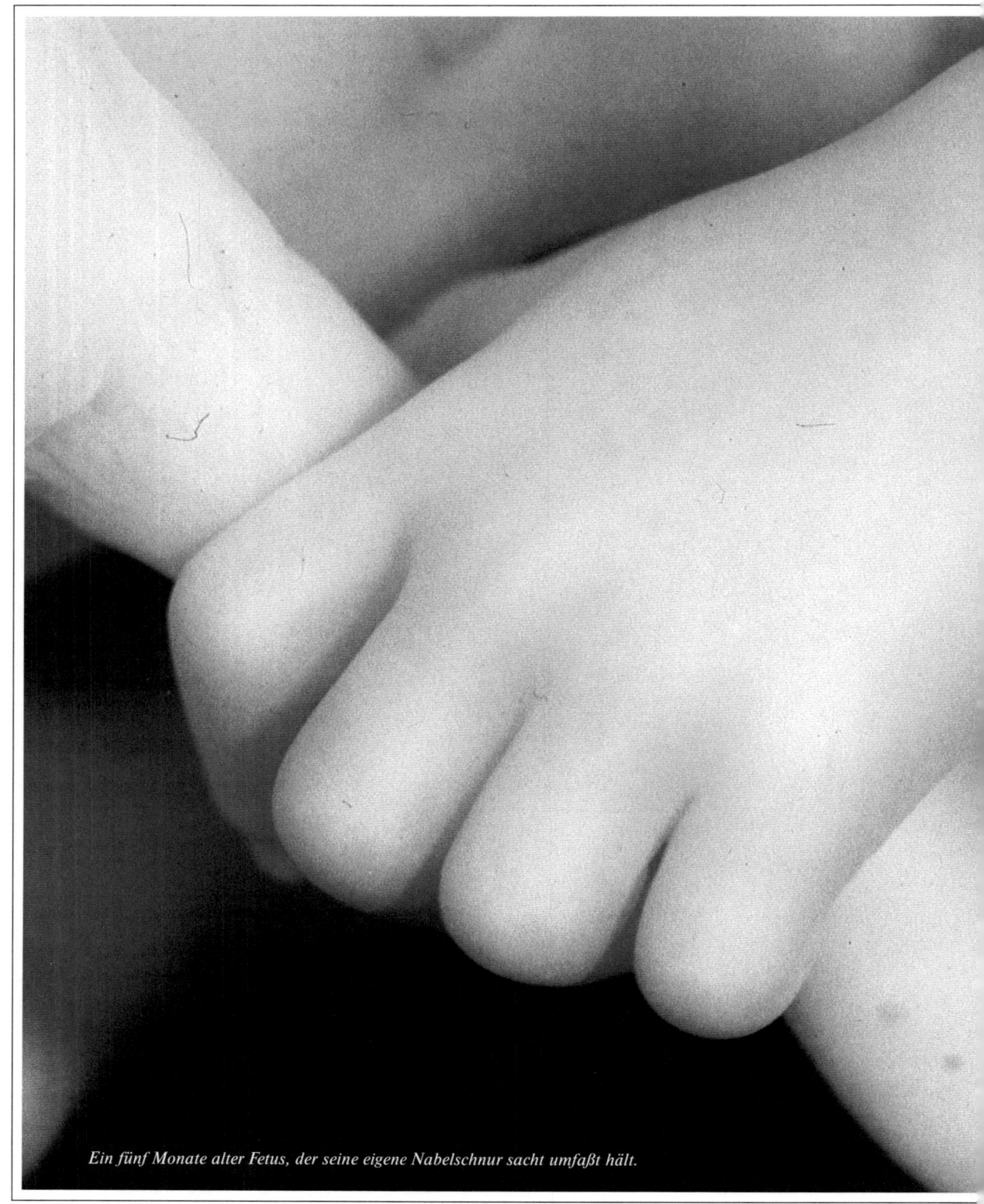

Ein fünf Monate alter Fetus, der seine eigene Nabelschnur sacht umfaßt hält.

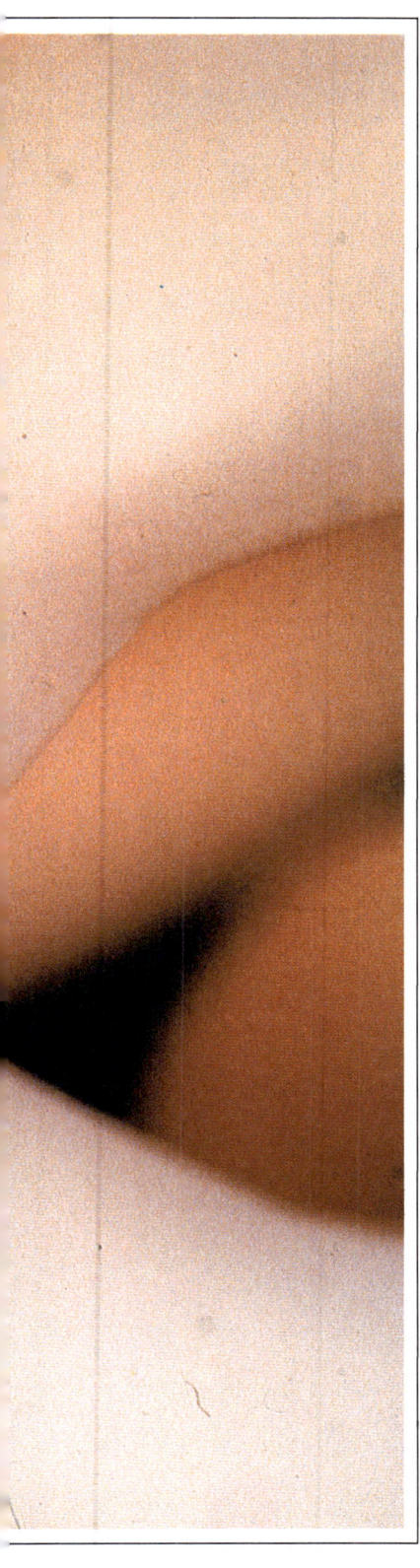

DIE ERSTE UND ZWEITE WOCHE Während dieser Zeit zieht das Ei eine Samenzelle in sich hinein, beginnt seine Wanderung den Eileiter hinab und nistet sich in der Gebärmutter ein. Der Keim, der nicht einmal einen Millimeter groß ist und weniger wiegt als eine Pusteblume, läßt sich zu Beginn nicht von den Zellen unterscheiden, aus denen später Nabelschnur und Plazenta werden. In der Mitte befindet sich eine Höhlung, und dort beginnt sich allmählich ein Lebewesen zu formen. Eine glatte Scheibe wächst in diesem Hohlraum heran und entwickelt im Laufe ihres Wachstums drei deutlich voneinander unterscheidbare Schichten wie bei einer Torte. (Die Scheibe sitzt auf einer kleinen Ausstülpung der umgebenden Eiwandung, aus der sich später die Nabelschnur bildet.)

Die in der Mitte des hohlen Eis entstandenen drei Schichten der Keimscheibe beginnen jetzt ihre unterschiedlichen Entwicklungsschritte. Aus der obersten entstehen Haut, Gehirn, Nerven, Zahnschmelz, Augenlinse und Nasenschleimhaut des künftigen Menschen, aus der mittleren später Blutgefäße, Muskeln und Knochen, und aus der untersten Schicht, die schließlich in die Mitte gerät, während sich die beiden anderen um sie herumlegen, entstehen nach und nach die inneren Organe wie Magen und Lunge, Leber und Darm.

DIE DRITTE WOCHE Zum ersten Mal läßt sich so etwas wie der Umriß eines Menschen erkennen. Der Keim ist jetzt birnenförmig, und in seinem Inneren bilden sich die wichtigsten Körperhöhlen heraus. Eine davon ist eine Röhre, die sich über die ganze Länge des Embryos erstreckt, und aus der später das Rückenmark wird. Oben bleibt ein Hohlraum für das Gehirn. Daneben sind Ansätze der späteren Brust- und Bauchhöhle zu erkennen. Wo sich der Kopf entwickeln wird, formt sich eine Ausstülpung. Am Ende der dritten Wochen haben wir winzige Grübchen dort, wo Ohren und Augen entstehen werden, und kaum wahrnehmbare Ausstülpungen, wo sich später Mund und Kiefer befinden sollen. Der Körper hat zwei deutlich erkennbare zueinander spiegelbildliche Seiten herausgebildet. So bleibt es das ganze Leben hindurch, mit wenigen Ausnahmen wie Oberschenkelknochen und Lungenflügel, die rechts, sowie Hoden und weibliche Brust, die links etwas größer sind.

Wir alle besitzen ein Überbleibsel aus der Zeit, da sich die beiden Körperhälften herausbilden – eine vor allem bei dunkelhaarigen Menschen deutlich erkennbare, sich vom Nabel bis zu den Geschlechtsteilen ziehende dunkle Linie. Sie ist aber nicht die einzige Körpernaht, die uns an unsere frühen Tage gemahnt: wir kommen auf die anderen noch zu sprechen. Der drei Wochen alte Keim ist zweieinhalb Millimeter lang und wiegt wenige Gramm. Er hat jetzt seit einer Woche dafür gesorgt, daß die zukünftige Mutter keine Periode bekommt. Das Progesteron aus ihren Eierstöcken, das den Embryo ›unterstützt‹, läßt sie sich möglicherweise ein wenig unbehaglich fühlen.

DIE VIERTE WOCHE Jetzt geht alles deutlich schneller. Die offene Rinne, die den ganzen Rücken entlang läuft, beginnt sich in der Mitte zu schließen und bildet allmählich auf ganzer Länge eine Art Röhre, deren oberer Teil anschwillt – es entstehen die Rudimente des Gehirns. Allerdings befindet sich oben nach wie vor eine Öffnung; dort ist der Prozeß des Verschließens noch nicht beendet. Umschlossen wird diese Röhre am unteren Ende durch eine Art kleinen Schwamm. Knospen, aus denen später die Arme werden, tauchen in lediglich zwei Tagen wie aus dem Nichts am Oberkörper auf. Am Ende der Woche folgen ihnen zwei Knospen weiter unten, die sich im Lauf der Zeit zu Beinen entwickeln. Übri-

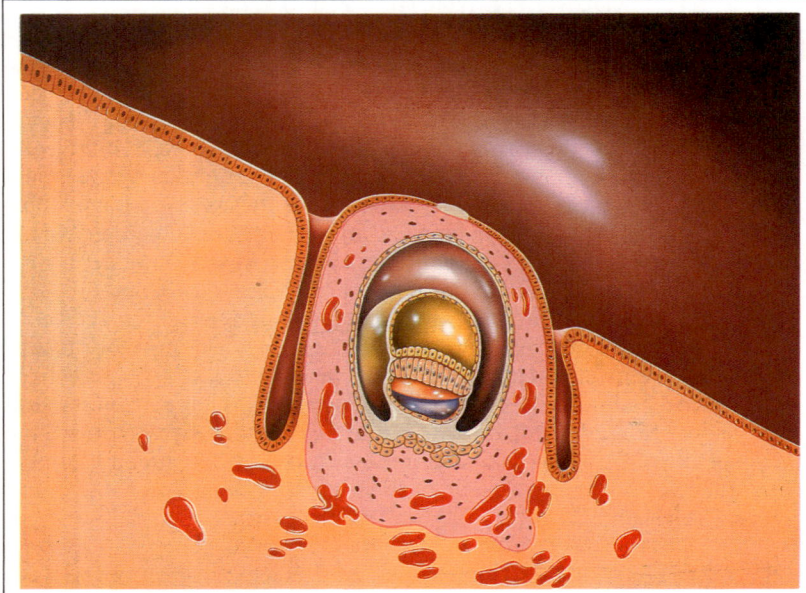

gens bleibt während der gesamten Schwangerschaft der Unterleib in seiner Entwicklung gegenüber dem Oberkörper zurück, ja, sogar noch bis ins dritte Lebensjahr des Kleinkindes.

Eine kleine Röhre in der Mitte des Embryos krümmt sich U-förmig und beginnt sich in unregelmäßigen Abständen zu öffnen und zu schließen: das Herz. Im Verhältnis zum Körper ist es neunmal größer, als es später beim Erwachsenen sein wird. Die ersten Blutzellen, die es transportieren kann, entstehen zu dieser Zeit aus einem übriggebliebenen Dottersack, den das Ei enthalten hatte. Er ist immer noch genauso groß wie der gesamte Keim und bildet eine Fabrik zur Herstellung roter Blutzellen. Aus der Wandung dieses Dottersacks sind die Vorläufer der Geschlechtszellen dorthin gewandert, wo später die Geschlechtsorgane des Embryos entstehen werden. Das aber ist keineswegs alles, was in dieser ungewöhnlichen vierten Woche geschieht. Während aus der Röhre am Rücken des Embryos Rückenmark und Gehirn werden, bildet sich eine weitere Röhre in der Leibesmitte heraus und entwickelt sich zum Verdauungskanal. An seinem oberen Ende entstehen die beiden winzigen Lungenflügel, die zu diesem Zeitpunkt noch sehr massiv sind. Die Nieren treten auf, auch wenn sie noch nicht viel bewirken können. Angesichts des ungleichmäßigen und schwachen Pochens des U-förmigen Herzens hätten sie auch dann noch nicht viel Blut zu reinigen, wenn sie funktionierten. Um die Seite herum beginnen zwölf Zellströme zu fließen, die sich allmählich zu Rippen verhärten. Wo sie vorn zusammenkommen, bildet sich das Brustbein heraus.

Kopf und Hals sind halb so lang wie der ganze Körper (beim erwachsenen Menschen beanspruchen sie lediglich ein Achtel der Gesamt-Körpergröße) und so weit vorgeneigt, daß sie beinahe den Steiß berühren. Die Ohrgrube vertieft sich dort, wo später Gehörkanal und Gleichgewichtsorgane auftreten werden. Es gibt Nasenlöcher, aber keine Nase, die Ansätze von Augen, aber keine Augenlider, kleine Wangen, und aus der Mitte des Kopfes hängt deutlich der Ansatz einer Zunge.

Unmittelbar unterhalb des Kopfes liegen sechs Hautfalten, die einer Reihe von Doppelkinnen zum Verwechseln ähnlich sehen, in Wirklichkeit aber mit den Kiemenöffnungen der Fische verwandt sind.

Am Ende jener Woche, einen Monat nach der Empfängnis, hat der Embryo, inzwischen mit einer Länge von gut sechs Millimetern, das rascheste Wachstum durchlaufen, das ihm je widerfahren wird: immerhin ist er jetzt zehntausendmal größer, als es die befruchtete Eizelle ursprünglich war. Zu jenem Zeitpunkt durchgeführte Schwangerschaftsuntersuchungen zeigen eindeutige Ergebnisse. Noch sieht der Embryo in etwa aus wie eine Art Insektenlarve oder Fisch; nach vier weiteren Wochen wird er aussehen wie ein Mensch.

DIE FÜNFTE WOCHE   Der Kopf, nach wie vor etwa halb so lang wie das gesamte Lebewesen, beginnt sich jetzt aus seiner vorgeneigten Lage zu heben. Hinter dem Gehirn, das zwei gerundete Halbkugeln, die Gehirn-Hemisphären, herausbildet, wird ein noch größerer Teil der ursprünglichen Rückenmarksröhre zum Hirnstamm und Kleinhirn ausgebildet. Ohrmuscheln sind erkennbar, wie auch schwarze Vertiefungen für die Augen. Oberkiefer und Oberlippe entstehen aus zwei Zellströmen, die von den Wangen aufeinander zu gleiten. Wo sie zusammentreffen, bildet die Oberlippe eine Furche, die bei den meisten von uns auch später noch sichtbar ist. Der Unterkiefer entsteht auf dieselbe Weise (das Überbleibsel dieses Prozesses ist die weniger verbreitete Kinnkerbe à la Kirk Douglas), und zwischen beiden wird der Mund erkennbar. Ohrmuscheln und Nase bilden sich deutlich heraus. Das nach wie vor röhrenförmige Herz schlägt jetzt regelmäßig fünfundsechzigmal pro Minute und schickt das eigene Blut des Embryos durch ein gut entwickeltes Netz aus Arterien und Venen. Einige Nervenbündel beginnen sich ihren Weg vom Gehirn herab und vom Rückenmark nach außen zu bahnen.

Wegen der großen relativen Länge von Kopf und Hals schlägt dem Embryo das Herz beinahe buchstäblich im Halse, und die Nerven, die es steuern, ziehen entsprechend vom Gehirn zum Hals. Wenn es später zwischen den Schultern in die Brust hinabwandert, wickelt es den Nerv hinter sich ab. Auch davon gibt es ein Überbleibsel bis ins Erwachsenenleben; man spürt einen Herzanfall höchstwahrscheinlich zuerst in der Schulter, denn dort verläuft der Nerv nach wie vor.

Die Lungenflügel sind größer als zuvor, aber immer noch fest wie ein Hartgummiball. Aus den Armknospen haben sich Schultern, Ellbogen und Hände entwickelt, zwei Tage später folgen die fünf winzigen Knospen an deren unteren Enden, aus denen die Finger entstehen. Mit der üblichen Verzögerung treten die Knospen für die Beine auf und bilden nacheinander Hüften, Knie und Zehen heraus. Der Magen entsteht. Die Sitzhöhe des neuen Lebewesens (damit wird das Maß vom Scheitel bis zum Steiß bezeichnet) beträgt jetzt rund fünf bis acht Millimeter.

DIE SECHSTE WOCHE   Das Wachstum geht auch weiterhin im oberen Teil des Körpers am schnellsten vor sich. Die beiden Gehirn-Hemisphären sind durch den nach wie vor durchscheinenden Schädel sichtbar, und in ihnen werden pro Minute zweihundertfünfzigtausend oder mehr Nervenverbindungen hergestellt. Die neuen Gehirnzellen schieben sich an Ort und Stelle wie Amöben mit ihren Scheinfüßchen, wobei sie pro Stunde nur um den Bruchteil eines Millimeters vorankommen. Höchstens drei Prozent der Gehirnzellen verirren sich und verbinden in diesem blinden Durcheinander, das wie ein Spaghetti-Haufen wirkt, nicht zueinander gehörende Teile des Gehirns miteinander. Glücklicherweise verschwinden diese falschen Verbindungen mit großer Wahrscheinlichkeit bereits vor der Geburt wieder.

Inzwischen ist die Nasenspitze zu sehen, der Mund bekommt seine endgültige Form, und an den Augen findet gleichfalls ein verblüffendes Wachstum statt. Sie begannen als zwei von der Oberfläche des Gehirns zu beiden Seiten des Kopfes ausgehende winzige Kanäle, die an der Außenseite des Kopfes die Form glattpolierter Becherchen annahmen. Dort, wo sie nach außen durchbrechen, beginnt sich die Haut über die klaffende Öffnung dieser Becherchen zu strecken, sie glänzt wie durchsichtiges Glas und verdickt sich zu einer vollkommen geformten Linse und zur Hornhaut. Aus dem rückwärtigen Teil des Auges wächst später eine Million Nervenfasern, die in der Gehirnmitte eine Schaltstation des Sehens herstellen, bevor die Organentwicklung beendet ist. Danach wird von der Phase des Fetus gesprochen.

Auch das Außenohr nähert sich seiner Vollendung. Es war anfänglich aus zwei Hautlappen entstanden, von denen sich einer von hinten nach vorn gekrümmt hatte, um die eigentliche Ohrmuschel und das Ohrläppchen zu bilden, während der andere von vorn herübergewachsen war, um den zum Trommelfell führenden Kanal zu bedecken. Wo sie aufeinandertreffen, am oberen Ende des Außenohrs, kommt es zu einem Zusammenstoß im Zeitlupentempo. Ein Überbleibsel davon ist die kleine Spitze, die jeder von uns am oberen Rand seiner Ohren ertasten kann.

Allmählich wird das Skelett erkennbar, auch wenn es anfänglich aus Knorpel und nicht aus Knochen besteht. Blutzellen liefert weiterhin der Dottersack, bis Knochenmark und Leber entstanden sind. Obwohl die Arme nach wie vor kleiner sind als ein Apostroph ('), kann man die Finger schon deutlich aus ihnen herauswachsen sehen. Noch sind Finger und Daumen völlig gleich, es sieht aus, als hätte ein Karikaturist sie gezeichnet. Arme und Hände, die kerzengrade aus dem Körper herausragen, können ihn nicht berühren, da die Ellbogen noch nicht beweglich sind. Das Ganze wirkt runder und weicher als in der Vorwoche. An Schultern, Oberschenkeln und Nacken sind deutliche Muskelansätze zu erkennen. Das kleine Grübchen in der Plazenta, auf dem der Embryo ursprünglich im Gleichgewicht saß, hat seine Verwandlung zur Nabelschnur nahezu vollständig abgeschlossen. Jetzt beginnen Mädchen und Jungen ihren unterschiedlichen Weg zu gehen. Spezielle Geschlechtszellen machen sich aus den verschiedensten Körperteilen des Keims, über die sie verstreut liegen, zu den Nieren auf und beginnen dann entsprechend ihrer genetischen Anweisung und den von ihnen gebildeten Hormonen Hoden oder Eierstöcke auszubilden. Der Embryo hat jetzt eine Sitzhöhe von zwölf bis vierzehn Millimetern, und er kann sich sogar schon ein bißchen bewegen, allerdings hat die Mutter noch keine Möglichkeit, das zu spüren.

DIE SIEBTE WOCHE   Eine hinreichend große Anzahl von Nervenbündeln hat sich von Gehirn und Rückenmark aus einen Weg gebahnt, und der Embryo entwickelt seine ersten Reflexe. Wenn man ihm über die Oberlippe streicht, zeigt er das Grundmuster der beim Erwachsenen zu beobachtenden klassischen Schreckreaktion: er krümmt den Rücken, spreizt die Arme und versucht den ganzen Körper seitlich wegzudrehen. Der Mund besitzt Lippen und in gleichmäßigen Abständen Knospen für die zwanzig Milchzähne. Die inneren Organe sind vollständig, das Netz der Blutgefäße stellt jetzt über den ganzen Körper reichende Verbindungen her, der Magen sondert Magensäure ab, und die Leber, die so groß ist, daß die von ihr erzeugte Körperwölbung eine Zeitlang gegen die Nabelschnur drückt, produziert einige Blutzellen. Die Arme sind jetzt keine

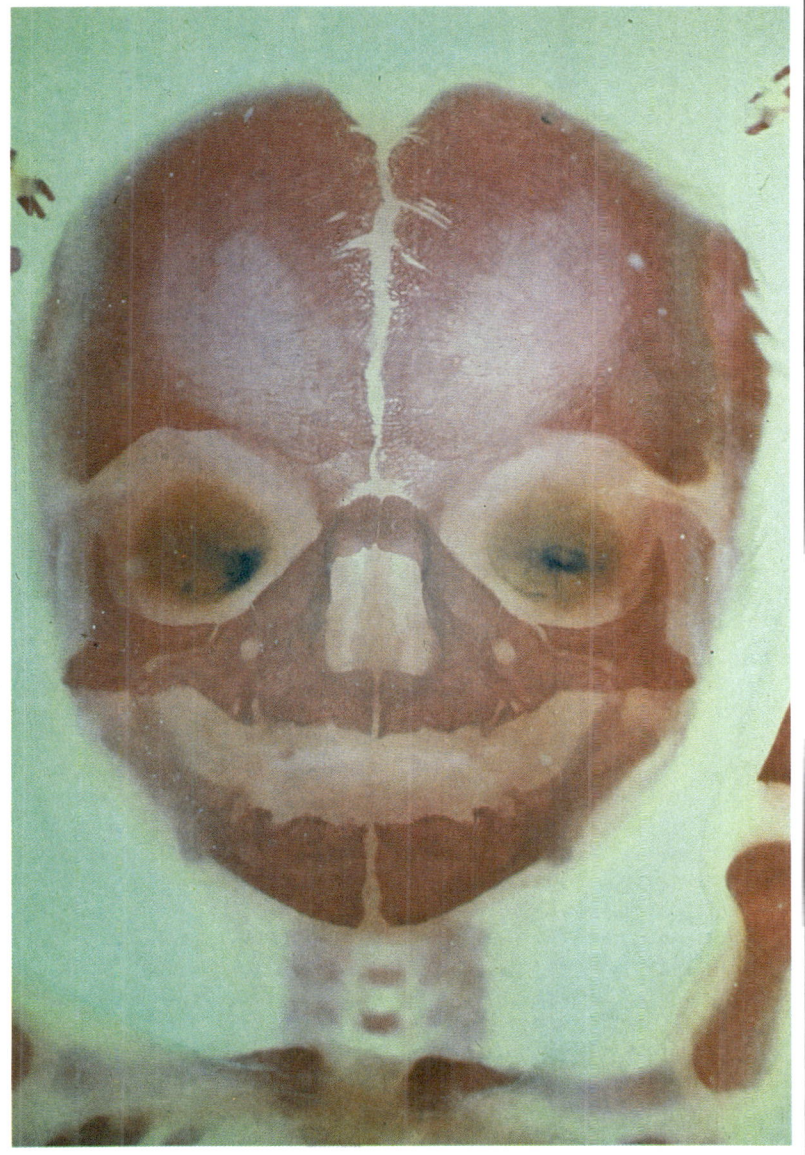

Menschlicher Fetus – die Knochen sind gefärbt, damit deutlicher erkennbar wird, daß die Schädelknochen oben noch nicht miteinander verwachsen sind; auch die Knochen der Augenhöhle und um den Mund sind noch dabei, sich zu entwickeln.

bloßen Stummel mehr, sondern länglich und erreichen einander beinahe. An ihren Enden wachsen die Daumen anders als die Finger, und an den Füßen sind Fersen und Zehen deutlich zu erkennen.

Sogar Familienunterschiede beginnen sich allmählich abzuzeichnen. Zuerst fällt das an den merkwürdigsten Stellen auf: manche Embryonen haben große, andere kleine Ohrläppchen, bei einigen ist die Taille schlank, bei anderen breit. Die Sitzhöhe des Embryos beträgt jetzt siebzehn bis zweiundzwanzig Millimeter und sein Gewicht gut zehn Gramm.

Ein Blauwal-Embryo ist nach sieben Wochen Trächtigkeit gut sechzig Kilo schwer und so lang wie ein kleiner Marschflugkörper, und ein Kaninchenkeim ist nach derselben Zeit längst kein Fetus mehr, sondern auf dem besten Wege zu einer höchstwahrscheinlich zahlreichen Nachkommenschaft.

DIE ACHTE WOCHE Jetzt sieht der Embryo schon wie ein richtiger Mensch aus. Der Kopf ist rund, und die Augen sind von der Seite nach vorn gewandert. Die Nase wirkt noch etwas stumpf. Das wird sich ändern, wenn sich der unter ihr liegende Knochen hebt. Mehr als ein bloßer Ausgleich dafür ist, daß später der deutlich abstehende Schwanz verschwindet. Er wird weitgehend in die Wirbelsäule umgebaut, und was übrigbleibt, wirkt später im Vergleich zu den sich entwickelnden Gesäßbacken winzig und paßt ohne weiteres unter die Haut, wo es den Rest unseres Lebens hindurch als unser Steißbein bleibt. Inzwischen mißt der Embryo vom Scheitel bis zur Ferse etwas mehr als fünf Zentimeter, ist also ungefähr so groß wie der kleine Finger eines Erwachsenen und wiegt vielleicht fünfzehn Gramm, also nicht einmal so viel, wie ein gewöhnlicher Brief wiegen darf.

Die Bedeutung des Fetuswachstums
Nach acht Wochen ist die entscheidende Wende erreicht. Gewöhnlich tritt nur in Fällen, in denen es vor Ablauf dieser Zeit zu einer Fehlentwicklung kommt (durch eine falsch gelesene DNS-Anweisung oder den Einfluß einer gefährlichen chemischen Substanz von außen), etwas ein, was Eltern wohl am meisten fürchten, nämlich eine Mißbildung des Kindes. Begründet ist diese Sorge selten, doch da es solche Fälle durchaus gibt, seien zur Beruhigung einige Zahlen genannt, bevor wir fortfahren.

Wenn in einem sehr frühen Stadium der Schwangerschaft etwas ganz und gar falsch läuft, erfährt der Organismus der Mutter das. (Beispielsweise kann eine Ursache, die sich selbst steuert, in einer unzulänglich funktionierenden Plazenta liegen, die Progesteron erzeugen soll, aber nicht genug davon herstellen kann, um die Schwangerschaft aufrechtzuerhalten, wenn mit ihr etwas nicht in Ordnung ist.) Das Ergebnis ist bei etwa jeder zehnten Schwangerschaft nahezu mit Sicherheit ein Spontanabort. Bei einer solchen Abstoßung der Leibesfrucht schließt sich die Gebärmutterwand unmittelbar unter dem eingenisteten Ei oder Fetus und befördert den jetzt als Fremdkörper empfundenen Eindringling heraus. Geschieht das zu einem frühen Zeitpunkt, wirkt das Ganze lediglich wie eine besonders starke Monatsblutung.

Jeder von uns hat im Lauf seiner Entwicklung diesen kritischen Zeitpunkt überstehen müssen, da die Eiabstoßung durch den Körper der Mutter drohte. Wegen dieser Spontanaborte liegt der Anteil der von Fachleuten nüchtern als »schwere angeborene Anomalien« benannten Mißbildungen nicht höher als ein Prozent, und so kommen bei rund neunundneunzig Prozent aller Geburten gesunde Säuglinge zur Welt – ein beachtlich hoher Wert. Überdies hat man im Lauf der Zeit die Möglichkeiten immer mehr verfeinert, schon vor der Geburt festzustellen, ob schwere Schädigungen vorliegen, bei denen die normalerweise reflexartig funktionierende Abstoßung durch die Gebärmutter versagt hat. Mit Hilfe einer durch die Bauchdecke der Mutter eingeführten dünnen Injektionsnadel läßt sich eine Probe des Fruchtwassers entnehmen, das den Embryo umgibt. Wird das richtig gemacht, merkt es die Mutter nicht einmal. (Da aber Nebenwirkungen nicht auszuschließen sind, sollten Fruchtwasser-Untersuchungen trotz allem nicht routinemäßig durchgeführt werden.) Die Probe enthält vermutlich einige vom Embryo abgestoßene Hautzellen, und bereits eine einzige von ihnen gibt Biochemikern die Möglichkeit zu einer genauen Analyse. Wie wir im Unterkapitel ›Genetik‹ gesehen haben, enthält jede unserer Körperzellen die gesamte DNS-Information unseres Körpers, und das gilt natürlich auch für den Embryo. Werden die Musterzellen mit Hilfe der richtigen chemischen Substanzen behandelt, sind sie bereit, sich zu teilen. Dann kann man die in ihnen enthaltenen Chromosomen zählen und feststellen, ob eine Überzahl auf Mongolismus (das Down-Syndrom) oder andere Schädigungen hinweist. Eltern, die rechtzeitig Kenntnis von den möglichen Folgen erlangen, können entsprechende Entscheidungen treffen.

Gut ausgestattete Kliniken verfügen auch über Einrichtungen zur Ultraschall-Diagnose, die von Computern so fein gesteuert werden, daß sie sich ohne Schaden für Mutter und Leibesfrucht auf den Unterleib richten und genau das Wachstum aller Körperteile des Embryos messen können. Welches Ausmaß an Feineinstellung dafür nötig ist, läßt sich an folgendem Beispiel erkennen: nach demselben Prinzip arbeitende Sonar-Ortungsanlagen von Atom-U-Booten senden eine so kräftige Strahlung aus, daß sie in der Nähe schwimmenden Tauchern gefährlich werden kann. Vergleicht man das, was auf dem Ultraschall-Bild erscheint, mit dem vorgegebenen Sollwert, lassen sich aufschlußreiche Erkenntnisse gewinnen. Ein normaler Embryo verlangsamt in einem bestimmten Wachstumsstadium Kopf- und Halswachstum, damit der übrige Körper aufholen kann. Tritt diese Verlangsamung nur zwei Tage zu spät ein, wird sich ein Wasserkopf entwickeln; d. h., der Kopf wird viel zu groß, und eine nachhaltige Schädigung des Gehirns tritt ein. Diese Art Mißbildung führt wenige Tage nach der Geburt unweigerlich zum Tode des Kindes, und manchen Paaren fällt es weniger schwer, sich für eine Abtreibung zu entscheiden, wenn eine solche Diagnose frühzeitig genug gestellt wird. Solche Zwischenfälle sind jedoch selten und werden immer seltener.

Allerdings gibt es zahlreiche Mißbildungen, die sich vor der Geburt nicht diagnostizieren lassen. Die meisten von ihnen entstehen in den ersten acht Wochen der Embryonalentwicklung. Am Beispiel des Arm-Wachstums kann man erkennen, warum das so ist. Wir erinnern uns, daß in der dritten Woche eine Knospe an der Schulter auftritt, die länger wird und in der fünften Woche einen Ellbogen und ein Handgelenk bekommt, worauf in der sechsten Woche Finger entstehen. Sofern irgend etwas die Entwicklung in der fünften Woche auch nur um wenige Stunden verzögert, überspringt der Keim die Phase des Arm-Längenwachstums, und dort, wo sich aus den Schulterknospen Handgelenke und Ellenbogen bilden müßten, geschieht nichts. Da aber das Signal nur einmal ausgelöst wird, bekommt der Arm nie wieder eine Gelegenheit, seine normale Länge zu erreichen. Statt dessen wachsen, wenn in der darauffolgenden Woche das Signal zur Ausbildung der Finger kommt, diese unmittelbar an den immer noch winzigen Stummeln an der Schulter an.

Diese als Phokomelie bezeichnete Mißbildung ist an sich äußerst selten, denn die Gebärmutter scheint bei ihrem Vorliegen die Frucht in der fünften Woche unbemerkt spontan abzustoßen. Man darf nicht vergessen, daß in diesem Stadium der Keim erst rund zwölf Millimeter lang ist, und seine Ärmchen, selbst wenn sie richtig ausgebildet wären, nicht einmal die Länge eines Apostrophs hätten. Das zeigt, auf wie genaue Weise der Körper imstande ist, in der Frühphase auftretende Fehler selbst zu erkennen. Zwischen 1958 und 1960 aber trat die Phokomelie in geradezu epidemischen Ausmaßen auf, und das ging auf die Einnahme des damals weit verbreiteten Medikaments Thalidomid zurück. Es war als Beruhigungsmittel auf den Markt gekommen und wurde von vielen Schwangeren als Mittel gegen Erbrechen eingenommen. In der Bundesrepublik Deutschland war es seit 1957 unter dem Namen Contergan im Handel und führte

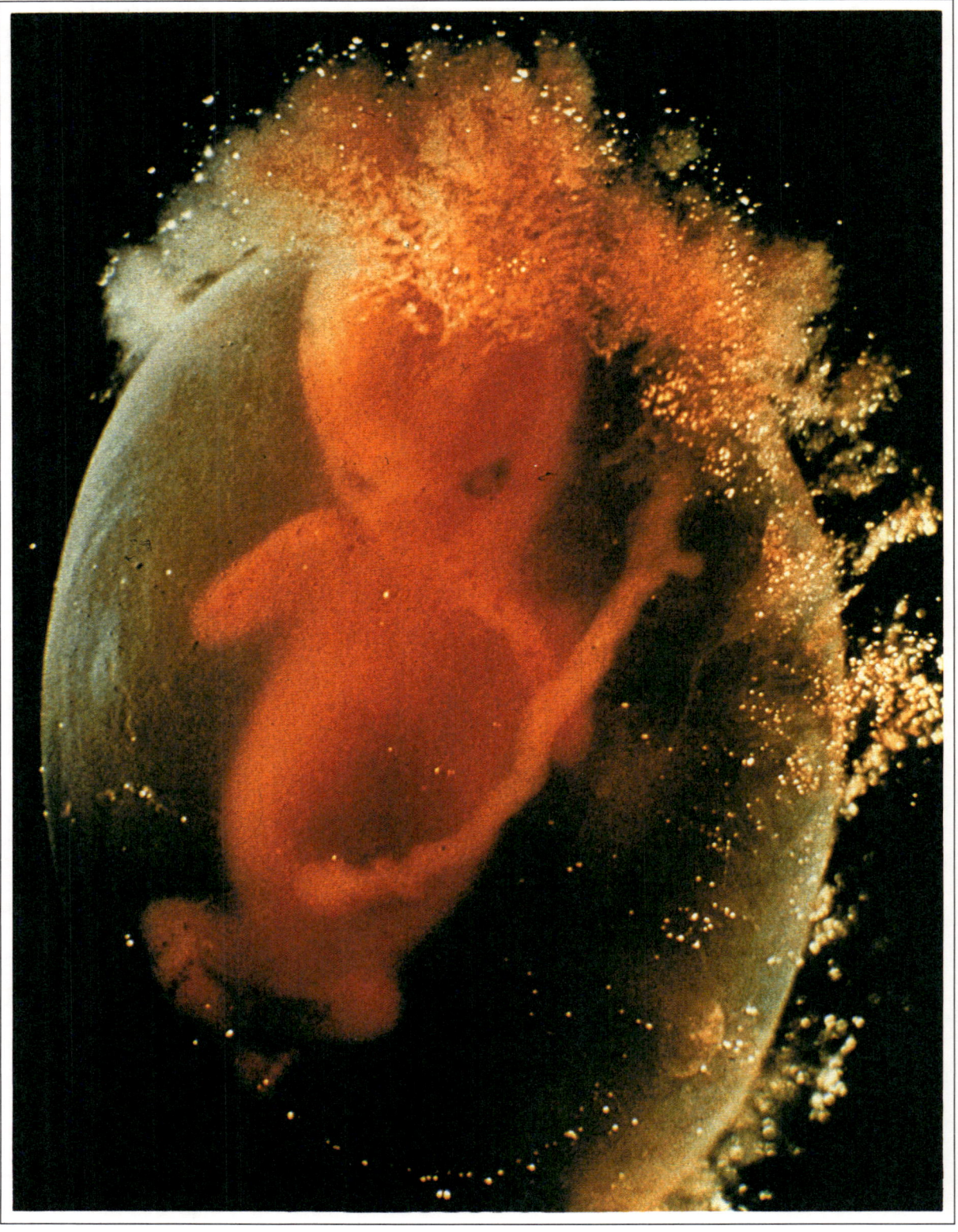

Chemischer Angriff. Ständig bedrohen Einflüsse von außen wie Strahlung, von der Mutter aufgenommene chemische Substanzen und Luftverschmutzung das ordnungsgemäße Wachstum des Fetus. Im Bild ist Flugasche zu erkennen, eine in der Atemluft häufig vorkommende Verunreinigung, die täglich von den zahlreichen Millionen Stadtbewohnern auf unserer Erde eingeatmet wird und die Glas, Magnesium, Eisen und Natrium enthält. Zwar ist von Flugasche nicht bekannt, daß sie selbst Mißbildungen an Feten hervorruft, sie kann aber mit ihrer ungewöhnlichen Gestalt, bei der Kügelchen innerhalb von Kügelchen sitzen, als Mahnung daran dienen, wie viele möglicherweise schädliche Substanzen uns umgeben und von uns nichtsahnend aufgenommen werden. Das abgebildete Kügelchen hat einen Durchmesser von weniger als 0,1 mm, und die kleineren Kügelchen in ihm entstehen durch die einzigartigen Temperatur- und Druckbedingungen, die in dem Kraftwerkschornsteinen herrschen, wo die Flugasche entsteht.

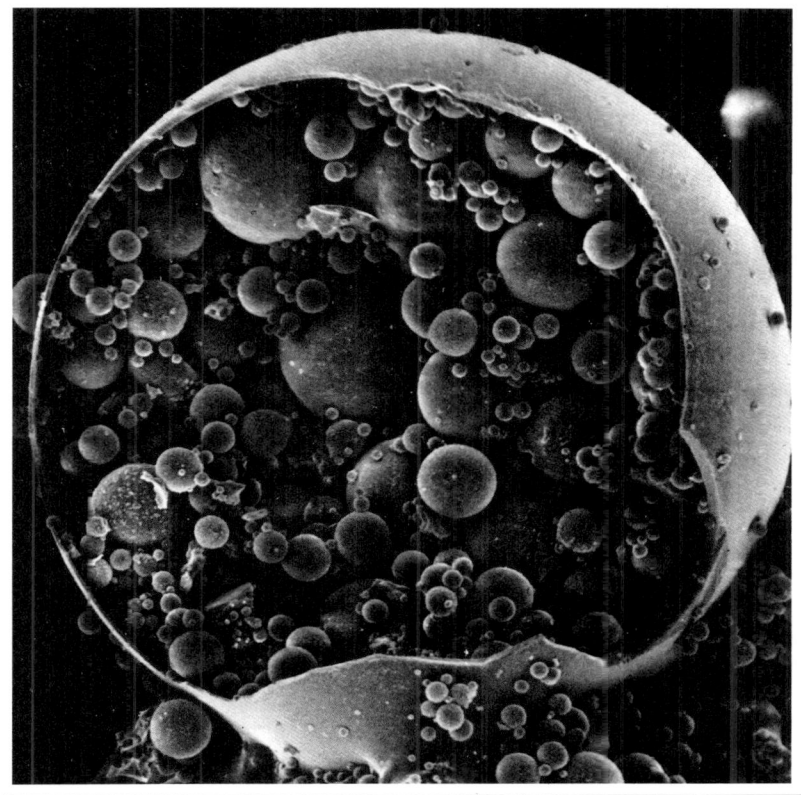

Linke Seite:
Wunder im Mutterleib – ein Embryo von acht Wochen. Der Druck des Fruchtwassers, in dem er schwimmt und das er auch schluckt, hält die Fruchtblase straff. Man beachte die engen Windungen der Nabelschnur, den dunklen Fleck in der Nähe des künftigen Nabels, der eine vergrößerte Leber für die Erzeugung der ersten eigenen Blutzellen ist, und die leichte Einbuchtung oben am Kopf, an der erkennbar ist, wie sich linke und rechte Gehirnhälfte getrennt voneinander entwickeln. Auffällig ist auch das weit fortgeschrittene Entwicklungsstadium der oberen Körperhälfte gegenüber dem Teil unterhalb der Taille. Dies Ungleichgewicht wird erst mit Vollendung des zweiten Lebensjahres vollständig ausgeglichen.

hier wie auch in Großbritannien zu zahlreichen Mißbildungen der beschriebenen Art.

Da Thalidomid ein besonders kleines Molekül ist, schien es als Mittel gegen Unwohlsein bestens geeignet. Gerade wegen seiner geringen Größe konnte es ohne weiteres die ›Plazentaschranke‹ überspringen, das heißt, aus dem Blutstrom der Mutter in die Plazenta gelangen, was normalerweise nur den lebenserhaltenden Bestandteilen des mütterlichen Blutstroms möglich ist, wie beispielsweise Proteinen, Zucker, Sauerstoff oder Mineralstoffen in gelöstem Zustand. Kaum in den Organismus des Keims gelangt, machte sich das Thalidomid unverzüglich ans Werk. Vom Rand der Plazenta aus erreichte es in weniger als dreißig Sekunden durch die Nabelschnur den Keim und lagerte sich an die Zellen an, die in der fünften Lebenswoche dafür zu sorgen haben, daß die Arme den vorgesehenen Befehl zum Wachstum bekamen. Nicht nur verhinderte es diesen Wachstumsschub, sondern führte auch dazu, daß die Gebärmutter den Embryo nicht als mißgebildet abstieß. Als Ergebnis kamen später Tausende von Kindern mit zu kurzen oder ganz ohne Gliedmaßen zur Welt. Den Vereinigten Staaten blieb diese Katastrophe erspart, weil sich einige gewissenhafte Mitarbeiter der für die Freigabe von Medikamenten zuständigen Behörde geweigert hatten, das neue Beruhigungsmittel freizugeben, bevor sie von dessen Harmlosigkeit restlos überzeugt waren, obwohl die pharmazeutische Industrie schon zu Beginn der Erprobung Druck ausübte. Man sollte ruhig beim nächsten Mal, wenn Pharma-Unternehmen darüber jammern, wie lange in den Vereinigten Staaten die methodischen

Untersuchungen im Zusammenhang mit der Erprobung neuer Arzneimittel dauern, an die Unnachgiebigkeit dieser Menschen denken, die sich damals als wahrer Glücksfall erwiesen hat.

Auch der Erreger der Röteln hindert ähnlich wie das Thalidomid gewisse Zellen daran, zum vorgesehenen Zeitpunkt ihre Aufgabe zu erfüllen. In diesem Fall handelt es sich um die für die Entwicklung von Ohren, Augenlinse und Herzscheidewand zuständigen Zellen. Alles andere läuft im Embryo wie gewohnt ab, bis der Rötelerreger unfehlbar zuschlägt. Das Ergebnis ist ein Kind, das nur eine kleine Öffnung dort besitzt, wo sein Gehörzentrum sein müßte, und ein großes Loch in der Herzscheidewand. Aus diesem Grund sollten sich mit Röteln infizierte Menschen von Schwangeren fernhalten, denn immerhin liegt bei einer werdenden Mutter, die im ersten Schwangerschaftsmonat Röteln bekommt, die Gefahr von Mißbildungen *sechzigmal* höher als im Normalfall.

Später spielt all das keine Rolle mehr. Die Mißbildungsrate liegt bei Müttern, die sich im fünften Schwangerschaftsmonat mit Röteln infiziert haben, nicht höher als sonst auch, weil dann Ohren und Herz des Kindes längst herausgebildet sind und die Krankheit für die Mutter lediglich die üblichen Folgen hat: sie wirkt wie eine leichte Erkältung mit einem merkwürdigen roten Ausschlag. Das Tückische an der Sache ist, daß diese Gefahr zu einer Zeit droht, da die künftige Mutter häufig noch gar nichts von ihrer Schwangerschaft ahnt. Der Zufall spielt Vorsehung, und die Zukunft eines Kindes hängt davon ab, ob ein Vorübergehender mit der falschen Krankheit infiziert ist oder die Prüfbehörde für Arzneimittel ein nicht hinreichend kontrolliertes Mittel freigibt.

Gewöhnlich jedoch geht alles seinen Gang, und die Millionen Zellen des Keims bilden genau das aus, was sie sollen. Alles dehnt und verlagert sich, webt durcheinander und verbindet sich im verwickeltsten aller denkbaren Ballette. Man kann sich kaum vorstellen, daß dabei das angestrebte Ziel überhaupt je erreicht wird.

Embryologen sprechen in diesem Zusammenhang bisweilen vom ›Trikoloren‹-Problem. Man stelle sich eine Menge von Flugzeugmechanikern vor, die in einer großen Halle in roten, weißen und blauen Overalls durcheinanderwuseln. Wie erreicht man, daß sie sich in drei ordentlichen Reihen so aufstellen, daß die Farben der französischen Nationalflagge in der richtigen Reihenfolge blau, weiß, rot nebeneinander erscheinen? Jemanden auf einen Kransteg postieren und Anweisungen rufen lassen, wäre gemogelt, denn die Zellen des Embryos können auch nur die Anweisungen befolgen, die sie mitbekommen haben. Im Mutterleib gibt es nichts, das mit einem Mann mit Megaphon vergleichbar wäre, der das Kommando gibt, und nicht einmal die Mutter selbst könnte diese Rolle übernehmen, denn dafür, daß ihr Blut nie in unmittelbare Berührung mit dem des Fetus kommt, sorgt die Plazentaschranke.

Wer die Komplexität des ›Trikoloren‹-Problems vollständig begreifen will, stelle sich vor, daß für eine realistische Darstellung der Sache Hunderte von Millionen Mechaniker in einem Overall in einer der drei Farben durcheinanderzuwimmeln hätten, die man auf irgendeine Weise dazu bringen müßte, das erwähnte Muster zu bilden. Außerdem ist zu bedenken, daß Gehirnzellen nicht einfach elektrische Leitungen sind, sondern mit Zellplasma gefüllte Röhren, die einen beliebigen von mehreren Dutzend verschiedenen Neurotransmittern ausschicken können, so daß jede einzelne von ihnen genau das richtige Protoplasma und die inneren Energieeinheiten benötigt, um diese Neurotransmitter von einem Teil der Zelle zu einem anderen zu befördern – ein undurchdringlicher Dschungel.

Wie nun bringt ein Embryo es fertig, die richtigen Zellen zu erzeugen und jeweils an die richtige Stelle zu schaffen? In den zwanziger und dreißiger Jahren unseres Jahrhunderts waren zahlreiche Wissenschaftler der Ansicht, es müsse dafür einen ›Induktor‹ geben, irgendeine allmächtige chemische Substanz, die von den zuständigen Zellen des Embryos ausgeschickt wird, um ihre Nachbarzellen an den richtigen Ort zu beordern. Uns ist heute klar, daß die DNS dabei eine Rolle spielen muß. Embryozellen, die Bestandteil des Herzens werden sollen, nehmen den Teil ihrer DNS-Blaupause zu Hilfe, der die Angaben für den Aufbau eines Herzens enthält; diejenigen, aus denen ein Zeh werden soll, tun das, indem sie sich ausschließlich um den Teil der DNS kümmern, der festlegt, wie ein Zeh auszusehen hat. Aber auf welche Weise die Zellen erkennen, welchen DNS-Abschnitt sie aktivieren müssen, welche Hilfe ihnen von Wachstumsfaktoren oder anderen Zellen zuteil wird – all das ist nach wie vor ein Geheimnis.

Was bis hierher über das Geschehen in den ersten acht Wochen gesagt wurde, beruht auf Tatsachen. Darüber hinaus gibt es noch Aussagen, die ins Reich der Fabel gehören, sich aber als nahezu ebenso bedeutend wie die Wahrheit erwiesen haben. Um die fünfte Lebenswoche herum hat sich am Embryo ein Schwanz herausgebildet, und noch in der vierten Woche seiner Entwicklung besaß er deutlich erkennbare Kiemen, und so ähnelte er zu jener Zeit ein wenig einem Fisch oder einer Molchlarve. Heute wissen wir, daß es sich dabei einfach um eine Merkwürdigkeit der Entwicklung handelt. Was wir als Schwanz ansehen, ist lediglich das Rückgrat, das zu jenem Zeitpunkt länger ist als die Beine, und was wir für Kiemen halten, ist in Wirklichkeit eine Zwischenetappe für die Knochen, aus denen zwei Wochen später Mittelohr, Kiefer und der kleine Knochen werden, der unmittelbar unter unserer Zunge liegt. (Auch wenn viele Menschen nichts von diesem hufeisenförmigen Zungenbein wissen, das die Mediziner nach dem griechischen Wort *hys* für Schwein *Os hyoideum* nennen, und es von vielen auch nie bemerkt wird, sei doch darauf hingewiesen, daß es ein typisches Merkmal der Säuger und nicht der Fische ist.)

Bevor diese Tatsachen bekannt waren, erklärte 1872 der deutsche Biologe Haeckel, der sich entwickelnde Embryo ähnele nicht nur von ferne einem sich entwickelnden Fisch oder einer sich entwickelnden Molchlarve, sondern durchlaufe während einer kurzen Zeit einzelne Stadien der stammesgeschichtlichen Entwicklung des Menschen. Zu der Zeit, als er diese die Abstammung des Menschen betreffende Aussage machte, wurde Darwins Evolutionstheorie gerade mehr oder weniger Allgemeingut, und man war darauf bedacht, eine Bestätigung für die These zu finden, daß der Mensch von minder hoch organisierten Tieren abstammt. Dort konnte der Schlüssel liegen, und so nistete sich die zitierte Vorstellung im Bewußtsein der Allgemeinheit ein.

Darwin erhob den Einwand, daß dieses ganze hypothetische Gebäude nicht wissenschaftlich exakt sei, aber man hörte nicht auf ihn. Die Theorie wird heute in Oxford und Harvard gelehrt, alle bedeutenden Biologen der Gegenwart setzen sich für sie ein, und selbst der Psychologe C. G. Jung gründete seine umstrittene Persönlichkeitstheorie darauf. Die Brücke von Embryonen zu Träumen schlug er damit, daß er schrieb, die Vorstellungswelt prähistorischer Menschen lebe in unseren Träumen weiter. Der in der angelsächsischen Welt wegen seines Buchs über Säuglingspflege weithin bekannte Dr. Benjamin Spock formulierte seinen Glauben an diese Vorstellung in dessen frühen Auflagen mit den Worten: »Während sich das Kind entwickelt, durchläuft es die gesamte Stammesgeschichte des Menschen.«

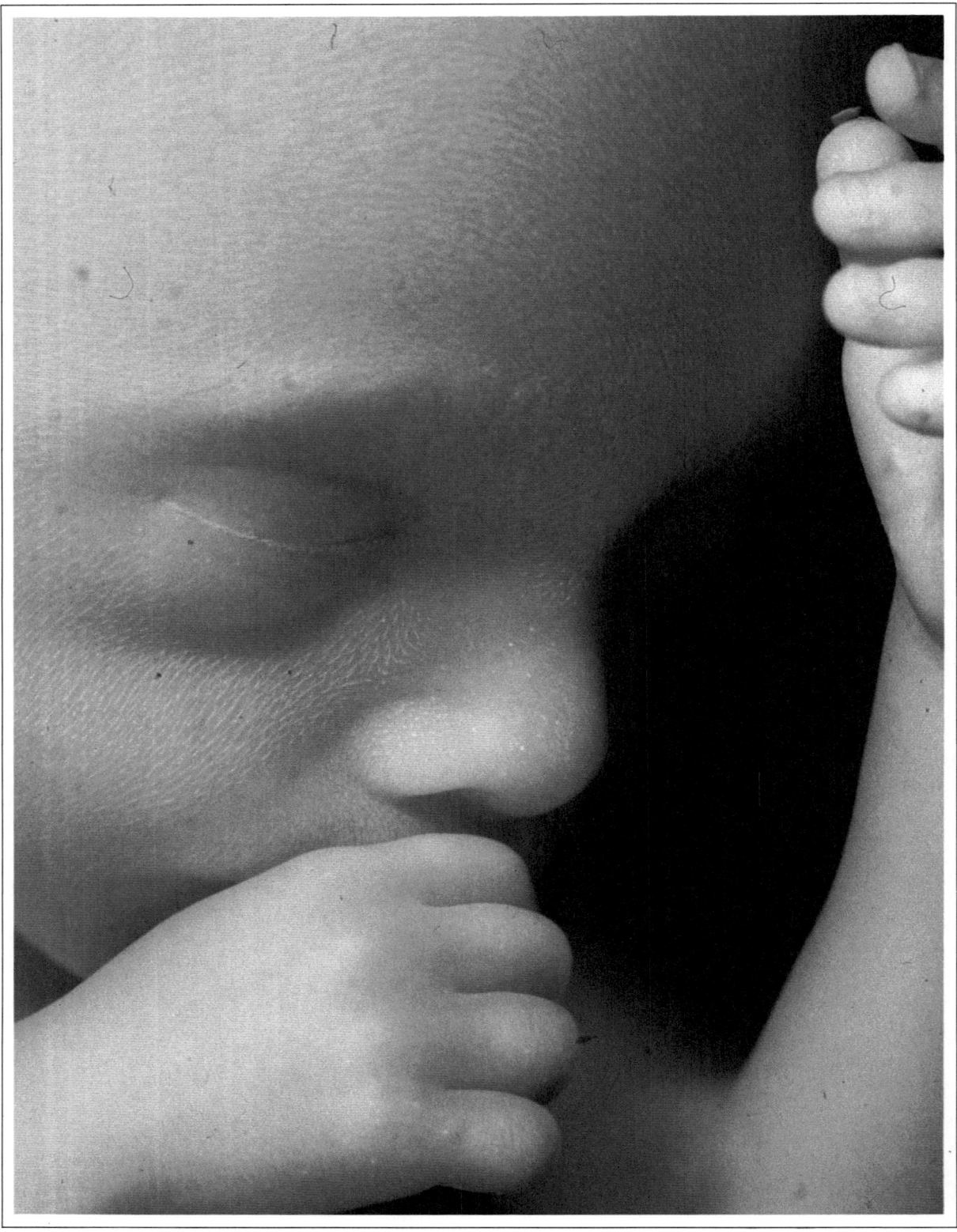

Hier sieht man, wie sich die Konturen bis zum Ende der Schwangerschaft verändern. Auf dem Stereogramm bedeutet jede Linie eine Tiefen-veränderung um drei Millimeter. Es ist deutlich zu erkennen, welche Verzerrungen entstehen und wie stark im Laufe der neun Monate der Rücken der Mutter durch Zug-belastung beansprucht wird.

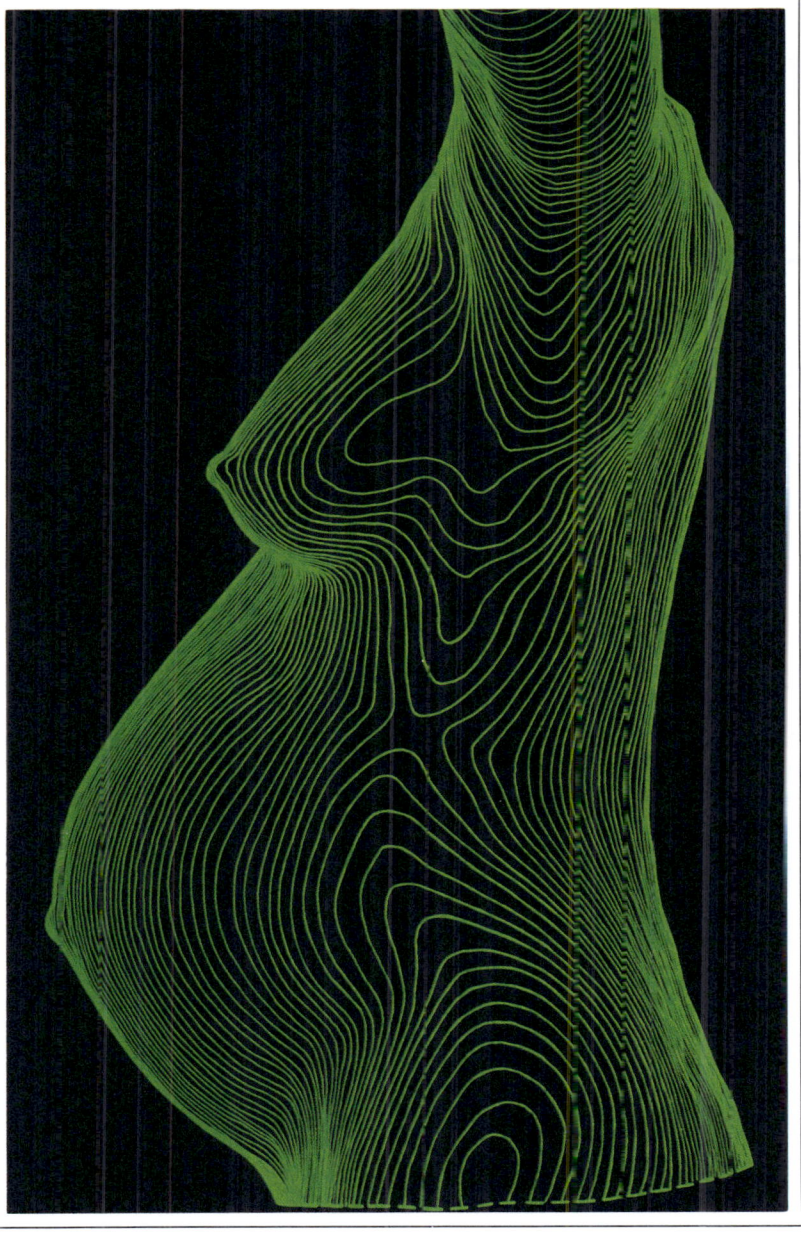

Ein Fetus im fünften Schwanger-schaftsmonat nuckelt friedlich am Daumen. Die Bewegung der linken Hand erfolgt nicht reflektorisch, sondern ändert sich entsprechend den Gehirnwellen des Fetus. Die meisten Bestandteile des Gesichts sind bereits vollständig herausgebildet. Auch die Fingernägel der linken Hand sind bereits erkennbar.

Auch die wissenschaftlich nicht haltbare Lehre von den Körpertypen stammt aus Deutschland. Der ihr zugrundeliegende Gedanke hieß, es gebe drei Haupttypen: schwammige Menschen, die sich angeblich aus der untersten Schicht im implantierten Ei entwickelt haben, muskulöse aus der mittleren Schicht und hagere, vorwiegend intellektuell begabte, aus der obersten Schicht der Keimscheibe des Eis. Daraus ergibt sich zwangs-läufig, daß niemand im Laufe seines Lebens die Typuszugehörigkeit wech-seln kann. Obwohl die neuzeitliche Embryologie diese Lehre längst ent-kräftet hat, glauben nach wie vor viele Menschen an diese dreigeteilte

Vorherbestimmung. So fürchten beispielsweise dreißigjährige Karrierefrauen, ihre Klugheit bedeute, sie könnten nie bekommen, wonach sie
sich so sehr sehnen – hinreißende Körperkurven oder Kinder; und ebenso
›weiß‹ mancher übergewichtige Geschäftsmann, der gern Teigwaren ißt,
im tiefsten Inneren mit der Sicherheit, die ausschließlich aus fest verwur-
zelten Irrtümern kommen kann, daß ihn keine noch so strenge Fastenkur
je von seinem Bauch erlösen wird.

All das hat sich als falsch erwiesen. Hätte man sich näher mit dem
Embryo befaßt, der zufrieden in seinem kleinen Fruchtwassersack wartet,
weder Fisch noch Molchlarve, weder künftiger Muskelmann noch Fett-
mops, hätte man auch gewußt, warum das so ist.

Der weitere Verlauf der Schwangerschaft

Würde die gesamte Schwangerschaftsdauer zu einem einzigen achtstündigen Arbeitstag verkürzt, hätte die entscheidende Entwicklung im Embryo
bis zur vormittäglichen Kaffeepause vollständig stattgefunden. Danach
hieße es bis zum Ende des Arbeitstages ausschließlich warten. In den
letzten sieben Monaten gibt es am sich entwickelnden Fetus nur wenig
Geheimnisvolles. Er kennt lediglich eine Aufgabe, und die heißt wachsen.
Aus den gut fünf Zentimetern Länge und den fünfzehn Gramm des acht
Wochen alten Embryos werden bis zur Geburt vergleichsweise gewaltige
einundfünfzig Zentimeter und ein Gewicht zwischen knapp drei und gut
vier Kilo. Damit es dahin kommen kann, muß die Mutter im Durchschnitt
fünfunddreißig Zentimeter an Taillenumfang zulegen.

Einmal von dem beständigen Wachstum abgesehen, geschieht in dem
sich entfaltenden Fetus nicht viel Aufregendes. Fanden in den ersten acht
Wochen täglich Veränderungen aller Art statt, lassen sich in den letzten
sieben Monaten nur hie und da besondere Ereignisse hervorheben. Nach
zwölf Wochen sind die Geschlechtsorgane klar herausgebildet. Zu jenem
Zeitpunkt beginnt der Fetus, Harn auszuscheiden, den er zugleich, mit
größter ökologischer Wirksamkeit, wieder schluckt. Einen Monat später
hat das Wachstum von Kopfhaar, Wimpern und Augenbrauen eingesetzt,
und ist es in den meisten Fällen auch schon zum ersten Schluckauf
gekommen.

Bald stellt der Fetus den größten Teil seines Fruchtwassers selbst her,
und zwar in seiner Niere. Das ist wichtig, denn es bleibt nicht etwa bis zur
Geburt einfach in der Fruchtblase, sondern wird fortwährend über die
Mutter ausgeschieden. Da pro Stunde ein Drittel oder mehr davon in
ihren Blutstrom gelangt, muß der arme kleine Fetus mit Nachdruck selbst
dafür sorgen, daß ihn genug Schutzflüssigkeit umgibt, und so erzeugt er
als Ersatz für das, was durch die Mutter ausgeschwemmt wird, während
der zweiten Hälfte der Schwangerschaft tagtäglich fünfzehn Liter davon.

Mit zwanzig Wochen, knapp fünf Monate nach der Empfängnis, wäre er
erstmals außerhalb des Mutterleibs lebensfähig. Mit einer Länge von
dreiunddreißig Zentimetern und einem Gewicht von knapp sechshundert
Gramm hätte er bei einer Frühgeburt eine Überlebensaussicht von fünf
Prozent, die einen Monat darauf, wenn das Gewicht gut ein Kilo beträgt,
näher an fünfzehn Prozent läge. Noch einmal zwei Wochen später, zweieinhalb Monate vor dem voraussichtlichen Termin der Geburt, beginnt
der Fetus am Daumen zu nuckeln, und seine Haut bedeckt sich zum
Schutz gegen das Wasser mit einer dicken Fettschicht. Die winzigen
Äuglein bleiben nach wie vor fest geschlossen. Erst wenn das Kind mit den
Füßen voraus zur Welt kommt, öffnen sie sich zögernd zum ersten Mal.

Jetzt soll sich unser Hauptinteresse der Mutter zuwenden. Von dem
Zeitpunkt an, da das Wachstum der letzten acht Wochen einsetzt, müßte

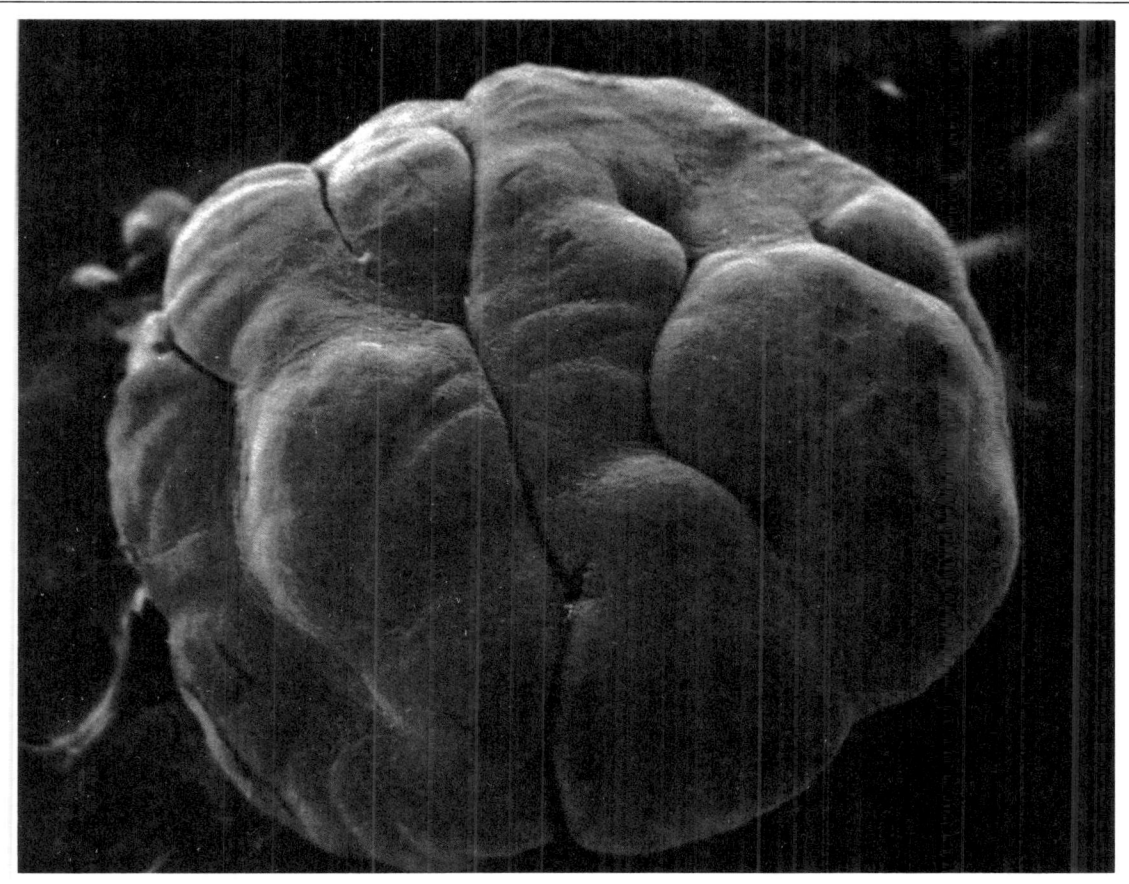

*Eierstock einer erwachsenen Frau in
neunfacher Vergrößerung. Er enthält
bei der Geburt eines Mädchens dreihunderttausend bis vierhunderttausend
Eimutterzellen; von denen bei Eintritt
der Pubertät noch zehntausend vorhanden sind. Von ihnen werden im
Verlauf des Lebens rund vierhundert
reife Eier abgegeben. Der Eierstock
hat die Form einer Knolle, um möglichst
viel Platz für die Eier zu bieten
und die gute Durchblutung zu gewährleisten, die für deren Ernährung
sorgt. Er ist die bedeutendste Hormon-
quelle einer Frau. So bildet sich im
Krater, den die Ablösung eines Eis
hinterläßt, eine weiche gelbe Masse,
die das Progesteron absondert, das
Gelbkörperhormon, das für die
Vorbereitung der Gebärmutter auf die
Schwangerschaft und andere Veränderungen im weiblichen Organismus
von entscheidender Bedeutung ist.*

eine Frau deutlich merken können, daß sie schwanger ist. Die frühesten
Anzeichen waren das Ausbleiben der Periode, Übelkeit, ein scharfer me-
tallischer Geschmack im Mund oder verminderter Appetit, häufigeres
Harnlassen, ein Anschwellen oder eine besondere Weichheit der Brüste.
All diese Hinweise geben einen Anlaß, eine Schwangerschaft zu vermuten, sind aber zu allgemein, als daß sich etwas Sicheres sagen ließe. Minder
unsicher ist eine Vergrößerung der Gebärmutter, der deutlich erkennbare
Herzschlag des Fetus und dessen erste Tritte, von denen es häufig heißt,
sie fühlten sich an wie der Flügelschlag von Schmetterlingen (oder weniger freundlich gesagt, wie Blähungen). Da solche Anzeichen erst nach drei
Monaten oder später auftreten, wenn die Schwangerschaft schon recht
weit fortgeschritten ist, lassen Frauen so häufig einen Schwangerschafts-
test durchführen.

Noch vor zehn Jahren mußte dazu eine Blutprobe an ein Labor geschickt werden. Dort wurde das Blut einer großen Kröte injiziert, und man
mußte zwei Wochen lang warten. Hatte die Kröte Eier gelegt, war die Frau,
von der das Blut stammte, schwanger, im gegenteiligen Fall nicht. Dies
Verfahren funktioniert, weil sich unsere Geschlechtshormone nicht sehr
von denen anderer Tiere unterscheiden. Es handelt sich dabei um eine
Übereinstimmung in der Natur, die beunruhigend wirken kann, wenn
man gründlich darüber nachdenkt.

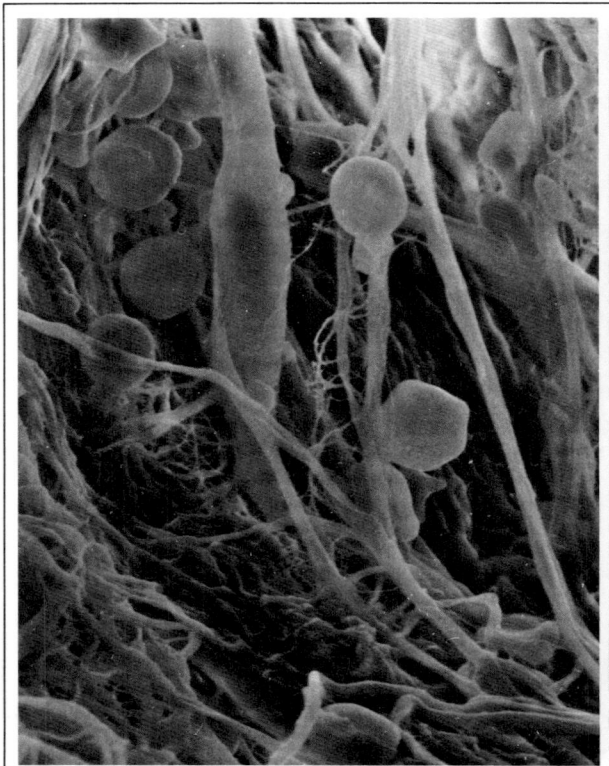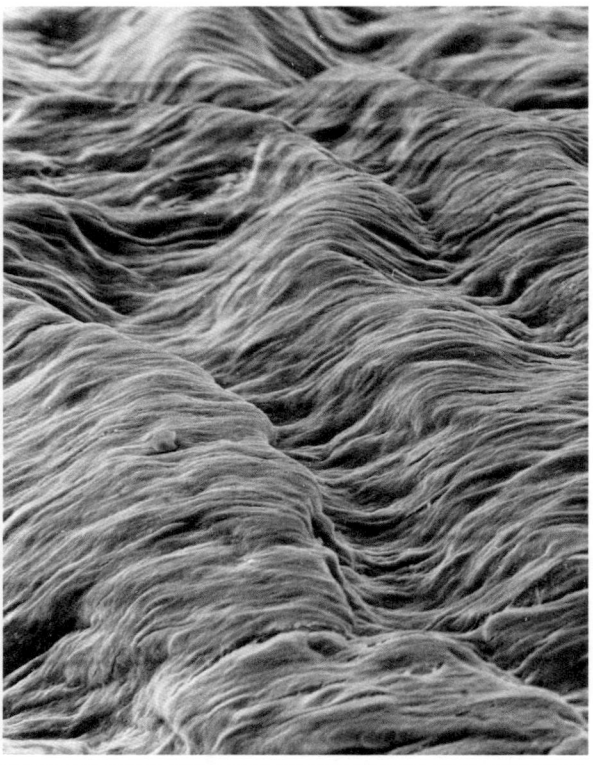

Verbesserte Laboreinrichtungen bieten uns inzwischen die Möglichkeit, den veränderten Hormonspiegel einer Schwangeren unmittelbar zu messen, so daß wir die Kröte ihren eigenen Fortpflanzungsmechanismen überlassen können. Bei einem positiven Testergebnis steht die Frau vor der Frage: soll sie das Kind austragen oder abtreiben lassen?

In Deutschland kommen auf hundert Geburten fünfundzwanzig Abtreibungen, in Japan und Frankreich liegt die Zahl nahe fünfzig, und in Ungarn sind es sogar hundertsechsundzwanzig – dort also gibt es mehr Abtreibungen als Geburten. Die Vereinigten Staaten stehen im Vergleich dazu mit geschätzten zwölf Abtreibungen pro hundert Lebendgeburten weit günstiger da. Während der Schwangerschaft kommt es bei einer Frau zu zweierlei Veränderungen: einmal mit Bezug auf die Hormone, und zum anderen im Hinblick auf die Gebärmutter.

Beschäftigen wir uns zuerst mit den Veränderungen im hormonalen Bereich. Würde dem Körper nicht signalisiert, daß eine Schwangerschaft vorliegt, stieße die Gebärmutter ein befruchtetes Ei sogleich aus, und es bekäme keine Gelegenheit, sich einzunisten. Die Hauptsicherung gegen ein übereiltes Abstoßen bildet das als Progesteron bekannte Hormon (sein Name bedeutet einfach, daß es die Schwangerschaft, d.h. die Progestation, aufrechterhält). Es kommt ausgerechnet aus der kleinen Vertiefung, die das Ei im Eierstock hinterlassen hat, als es beim Beginn des ganzen Prozesses abgestoßen wurde. Da sie den Namen Gelbkörper trägt, wird das Progesteron auch Gelbkörperhormon genannt. Der Gelbkörper wächst immer mehr, bis er drei Monate nach Beginn der Schwangerschaft ebenso groß ist wie der übrige Eierstock. Gesteuert von Signalen, die eine erfolg-

Die Belastungen der Schwangerschaft. Beide Bilder zeigen kollagenes Bindegewebe. Links bilden die Kollagenfasern ein unregelmäßiges Durcheinander, das ebenso unter der Haut wie tief im Muskel liegen kann; es nimmt Belastungen aus allen Richtungen gleichmäßig auf. Aber sobald eine ständige Belastungsrichtung vorherrscht, wie zum Beispiel bei der zusätzlichen Gewichtsbelastung des Rückens während der Schwangerschaft, werden die Kollagenfasern zu breit auseinandergezogenen und in eine Richtung zeigenden wellenförmigen Flächen – man kann es auf der Vergrößerung im rechten Bild sehen (die kleinen runden Objekte im ersten Bild sind wandernde rote Blutkörperchen).

reiche Einnistung des Eis in der Gebärmutter bestätigen, liefert der Gelbkörper während der beiden ersten Monate immer mehr Hormon. Ausgangsmaterial dafür sind die im Eierstock verfügbaren verschiedenen chemischen Elemente: hier ein bißchen Kohlenstoff, dort etwas Wasserstoff sowie Vorformen eines Steroid-Moleküls. Auf diese Weise liefert der Gelbkörper täglich mehrere tausend Moleküle des für die Schwangerschaft unerläßlichen Progesterons. Jedes von ihnen ähnelt in etwa zwei winzigen Ausführungen des Raumschiffs *Enterprise*, die zusammengestoßen sind: jedes hat zwei Gruppen von Ringen in der Mitte, und verschiedene winzige Reste hängen (in unvorstellbarer Detailtreue!) von ihm herab.

Mit dem Blutstrom gelangt das Progesteron weniger als eine halbe Stunde nach seiner Freisetzung in die Gebärmutter. Dort bewährt sich der merkwürdige Aufbau seiner Moleküle. Sie passen genau in winzige Empfangsstationen an Zellen in der Gebärmutterwand, richtige kleine Raumschiff-Anleger. Nun veranlassen die Moleküle die Gebärmutter, die Blutversorgung des eingenisteten Eis aufrechtzuerhalten, vor allem aber keine der quetschenden Kontraktionen zu vollführen, die sonst dem Beginn der Menstruation voraufgehen. Die Gebärmutter befolgt getreulich die Anweisungen des Progesterons und verstärkt die Dicke ihrer Wandung immer mehr, damit genug Material als Grundlage für die Blutseen vorhanden ist, die der winzige Embryo so begierig leert.

Einige der Progesteron-Moleküle geraten, statt auf dem kürzesten Weg der Gebärmutter zuzustreben, durch andere Kapillargefäße in den allgemeinen Blutkreislauf und mit ihm bis ins Gehirn der Mutter. Dort wirken sie bei der Erzeugung des Prolaktins mit, eines Hormons, das dafür sorgt, daß sich die Ansätze der rund zwanzig in der Brust vorhandenen Drüsen innerlich verändern; bis sie in der Lage sind, für das Neugeborene trinkbare Milch zu erzeugen. Diese Milch stellt einen Kompromiß zwischen einem gefährlichen Stoffentzug im Stoffkreislauf der Mutter und einer Idealnahrung des Säuglings dar und ist arm an Biotin, Kalzium, Riboflavin und verschiedenen essentiellen Fettsäuren.

Um zu verhindern, daß sich die Dinge zu rasch entwickeln, werden die jetzt aktiven Milchdrüsen zu schmalen Bündeln zusammengedrückt und die Ausführgänge mit abgestoßenen Hautzellen gefüllt, die sie versperren. Dafür sorgen von der Gebärmutter heraufkommende Östrogenmoleküle. Im Anfangsstadium einer Schwangerschaft gelegentlich austretende Milchtröpfchen sind ein Zeichen dafür, daß die Blockade nicht so erfolgreich ausgefallen ist, wie sie eigentlich sein sollte.

Die erste Aktivierung der Milchdrüsen braucht viel Platz, und ein ungleichmäßiger Zustrom von Prolaktin kann binnen eines einzigen Tages für eine Gewichtszunahme der Brüste um rund zweihundert Gramm sorgen. In einem solchen Fall wird die Haut über ihnen rascher seitwärts gezogen, als neues elastische Gewebe entstehen kann, das die Belastung aufnimmt. Dabei werden Faser für Faser Tausende elastischer Gewebestückchen zerrissen, jedes kleiner als die Breite eines Nähfadens. In diesem Vorgang liegt der Grund für das Auftreten der *Striae gravidarum* genannten Schwangerschaftsstreifen, die bei etwa der Hälfte aller Schwangeren auftreten. Unglücklicherweise heilt gerissenes elastisches Gewebe nie ganz, und so bleiben Reste davon immer sichtbar. Der einzige Trost besteht darin, daß sie im Laufe der Zeit ihre rote Färbung verlieren und silbrigweiß werden. (Da bei jeder Art plötzlicher Gewichtszunahme solche Spannungsstreifen entstehen, finden sie sich bei rasch wachsenden Jugendlichen häufig an Hüften oder Oberschenkeln.)

Die Brüste sind nicht die einzigen Stellen, an denen die reichlich vorhandenen Hormonmoleküle landen, die frei umherirren, weil sie den

Weg zur Gebärmutter verfehlt haben. Am Ende der Schwangerschaft können ohne weiteres hundertmal mehr Östrogenmoleküle im Blutstrom umherschwimmen als sonst. Andere Hormonmoleküle landen auf den Bändern, die die Beckenknochen zusammenhalten, und weichen sie ein wenig auf, damit sie sich lockern und zwischen den von ihnen gehaltenen Knochen mehr Abstand entsteht. Auch wenn es nicht viel ist, es kann genügen, um einige Monate später den Unterschied zwischen einer leichten, geglückten Geburt und einer ergebnislosen Qual auszumachen. Da die hohe Östrogenausschüttung noch einige Monate lang aufrechterhalten bleibt, nachdem die Beckenknochen dazu gebracht worden sind, sich ein wenig zu lockern, geraten als weniger erwünschte Folge überschüssige Östrogenmoleküle an die zahlreichen Bänder, die die Wirbelsäulenknochen halten und weichen diese ungewollt mit auf. Das wiederum beansprucht die Wirbelsäule ausgerechnet zu einer Zeit zusätzlich, da die Gebärmutter immer umfangreicher wird und sie ohnehin viel auszuhalten hat, und das führt zu häufigen Rückenschmerzen. Weitere Hormone lassen im Gebärmutterhals einen dicken, klebrigen Stopfen entstehen, damit keine Infektionen in die Gebärmutter gelangen können. Angesichts der Vielzahl der sich in der Scheide tummelnden Bakterien kann sich diese Vorsichtsmaßnahme als äußerst nützlich erweisen.

Als zusätzliche Sicherheitsvorkehrung legen sich an anderen Stellen nicht benötigte Progesteron-Moleküle an die winzigen Muskeln um die Venen herum, die sich vom Unterleib zum Herzen ziehen. Wenn diese das Blut nicht mit voller Kraft transportieren, rollt es langsamer als sonst durch die Venen. Das verursacht die bisweilen bei Schwangeren auftretenden Krampfadern und in allen Fällen die Farbänderung an der Scheide. Wenn das Blut langsamer zirkuliert, wird aus dem gewöhnlich Blaßrosa ein weit dunklerer Farbton, wenn nicht sogar, vor allem bei Frauen aus dem Mittelmeerraum, ein blasses Blau. Selbst die vom Säugling errichtete ›Plazentaschranke‹ trägt dazu bei, daß in der Mutter ein wahrer Hormonstrom entfesselt wird, denn die Plazenta sondert eine große Menge an Enzymen ab, etwas Cholesterin und sogar eine ganze Reihe von Streßhormonen.

Der zweite Grund dafür, daß sich die Empfindungen einer Frau nach den ersten zwei Schwangerschaftsmonaten so grundlegend ändern, hängt, wie schon oben gesagt, mit der Gebärmutter selbst zusammen. Daß diese größer ist als zuvor, spürt die Frau an einem von ihr ausgehenden Druck. Die Hautoberfläche einer Nichtschwangeren umfaßt gewöhnlich knapp 1,6 Quadratmeter und vergrößert sich auf 1,7 Quadratmeter, wenn die Gebärmutter nach neun Monaten ihr größtes Wachstum erreicht hat. Außerdem hat die Frau bis dahin so viele zusätzliche Blutgefäße zur Versorgung der Plazenta und des Fetus herausgebildet, daß die Menge des in ihr zirkulierenden Blutes um beachtliche fünfundzwanzig bis vierzig Prozent zugenommen hat. Das sind immerhin fast drei Liter mehr als zu sonstigen Zeiten. Da die Zahl der energieliefernden roten Blutzellen eines Menschen stets gleich bleibt, mußten sich die Abstände zwischen ihnen vergrößern; das Blut ist sozusagen verdünnt. Das aber ist nicht der Grund für eine größere Mattigkeit der künftigen Mutter, wohl aber die verstärkte Zufuhr von Progesteron. Diese Blutmenge belastet das Herz entsprechend um fünfundzwanzig bis vierzig Prozent mehr als gewöhnlich, und das Ergebnis ist ein rascherer Puls. Nicht nur der Fetus, der am Ende der Schwangerschaft zweieinhalbmal so viel frisches Blut aufnimmt wie vorher, braucht mehr davon. Entsprechendes gilt auch für die Eingeweide der Frau, ihre Brüste, die um durchschnittlich achthundert Gramm zunehmen, und sogar ihre Unterarme.

Die ständig wachsende Gebärmutter, die im sechsten Monat die Höhe des Nabels und bis zum Ende des achten den unteren Rand des Brustkorbs erreicht, drückt gegen alles, was sich in der Nähe befindet. Östrogene im Blut der Mutter haben dafür gesorgt, daß jede Muskelzelle der Gebärmutter wuchs: während ihr Innendurchmesser vor der Schwangerschaft so gering war, daß man nicht einmal einen dünnen Bleistift hätte hineinstecken können, reicht er jetzt aus, um den strampelnden, schlagenden und sich um sich selbst drehenden Fetus aufzunehmen. Das Herz, das normalerweise weit oberhalb der Gebärmutter hängt, wird durch deren immer weiter gehende Ausdehnung verschoben, und so liegt es nach acht Monaten schlagend auf der Seite, oben auf der angeschwollenen Gebärmutter. Auch der Magen erfährt eine unerwünschte Auf- und Seitwärtsbewegung und wird so lange nach oben gedrückt, bis er als flache Tasche seitwärts auf dem Dünndarm liegt. Von dort aus kann es unangenehmerweise zu einem Rückstrom in die Speiseröhre kommen, was einen scharfen brennenden Geschmack hervorruft und ein Grund für die Ablehnung schwerer Speisen sein dürfte, die man von Schwangeren kennt.

Insgesamt fünfeinhalb der zwölf bis dreizehn Kilo, die eine Frau im Verlauf einer Schwangerschaft durchschnittlich zunimmt, gehen auf die Gebärmutter und deren aus Plazenta, Fetus und Fruchtblase bestehenden Inhalt zurück. Der Rest verteilt sich auf Brüste, Körperflüssigkeiten und Fettablagerungen. (Dies Fett wird später, sobald der Progesteron-Spiegel zurückgeht, überraschend schnell abgebaut, auch wenn es erst dann verbrannt wird, nachdem alle anderen Brennstoffe im Körper verbraucht sind.)

Wie eine Frau all mit diesen Veränderungen in ihrem Körperhaushalt fertig wird, hängt weniger von ihrem Alter ab, als häufig angenommen wird. Mehrere von ihnen – die Produktion von Progesteron, Prolaktin und so weiter – steuert der Fetus selbst so, daß er fast zu jedem Zeitpunkt nahezu ideale Entwicklungsbedingungen vorfindet. Das sieht man daran, daß eine neunzehnjährige Erstgebärende mit einer Wahrscheinlichkeit von 97,5 % ein Kind zur Welt bringt, das die erste Lebenswoche übersteht, bei einer Frau, die ihr erstes Kind mit neununddreißig Jahren zur Welt bringt, beträgt diese Aussicht 96,3 %. Trotz des nahezu doppelt so hohen Lebensalters der Mutter macht also der Unterschied lediglich 1,2 % aus.

Gelegentlich machen Frauen Ende Dreißig oder Anfang Vierzig, die zwar Vorkehrungen gegen eine Empfängnis treffen, insgeheim aber unbedingt ein Kind haben wollen, eine sogenannte Scheinschwangerschaft durch. Bei dieser traurigen psychogenen Erscheinung treten die meisten Symptome einer Schwangerschaft auf, obwohl der Zustand der Gebärmutter keinerlei Anlaß dafür liefert. Es kann äußerst schwierig sein, diese eingebildete Schwangerschaft von einer wirklichen zu unterscheiden. Das Gewicht der Frau nimmt planmäßig zu, und ihr Unterleib schwillt allmählich an. Sie empfindet vormittags Übelkeit, und ihre Brüste vergrößern sich entsprechend den Bedürfnissen einer sich entwickelnden Schwangerschaft.

Die Gewichtszunahme bei einer Scheinschwangerschaft geht auf genau geregelte Fettablagerungen zurück, das Anschwellen des Unterleibs läßt sich auf Gase in den Eingeweiden zurückführen, die Brüste wachsen wegen eines Anstiegs des vor der Menstruation üblicherweise auftretenden Hormonspiegels, und die morgens regelmäßig eintretende Übelkeit ist nichts als gekonnte Schauspielerei – es handelt sich hier insgesamt um die unbewußte Nachahmung von Symptomen, die der Betroffenen von anderen Frauen oder aus Büchern bekannt sind. Die Behandlung solcher Fälle erfordert ein hohes Maß an Einfühlungsvermögen und Verständnis.

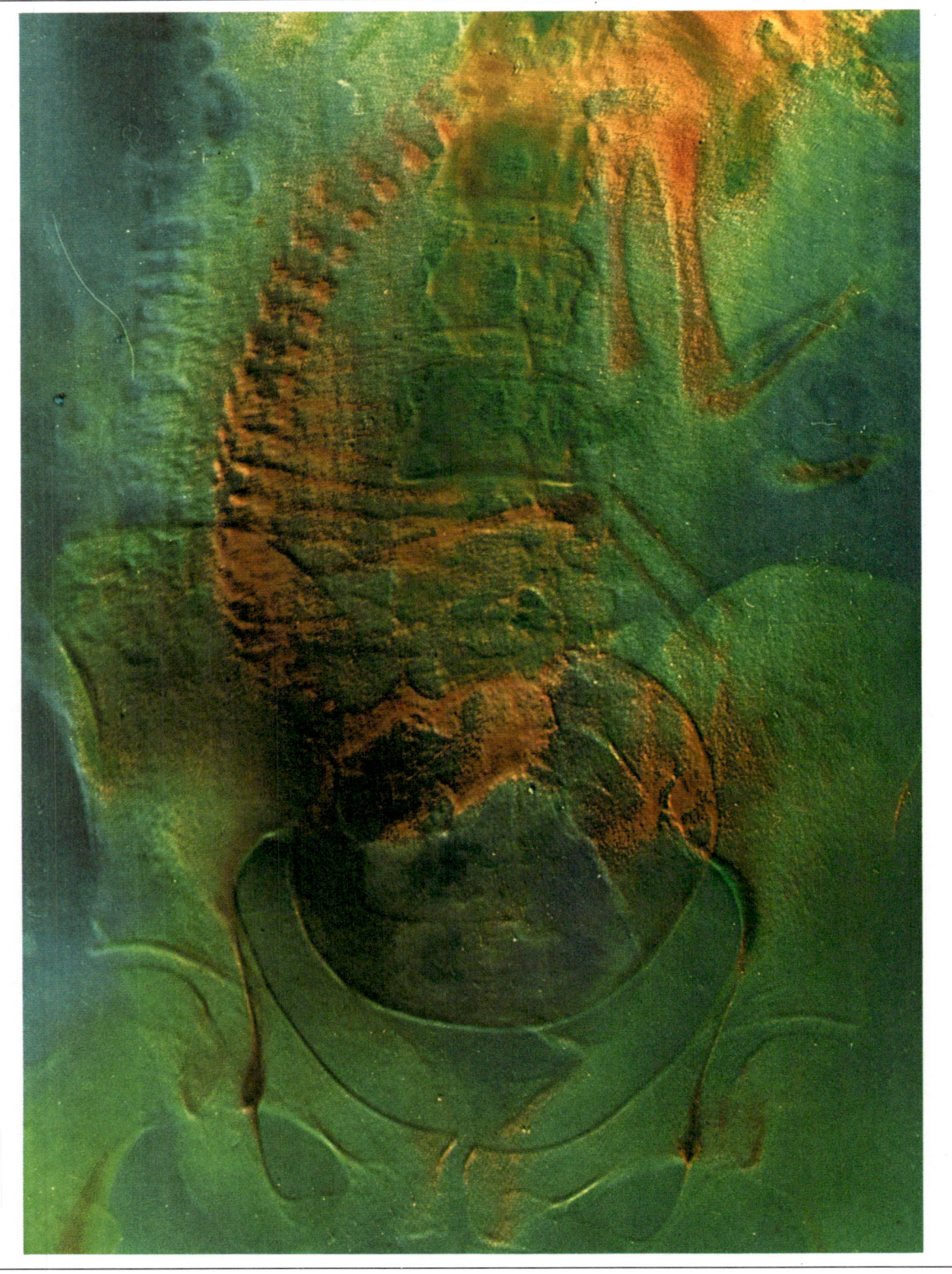

Röntgenaufnahme eines acht Monate alten Fetus im Mutterleib zu der Zeit, da er mit dem Kopf nach unten gedreht wird; eine Lage, die er noch bis zur Entbindung beibehalten wird. Grün sind die Wirbelsäule und das Becken der Mutter; orange-braun die obenliegenden Beine des Fetus, sein sich krümmendes Rückgrat, die in der Mitte erkennbaren Armknochen und der große zehn Zentimeter breite Kopf, der zwischen den Hüften der Mutter als Kreis erscheint. Bei der durchschnittlich elf Stunden dauernden Geburt geht es darum, den Kopf durch Gebärmutterhals und Scheide an die Außenwelt zu bringen.

Die Geburt

Schließlich ist es soweit. Die meisten Geburten konzentrieren sich auf den Frühlingsanfang, neun Monate nach den Sommerferien, darauf folgt in der Liste der Geburtenhäufigkeit der September, eine Folge von Weihnachten und der damit verbundenen Festesfreude. Die Dauer einer durchschnittlichen Schwangerschaft beträgt zweihundertsechsundsechzig Tage, doch müssen vom Pfad der Tugend abgewichene Seeleute auch dann noch mit einer Vaterschaftsklage rechnen, wenn ihr letzter Landurlaub über ein Jahr zurückliegt, nämlich genau *dreihundertachtundneunzig* Tage. Es erleichtert die Berechnung des voraussichtlichen Zeitpunkts der Niederkunft nicht gerade, daß Ärzte nach der letzten Periode statt nach dem letzten Geschlechtsverkehr fragen und dann von dort aus nach vorn rechnen. Das Ergebnis ist in vielen Fällen deshalb falsch, weil es dabei zu Mißverständnissen kommt.

Was einzig und allein zählt, ist der Entwicklungszustand des Fetus, der möglichst an einem bestimmten Punkt seines Wachstums zur Welt kommen sollte, denn Verzögerungen, die jetzt eintreten, liefern ausschließlich Grund zur Besorgnis. Ein Fetus, der zu lange im Leib der Mutter bleibt, beginnt nicht nur sein eigenes Körperfett zu verbrennen und das ihn umhüllende Fruchtwasser zu schlucken, er verletzt sich möglicherweise sogar mit den jetzt schon kräftig gewachsenen Fingernägeln. Am schlimmsten aber ist die Aussicht, daß die Plazenta zu degenerieren beginnt.

Allerdings besteht eher Anlaß, sich eher auf eine zu frühe als auf eine verspätete Geburt einzustellen. Vier bis sechs Prozent aller Feten kommen zur Welt, bevor sie vollständig ausgewachsen sind. Zur Schar jener Menschen, die es nicht abwarten konnten, in diese Welt zu gelangen, gehörten Charles Darwin, Napoleon Bonaparte, Voltaire und Sir Isaac Newton, letzterer möglicherweise der intelligenteste Mensch, der in geschichtlicher Zeit gelebt hat. Er kam am Weihnachtstag des Jahres 1642 zur Welt und wurde in eine offene Kommodenschublade neben dem Kamin gelegt, weil man hoffte, die Wärme werde ihm helfen zu überleben. Sie alle haben bei der Geburt wahrscheinlich mindestens zwei Kilo gewogen, denn ein noch geringeres Körpergewicht hätte bedeutet, daß sie keine Überlebensaussichten hatten. Mit den besten Brutkästen, die uns heute zur Verfügung stehen – riesige, mit Mikroprozessoren und bunten Drähten bestückte Einrichtungen, die ein Heidengeld kosten –, gelingt es bisweilen, eine Frühgeburt mit einem Gewicht von knapp siebenhundert Gramm (deutlich weniger als eine Tüte Mehl) zu seiner normalen Größe heranwachsen zu lassen. Daß Frühgeburten häufiger sind als Spätgeburten, hängt damit zusammen, daß der Fetus über ein nie versagendes Mittel verfügt, die Wehen einzuleiten. Der Mutter, am Ende ihres neun Monate langen Weges der Sache allmählich überdrüssig, bleibt gar keine Wahl – sie muß darauf warten, daß der Fetus tätig wird.

Er setzt, sobald er die für die Geburt günstigste Größe erreicht hat, ein Hormon frei, das die Gebärmutter dazu veranlaßt, sich zusammenzuziehen, was es ermöglicht, deren Inhalt auszutreiben. Statt die inzwischen rund fünf Zentimeter dicke Wand des Uterus (wie die Gebärmutter auch genannt wird) auf geradestem Wege zu durchdringen, macht dies Hormon, das möglicherweise von der Hypophyse des Fetus freigesetzt wird, einen Umweg. Es gelangt durch den Nabel und die Nabelschnur in den Organismus der Mutter, und wirkt bisweilen unmittelbar auf die Gebärmutter ein. In anderen Fällen gelangt es durch den mütterlichen Blutkreislauf ins Gehirn der Mutter. Dort geht es vor Anker, bringt die Dinge ein bißchen durcheinander und bringt es nach einer Weile dazu, der Ge-

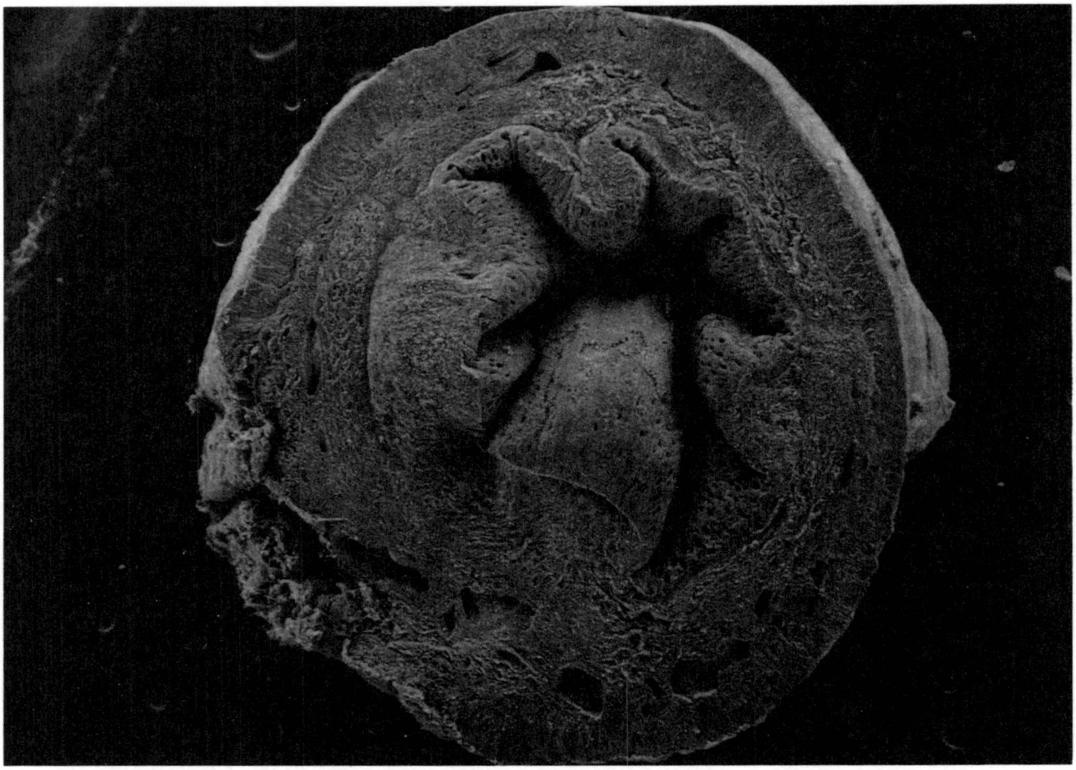

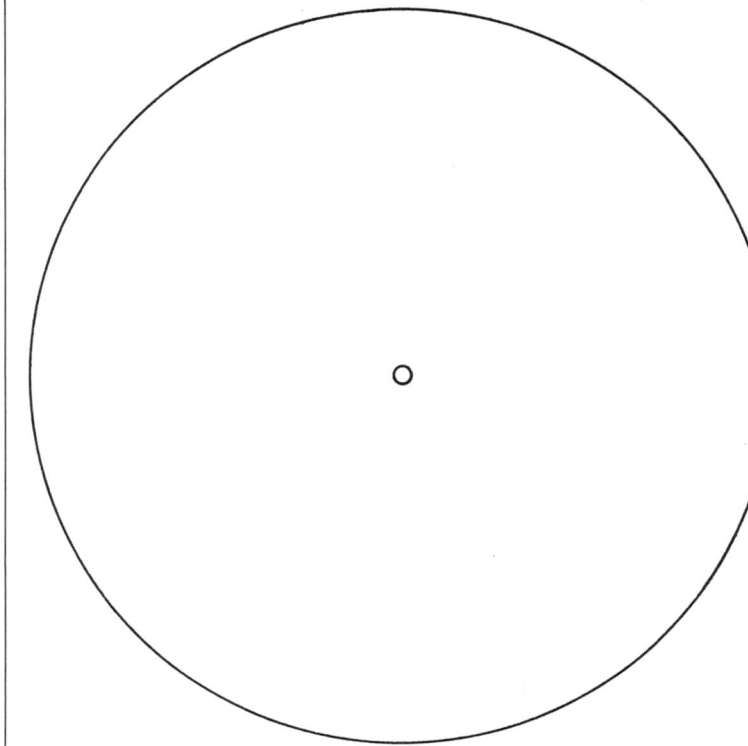

Die ganze Kraft der Gebärmutter-
muskulatur wird während der Wehen
benötigt, um den Gebärmutterhals zu
dehnen, dessen Öffnung hier in
natürlicher Größe gezeigt wird: Der
innere Kreis ist der ursprüngliche, und
der äußere Kreis der bei vollständiger
Ausdehnung erzielte Umfang. Auf
diesen Prozeß geht die Haupt-
anstrengung bei der Geburt zurück,
und er ist die Quelle des größten
Unbehagens. Die im unteren Teil der
Gebärmutter sichtbaren kleinen
Löcher sind Blutgefäße, die der
Ernährung der vergrößerten
muskulösen Wand dienen.

bärmutter ein chemisches Signal zum Auslösen der Kontraktionen zu senden.

Merkwürdigerweise ist das keineswegs die erste Kontraktion der Gebärmutter. Sie hat sich ganz im Gegenteil während der gesamten Schwangerschaftsdauer alle zwanzig Minuten etwa zwanzig Sekunden lang zusammengezogen, um dann wieder eine Pause von zwanzig Sekunden Dauer eintreten zu lassen. Nicht nur hat sie auf diese Weise ihre Muskeln in gutem Zustand gehalten, sondern auch der Plazenta dabei geholfen, Blut in den Fetus zu pumpen. Allerdings bewirkt die vom Fetus kommende Substanz weit raschere und vor allem deutlich kräftigere Kontraktionen, als es die bisherigen waren. In einem solchen Fall kann kaum noch ein Zweifel an dem bestehen, was nun folgt: die Wehen haben eingesetzt.

Eine Neubetrachtung der Lage zeigt: Der Fetus befindet sich in der jetzt basketballgroßen Gebärmutter, die im oberen Teil dick und kräftig und im unteren Teil dünn und nahezu wabbelig ist. Darunter sitzt der zur Scheide führende Gebärmutterhals, für den Fetus der Weg in die Außenwelt und zu diesem Zeitpunkt der Schwangerschaft ein wahrer Engpaß. Da er nicht länger als ein Zigarettenfilter ist und sein Durchmesser in der Mitte höchstens zwei Millimeter beträgt, was einem etwas größeren Punkt auf einem Blatt Papier entspricht, muß er in irgendeiner Weise erweitert werden, damit er dem immerhin gut zehn Zentimeter breiten Kopf des zur Welt kommenden Kindes Durchlaß gewähren kann. Darum geht es bei den Wehen in erster Linie.

Was auch immer dem Gebärmutterhals widerfährt, damit er sich bei der Geburt hinreichend weiten kann, dabei muß so behutsam vorgegangen werden, daß keine Beschädigung eintritt, die eine Wiederholung des Vorgangs bei einer erneuten Geburt verhindern könnte. Jede heute lebende Frau stammt schließlich von einer Frau ab, die im Durchschnitt mindestens zwei Kinder zur Welt gebracht hat; verhielte sich das anders, wäre die Menschheit schon in der Altsteinzeit ausgestorben. Das eigentlich Bedeutende am Fortpflanzungsapparat einer Frau besteht weniger darin, daß er auf das Gebären eingerichtet ist, sondern darin, daß das mehrfach geschehen kann. Das ist letztlich der Grund dafür, daß die Wehen bei der ersten Niederkunft einer Frau volle vierzehn Stunden dauern.

Die wichtigste Aufgabe der Wehen ist es, den Gebärmutterhals zu öffnen, und dabei muß, wie schon gesagt, mit größter Behutsamkeit vorgegangen werden. Damit es nicht zu Beschädigungen am Gebärmutterhals kommt, ziehen die Uterusmuskeln nicht unmittelbar an ihm. Das hätte entsetzliche Folgen, denn nach neun Monaten der Schwangerschaft wiegt die Gebärmutter allein schon nahezu eineinhalb Kilo und besteht aus äußerst kräftigen Muskeln. Tatsächlich sind sie für eine Weile die stärksten Muskeln im Körper, nicht nur stärker als der Herzmuskel, sondern sogar stärker als die langen quergestreiften Muskeln, die durch den ganzen Oberschenkel verlaufen und beim Gehen das Gewicht des Körpers aufnehmen. Es ist vorgekommen, daß eine fest zusammengezogene Gebärmutter die unvorsichtig eingeführten Finger eines Gynäkologen gebrochen hat – so kräftig ist dieser Muskel. Es ist klar, daß ihm der lediglich fünfzig Gramm wiegende Gebärmutterhals mit seiner Zigarettenfilter-Größe in keiner Weise vergleichbar ist, und so wird er auf eine äußerst raffinierte Weise geweitet, die dafür sorgt, daß er für die vorgesehene unerläßliche Möglichkeit weiterer Geburten unbeschädigt bleibt. Die Muskeln oben am Uterus ziehen an deren unterem Ende, das deutlich weniger muskulös ist, und dies seinerseits zieht am Gebärmutterhals. Doch selbst dieser ›um die Ecke‹ wirkende Zug wäre noch zu kräftig, wenn er unmittelbar seitlich ansetzte. Wie läßt sich das ändern?

Die Zwickmühle sieht so aus: der Uterus ist zu kräftig, um den Gebärmutterhals gefahrlos weit zu öffnen, sofern er unmittelbar an ihm zieht, aber auch dann noch, wenn der Zug indirekt erfolgt. Daher geschieht etwas, was sehr befremdlich klingt. Der Uterus benutzt seine Zugkraft dazu, den Gebärmutterhals in sich zu ›verschlingen‹. Jede Kontraktion, bei der sich das Gesicht der Gebärenden schmerzhaft verzieht, sorgt dafür, daß der Gebärmutterhals immer weiter in den Uterus hineingezogen wird. Das hat seinen guten Grund. Stellen wir uns einfach vor, jemand trägt einen Pullover, dessen Halsansatz so fest sitzt, daß man ihn nicht über den Kopf ziehen kann. Eine Lösung sähe so aus, daß man den Pullover irgendwo am Hals kräftig faßte und mit einem ordentlichen Ruck nach außen zöge. Zwar könnte damit das Gewebe hinreichend gelockert werden, doch würde ein solches Vorgehen den Pullover auch höchstwahrscheinlich dauerhaft ausleiern. Zu so etwas Ähnlichem käme es, wenn der Uterus einfach am Gebärmutterhals zerrte, doch wie wir gesehen haben, geht das nicht, weil damit die Aussichten auf weitere Geburten zunichte gemacht würden.

Die andere Möglichkeit, den Pullover hinreichend zu lockern, besteht darin, ihn vom Hals aus ganz allmählich über den Kopf zu ziehen, so daß er sich nach und nach dessen Größe anpaßt und ihn durchlassen muß. Daher also zieht der Uterus den Gebärmutterhals in sich hinein. Nur damit kann sie ihn schonend und langsam genug so dehnen, daß er den Umfang des das Kind enthaltenden Uterus erreicht, ohne dabei völlig außer Form zu geraten.

Allerdings nimmt er dies Ziehen nicht hin, ohne Widerstand zu leisten. Sobald die Gebärmutter an ihm zerrt, zerrt er zurück. Anfangs kommt bei dieser ungleichen Kraftprobe zwischen dem gut ein Kilo schweren muskulösen Uterus und dem winzigen Gebärmutterhals nicht viel heraus. Ist er aber erst einmal ein wenig gedehnt und ein Stückchen weit in den Uterus hineingezogen, wirkt er wie eine straff gespannte Feder. Je kräftiger nun an ihm gezogen wird, mit desto mehr Spannung kann er seinerseits ziehen. Schon, wenn die Öffnung erst zweieinhalb Zentimeter mißt, das heißt, weniger als ein Viertel dessen, was für die Geburt gebraucht wird, zieht er mit einer Kraft an der Gebärmutter, die genügen würde, eine kleine Konservendose zusammenzudrücken.

Solange die Gebärmutter selbst zieht, steht die Sache nicht schlecht. Aber bekanntlich kann sie das nicht ununterbrochen tun, weshalb sie ja während der gesamten Dauer der Wehen zwischen Zusammenziehen und Ausruhen, Zusammenziehen und Ausruhen abwechselt. Während dieser Ruhephasen hat der tapfer Gegenzug ausübende Gebärmutterhals die besten Aussichten, seine alte Lage wieder einzunehmen und das Ergebnis aller zuvor von der Gebärmutter aufgewendeten Mühe wieder zunichte zu machen.

Um diesen wie mit Federkraft erfolgenden Gegenzug zu vermeiden, wenn sie ihm gerade keinen Widerstand entgegensetzen kann, tut die Gebärmutter etwas, wozu kein anderer Muskel des menschlichen Körpers imstande ist. Sobald sie am Ende einer Zugphase eine Verschnaufpause macht, legt sie ihre Muskelfasern nebeneinander und verhakt sie sozusagen miteinander, ganz wie bei einem zugezogenen Reißverschluß. Jetzt kann nichts geschehen, und wenn der Gebärmutterhals noch so machtvoll zerrte – es gelänge ihm nicht, den Uterus aus seiner Lage zu bringen. Er kann sich in aller Ruhe eine Pause gönnen.

Sobald er für die nächste Kontraktion bereit ist, braucht er lediglich die ineinander verhakten Muskelfasern zu lösen und kann dann mit einem weiteren kräftigen Ruck den Ausgang des Gebärmutterhalses wieder ein

Stückchen weiter in sich hineinzuziehen. ›Reißverschluß zu – Reißverschluß auf‹ heißt während der Wehen die Parole für die Uterusmuskeln bei jeder neuen Kontraktion.

Bei einer Erstgebärenden kommt es auf diese Weise zu rund hundertfünfzig solcher Kontraktionen. Nahezu alle haben den ausschließlichen Zweck, den Gebärmutterhals in den Uterus hinein und sicher am Kopf des Kindes vorbei zu ziehen. Ist dies Ziel erreicht, bedarf es nur noch weniger Kontraktionen. Bei einer zweiten Geburt kann daher die Gesamtzahl auf rund fünfundsiebzig absinken, bei einer dritten oder vierten auf fünfzig, und später genügen vierzig oder gar weniger. Allerdings ist die Verminderung der Zahl der Kontraktionen nur selten so einfach. Es hat durchaus Fälle gegeben, in denen die Wehen ausschließlich daraus bestanden, daß die Mutter zwei nicht einmal besonders schmerzhafte Kontraktionen empfand – mit der einen wurde ein häufig benutzter und daher ungeheuer dehnfähiger Gebärmutterhals hochgezogen und mit der anderen der jüngste Angehörige einer bereits großen Familie in die Außenwelt entlassen.

Aus unerfindlichen Gründen wird in letzter Zeit auch hierzulande kolportiert, in Afrika bekämen viele Frauen ihre Kinder mit nur wenigen Kontraktionen der Gebärmutter, wozu sie sich einfach in eine Ackerfurche hockten. Anschließend pflügten sie dann da weiter, wo sie aufgehört hatten, nur daß sie diesmal das Neugeborene bei sich trügen. Das klingt zwar eindrucksvoll, verhält sich aber nicht so. Deutsche Anthropologen haben diese Ansicht in den Anfangsjahren des Dritten Reiches verbreitet, als man nur mit größter Bereitwilligkeit alles veröffentlichte, was zeigte, wie animalisch alle Rassen mit Ausnahme der arischen seien. Im Unterschied zum größten Teil des anderen Humbugs, den man sich damals aus den Fingern gesogen hatte, um die Rassenideologie der NSdAP zu stützen, hat sich diese Vorstellung merkwürdigerweise irgendwie gehalten. Als einzige gesicherte Erkenntis über den Vorgang des Gebärens darf gelten, daß jüngere Frauen ein erstes Kind rascher und mit weniger Kontraktionen der Gebärmutter zur Welt bringen als ältere. Als Faustregel kann man sagen, daß die Hauptphase der Wehen für jeweils zehn Jahre, die die Mutter über fünfundzwanzig Jahre alt ist, eine Stunde länger dauert.

Ob ältere oder jüngere Mutter, der Fetus unterstützt die Bemühungen des Uterus, den Gebärmutterhals zu dehnen, auf eine ganz eigentümliche Weise, die wir als Bernoulli-Ramme bezeichnen könnten. Dabei dient die zerbrechliche Fruchtblase samt Inhalt als machtvoller Rammbock. Die Erklärung des Phänomens ist einfach. Im achtzehnten Jahrhundert erkannte ein Schweizer Mathematiker namens Bernoulli (dessen Vater, Großvater, Onkel, Bruder und Sohn gleichfalls Mathematiker waren), daß eine in einem Behälter befindliche Flüssigkeit ihr Volumen nicht vermindert, wie kräftig auch immer man sich bemüht, sie zusammenzupressen, im Gegensatz beispielsweise zu einem Negerkuß. Statt dessen sucht sie mit der gesamten angestauten Energie des Drucks, dem sie ausgesetzt ist, durch Undichtigkeiten aus dem Behälter zu entweichen. Dieser Grundsatz steht hinter allen hydraulisch betriebenen Einrichtungen. (So fährt beispielsweise der Pilot eines Verkehrsflugzeugs die Klappen an der hinteren Flügelkante bei der Landung dadurch hoch, daß er einen Schalter betätigt, der dafür sorgt, daß eine Flüssigkeit in einer unter seinem Sitz im Cockpit beginnenden ›Wanne‹ unter Druck gesetzt wird). Nach diesem Funktionsprinzip geht auch die Gebärmutter vor und fährt bei jeder Kontraktion auf die Fruchtblase mit dem darin befindlichen Fetus hernieder. Dieser Stoß bewirkt, daß die Flüssigkeit in der Fruchtblase ebenso kräftig gegen den Gebärmutterhals drückt, wie ihn der Uterus in sich hereinzuziehen versucht – ein Selbstverstärkungseffekt wie bei der Trommelbremse eines Autos.

Man glaube aber nicht, der Fetus bleibe bei diesem Bernoulli-Rammen unbeteiligt. Eher schon muß man ihn als den Drahtzieher des Ganzen bezeichnen. Seine Hormone, die durch die Nabelschnur gegangen sind und die Kontraktionen ausgelöst haben, strömen weiter durch die Nabelschnur nach draußen und sorgen dafür, daß die Kontraktionen weitergehen, ganz gleich, was die Mutter davon hält.

Gerade dadurch, daß diese Kontraktionen nicht beherrschbar sind, wird der häufig diskutierten Frage des Schmerzes bei der Geburt neue Nahrung geliefert. Es ist für männliche Autoren einfach, sich behaglich zurückzulehnen und große Sprüche darüber zu klopfen, wie sich die Schmerzen mit der richtigen inneren Einstellung überwinden lassen, aber ein Blick auf die Rezeptoren um Uterus und Gebärmutterhals herum zeigt, daß dem Gehirn Schmerzsignale geschickt werden, wie heldenmütig eine Frau auch immer sein möchte.

Beispielsweise gehen Schmerzsignale von der Stelle des Gebärmutterhalses, an der die eigentliche Dehnarbeit erfolgt, ans untere Ende des Rückenmarks und von dort hinauf zum Gehirn. Da die Stelle, an der sie das Rückenmark erreichen, unmittelbar unter der liegt, wo die Mutter drückt, lassen sie sich an dieser Schaltstelle nahezu unmöglich unterdrükken. Das ist nicht gut, denn ein gedehnter Gebärmutterhals verursacht nun einmal Schmerzen (er ist übrigens gewöhnlich die Hauptursache von Menstruationsschmerzen), und nach wenigen Stunden der Wehen wird er in alle Richtungen auseinandergezerrt wie sonst nie.

Es gibt aber andere Möglichkeiten, die Schmerzen zu verringern. Zum einen kann man das Gehirn auf die eine oder andere Weise dazu bringen, daß es durch das Rückenmark den Schmerzsignalen auf halbem Wege Botschaften entgegenschickt und sie der Vergessenheit überantwortet, bevor sie ins Gehirn gelangen und dort aufgenommen werden. Als Endorphin bezeichnete natürliche Morphine werden in Gehirn und Rückenmark einer Schwangeren, kurz bevor die Wehen einsetzen, in besonders großen Mengen ausgeschüttet, und wir werden in Kapitel 5 sehen, wie das funktioniert. Diese Möglichkeit, dem Schmerz zu begegnen, steht hinter dem Schwangeren häufig gegebenen Rat, sich zu entspannen und nicht an die Schmerzen zu denken, sondern sich einfach darauf zu konzentrieren, wie angenehm die Geburt eigentlich sein müßte. Zwar ist diese Haltung in gewisser Hinsicht lobenswert, denn tatsächlich sorgt ein solcher Gemütszustand dafür, daß Signale ausgeschickt werden, die dem Schmerz entgegenwirken, doch ist die Zahl der dazu befähigten Nervenbahnen begrenzt. Vermutlich erreicht ein großer Teil der vom Gebärmutterhals ausgehenden Schmerz-Botschaften das Gehirn, ohne irgendwelchen abblockenden Botschaften zu begegnen, und wenn die Frau damit rechnet, Schmerzen zu empfinden oder Angst vor ihnen hat, werden nicht einmal die wenigen gegen den Schmerz wirkenden Signale ausgeschickt.

Erleichtert wird die Sache für eine vor einer Niederkunft stehende Frau auch nicht dadurch, daß man ihr mitteilt, das Gebären sei nun einmal ein schmerzhaftes Geschäft. Solche Äußerungen, gerade laut genug geflüstert, daß man sie nicht überhören kann, scheinen vorwiegend von Frauen zu kommen, die sich einer Jüngeren aus keinem anderen Grund als dem überlegen fühlen, daß sie bereits ein Kind zur Welt gebracht haben und die andere nicht. Kleine Frauen großer breitschultriger Männer, heißt es da beispielsweise, bekommen große Kinder, deren Geburt schmerzt. Natürlich stimmt davon kein Wort: keine kleine Frau läuft nur deshalb Gefahr, ein großes Kind zu bekommen, weil ihr Mann groß oder breitschultrig oder beides ist; die Größe des Fetus paßt sich wohl oder übel den Gegebenheiten der Mutter an.

Es gibt eine weitere Möglichkeit, den schrecklichen Schmerz, der vom gequälten Gebärmutterhals ausgeht, abzublocken: bevor die von diesem ausgehenden und den Schmerz leitenden Nervenfasern das Rückenmark erreichen, bilden sie unmittelbar oberhalb der Hüfte, drei bis fünf Zentimeter unter der Haut eine Reihe winziger Wirbel, beinahe wie ein Miniaturknoten. An dieser Schaltstelle besteht die Möglichkeit, mit Hilfe einer örtlichen Betäubung die Schmerzbahnen mit mehr als neunzigprozentiger Wirksamkeit außer Gefecht zu setzen.

Die andere Schmerzquelle ist die sich kontrahierende Gebärmutter selbst, und dagegen läßt sich noch schwieriger etwas unternehmen. Auch hier liegen die Dinge von Fall zu Fall unterschiedlich, aber es gibt ganz offensichtlich an der Gebärmutter Schmerz- und Zugrezeptoren, die ins Rückenmark und damit zum Gehirn führen. Sie werden auf jeden Fall tätig, wenn der obere Teil der Gebärmutter seine machtvollen Kontraktionen vollführt. Manche Frauen mögen das weniger oder stärker spüren als andere, aber es wäre falsch, einfach zu behaupten, die Schmerzsignale seien nicht vorhanden. Sie sind es sehr wohl, und die vernünftige Frage heißt, was man gegen sie unternehmen kann. Allerdings hieß noch vor etwas mehr als einem Jahrhundert die Frage einfach, wie stoisch eine Frau war, damit sie imstande war, die Kontraktionen ohne Unterstützung von außen zu überstehen.

Als Beispiel dafür, wozu diese Einstellung führen kann, sei berichtet, daß keiner der königlichen Leibärzte etwas unternahm, als die Tochter des englischen Königs Georg IV. (damals Prinzregent) sich durch Wehen von dreiundfünfzig Stunden Dauer quälen mußte, die sie im übrigen nur kurz überlebte. Weder unternahm man einen Versuch, das Kind in eine andere Lage zu bringen, noch gab man der Mutter zumindest einen ordentlichen Schluck Schnaps zu trinken – man tat einfach nichts. Unter Schmerzen ihre Kinder zu gebären, wie es im Alten Testament heißt, galt nun einmal als Los einer Frau, und so mußte die neunzehnjährige Prinzessin eben zusehen, wie sie damit zurechtkam.

Allerdings wurde nachträglich etwas Einfühlung erkennbar, denn der Oberhofarzt, der müßig dabeigestanden hatte, schoß sich einige Jahre später während einer ähnlich qualvollen Geburt eine Kugel in den Kopf, wohl aus Verzweiflung über das, was er hatte mit ansehen müssen.

Als annehmbar sah man die Linderung der Wehenschmerzen erst an, nachdem sich Königin Viktoria von England dafür entschied, etwas Chloroform einzuatmen, als sie 1853 ihren Sohn zur Welt brachte, den späteren Prinzen Leopold. Sie war durch den Tod eben jener Tochter König Georgs IV. auf den Thron gekommen, und da sie schon in früher Jugend von der Geschichte mit deren Wehen gehört hatte, ist nur allzu verständlich, daß sie sich zu diesem Schritt entschloß. Nachdem sie damit sozusagen das Eis gebrochen hatte, konnte man sich ungescheut der Erforschung von Möglichkeiten zur Linderung von Wehenschmerzen zuwenden. Das führte zum Verständnis der Art und Weise, wie vom Gebärmutterhals ausgehende Schmerzen weitergeleitet werden und auch zu einem besseren Verständnis der an der Gebärmutter auftretenden Schmerzen. Jedenfalls haben heutige Mütter allen Anlaß, den Bedenken der alten Königin Viktoria höchstes Lob zu zollen.

Man hat erkannt, daß von der Gebärmutter ausgehende Schmerzsignale an einer Stelle ins Rückenmark eintreten, die etwa zehn bis dreizehn Zentimeter unterhalb der Taille liegt. Diese Stelle läßt sich von außen weit leichter erreichen als die für den Gebärmutterhals zuständige Schaltstelle unter dem Gesäß. Darauf gründet sich das als Epidural-Anästhesie bezeichnete Verfahren. Zwar bleiben die von der Gebärmutter kommenden Schmerzsignale nicht wie zahlreiche andere Signale in den Tiefen des Körpers untergetaucht, sind aber bis zum Rückenmark, wo sie in die Nähe der Oberfläche gelangen, eine Weile unterwegs. Sind sie dort angelangt, lassen sie sich ohne Schwierigkeiten mit einer Spritze bekämpfen. Ein leichtes Betäubungsmittel wird in die Fettkügelchen an dieser leicht erreichbaren Stelle des Rückenmarks injiziert; es blockiert die Schmerzbahnen von der Gebärmutter. Ein weiterer Vorzug des Verfahrens besteht darin, daß die Spritze, die das bewirkt, keinen Einfluß auf die weit stärker gebündelten Nerven hat, die die Muskelkontraktionen steuern, so daß die Frau schmerzfrei ist und mit unverminderter Kraft weitermachen kann. Das ist ideal für den sich oft lang hinziehenden ersten Teil der Wehen, während dessen die Gebärmutter so viel zu leisten hat.

Bevor dieses Verfahren der Epidural-Anästhesie gegen Ende der vierziger und fünfziger Jahre unseres Jahrhunderts vervollkommnet wurde, gab man den Frauen häufig ein abenteuerliches Gemisch aus Morphium und anderen Mitteln. Das wirkte in den seltensten Fällen auch nur annähernd so gut, und häufig linderte es den Schmerz überhaupt nicht, sondern löschte lediglich die zugehörigen Erinnerungsspuren im Gehirn, so daß die Frauen wenige Stunden nach den Wehen nichts mehr von dem wußten, was sich ereignet hatte. Man nannte das den ›Dämmerschlaf‹, aber da er lediglich zu einer Benommenheit der Frauen führte, während die Schmerzen bei den eigentlichen Wehen ebenso stark wie eh und je waren, handelte es sich wohl eher um einen ›Dämmer-Alptraum‹. Überdies brachte das Mittel die Wehen vollständig zum Stillstand, wenn es zu früh eingesetzt wurde; gab man es zu spät, verhinderte es die Lungentätigkeit des Kindes und erstickte es so. Allerdings ließ sich das Verfahren leichter handhaben als eine Epidural-Spritze, bei der man mit geschickter Hand die richtige Stelle finden muß, und so verschwand es erst im Laufe der sechziger Jahre nach und nach aus den Geburtskliniken.

Natürlich läßt sich in solchen Fällen viel tun, in denen die für eine Epidural-Anästhesie erforderlichen Bedingungen nicht vorliegen. Eine einfache Möglichkeit besteht darin, in erreichbarer Nähe der Frau eine Narkose-Maske hängen zu lassen, nach der sie greifen und aus der sie so viele Atemzüge nehmen kann, wie sie möchte, wenn ihr die Schmerzen zu viel werden. Diese Maske lieferte dem Fetus Sauerstoff und der Mutter Lachgas. Sofern sie davon zu viel inhalierte, würde sie bewußtlos, die Maske entglitte ihrer Hand, und der Stickoxidgehalt in ihrem Blut ginge wieder herunter. Ein einfaches, sauberes und wirksames Verfahren, das aber erst möglich ist, seit das Schuldgefühl abgebaut wurde, das mit dem Wunsch einherging, den Schmerz bei der Geburt zu vermeiden.

Das Finale

Sobald der Gebärmutterhals in den Uterus hineingezogen und so weit geöffnet ist, daß er den Kopf des Fetus mit seinen zehn Zentimetern Durchmesser passieren läßt, ist alles bereit: das Kind kann kommen. Dieser Teil der Wehen läuft am raschesten ab und dauert bei einer ersten Geburt durchschnittlich weniger als zwei Stunden – im Vergleich zu zwölf oder mehr, die der erste Teil beansprucht. Auch hier wieder findet der Körper der Frau eine Möglichkeit, die Leistungsfähigkeit der Gebärmutter zu verdoppeln. Die hydraulische Kraft des Flüssigkeitssacks um das Kind herum steht nicht mehr zur Verfügung, denn dieser ist inzwischen geplatzt und das Fruchtwasser ausgelaufen. Statt dessen kann die Frau jetzt im zweiten Teil der Wehen den Vorgang durch eigene Bemühungen in

Gang halten, im Unterschied zu den Kontraktionen des ersten Teils, die automatisch erfolgten. Jetzt hat sie die Möglichkeit, kräftig zu pressen, wobei ihre Unterleibsmuskeln den kleinen Raum um die Gebärmutter so heftig zusammendrücken, daß diese selbst machtvoll gequetscht wird. Dagegen hat der rund drei Kilo schwere Fetus, vor dem sich der platte Gebärmutterhals öffnet, nichts aufzubieten, kann sich nirgendwo festhalten und wird so Zentimeter für Zentimeter ins Freie befördert.

Dieser Druck wird auf den Teil des Kindes ausgeübt, der am tiefsten in der Gebärmutter festgekeilt ist – die Hinterbacken. Man kann ohne weiteres nachvollziehen, wie das ausgeht. Dazu muß man sich lediglich vorstellen, daß man sich vorbeugt und den Kopf in ein weiches Sofakissen preßt, woraufhin jemand von hinten kräftig gegen das stolz emporgereckte Hinterteil drückt. Der Druck würde geradewegs durch die Wirbelsäule gehen und dafür sorgen, daß der Kopf noch kräftiger in das Sofa hineingepreßt würde, bis er schließlich auf die Brust gedrückt wäre und vielleicht sogar ein wenig zur Seite rutschte, wenn der Druck nicht genau in gerader Richtung ausgeübt würde. In derselben Lage befindet sich das Kind, und das Ergebnis sieht genauso aus. Zwar wird es von hinten geschoben, doch da der Kopf in die festen inneren Ringe des Gebärmutterhalses gekeilt ist, gleitet er ein Stück nach unten und zugleich auch ein wenig beiseite.

Das ist eine äußerst willkommene Veränderung, denn sie zeigt, daß das Ende nicht mehr fern ist. Jetzt kann das Kind ohne weiteres in die sich abwärts neigende Scheide gleiten. Auf dem Weg dorthin wird zum Vergleich mit dem, was es beim Durchgang durch den Gebärmutterhals erlebt hat, kaum noch Druck auf es ausgeübt.

Es gleitet jetzt durch den dunklen Gang der Scheide, wobei der Kopf bis zum letzten Augenblick abwärts gerichtet und der Hals leicht gedreht ist. Dann, gerade zwei Zentimeter vor dem Verlassen des Mutterleibes, wird der Kopf erneut nach oben gedreht, weil sich der Hinterkopf an den vorspringenden Beckenknochen verhakt. Das ist zwar gut, aber unglücklicherweise wird dabei der Kopf noch mehr zur Seite gepreßt.

Nach dieser unmittelbar vor der eigentlichen Geburt erfolgenden letzten Lageveränderung nimmt das Kind eine äußerst ungewöhnliche Haltung ein: seine Füße stecken noch in der Gebärmutter, der Rumpf ist im rechten Winkel in die Scheide hineingeknickt und der Kopf erstaunlich weit zur Seite gedreht. In dieser Stellung drückt das Kind mit der nächsten Kontraktion der Gebärmutter genau in die empfindliche Innenwandung der Scheide, den als Perineum bezeichneten Damm, statt den Weg nach außen zu nehmen, auf den es all die anderen Kontraktionen gebracht hatten. Das führt zu einem Schmerz, den Frauen häufig als den schlimmsten der gesamten Schwangerschaft empfinden, und sie beschreiben ihn »als ob alles weit aufrisse«. Natürlich geschieht in Wirklichkeit nichts dergleichen – wir erinnern uns daran, daß die Sache so eingerichtet ist, damit alles für eine nächste Geburt funktionsfähig bleibt –, und dieser besonders scharfe Schmerz dauert nur kurz an.

Jetzt sind nur noch zwei oder drei Kontraktionen der Gebärmutter nötig, um das Kind den letzten Zentimeter hinauszupressen. Bei einer davon, die keineswegs kräftiger ist als die vorausgegangenen, kommt der Kopf des Kindes schließlich heraus, und zwar so plötzlich, daß die Mutter es höchstwahrscheinlich gar nicht wüßte, wenn es ihr niemand sagte, heutzutage meist der vor Aufregung nahezu hysterische Vater. Das Kind hingegen weiß sehr wohl, wann sein Kopf draußen ist und rückt ohne eine Sekunde zu zögern seinen zweimal verdrehten Hals zurecht. Das ist ein bedeutungsvolles Zeichen: jetzt, da es frei in der Welt ist, wird es die Dinge selbst in die Hand nehmen.

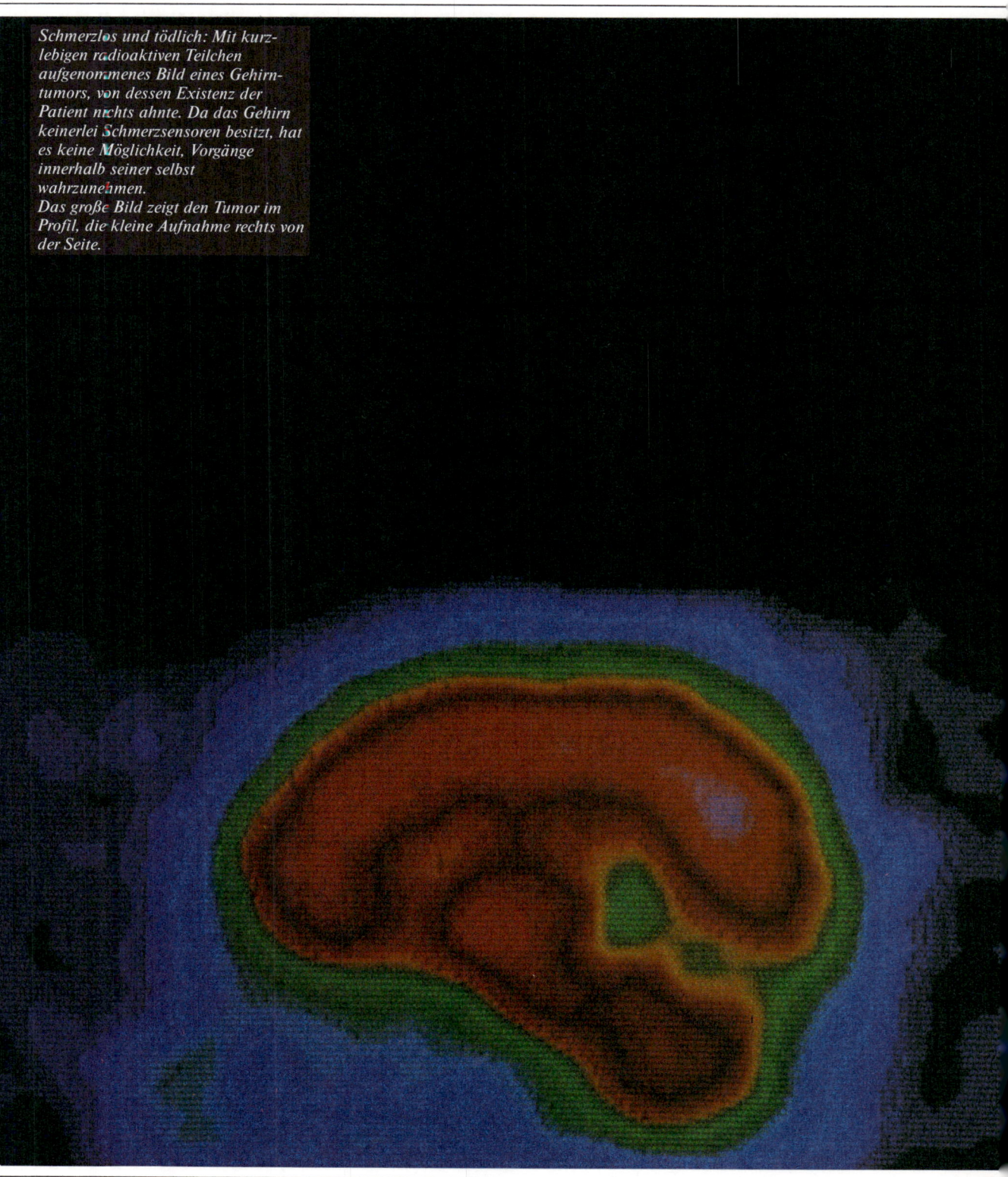

*Schmerzlos und tödlich: Mit kurz-
lebigen radioaktiven Teilchen
aufgenommenes Bild eines Gehirn-
tumors, von dessen Existenz der
Patient nichts ahnte. Da das Gehirn
keinerlei Schmerzsensoren besitzt, hat
es keine Möglichkeit, Vorgänge
innerhalb seiner selbst
wahrzunehmen.
Das große Bild zeigt den Tumor im
Profil, die kleine Aufnahme rechts von
der Seite.*

5
Schmerz und Krankheit

Fast jedes Kind ist irgendwann fest davon überzeugt, ein beliebiges Ereignis einfach damit herbeiwünschen zu können, daß es die Augen schließt und fest daran denkt. Dieser sonderbare Glaube ähnelt auffallend dem bei den meisten Erwachsenen gängigen, die man gleichfalls oft nicht von der Richtigkeit ihrer Ansichten abbringen kann und die nicht im Traum daran denken, sich die Befriedigung, die sie aus ihnen gewinnen, verderben zu lassen, nur weil unangenehme Tatsachen dagegen sprechen. Gewöhnlich sind solche Ansichten bei Erwachsenen ebenso kurzlebig wie bei Kindern. Eins nach dem anderen entthront die wahre Beschaffenheit der Dinge, die Ideale, die man für real hält.

Vorgesetzte sehen es nicht unbedingt gern, wenn ein Mitarbeiter etwas aus eigenem Antrieb tut, Liebende merken nicht immer die Zuneigung des anderen und, möglicherweise am persönlichsten von allen, unser Körper funktioniert nicht immer so mühe- oder schmerzlos, wie wir das gern sähen.

Schmerz ist lästig, eine Bürde, ein Kreuz. Niemand hat es gern, wenn ihm etwas weh tut, aber jeden von uns kann es treffen, und häufig verstehen die Menschen nicht richtig, welche positive Aufgabe der Schmerz erfüllt.

Mitunter wird die Ansicht vertreten, er sorge dafür, daß wir uns vor Unfällen und Verletzungen schützen können. Sollte das stimmen, wäre der Schmerz eine bemerkenswert zweischneidige Gabe. Was wir spüren, wenn wir uns versehentlich in die Zunge beißen oder einen Zeh anstoßen, kann im Vergleich mit der Bedeutung der Verletzung, auf die der Schmerz zurückgeht, maßlos übertrieben sein, während das wahrhaft unheilvolle Wachstum eines Brustkrebses oder eines Blutgerinnsels im Gehirn so lange unbemerkt und schmerzlos vor sich gehen kann, bis es zu spät ist. Auch funktioniert die Mehrzahl der den Körper gegen Verletzungen schützenden Reflexe wie beispielsweise Zwinkern, Flucht oder der Adrenalinstoß bei Furchtanfällen einwandfrei, ohne daß dabei Schmerzgefühle aufträten.

Um festzustellen, was es mit dieser von uns als Schmerz bezeichneten seltsamen Erscheinung auf sich hat und wie er entsteht, müssen wir bei den ihm zugrundeliegenden Mechanismen beginnen. Sie hat die Wissenschaft schon vor langer Zeit zumindest ansatzweise verstanden. Daß es sich um ein Grundphänomen menschlicher Befindlichkeit handelt, sehen wir einerseits daran, daß es mehrere Begriffe gibt, die ›Schmerz‹ bedeuten, wie Pein, Qual, Weh, und daß zum anderen der zuletzt genannte auf einen in allen Sprachen der als kriegerisch bekannten germanischen Stämme anzutreffenden Naturlaut zurückgeht, den die Menschen ausgestoßen haben mögen, wenn beispielsweise im Kampf die Fetzen flogen.

Der Mechanismus des Schmerzes

Zweifellos tat es um so mehr weh, schmerzte es um so kräftiger, bereitete es um so größere Qual, je härter die Krieger dreinschlugen – mit Bezug auf diese Empfindungen haben sie sich sicherlich nicht von uns unterschieden.

Entsprechend diesem Grundmuster funktionieren nach übereinstimmender Ansicht der meisten Naturwissenschaftler unsere über den ganzen Körper verteilten Schmerzrezeptoren: je stärker sie getroffen werden, desto mehr Schmerz empfinden wir im Normalfall. Von diesen Schmerzrezeptoren liegen diejenigen, die auf die leiseste Berührung reagieren und damit den geringsten Schmerz hervorrufen, in der obersten Hautschicht. Wer sich seine Fingerspitzen ansieht, kann vermutlich die Leisten erkennen, die das Muster der Fingerabdrücke ergeben. In den Vertiefungen zwischen ihnen liegen zwei oder drei besondere Nervenverästelungen, die gerade nach oben weisen; andere bilden merkwürdig geformte zwiebelförmige Kapseln, die voller an Nerven angeschlossener Rezeptoren stecken. Alle warten bebend darauf, daß etwas ein wenig zu kräftig auf die über ihnen liegende Haut drückt. Geschieht das, werden die zitternden Enden mit nach unten gedrückt. Sie öffnen eine Vielzahl von Kanälen in der Membran, durch die elektrisch geladene Natrium-Ionen ins Nerveninnere strömen. Diese zitternden Enden stehen mit einer langen rankenähnlichen Schmerznervenfaser in Verbindung, und *sie* bleibt nicht unverändert, wenn sich oben die Schleusentore öffnen.

Bei diesem Vorgang gelangen außerdem Kalium-Ionen in den Nerv, der den Schmerz weiterleitet. Das löst, wie wir in Kapitel 2 gesehen haben, Störungen durch elektrische Spannungsstöße aus, die dann durch die Nervenfaser geleitet werden. Bis das Signal den Zellkörper der Nervenfaser erreicht hat, der tief in der Mitte des Fingers liegt, pflanzt es sich mit rund siebenunddreißig Metern pro Sekunde fort – das sind mehr als hundertdreißig Kilometer pro Stunde. Um diese hohe Geschwindigkeit zu ermöglichen, verfügt die Nervenfaser an ihrer Außenseite über manschettenförmige Fetthülsen, die das Signal dazu benutzen kann, mit großen Sprüngen und gleichbleibender Geschwindigkeit eine Stelle auf der Faser nach der anderen zu erreichen.

Dies Signal würde uns bestimmt nicht kümmern, wenn es einfach nur im Finger herumschwirrte. Es folgt aber der planvoll angeordneten Nervenfaser, die sich durch den Arm und um die Achselhöhle herum ins Rückenmark erstreckt. Am äußersten Ende des Nervs warten im Rückenmark Bläschen darauf, daß sie tätig werden dürfen. Sie sehen aus wie winzige Tischtennisbälle und enthalten die das Erzübel verkörpernden Aminosäuretröpfchen, die einfach ›Substanz S‹ (für ›Schmerzsubstanz‹) genannt werden. Damit, daß sich die Bläschen öffnen, setzen sie diese eigentümliche Substanz frei; sie wird über Nervenfasern transportiert, die sich durch das Rückenmark ins Gehirn ziehen. Jetzt werden diese erregt, und so bekommt das Gehirn schließlich die ärgerliche Meldung, daß ein Schmerz ausgelöst wurde: Aua!

Das aber ist lediglich der erste Schritt. Je fester der ursprüngliche Auslöser des Schmerzsignals in den Finger drückt, desto mehr schmerzt es, wie die alten Germanen völlig richtig beobachtet haben. Der Grund dafür liegt darin, daß unter den obersten zitternden Rezeptoren ungefähr fünfmal tiefer innerhalb der Haut eine ganze Anzahl schmerzempfindlicher Nervenendigungen liegt. Sie sehen aus wie winzige Wattebäuschchen, und wenn etwas kräftig genug gegen sie drückt, beispielsweise, weil sich jemand mit einem Blatt Papier bis zu dieser mittleren Hautschicht in den Finger schneidet, schicken sie eine Reihe von Signalen über die

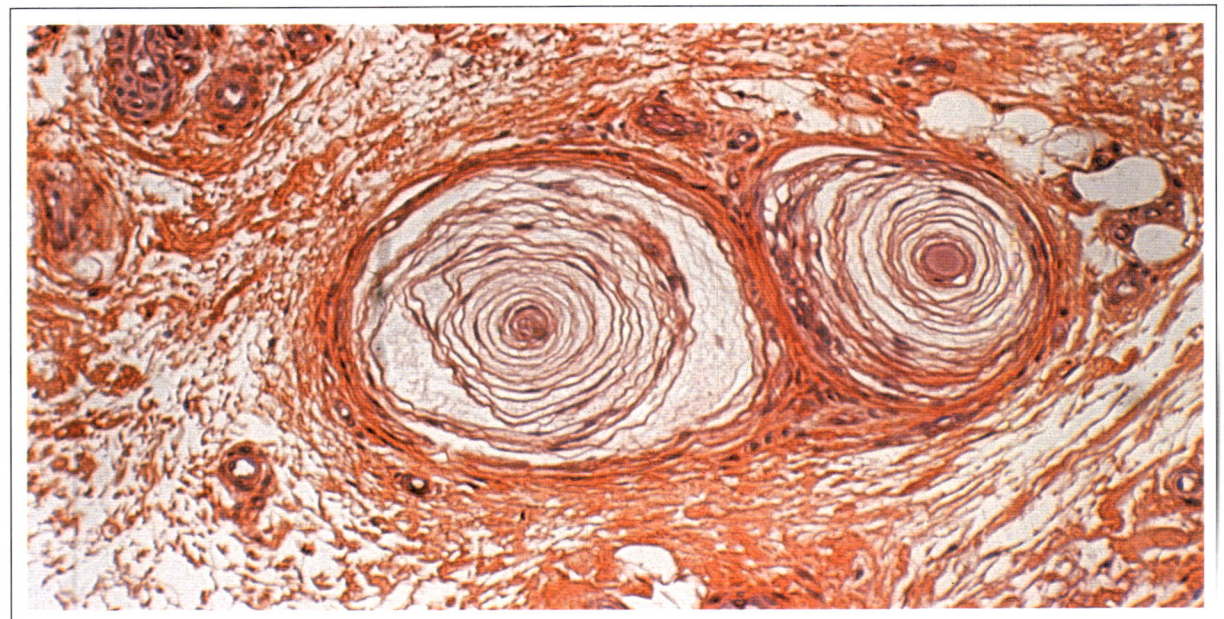

Zwei tief in der Haut liegende Druckrezeptoren – ihr Durchmesser ist nicht
größer als die Breite einer einzigen
Hornleiste an den Fingerkuppen. Freie
Nervenendigungen in der Mitte senden
elektrische Impulse aus, wenn die
konzentrischen Ringe hinreichend
zusammengedrückt werden. Das ist
beispielsweise der Fall, wenn sich
jemand an einem Blatt Papier
schneidet oder die Haut aufschürft.
Man beachte die Fettzellen am oberen
rechten Rand des kleineren Druck-
rezeptors.

Nervenbahnen, die unmittelbar neben den von den Oberflächenrezepto-
ren kommenden verlaufen.

Wegen ihres unterschiedlichen Ausgangsorts werden Signale von den
unterschiedlichen Rezeptoren beim Eintreffen im Gehirn unterschiedlich
bewertet. Die ersten rufen nur einen leichten Schmerz hervor, die tiefer
liegende zweite Gruppe von Rezeptoren hingegen einen unangenehm
scharfen und brennenden. Das weiß jeder, der sich schon einmal auf die
beschriebene Weise in den Finger geschnitten hat.

Doch das ist nicht alles; die geduldige Haut kann weitere Arten von
Schmerz signalisieren. Wir kennen wohl alle das klopfende Gefühl, das
von einem tiefen Schnitt oder kräftigen Schlag auf eine bestimmte Stelle
stammt. Dies Schmerzgefühl wird von einer dritten Gruppe Rezeptoren
ausgelöst, die noch weiter unterhalb der Hautoberfläche als die anderen
liegen, tief in den glitschigen gelben Fettkügelchen, die zwischen dem
Körperinneren und der Haut eine Polster- und Schutzschicht in der Unter-
haut bilden.

Diese am tiefsten liegenden Schmerzrezeptoren sind dort in der Unter-
haut wahre Giganten. Bisweilen erstrecken sie sich über die ganze Breite
einer Fingerspitze, und stets sind sie mit mehreren Schichten dünner
kugelförmiger Schalen bedeckt. Auf diese Weise abgeschirmt, wird die
einzige freie Nervenendigung in ihrer Mitte erst dann erregt, wenn in der
Nähe etwas wirklich Schlimmes geschieht. Selbst dann noch dauert es
eine Weile, bis ein solcher Rezeptor in Tätigkeit tritt. Sobald das aber der
Fall ist, meldet er aus Leibeskräften. Dieser Impuls jagt genau wie die
beiden anderen den Arm entlang und um die Achselhöhle herum zum
Rückenmark. Dort hat er es nicht weit, denn besondere Nervenbahnen im
Rückenmark übernehmen die von ihm gemeldete Botschaft, die auch hier
wieder durch eine gewisse Menge der unangenehmen Substanz S weitergeleitet wurde, und melden sie ans Gehirn. Nur wenige Stöße oder Schläge sind so kräftig, daß dieser letzte Sensor auf sie anspricht, aber wenn es
dazu kommt, weil sich jemand beispielsweise einen Finger in einer zufal-

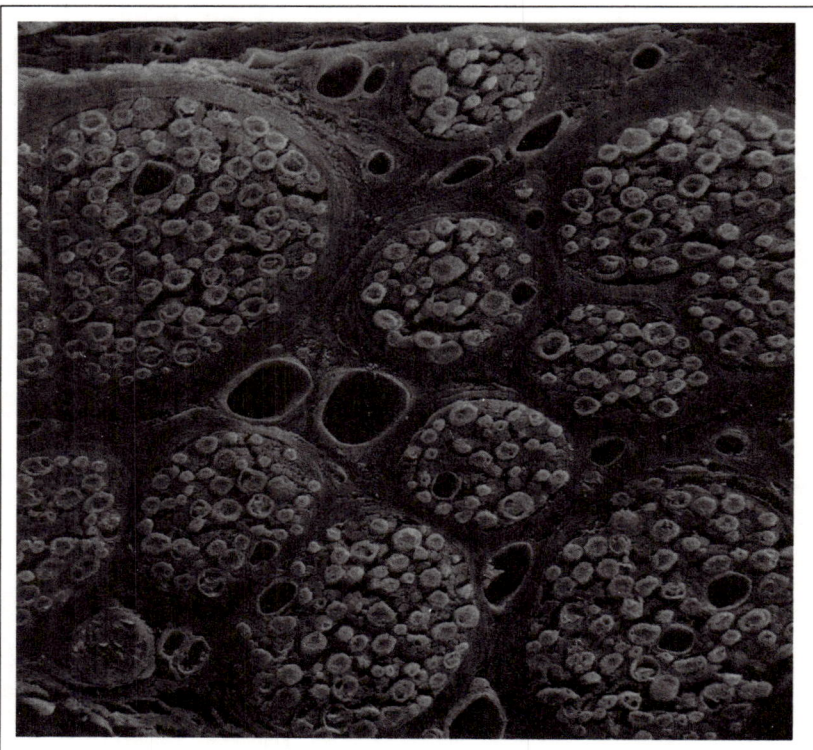

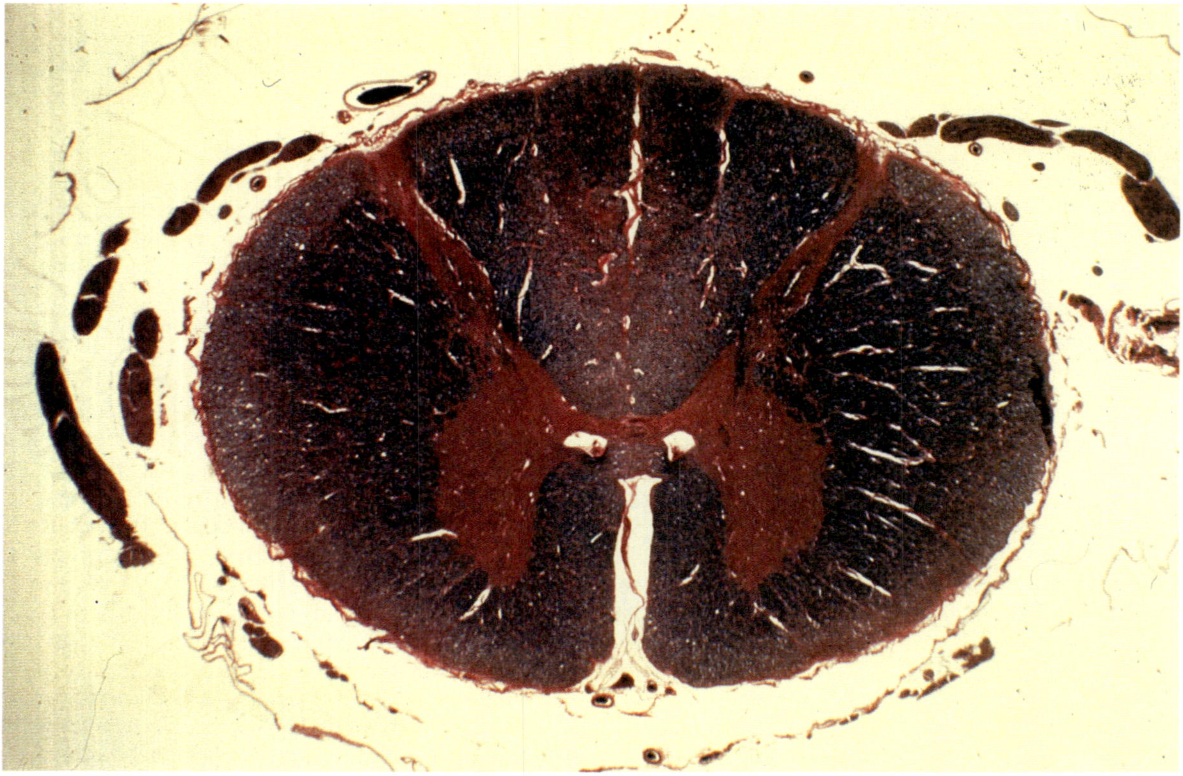

lenden Autotür eingeklemmt hat, wird ein besonders starkes Schmerzsignal auf diesen dritten Weg geschickt.

Im ganzen Körper finden sich weitere Schmerzsensoren der drei am Beispiel des Fingers beschriebenen Arten und lösen gewöhnlich so automatisch eins der drei genannten Schmerzsignale aus, daß man denken könnte, dieselbe Art von Stich oder Stoß rufe stets dasselbe Ausmaß an Schmerz hervor. Das aber ist nicht der Fall, und das hängt mit den Verteidigungsmechanismen des Körpers zusammen.

Ein Muskelprotz von Boxer bleibt möglicherweise mitten in einem Kampf von einer Serie wüster Schläge auf den Kiefer, die ihm ein anderer Muskelprotz von Boxer zufügt, völlig unbeeindruckt und ist mit Recht stolz darauf. Doch ist er möglicherweise angst- und schmerzvoll zurückgewichen, als wenige Tage zuvor in der antiseptischen Umgebung einer Zahnarztpraxis ein weißbekittelter Mann mit gebeugtem Rücken vorsichtig in seinem Zahnfleisch herumstocherte, wobei das Jaulen eines Bohrers die Hintergrundmusik lieferte. Wir alle wissen, wie sehr Ablenkung oder Willenskraft dafür sorgen kann, daß wir einen Schmerz nicht spüren. Beispielsweise wird man sich zusammennehmen, sofern einem bei einem Vorstellungsgespräch für eine neue Stellung heißer Kaffee über die Hand laufen sollte und erst am Ende eines Films merken, wie sehr der Nacken vom ständigen Recken des Kopfes schmerzt. Sofern die Nerven, die die Schmerzsignale weiterleiten, so automatisch wie beschrieben funktionierten, wäre so etwas völlig unmöglich.

Dafür gibt es eine Erklärung: Zwar werden die Schmerzsignale möglicherweise auf jeden Fall auf den Weg gebracht, es gibt aber keine Gewähr dafür, daß sie stets in den Teil des Gehirns vordringen, der sie wahrnehmen kann. Der Körper setzt sich mit verschiedenen Mitteln gegen sie zur Wehr. Kehren wir einmal zu dem Signal aus der Hand zurück, das gerade um die Achselhöhle herumgekommen ist und das Rückenmark erreicht hat. Die feine Faser, über die sich diese Welle mit hundertdreißig Kilometern pro Stunde fortpflanzt, reicht ohne Unterbrechung vom Finger bis dorthin. Hier im Rückenmark gibt es die erste Eingriffsmöglichkeit gegen die Weiterleitung des Signals.

Eine zunehmende Aktivität in den richtigen Teilen des Gehirns schickt ganze Schwärme elektrischer Signale ins Rückenmark hinunter, von denen einige frontal mit dem emporkommenden Schmerzsignal zusammenstoßen. Mehr als eine Million Nervenfasern, die vom Gehirn aus *abwärts* ins Rückenmark führen, sind ständig genau dafür im Einsatz. Wenn sie den Ankömmlingen begegnen, kommt es wahrscheinlich zu einer geballten Entladung angehäufter Moleküle eines Stoffes, der den Namen Enkephalin trägt. Sie passen auf die Enden der den Schmerz leitenden Nerven und unterdrücken dort das Signal. Damit verhindern sie, daß ein Schmerzimpuls ins Gehirn gelangt. Da man ohne Signal keinen Schmerz empfindet, kann man den Boxkampf fortsetzen, weiterhin seine Vorzüge für die ausgeschriebene Stellung herausstreichen oder mit gerecktem Hals den Film weiterverfolgen.

So sind wir imstande, Schmerzkarten zu zeichnen. Sie teilen unseren Körper in empfindliche und minder empfindliche Bereiche auf. In den einen hat sich der Schmerz bereits bemerkbar gemacht, die anderen hingegen haben keinerlei Beziehung zu früheren Schmerzen. So kommt es, daß jemand, der vor Jahren an der Schulter operiert wurde, zusammenzuckt, wenn ein liebender Mensch seinen Oberarm streichelt, während ein anderer, der einen kräftigen Schlag auf die Schulter kaum spürt, möglicherweise bei einer kleinen Magenverstimmung übertrieben reagiert, weil er vor langer Zeit einmal unangenehme Anfälle von Übelkeit hatte.

Solche Schmerzkarten existieren tatsächlich. Zusätzliche Bahnen führen in bei früheren Gelegenheiten durch Schmerzen überbeanspruchte Bereiche, und viele von ihnen enden an Schaltstellen, die wegen ihrer Größe besonders leicht anzusprechen sind.

Schmerzkarten der beschriebenen Art brauchen nicht einmal auf unmittelbare Erfahrung zurückzugehen. Das kann man an Männern in mittleren Jahren sehen, die plötzlich auftretende Magenschmerzen für ein Anzeichen der gefürchteten Angina pectoris halten, vor der man sie gewarnt hat. (Der Magen liegt übrigens nicht etwa tief im Unterleib, wie immer wieder angenommen wird, sondern deutlich weiter oben im Brustkorb, nicht weit vom Herzen entfernt.) Beim Eintreffen solcher Schmerzsignale schickt das Gehirn keine Gegensignale aus, denn da es ständig auf Empfang für wirklichen Schmerz geschaltet ist, treffen Schmerzsignale mit voller Geschwindigkeit und ganzer Kraft in den Zentren des höchsten Bewußtseins im Gehirn ein.

Brächte man bei einem durchschnittlichen Menschen, der etwas zuviel gegessen hat, unten am Nacken eine hinreichend empfindliche Aufzeichnungsvorrichtung für elektrische Ströme an, würde sich dort ähnlich wie bei einem Geigerzähler ein intensives Klicken bemerkbar machen. Es stammt von Schmerz-Blockiersignalen, die über Nerven aus dem Gehirn nach unten geleitet werden. Bei einem Menschen, der ständig in Angstvorstellungen über Schmerzen aus dem mittleren Brustbereich lebt, bliebe eine entsprechende Einrichtung stumm, kämen keine Klick-Laute, die auf eine Schmerzabwehr hindeuten. In Abwesenheit dieser Verteidigungslinie ist der Weg frei für die eigentlich harmlosen Signale, die unbedeutende Schmerzen ankündigen, und sie können mit voller Kraft zum Gehirn vordringen.

Wenden wir uns jetzt der zweiten Verteidigungseinrichtung zu. Sie wird in einem Fall aktiv, da nicht genug Gegenimpulse nach unten gelangen, bevor die Schmerzimpulse das Gehirn erreichen können. Nicht einmal jetzt ist es zu spät, um einen Teil des Schmerzes zu vermeiden. Der untere Teil des Gehirns enthält eine Art Netz, das alle eintreffenden Signale weiterleitet; es kann mit Hilfe morphiumähnlicher Moleküle dafür sorgen, daß Schmerzimpulse diese letzte Hürde nicht überwinden und ihr Eindringen in den bewußten Bereich verhindern.

Auf welche Weise nun aktiviert man diese zweite Verteidigungslinie? Das kann durch die Erregung oder die Wut eines Kampfes geschehen, wie man an Soldaten sieht, die im Krieg schwere Verwundungen erleiden, ohne sogleich starke Schmerzen zu empfinden. Sie reagieren ebenso wie jemand, dem Morphium gegeben wurde – und in der Tat haben die im Gehirn auf natürliche Weise vorkommenden Moleküle dieselbe dreidimensionale Struktur wie die des Morphiums und wirken somit in derselben Weise wie Morphium auf die Nervenleitungen ein. Diese Wirkung läßt sich sogar feststellen, wenn man sich im Alltagsleben sehr auf etwas anderes konzentriert – ein Hinweis darauf findet sich im Kapitel 4 ›Empfängnis und Schwangerschaft‹ im Unterkapitel über die Wehen. Deswegen empfiehlt es sich zu pfeifen, wenn man sich den Zeh anstößt oder beim Zahnarzt die Finger abwechselnd anzuspannen und zu entspannen, damit man keine Schmerzen empfindet. Wer sich auf solche Dinge konzentriert, hilft seinem Gehirn zu verhindern, daß Schmerzimpulse vollständig zur Kenntnis genommen werden – außerdem wird damit erreicht, daß die natürlichen Morphine ausgeschüttet werden. Eine solche Haltung erfordert eine gewisse Willenskraft, denn bei dieser Konzentrationsübung läßt die geringste Pause die begierig heranströmenden Schmerzsignale mit aller unerwünschter Energie eintreffen. Sogar die in Kapitel 1 behandelte

Rückenmarksflüssigkeit im Gehirn kann mit diesen Morphinen angereichert sein, was eine zusätzliche Möglichkeit bietet, sie wie einen Wasserfall in den übrigen Körper zu leiten.

Noch eine dritte und letzte Möglichkeit gibt es, sich gegen eintreffende Schmerzsignale zur Wehr zu setzen. Sie läßt sich weit einfacher handhaben als die oben beschriebenen; man muß sich nur in Ruhe hinsetzen und abwarten. Das funktioniert deshalb, weil ein großer Teil des Schmerzes, den wir gewöhnlich empfinden, nicht von den besonderen Schmerzrezeptoren kommt, sondern von anderen Sinnesrezeptoren, die sich neben ihnen im ganzen Körper befinden. Sie aber hören auf zu antworten, wenn Reize unaufhörlich auf sie einstürmen. Ein Beispiel soll zeigen, wie das vor sich geht.

Die oberste Hautschicht enthält unmittelbar neben den wie Wattebäusche aussehenden Nervenendigungen, die den Schmerz aufnehmen, weitere gleichfalls wattebauschähnliche, die als Kältefühler, und farnähnliche, die als Wärmefühler dienen. Normalerweise bringen diese gewöhnlichen Rezeptoren schwache Empfindungen von warm oder kalt hervor, in nichts mit den Signalen zu vergleichen, die ihre Nachbarn, die Schmerzspezialisten, aussenden. Wäre das alles, wozu sie imstande sind, hätten wir keine Möglichkeit zu merken, ob wir erfrieren oder verbrennen. Da sie nicht wie die Schmerzrezeptoren die Intensität der von ihnen ausgesandten Impulse so verändern können, daß sie automatisch als Schmerz wahrgenommen werden, haben sie lediglich die Möglichkeit, mehr Impulse als sonst und das in weit rascherer Folge auszusenden. So kommt das brennende Gefühl zustande, das wir spüren, wenn wir an einer bestimmten Körperstelle frieren: die gewöhnlichen Temperaturrezeptoren leiten ihre Impulse mit höherer Frequenz als gewöhnlich ans Gehirn weiter.

Diese Art von Schmerz läßt in dem Augenblick nach, in dem die Frequenz der Impulse geringer wird. Eine Möglichkeit, das zu erreichen, besteht darin, daß man wartet, bis sich die verbrannte Stelle vollständig abgekühlt hat oder die eiskalt gefrorenen Fingerspitzen wieder vollständig warm geworden sind. Das aber kann eine ganze Weile dauern, und es ist nicht einmal nötig, so lange zu warten. Die Nervenendigungen, die diese Temperatursignale absenden, vermindern aus eigenem Antrieb ihre Sendefrequenz, sobald sie es mit einer unveränderten Wärme- oder Kältequelle zu tun haben, weil alle Nerven im Körper, außer jenen, die ausschließlich mit Schmerz zu tun haben, nur dann mit äußerster Kraft Signale aussenden, wenn sie sich verändernden Einflüssen ausgesetzt sehen. Wer einen Bleistift zur Hand nimmt, spürt dessen Umrisse in der Handfläche, hält er ihn aber eine halbe Stunde lang in derselben Lage – und verkneift es sich notfalls, ans klingelnde Telefon zu gehen –, sucht er ihn möglicherweise überall mit den Augen, bevor er merkt, daß er ihn immer noch fest in der Hand hält. Die Nervenendigungen, die ursprünglich seine Anwesenheit registrierten, haben damit aufgehört, sobald der Zustand gleich blieb. Deswegen hören all die Schmerzempfindungen rasch wieder auf, die über zu stark gereizte normale Kanäle laufen.

Die Schmerzempfindung

Das also zu der Art, wie die von uns als Schmerz empfundenen Signale funktionieren. Aber warum werden wir sie als Schmerz gewahr; warum bereiten sie uns jene bewußten Empfindungen, die uns veranlassen zu sagen: »Es tut weh«? Könnten sie nicht irgendwie von den weit im Körper verstreuten Rezeptoren aus über dieselben Wege wandern und uns einen angenehmen Eindruck vermitteln?

Nein. Wären die Empfindungen nicht unangenehm, gäbe es für uns die Möglichkeit, sie zu ignorieren. Die bloße Tatsache, daß sie schmerzvoll sind, sorgt dafür, daß wir das nicht tun. Es würde uns schwerfallen, jemandem Glauben zu schenken, der auf die Frage nach seinem Ergehen sagte: »Ach, eigentlich ganz gut, aber wenn ich es recht bedenke, ich habe da scheint's Wahnsinnsschmerzen in der Brust.« Die hintereinander gestaffelten Verteidigungslinien gegen den Schmerz vermögen zwar viel, lassen aber eine solche lässige Haltung nicht einmal geringfügigem Schmerz gegenüber zu. Da sich der Schmerz unangenehm bei uns meldet, sind wir gezwungen, zur Kenntnis zu nehmen, wo sich unser Körper befindet und wie die Umwelt auf ihn einwirkt. Mit anderen Worten, wir werden veranlaßt, der Wirklichkeit nicht auszuweichen.

Daher können wir auch Schmerz nicht in der Erinnerung reproduzieren. Wir mögen uns zwar daran erinnern, daß uns etwas weh getan hat, können aber nicht die Augen schließen und die Erfahrung des Schmerzes in aller Deutlichkeit wieder zum Leben erwecken. Nicht anders verhält es sich bei einem Orgasmus. Wäre es den Menschen möglich, ihn ebenso lebhaft nachzuvollziehen, wie er stattgefunden hat, wäre der Anreiz gering, ihn zu wiederholen. Genauso geht es uns mit Schmerzen: könnte sie unsere Erinnerung uns ebenso deutlich vorführen, wie sie tatsächlich waren, verlöre die wirkliche Empfindung ihre alles überwältigende Kraft. Nicht alle Geschöpfe nehmen Schmerzsignale auf, die dafür sorgen, daß sie mit einem so großen Teil der Wirklichkeit in Berührung bleiben. Einige wirbellose Tiere beispielsweise haben einfach nicht genug freien Platz im Gehirn, um Schmerzen wahrzunehmen und bekommen daher nicht alles mit, was in ihren Körpern oder in der Welt um sie herum stattfindet. So kommt es, daß bei gewissen Würmern, denen man das hintere Ende abschneidet, das vordere munter weiter seines Weges zieht.

Wenn wir uns im System näher zum Menschen bewegen und uns beispielsweise den mächtigen Laufvogel Strauß ansehen, werden die Dinge deutlich anders. Zwar gibt es an ihm durchaus Besonderheiten (so liegt beispielsweise sein Herz im Becken und pumpt Lymphflüssigkeit durch den Körper, doch ist sein Gehirn doch groß genug und auch richtig gestaltet, daß ein klares Schmerzempfinden registriert wird, wenn er mit einem Fuß an einen Stein stößt. Als Ergebnis rennt er vielleicht mit durchgedrückten Knien in die Wüste, weit von dem bösen Stein fort. Er leidet Schmerz, und damit ist er sich seiner selbst und der Welt bewußt. In dieser Hinsicht gehören wir Menschen in dieselbe Kategorie wie der Strauß.

Ein vollständiges Bewußtsein hat nur ein Organismus, bei dem Schmerzrezeptoren im ganzen Körper darauf dringen, daß das Gehirn ihre Botschaften aufnimmt, auch wenn es lieber nichts davon wüßte. Diese Verbindung läßt sich bei Lebewesen wie uns nur schwer unterbrechen. Geschieht das doch, wird damit häufig zugleich die Persönlichkeit zerstört. Im Vietnamkrieg verwundete amerikanische Soldaten berichteten häufig, wenn sie vom Sanitäter nur genug Morphium bekamen, seien sie sich durchaus eines Schmerzes »bewußt« gewesen, hätten sich aber nichts daraus gemacht und ihn in Wirklichkeit gar nicht »gespürt«. Es überrascht nicht, daß sie in einem solchen Zustand unter dem Einfluß starker Drogengaben nur eine äußerst verschwommene Vorstellung davon hatten, wer sie eigentlich waren.

Eine weitere Bestätigung kommt aus der geschichtlichen Erfahrung mit der Leukotomie (sie wird auch Lobotomie genannt), bei der zur Beendigung schwerer Depressions- oder Wutzustände Teile des Stirnlappens im Großhirn entfernt werden. In manchen Fällen wirkt dieser Eingriff, in

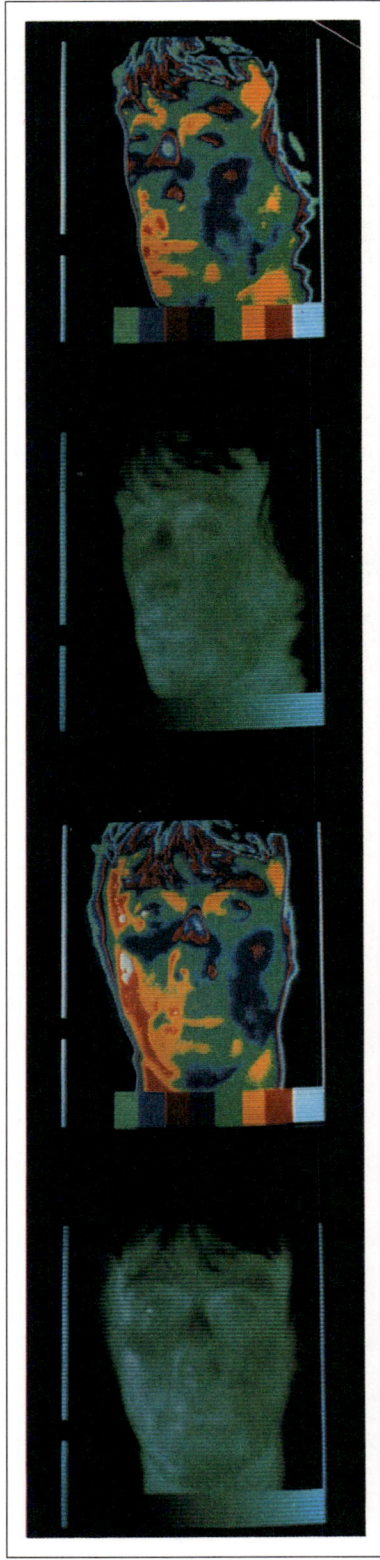

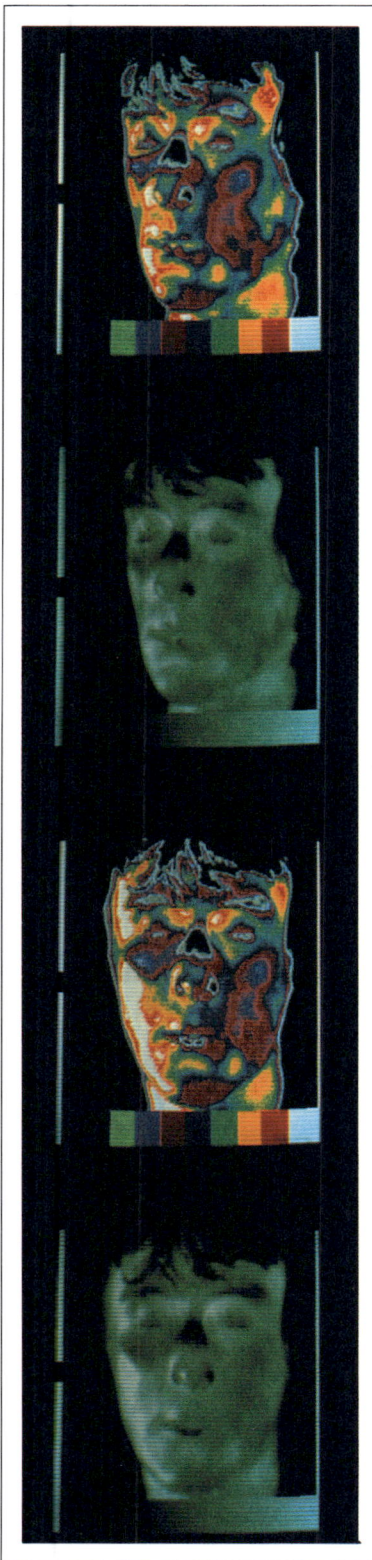

anderen nicht. In den Vereinigten Staaten wurde er in der vierziger und fünfziger Jahren geradezu Mode und in immerhin fünfzigtausend Fällen durchgeführt. Eins der Verfahren bestand darin, daß man ein kleines Messer durch den inneren Augenwinkel ins Gehirn führte und dann, mit den Worten eines entsetzten Zuschauers, »mehrere Minuten lang abwechselnd an ihm riß und auf ihn schlug«. Dabei werden einige wichtige Verbindungen zwischen den Anlaufstellen für Schmerzsignale und dem Bewußtseinszentrum zerstört.

Menschen, bei denen dieser Eingriff durchgeführt wurde, haben berichtet, daß sie sich danach schmerzlicher Ereignisse durchaus bewußt waren, diese ihnen aber nichts ausmachten und sie ihnen vor allem nicht weh taten. Häufig hatten sie auch nur eine äußerst undeutliche Vorstellung von ihrer Persönlichkeit, der Existenz ihres Körpers und der Welt um sie herum.

So also geht es uns Menschen ohne die Rückmeldungen von den Schmerzsensoren, die wir nicht abstellen können. Eine Vorstellung davon, welchen Verlust das bedeutet, mag man haben, wenn man die Situation umkehrt und sich daran erinnert, wie es war, wenn man längere Zeit, beispielsweise während eines Camping-Urlaubs, nicht mehr in einen Spiegel gesehen hat: wie fremd kommt einem dann mit einemmal der eigene Körper vor, da man ihn erneut im Spiegel sieht! Bei jemandem, der keiner Schmerzempfindung fähig ist, würde sich dies staunende Wiedererkennen nie mehr einstellen.

Es gibt auch noch eine andere als die uns inzwischen bekannte Unterscheidung von Schmerzen, nämlich die zwischen solchen, die man in bestimmten Teilen des Körpers empfindet und solchen, die irgendwie unablösbarer Bestandteil des eigenen Ichs geworden zu sein scheinen. Gute Beispiele für den Schmerz der ersten Art sind ein verstauchtes Handgelenk oder auch ein gebrochenes Bein, das in Gips gelegt ist, denn in einem solchen Fall würde der Betroffene vermutlich sagen, daß es ihm »abgesehen vom Bein (Handgelenk)« gutgeht. Es handelt sich um einen irgendwie unpersönlichen Schmerz.

Bei schweren Menstruationskrämpfen oder starkem Unwohlsein sieht das anders aus. Diese Art von Schmerz ist nicht mehr von uns abgelöst, und es gibt auch keinen »übrigen Körper«, der sich davon abgesehen wohl fühlen kann. Einer Landratte wird in einer auf den Wogen auf und ab tanzenden Nußschale einfach ganz und gar übel sein, so wie sich jemand, der verdorbene Muscheln gegessen hat, auch rundum elend fühlt.

Der Unterschied zwischen unpersönlichem und persönlich empfundenem Schmerz besteht darin, daß nicht ersterer, wohl aber letzterer in die Mitte unserer allgemeinsten Schmerzkarte trifft. Das den ganzen Körper durchflutende Gefühl persönlichen Schmerzes hat nichts mit dessen Ursprungsort zu tun, denn ein kleiner Schnitt auf der Brust, in der Körpermitte, wird höchstwahrscheinlich als von außen kommender unpersönlicher Schmerz empfunden. Auch genügt es nicht, daß sich der Schmerz

Thermogramme des Gesichts. Die sich beständig verändernden Wärmemuster im Gesicht zeigen winzige Kontraktionen und Verlagerungen von Muskeln an. Besondere Sensoren melden die Lage und den Spannungszustand ans Gehirn zurück, so daß wir die Empfindung haben, in unserem Körper zu leben, von einem Körper umgeben zu sein.

überallhin verbreitet, um ihn zu einem »persönlichen« zu machen, denn jemand, dessen Haut weithin mit Ausschlag bedeckt ist, kann dennoch den Eindruck haben, daß es *ihm* gutgeht und nur seine Haut juckt. Der wirkliche Unterschied liegt in den verschiedenartigen Wegen, auf denen Schmerz- und andere Sinnesrezeptoren im Körper verteilt sind.

Eine Gruppe davon, wie beispielsweise die Lichtrezeptoren im Auge oder die Wärmerezeptoren in der Hand, liegt stets nahe der Oberfläche und schickt fortwährend Signale aus der Außenwelt ans Gehirn. Daher würde wahrscheinlich jede übermäßige Erregung für etwas von außen Kommendes gehalten und nicht als »wirkliche« Krankheit angesehen werden. Die andere Hauptgruppe von Rezeptoren befindet sich überall im Körper*inneren*. Sie messen, wie der Körper selbst sich fühlt, bewerten die Ausdehnung des Magens oder eine Entzündung der Muskeln. Überall im Körper liegen ganze Scharen dieser inneren Rezeptoren wie längst vergessene Drahtstückchen herum, unter den Rippen, hinter der Nase, in der Nähe des Ellbogens – und außerdem noch viele Millionen an allen möglichen anderen Körperstellen.

Meist überwachen sie lediglich, was vor sich geht, ohne darüber auch nur einen Laut zu verlieren. Die von ihnen gemessenen Werte sind normalerweise so langweilig, daß sie auf kürzestem Wege in den Hirnstamm oder ins Kleinhirn geleitet werden und nie eins der Bewußtseinszentren erreichen. Wer will denn immer wieder erfahren »Die Nase ist gerade, die Nase ist gerade, die Nase ist gerade« oder »Der vierten Brustrippe fehlt nichts, der vierten Brustrippe fehlt nichts, der vierten Brustrippe fehlt nichts«? Diese Rezeptoren interessieren sich so umfassend und unauffällig für das, was unserem Körper eigen ist, daß man ihnen den Namen *Propriozeptoren* gegeben hat. Dieser aus dem Lateinischen stammende Begriff bedeutet so viel wie »Rezeptoren, die aus dem Eigenen empfangen«.

Häufig jedoch ist es ein Gebot der Vernunft, die Signale zur Kenntnis zu nehmen. Nehmen wir an, jemand will sich aus einem Stuhl erheben. Während er sich bewegt, merkt er, ohne hinzusehen, wie sich seine Fußknöchel strecken, einfach, indem er auf die aus der ständigen Überwachung der Bewegung stammenden Signale achtet, die von den winzigen, in allen Muskeln befindlichen und sich streckenden Fasern der Muskelspindeln ins Gehirn emporeilen. Ohne sie müßte jemand, der wissen möchte, wie er sich bewegen muß, um aufzustehen, jedesmal nachsehen, in welcher Stellung sich die Knöchel befinden.

An allen Verbindungsstellen des Körpers, die häufig gedreht werden, ob nun Schulter-, Finger- oder Kniegelenke, ist dafür gesorgt, daß die Knochen, die die Drehbewegung durchführen, zur Vermeidung von zu starkem Verschleiß sich gegenseitig nicht unmittelbar berühren. Damit sie nicht wie Mühlsteine aufeinanderreiben, sind sie mit einem Gleitfilm bedeckt. Würde diese Flüssigkeit einfach auf die Knochen gesprüht, würde sie seitlich ablaufen, und damit sie bleibt, wo sie gebraucht wird, besitzen alle wichtigen Gelenke ihnen genau angepaßte Säckchen, die etwa wie straff gespannte Plastiktüten um sie herum liegen.

Hier setzen die Schwierigkeiten ein. Dieses Gleitmittel kann an Volumen zunehmen, entweder durch Krankheit, dadurch, daß man sich anstößt, aber auch durch allgemeine Müdigkeit. Im Normalfall ist es so wenig, daß man es nicht einmal sehen kann, und selbst ein guter Arzt hätte wohl Schwierigkeiten zu messen, wieviel davon da ist. Aber die überall an den Haltesäckchen der Flüssigkeit angebrachten besonderen Sensoren können die Zunahme ohne Schwierigkeit feststellen. Sie befinden sich an den richtigen Stellen und sind hinreichend klein, um dem Gehirn unmißverständlich mitzuteilen, daß eine Schwellung vorliegt. Es wäre besser, sie täten es nicht, denn wenn das geschieht, tut es weh, und das Gefühl scheint aus den innersten Körpertiefen zu kommen. (Einige dieser Rezeptoren reagieren unmittelbar auf verschiedene Stoffe, die der Körper nach einer Überreizung oder Verletzung ausschüttet. Die Funktionsweise des Aspirins geht einfach darauf zurück, daß es solche Stoffe von vornherein an der Entstehung hindert.)

Zahlreiche der anderen in der Tiefe des Körpers ruhenden Rezeptoren rufen einen entsprechend tiefen Schmerz hervor und sind der eigentliche Grund dafür, daß wir spüren: Wir haben einen Körper und ein Inneres. Wir bestehen nicht aus einer locker herumhängenden Außenfläche, mit deren Hilfe wir von draußen hereinkommende Wärme- oder Schallwellen zu messen vermögen. Von diesen inneren Sensoren ausgehende starke Signale rufen das Empfinden hervor, daß mit uns etwas grundsätzlich nicht in Ordnung ist, etwas, das nicht nur das Funktionieren eines Körperteils behindert, sondern die Gesundheit des Körpers insgesamt beeinträchtigt, der den Menschen als Gesamtheit ausmacht.

In einem solchen Fall fühlen wir uns richtig krank. Die Art dieses Zustandes und die verschiedenen Ursachen, die dafür sorgen können, daß wir diese Empfindung haben, sind einer längeren Betrachtung wert.

Krankheit

Mit der Krankheit ist es nicht so einfach, wie man glauben könnte. Zuerst einmal ist nicht recht klar, wo eigentlich die Grenze zwischen gesund und krank ist. Ein Kohlrabiapostel, der mitten in der unberührten Natur lebt, würde annehmen, daß mit ihm etwas ganz und gar nicht stimmt, wenn er eines Morgens hustend aufwachte, während ein kettenrauchender Schriftsteller mitten im Industriegebiet sein morgendliches Husten gewöhnt ist und sich nur dann Sorgen machen würde, wenn daraus krampfartige Bronchitisanfälle würden. Für seinen Nachbarn wiederum, der Bergmann von Beruf ist, bedeutet möglicherweise auch ein Bronchialhusten nichts Besonderes, da er vermutlich schon einmal einen hatte und seither schon wieder zwanzig Jahre Kohle gehauen hat. Wie relativ das alles ist, wußten bereits die alten Römer, denn für sie gab es erst einmal einen Grundzustand des Befindens, den sie *valetudo* nannten, und je nachdem, ob sie sich gut oder schlecht fühlten, sprachen sie von *bona* oder *mala valetudo*, also gutem oder schlechtem Befinden, oder auch, etwas distanzierter, von *firma* oder *infirma valetudo* (feste oder wacklige Gesundheit). Wir haben es uns da im Deutschen etwas einfacher gemacht und sehen die Sache als gegensätzliches Begriffspaar. Daher heißt es bei uns, wir fühlen uns wohl – oder eben unwohl. Der letztgenannte Begriff zeigte die subjektive Seite, die des Leidenden.

Das Ganze hängt damit zusammen, daß es einfach darauf ankommt, welchen Zustand wir jeweils als ›Wohlbefinden‹ betrachten, und das ist der Grund dafür, warum bei einer leichten Erkältung niemand wirklich sicher sein kann, ob er sich als krank ansehen soll oder nicht. Am Arbeitsplatz, wo von jedermann eine eiserne Gesundheit vorausgesetzt wird, nehmen die Kollegen möglicherweise nicht einmal eine ziemlich starke Erkältung weiter zur Kenntnis, zu Hause dagegen, wo wir daran gewöhnt sind, aufmerksam jede unserer Empfindungen kritisch zu beäugen, die vom Zustand größten Wohlbefindens abweichen, veranlaßt eine Erkältung uns unter Umständen dazu, daß wir uns, ein Bild des Jammers, nicht aus dem Bett rühren und heiße Hühnerbrühe schlürfen. Außenstehende – beispielsweise die Angehörigen, die einen solchermaßen Leidenden ertragen müssen – mögen die Entscheidung, ob sich jemand als krank ansieht oder

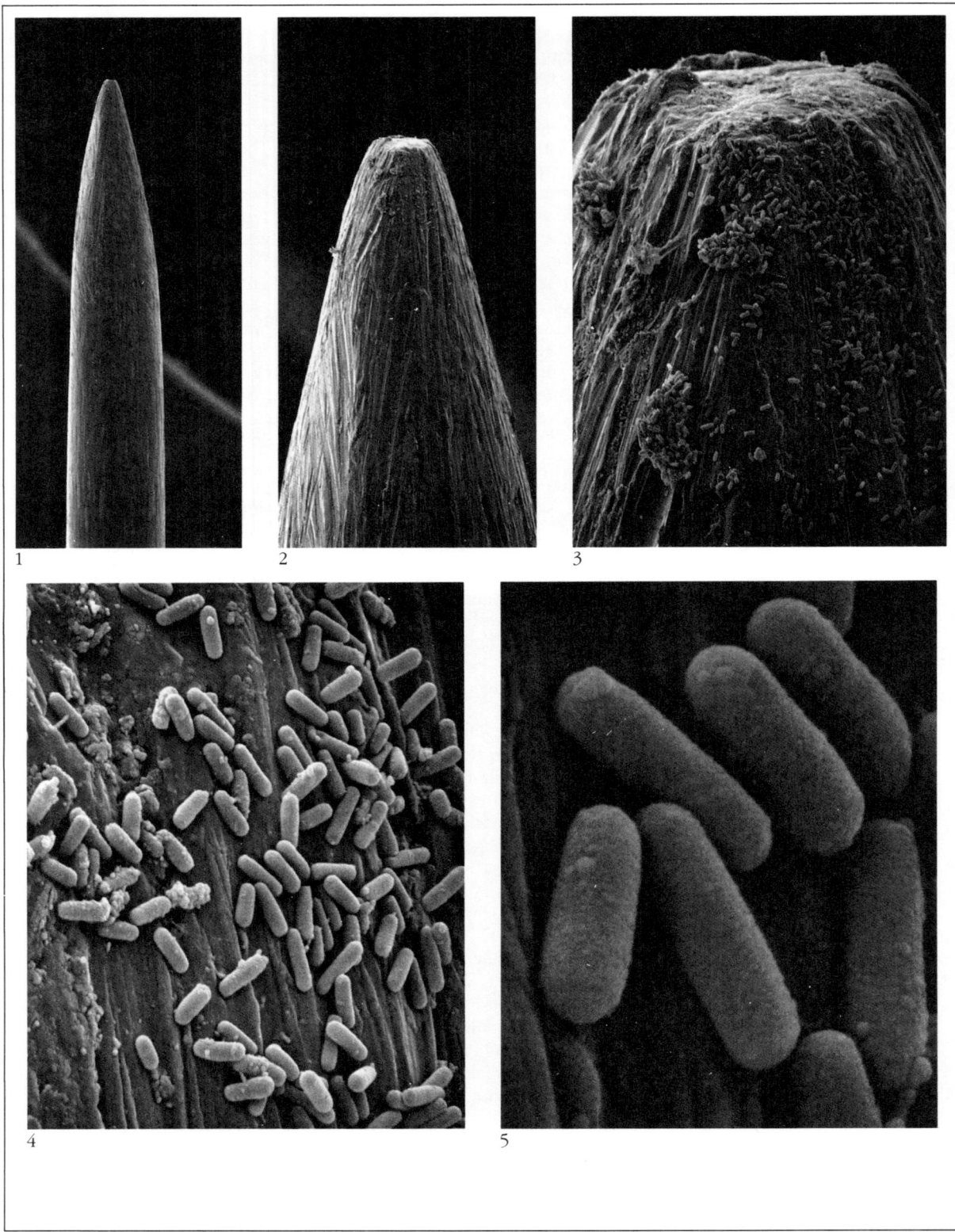

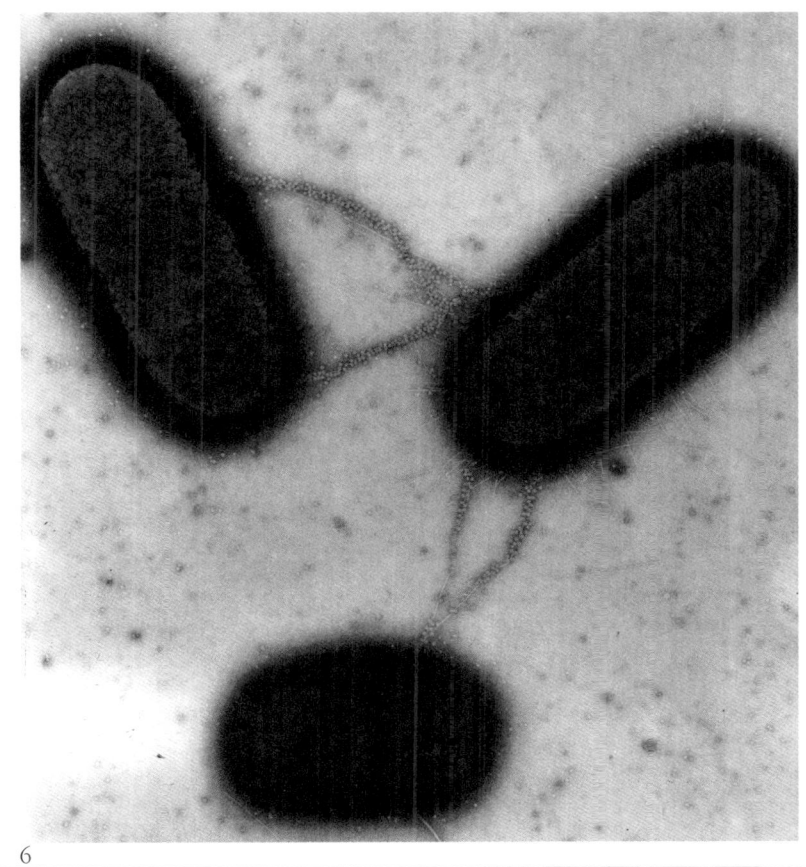

6

nicht, für durchaus willkürlich halten. Auch der Mangel an Anteilnahme,
mit dem sie die Sache sehen, hat seinen sprachlichen Niederschlag gefunden, nämlich im Ursprung unseres Wortes *Invalide*. Auch dieser Begriff
kommt aus dem Lateinischen, dort heißt *validus* wörtlich einfach ›tapfer‹.
In der Reaktion leidgeprüfter Angehöriger, die finden, ein seine Erkältung
Hätschelnder, der sich so eifrig und hingebungsvoll pflegen läßt, sei ohne
weiteres dadurch kurierbar, daß er sich zusammenreißt und die Sache
etwas tapferer aufnimmt, zeigt deutlich den spöttischen Ursprung des
Begriffs *Invalide* mit seiner negativen Vorsilbe.

Infektionen
Was nun versetzt uns in den traurigen Zustand eines Kranken? Erreger, die
eine unbedeutende Infektion in Form einer Erkältung oder leichten Grippe herbeiführen und uns damit vor die Frage stellen, zu entscheiden, ob
wir krank sind oder nicht, gehen ihrer Aufgabe in äußerst eigentümlicher
Weise nach. Sie alle sind Schmarotzer von einer Art, die den gefühlskälte-
sten Gigolo als Waisenknaben erscheinen lassen würde. Solange die
richtige Nahrungsmenge zur Verfügung steht, wachsen sie immer weiter,
bis sie alle Nährstoffe verbraucht haben und einer unter dem Gewicht des
anderen zu ersticken droht. Wer sie mit der Luft einatmet, in der sie
dahintreiben oder ihnen durch einen kaum spürbaren Kratzer in der Haut

183

Zutritt zu seinem Körper gewährt, bei dem machen sie sich sogleich und mit größter Bereitwilligkeit in der geschilderten Weise ans Werk. Auf denselben Wegen, über die Erkältungs- und Halsentzündungserreger in unseren Organismus eindringen, gelangen auch die noch weit weniger erfreulichen Erreger von Milzbrand, Lungenentzündung, Tuberkulose und Beulenpest hinein.

Sie sind die denkbar schlimmsten Gäste. Mikroben (das Wort heißt auf deutsch nichts anderes als ›Kleinstlebewesen‹) machen sich, kaum daß sie einen neuen Wohnsitz gefunden haben, geradezu einen Sport daraus, für eine Unzahl von Nachkommen zu sorgen. Da es diese ebenso halten, kann eine Erkältung schon wenige Stunden nach dem ersten Kratzen im Hals mit voller Wucht zuschlagen. Stärkere Krankheitserreger haben es ebenso eilig, ihr Ziel zu erreichen. So sorgte die Beulenpest, die im Mittelalter in Europa grassierte, dafür, daß sich ihre Opfer mitunter schon zwei Stunden, nachdem sie sich noch völlig wohl gefühlt hatten, in Qualen wanden. (Darin dürfte der Ursprung des Spiels Ringel-Rangel-Rosen liegen, das wohl auf eine mündliche Überlieferung aus dem Mittelalter zurückgeht. Bei diesem Spiel hocken sich die Kinder am Ende unvermittelt alle hin- und sein Name soll wohl an das ›rosige‹ Aussehen so manchen Todesopfers erinnern, das diese heimtückische Krankheit »von einem Augenblick auf den anderen« gefordert hat.)

Es gibt zwei Arten dieser unerwünschten Besucher. Die Vertreter der ersten sind ausschließlich unter einem starken Elektronenmikroskop sichtbar und greifen außer dem Menschen noch zahlreiche andere Lebewesen an. Die einen bezeichnen wir als ›Virus‹ – ein Wort, das wohl so manche römische Kaiserin vor sich hin gemurmelt haben mag, während sie nachts in die Speisekammer schlich, denn das ist das lateinische Wort für ›Gift‹.

An dieser Stelle dürfte eine Beschreibung der Bakterien befallenden Viren (Bakteriophagen) angebracht sein. Das sind winzige, ungeheuer schnell wirkende Erreger, die in einigen Erscheinungsformen mit ihren langen spindeligen Beinen, auf denen lediglich eine Art röhrenförmiger Kopf sitzt, wie Mondlandefahrzeuge im Miniaturmaßstab aussehen. Viren zirkulieren im Blutstrom und werden erst aktiv, wenn sie auf eine gesunde Zelle stoßen, was gewöhnlich nicht lange dauert – immerhin besteht auch ein noch so mickriger Menschenkörper aus rund zweihundert Milliarden Zellen. Bei der Begegnung dreht sich der Eindringling so, daß seine ›Beine‹ nach unten zeigen und stellt sie dann auf die Oberfläche der Zelle. Sobald sie festen Halt gefunden haben, kommt der scharfkantige ›Kopf‹ herabgesaust, als treibe ihn ein surrender Elektromotor an, sinkt gleichmäßig bis zur Oberfläche der Zelle und platscht flach darauf.

Nun hat das Virus die richtige Position, um seiner niederträchtigen Arbeit nachzugehen. Mit einem Druck seines Stabilbaukasten-Kopfes überträgt es dessen gesamten Inhalt auf die ganz und gar ahnungslose Zelle, die Ziel des Angriffs ist. Allerdings bleibt ihr ein Ansturm aus Viren-Lebern, Viren-Nieren und ineinander gewickelten Viren-Eingeweiden erspart, denn über solche Bestandteile eines richtigen Organismus verfügt das Virus nicht, das sich auf der Außenwand der Zelle niedergelassen hat. Nicht einmal einen gestaltlosen Eingeweidesack, wie ihn das Innere einer Auster darstellt, vermag es herauszudrücken. Alles, was der bloß dreitausend Angström lange Körper eines Virus absondert, wenn es seinen Kopf kräftig drückt, ist ein langkettiges DNS-Molekül – darüber hinaus enthält es nichts. Alle Lebewesen besitzen diese DNS, das Schlüsselmolekül des Lebens, über das schon so viel geschrieben worden ist, und mit seiner Hilfe lassen sich identische Kopien seines Besitzers herstellen. Man nennt diesen Prozeß ›Klonen‹ und das Ergebnis ›Klon‹.

Viren beim Angriff. Oben haben sie sich auf einem Bakterium niedergelassen und ihr Erbmaterial durch dessen Außenmembran injiziert; unten sieht man, wie das Bakterium platzt und die Nachkommen der Viren herauskommen, die das Bakterium nach den Anweisungen des injizierten genetischen Materials hergestellt hat. Eine entsprechende biologische (virulente) Kriegführung findet in unserem Körper in verstärktem Maße immer dann statt, wenn Teile unserer Haut nach einer Verbrennung offen liegen.

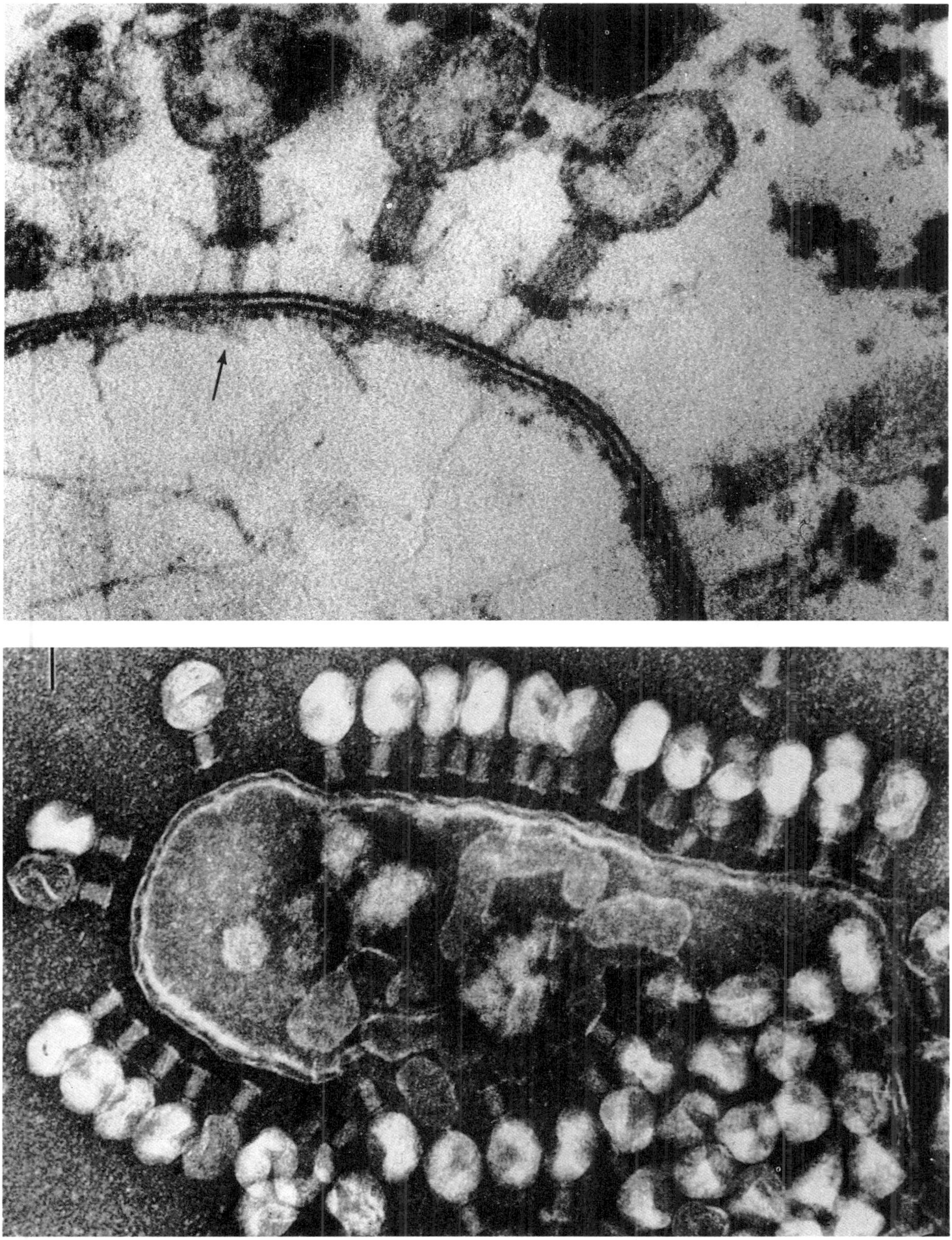

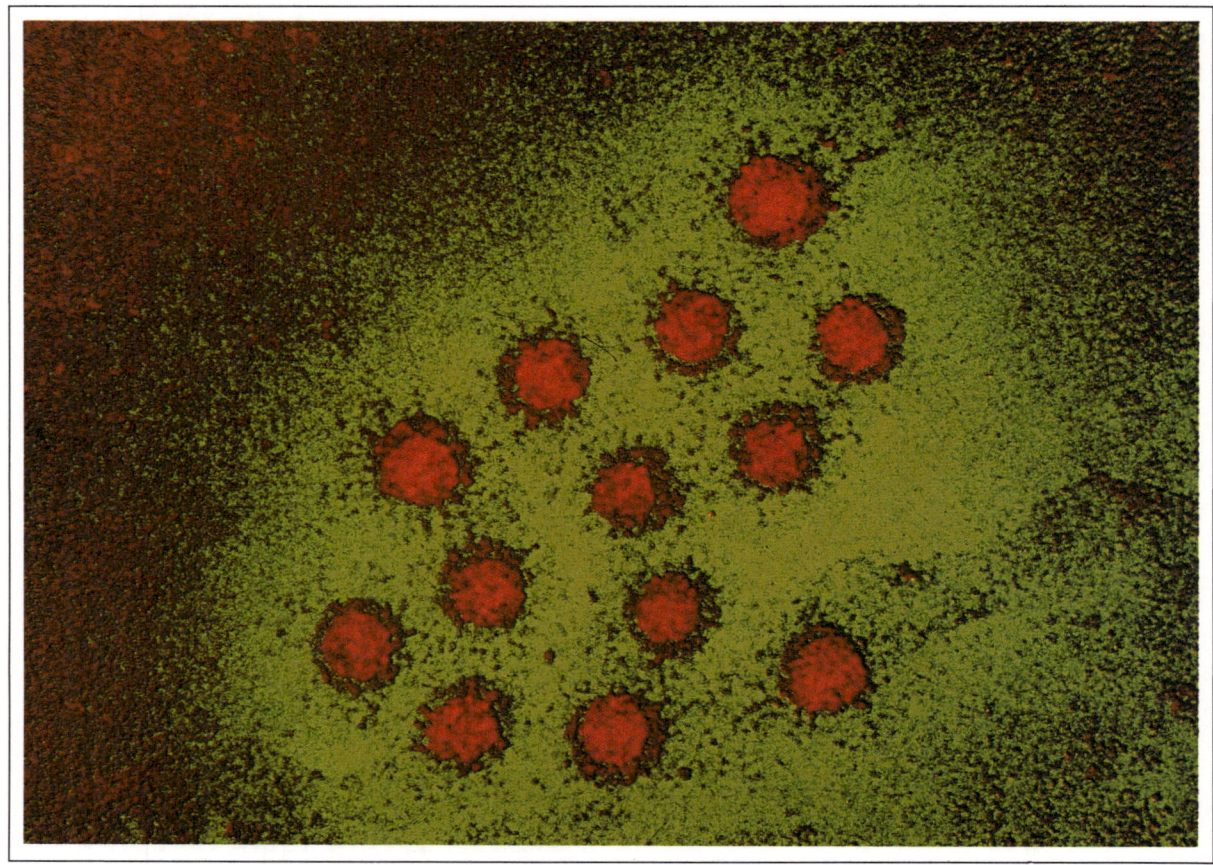

Nachdem dies DNS-Molekül in die Zelle injiziert worden ist, auf die das Virus zufällig gestoßen war, geht es entschlossen ans Werk. Bisweilen macht es sich nicht einmal die Mühe, die Wand zu durchbohren, sondern verschafft sich einfach damit Zutritt zur Zelle, daß es sich heimlich in die Nährstoff-Transportkammer einschleicht, die ständig von der Zelloberfläche in die Zelle geschleust werden. Schon zehn Minuten später entstehen Hunderte neuer leerer kastenförmiger Köpfe und Beine, lauter Klone des ursprünglichen Virus. Häufig stapelt ein den Wirtsorganismus auf diese Weise infizierendes Virus deren künftige Köpfe und Beine auf Ablagekanten innerhalb der Membran der angegriffenen Zelle, wo sie nach Belieben zusammengesetzt werden können. Weitere zehn Minuten später beginnen sich die leeren Köpfe mit neuer viraler DNS zu füllen, die gleichfalls neu entstanden ist. Nach einer halben Stunde ist der Prozeß beendet: Hunderte von Virus-Klonen strömen aus der Zelle, auf der noch das leere Gehäuse des ursprünglich eingedrungenen Virus thront.

Für dieses Virus ist das schön und gut, aber die Zelle, die es sich als Opfer auserkoren hatte, nimmt der Herstellungsprozeß des Klons so sehr mit, daß sie dabei alle Energie einbüßt. Sie enthält nichts mehr, wovon sie selbst leben könnte und platzt inmitten ihrer nichtsahnenden Nachbarn auf, leer, ausgesogen und tot. Das Erbe, das sie ihnen hinterläßt, ist gräßlich: denn die Hunderte von Klonen des eingedrungenen Virus, die jetzt frisch und sauber aus der zerstörten Zelle strömen, sind ebenso

Erreger der Serumhepatitis, siebzig-tausendfach vergrößert. Dies leicht übertragbare Virus, das sich in nahezu allen Ländern der Erde findet, greift die Leber mit bisweilen tödlichem Ausgang an.

bereit, gesunde Zellen anzugreifen, wie es ihr Vorfahr gewesen war. Das also läuft in uns ab, wenn wir an einer Infektion erkranken, sei es nun eine Erkältung, eine Grippe, Ziegenpeter, Masern oder ein Herpes.

Bakterien, die andere Art unerwünschter Kleinstlebewesen, die uns heimsuchen, sind größer als Viren, weniger überschaubar gebaut und deutlich häßlicher. Einige von ihnen, die Tintenfischen ähneln, sind äußerst bewegliche Gesellen, andere haben ein pelziges Äußeres mit Millionen von Stoppelhaaren. Bakterien pflanzen sich unglaublich schnell fort: es gibt Bakterien, die sich im menschlichen Körper in einer einzigen Stunde um das Fünfzehnfache vermehren. Setzte man ein seine Zahl alle zwanzig Minuten verdoppelndes Bakterium mit dem richtigen Nährboden auf ein Tablett, wöge dieses nach lediglich zwei Wochen ein Mehrfaches dessen, was der gesamte Globus wiegt. Zwischen dieser rasenden Fortpflanzungsgeschwindigkeit und dem Ursprung des Lebens besteht übrigens eine unglaubliche evolutionäre Verbindung, die nachstehend geschildert werden soll.

Das in jeder Körperzelle eines Menschen enthaltene DNS-Molekül ist nicht einfach nur eine genau verschlüsselte Anweisung für alles, was im Körper zu geschehen hat. Unsere DNS enthält auch allerlei ›Müll‹-Gene – ganze Abschnitte, die zur Steuerung von Zelltätigkeiten nichts beitragen, sondern einfach nutzlos Platz beanspruchen und den ganzen Kopierprozeß der DNS verlangsamen, der einsetzt, wenn sich eine unserer Zellen verdoppeln muß. So jedenfalls scheint es. In Wirklichkeit aber hat sich gezeigt, daß diese auf den ersten Blick nutzlosen und unbrauchbaren Abschnitte unserer DNS-Informations-Kette eine bedeutende Rolle spielen. Sie geben unserer DNS die Möglichkeit, unter verschiedenen Vorgehensweisen zu wählen, wenn sie sich an die Arbeit macht und für Nachwuchs sorgt. Damit gibt es nicht nur eine Handvoll Möglichkeiten, sondern bis zu hundert Millionen mehr, als sonst zur Verfügung stünden.

Vor Jahrmilliarden, im frühen Präkambrium, als die Erde von ihrer Entstehung her noch heiß war, besaßen alle Zellen der damaligen Ur-Lebensformen in ihrer DNS solche ›Müll‹-Abschnitte. Das gab ihnen den ungeheuren Vorzug, sich rasch entwickeln zu können, wenn auch zugegeben werden muß, daß die Anwesenheit der vielen ›Müll‹-Abschnitte die Vermehrung ein wenig verlangsamt hat. Nahezu alle Zellen behielten diese Anordnung bei – aus ihnen entwickelten sich später die höheren Pflanzen, die Tiere und der Mensch.

Doch einige ganz besondere Zellen haben sämtliche in ihren steuernden DNS-Strängen enthaltenen ›Luxus‹-Abschnitte im Laufe der Zeit abgestoßen. Zwar waren sie damit zu einer rascheren Vermehrung imstande als alle anderen, es bedeutete aber zugleich, daß sie nicht mutieren konnten, und daher ging ihre Stammesentwicklung nicht annähernd so schnell weiter. Diese ›gesäuberten‹ Zellen blieben wie sie waren und pflanzten sich in nahezu identischer Form fort, eine blinde Generation folgte auf die andere. So ging es bis auf den heutigen Tag. Und wer sind ihre Abkömmlinge? Die Bakterien, die unser Inneres beständig heimsuchen: lebende Überbleibsel jenes winzigen Evolutions-Abschnitts, der vor Milliarden Jahren stattgefunden hat. Diese uns längst entfremdeten Vettern zeigen, wie wir aussähen, wenn auch unsere armen Zellen jene verlockenden, die DNS von Ballast befreienden Schritte vollzogen hätten.

Die Bakterien bringen uns noch weitere Veränderungen nahe, die in früher Zeit stattgefunden haben. In der Mehrzahl unserer Körperzellen treiben kleine stromlinienförmige wie U-Boote aussehende Objekte, die der Fachmann Organellen nennt: in Armen, Händen Fingern und Zehen. Sie liefern einen Teil der Energie für alles, was Zellen tun müssen.

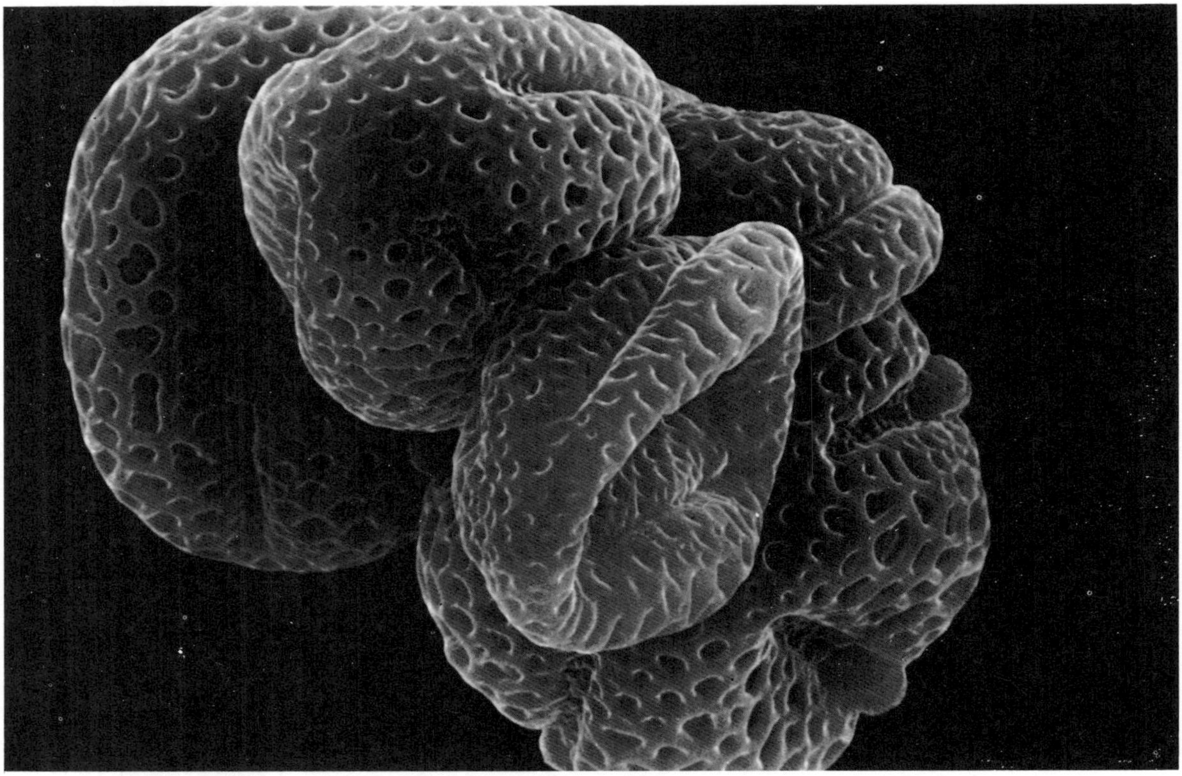

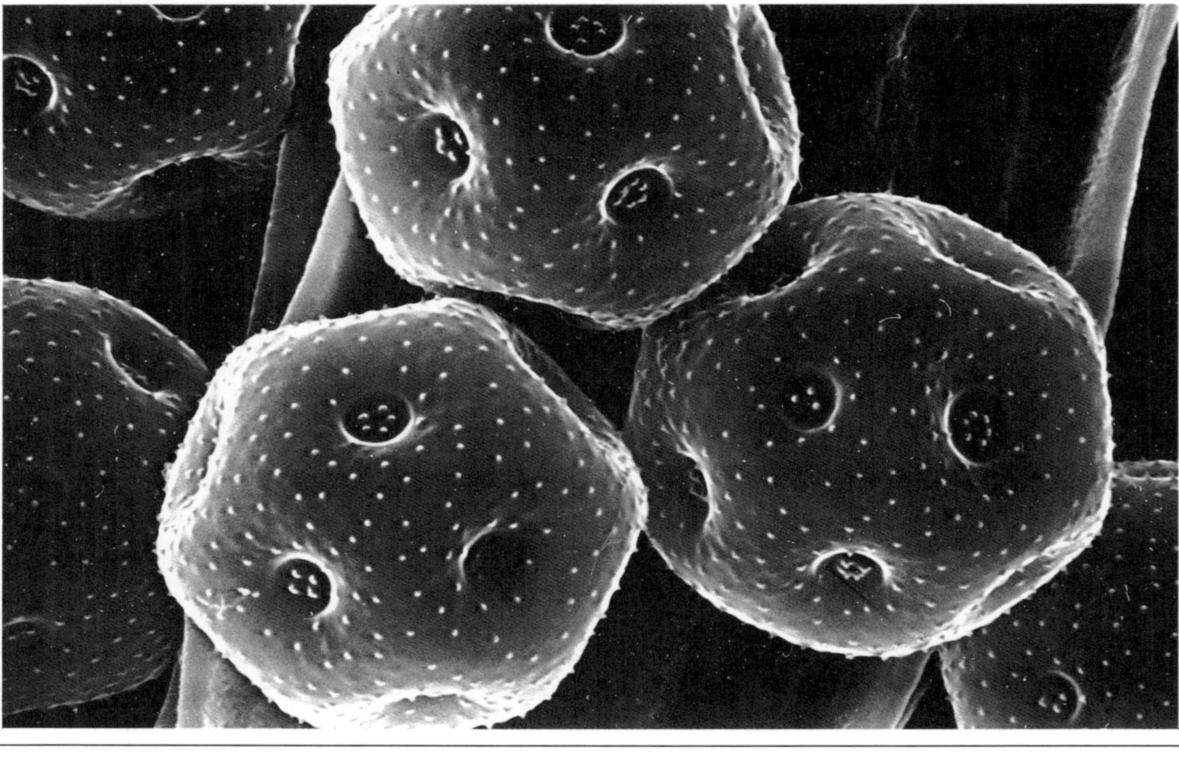

Wie sind sie dorthin geraten? Auch hier geht es um eine Entscheidung, zu der es vor unendlich langer Zeit gekommen ist, denn es scheint, daß diese Bakterien von einem Geschöpf abstammen, das vor Urzeiten in eine gewöhnliche Zelle geschwemmt wurde und dem es gelang, statt aufgelöst zu werden, dort zu bleiben und weiterzuleben. Wie bei einer Invasion, auf die ein Waffenstillstand folgte, schloß es ein Schutz- und Trutzbündnis mit der Zelle. Das bakterienähnliche Geschöpf lieferte ihr die nötige Energie, und diese stellte ihm dafür ein Heim zur Verfügung. Die oben angesprochenen Organellen, die sich gesund und munter in der Mehrzahl unserer Körperzellen tummeln, sind lebende Zeugnisse jener Invasion und jenes Waffenstillstandes auf Gegenseitigkeit.

Trotz dieser tief in den Schoß der Zeiten zurückreichenden gemeinsamen Vergangenheit verfügen heutige Bakterien über die schlechte Angewohnheit, beständig unangenehme Abfallprodukte zu hinterlassen, die als Toxine bezeichnet werden. Der Name geht auf das griechische *toxon* zurück, das so viel wie Bogen bedeutet und spielt auf die reizende Angewohnheit der alten Griechen an, im Kampf Giftpfeile zu verschießen. Ein berühmtes Opfer jener Giftpfeile war Achilles, der im Krieg um Troja fiel.

Noch wirksamer als sie sind die Toxine dieser Bakterien. So ist das vom Tetanus-Bakterium abgesonderte Gift sogar in hunderttausendfach geringerer Dosis ebenso giftig wie Strychnin. Andere Ausscheidungen von Bakterien verursachen Lebensmittelvergiftungen, Blutvergiftung und zahlreiche andere Krankheiten.

Die Keime, die zur Produktion dieses Giftes fähig sind, umgeben uns ständig in unvorstellbarer Zahl. Tag für Tag verliert jeder von uns rund zehn Milliarden winzige Hautschuppen, und etwa zwei Drittel dieser stumm dahingleitenden Luftflöße transportieren lebende Bakterien, die Freund wie Feind befallen können. Selbst ein für eine Operation ordnungsgemäß vorbereiteter Chirurg verliert pro Stunde von seiner Haut eine Million lebende Bakterien – sie haben tief in seinen Schweißdrüsen gesessen oder in den gekrümmten Höhlen der Haarwurzeln gewartet, wo sie ein noch so eifriges Schrubben nicht erreichen kann. Die Luftsäule, die von der Erdoberfläche bis zum Weltraum emporreicht, enthält über jedem Quadratzentimeter Boden mehr als sechshundert gefährliche lebensfähige Mikroben – das sind über einer Stadt von der Größe Hamburgs Hunderte von Milliarden, so daß auf jeden Einwohner mehrere hunderttausend entfallen.

Eine Vielzahl dieser Mikroben setzt die Sonnenstrahlung schon bald außer Gefecht, doch die farbigen unter ihnen reflektieren diese ultraviolette Gefahr einfach, und die anderen suchen im Schutz einer dunklen Wolke, im Schatten eines Hochhauses oder auch in einem dunklen Hauseingang Zuflucht. Dort lauern sie, wahre Stadt-Raubtiere, und stürzen sich auf uns, wenn der Wind für sie günstig steht. In Londons Straßen hat man allein fünfzehn verschiedene Arten von Viren festgestellt, die Erkältungen hervorrufen. Es dauert nur wenige Stunden, bis man das in einem Zimmer enthaltene Luftvolumen ein- und ausgeatmet hat, und diese Menge Stadtluft enthält höchstwahrscheinlich irgendwann auch die geduldig auf ihre Gelegenheit wartenden Mikroben, die Schnupfen, Hirnhautentzündung, Lungentuberkulose, Masern, Diphtherie, Lungenentzündung und andere Krankheiten, ja, sogar Gasbrand hervorrufen können. Selbstverständlich ist nicht jedes Bakterium bösartig. Eins von ihnen, das sich selbst auf Isolierstationen in die Eingeweide Neugeborener einnistet, wo es das gerinnungsfördernde Vitamin K produziert, ist für unser Überleben unerläßlich, denn ohne dieses Erzeugnis der Bakterien in unserem Verdauungstrakt würden wir an der kleinsten Wunde verbluten.

Die Luft wirbelt diese winzigen Organismen gründlich durcheinander und verteilt sie weithin. Schon ein einziger schwer niederfallender Regentropfen kann ganze Keimkolonien von auf einem Gewässer treibenden Schaum losschütteln und auf eine Luftreise von über tausend Kilometern schleudern, in deren Verlauf sie nichts von ihrer Ansteckungskraft einbüßen. So haben wißbegierige Studenten der McGill University im kanadischen Montreal beispielsweise auf dem Dach ihres Schlafgebäudes eine Kolonie algenähnlicher Pilze entdeckt, die gewöhnlich im offenen Meer leben und viele hundert Kilometer weit ins Landesinnere getrieben sein mußten, um ihre neue Heimat zu erreichen. Ein einziger Regentropfen, der auf einem mit Pilzen oder Bakterien bedeckten Zweig landet, kann in rund zweieinhalbtausend Tröpfchen zerplatzen, von denen höchstwahrscheinlich jedes einzelne einige der Krankheitsüberträger mit sich nimmt.

Es gibt aber noch eine wirksamere Möglichkeit, Keime zu verteilen: das Niesen. Dabei werden Bakterien oder Viren so wirkungsvoll an die Luft abgegeben, daß einige Wissenschaftler die Theorie vertreten haben, gewisse Mikroben hätten allein aus diesem Grunde die Fähigkeit entwickelt, die Nasenschleimhaut des Menschen zu reizen und ihn zum Niesen zu veranlassen. Ein kräftiger Nieser läßt bis zu einer Million Tröpfchen ins Freie gelangen, und jedes ist mit einer Vielzahl von Mikroben befrachtet, die an ihrem Landeplatz wahre Katastrophen auslösen können. Während wir gegen die zahlreichen Keime in der eigenen Mundhöhle weitgehend immun sind, gilt das für die anderen Menschen gewöhnlich in geringerem Umfang. Beim Niesen schießen die Keime mit weit mehr Schwung heraus, als der Kork aus einer unter Überdruck stehenden Champagnerflasche kommt, nämlich mit rund dreißig Metern pro Sekunde – das entspricht gut und gern hundert Stundenkilometern.

Schon eine Viertelsekunde nach ihrer plötzlichen Ankunft in der Außenwelt sind die meisten dieser Tröpfchen zu etwas verdunstet, das wie ein winziger, mit Schleim bedeckter Stecknadelkopf aussieht, in dem die stets ansteckungsbereiten Viren oder Bakterien eingeschlossen sind. Wegen ihrer geringen Größe schweben diese winzigen Transportmittel so in der Luft, wie ein Boot im Wasser treibt und können sich dort wochenlang halten.

Bereits bei einer gewöhnlichen Unterhaltung werden Unmengen davon in Freiheit gesetzt, doch muß hier auf einen merkwürdigen Unterschied hingewiesen werden. Nicht alle Wörter sind gleich stark mit diesen Erregern befrachtet. Da sich die meisten in unserer Mundhöhle befindlichen Keime in deren vorderem Teil aufhalten, und zwar unter der Zungenspitze und an den geneigten Hängen der unteren Schneidezähne, befördern die Explosivlaute *f, p, t, d* sowie die Zischlaute wie *s* oder *sch* sie am kräftigsten ins Freie, *r, q, e* und *k* hingegen sind vergleichsweise harmlos. So läßt sich ein an Vokalen und Gaumenlauten reicher Satz wie »Kann Johann mal kommen?« beinahe als Antiseptikum betrachten. Wer hingegen über längere Zeiträume hin Sätze von sich gibt wie »Steht dir etwa der Sinn nach Nußtorte?« fördert ebenso keimtragende Speicheltröpfchen in großer Zahl ins Freie wie jemand, der die an sich harmlose Äußerung tut »vier plus vier ist acht«.

Gegenwehr

Angesichts dessen, daß uns unaufhörlich so zahlreiche Keime umlauern, scheint es unglaublich, daß wir überhaupt auf die Dauer am Leben bleiben können. Sich selbst überlassen, könnten sich diese Keime in unserem Körperinneren nach Herzenslust fortpflanzen und all die unangenehmen Anzeichen hervorbringen, die auf Lungenentzündung, Grippe, Tuberku-

Ausgeatmete Luft, mit dem von ihr hervorgerufenen Konvektionsmuster. Hier handelt es sich um gewöhnliches Atmen; bei heftigem Sprechen würde die mit Keimen beladene Strömung aus dem Mund sehr viel weiter gehen.

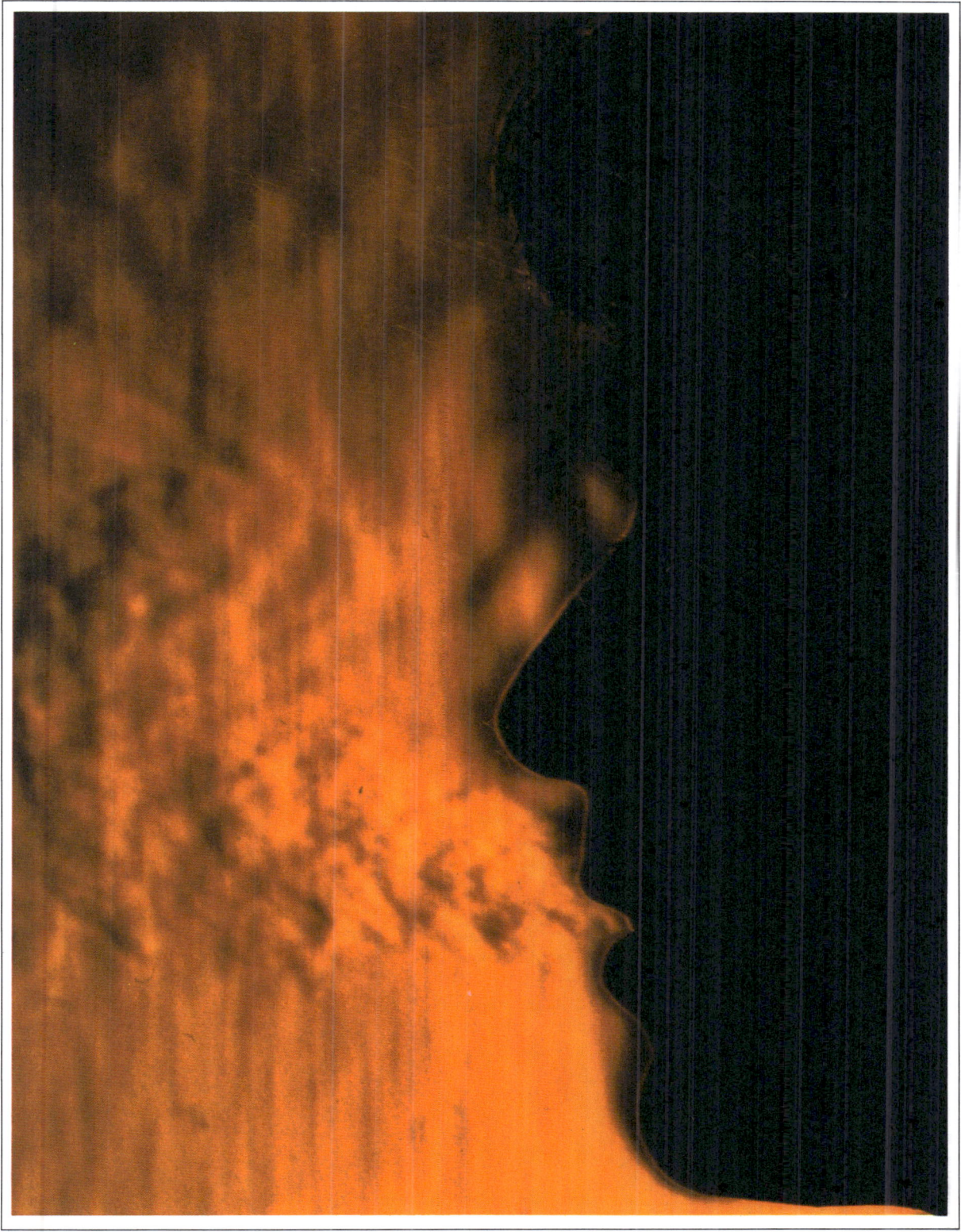

191

lose oder Scharlach hinweisen. Der entscheidende Punkt besteht darin, daß sie sich nicht selbst überlassen bleiben. Zwar kann sich ein Körper kaum gegen die ungeheuren Horden von Keimen zur Wehr setzen, die ihn bei einer nicht-sterilen Operation bestürmen, doch hat er gegen die zufällig auftretenden und kaum bemerkten Infektionen, zu denen es ständig kommt, eine große Zahl von Möglichkeiten. Viele davon bemerken wir gerade wegen dieser automatischen Reaktion des Körpers gar nicht.

Die erste Verteidigungslinie ist ein von chemischen Substanzen und den ersten angegriffenen Zellen ausgesandtes Warnsignal. Bevor sie absterben, gelingt es ihnen, noch rasch Histamin abzusondern, eine Aminosäure, die sich an Geweben in der Nähe festsetzt. Der größte Teil der Substanz landet nutzlos an der Seite der nach wie vor ahnungslosen Nachbarzelle, die höchstwahrscheinlich bald schon von derselben Art Mikrobe angegriffen wird, die die Gastfreundschaft der vorigen Zellen so schändlich mißbraucht hat. Während aber die Angreifer blind diesen frischen Zellen entgegentappen, tropft ein Teil des Histamins auf eins der zahlreichen winzigen Blutgefäße, die sich durch alle Körpergewebe ziehen.

Wie gering auch immer diese Menge sein mag, das Blutgefäß, mit dem das Histamin in Berührung kommt, zuckt wie unter einer elektrischen Entladung zusammen und schwillt in kürzester Zeit auf das Doppelte seines gewöhnlichen Umfangs an. Gleichzeitig öffnet es Lücken in seiner normalerweise hermetisch dichten Wandung. Aus ihnen kommt, wie früher im Wilden Westen die Kavallerie zur Errettung vor Indianerüberfällen, die einzige Substanz herausgaloppiert, die die in der Nähe befindlichen Zellen retten kann, eine besondere, mit Eiweiß angereicherte Flüssigkeit, die stets im Blutstrom vorrätig ist. Sie bricht aus Hunderten winziger Spalten und Öffnungen hervor, packt die angreifenden Mikroben, bevor sie den Bereich verlassen können und deckt sie mit einer speziell geformten Art von Eiweiß- und anderen Molekülen zu, deren Aufgabe es ist, sie zu töten.

Außerdem kommen aus der Wandung des Blutgefäßes große Scharen räuberischer weißer Blutzellen. Einige müssen sich sehr dünn machen, um durch die winzigen Spalten in der Wandung des Blutgefäßes zu gelangen, den Rest des Wegs zu den ansteckenden Bakterien legen sie wie Wechseltierchen, also Amöben, zurück, nämlich mit einer Folge fließender Formveränderungen. Dabei schiebt eine solche weiße Blutzelle einen Teil ihrer selbst um einen winzigen Bruchteil eines Millimeters vor, und zieht dann den Rest des Körpers in diese nach vorn gekrümmte Bucht nach. Sobald sie eine Gruppe von Bakterien erreicht hat, streckt sie sich ihnen entgegen und umfließt sie ganz.

Mit einem einzigen dieser Fischzüge der weißen Blutzellen können fünfzehn oder mehr deutlich einzelne Bakterien eingefangen werden. Sie bleiben wahrscheinlich noch eine Weile am Leben, wobei sie in ihrer Verzweiflung strampeln und alle in ihnen enthaltenen Toxine ausstoßen, aber schließlich löst die sie beharrlich umgebende Blutzelle sie auf.

Damit aber sind die Möglichkeiten des Blutgefäßes noch nicht erschöpft. Es kann noch weitere Verteidiger aufbieten, die Antikörper. Sie schwärmen gnadenlos aus und vernichten jedes Exemplar des angreifenden Keims, für den sie programmiert sind. Die einzige Schwierigkeit besteht darin, daß es eine Weile dauern kann, bis diese Antikörper hergestellt sind. Wir werden uns diesen Prozeß näher ansehen, denn er enthält, wie jede lehrreiche Geschichte, eine Moral.

Antikörper bestehen aus vier stabilen Ketten, die in ganz raffinierter Weise miteinander verflochten sind. An einem Ende dieser Ketten befinden sich spezielle Erkennungsfelder, die genau die richtige Form haben, um sich in den unerwünschten Eindringling einzuhaken und ihn anzugreifen. Das ist gut. Aber am anderen Ende der Ketten des Antikörpers – und das ist weniger gut – befinden sich spezielle klebrige Proteine, die den Antikörper in der Außenwand der ersten Zelle festhalten, mit der er in Berührung kommt.

So macht sich der Antikörper zwar mit geschwungenen Ketten auf, wird aber, bevor er auch nur annähernd sein Ziel erreicht hat, an der Oberfläche der Zelle festgehalten, die ihn ins Leben gerufen hat. Um die Dinge noch schlimmer zu machen, tanzt die Mikrobe, um die das Ganze geht, gerade außer Reichweite des Antikörpers in aufreizender Weise umher. Dieser bemüht sich nach Kräften, zu ihr zu gelangen, reißt, zerrt und bebt, aber damit verstrickt er sich nur tiefer. Der Tugend widerfährt Unrecht, und das Böse triumphiert.

Die Situation des hoffnungslos festgekeilten Antikörpers ist tragikomisch, aber gerade sein wildes Gestrampel führt die Lösung herbei. Bald wird der Eindringling sein Fett bekommen, denn gerade das Strampeln der Antikörper in der Wandung der Zelle, aus der er stammt, löst eine Abfolge von Vorgängen im tiefen Inneren der Zelle aus, die zur Herstellung weiterer Antikörper führen, und sie müssen keine sie behindernden Anhängsel mitschleppen.

Nach weniger als einer Sekunde brechen diese Rächer aus ihrer Mutterzelle hervor, vorbei am nach wie vor festhängenden Antikörper der ersten Generation, und machen sich sogleich daran, die sorglosen Eindringlinge anzugreifen. Wumm, wumm, wumm! Die Ketten sausen, und die neuen Antikörper fügen den Eindringlingen Verletzungen von einer Art zu, die man bei uns als tiefe Fleischwunde bezeichnen würde, so daß diese bald erledigt sind.

Einmal ausgelöst, wirkt dieser Angriff der Antikörper nicht deshalb so tödlich, weil stets der für den jeweiligen Krankheitserreger spezifische Antikörper eingesetzt wird. Wollte der Körper das erreichen und Eindringlinge fernhalten, die im Lauf eines achtzigjährigen Lebens nahezu täglich gegen uns vorgehen, brauchte er eine ungeheure Menge ständig einsatzbereiter Antikörper. Unmöglich könnte man die immer fix und fertig spazierentragen – sie würden in unserem Inneren viel zuviel Platz einnehmen. Daher sorgt der Körper für eine andere Lösung. Er bewahrt die das Erbgut bedeutenden DNS-Stränge in den besonderen Zellen auf, in denen die Antikörper hergestellt werden. So wirksam ist dies Verfahren, daß sich ein Stück auf der DNS mit rund dreihundert Gen-Abschnitten in einer Weise permutieren läßt, bei der achtzehn Milliarden verschiedene Antikörper-Krieger entstehen.

Das also ist der Grund, warum die ersten Antikörper am Rande der Zelle anhalten müssen. Sofern sie für den Angreifer nicht die richtigen sind, warten sie einfach ab und veranlassen nicht, daß weitere Kopien ihrer selbst hergestellt werden, die nur unnötigen Platz beanspruchen würden. Handelt es sich aber um den richtigen Typ – was sich daran erkennen läßt, daß seine Ketten im Bemühen, gegen diesen loszuschlagen, klirrend herumschleudern –, sorgt die Zelle, in der er sich befindet, dafür, daß weitere Exemplare genau dieser Art erzeugt werden. Bei Antikörpern geht es einfach darum, daß sie ordentlich Krach schlagen.

Dieser Kampf findet in stark verkleinertem Maßstab statt. Sofern es sich nur um wenige Keime handelt und die Verteidiger rasch unter ihnen aufräumen, behält der Vorgang diese winzige Größenordnung, und der betreffende Mensch merkt nichts davon. Können aber die eindringenden Mikroben einen Augenblick lang unbeachtet vordringen, so daß sie Gelegenheit haben, einige hunderttausend lebende Zellen zu zerstören, wird der Mensch, in dessen Körper dieser Titanenkampf tobt, mit Sicherheit Zeuge dieser Schlacht, bei der es darum geht, die Angreifer wieder aus der von ihnen eroberten Festung zu vertreiben. Als Ergebnis wird er sich eine oder zwei Minuten lang ein wenig müde fühlen.

Je mehr Eindringlinge zu Beginn des Angriffs vorrücken, desto matter fühlt sich der betroffene Mensch. Nehmen wir an, es komme diesmal zu einer reibungslos ablaufenden Verteidigungsschlacht. Sie erstreckt sich über Gebiete, die von den Zellen und Antikörpern, um die es geht, gar nicht überwunden werden können. Das zeigt sich dem Menschen, um den es geht, in Gestalt einer Entzündung zwei bis drei Zentimeter weit um eine kleine Körperwunde herum. Die Rötung und die Wärme, die wir spüren, sind das, was wir durch die Haut von der Reaktion der winzigen Blutgefäße wahrnehmen, die sich auf Geheiß des Histamins ausdehnen. Jede Anschwellung um eine Verletzung der Haut herum ist das Ergebnis ganzer Ströme von Flüssigkeit, die diese überaus winzigen Kanäle ausgeschüttet haben, um die Angreifer kampfunfähig zu machen. Wird der Kampf besonders hart geführt, türmen sich tote Angreifer und Verteidiger zu solchen Leichenbergen, daß sogar wir es merken. Wir nennen ihre Überreste Eiter.

Normalerweise ist damit der Fall erledigt. Die Verteidigungseinrichtung des Körpers knüppelt die ungebetenen Besucher nieder, bevor sie so viel Schaden anrichten können, daß wir mehr davon merken. Nur wenn eine weit größere Zahl an Keimen als sonst eindringt, vermögen ihre unangenehmen Angriffe ein Ausmaß zu erreichen, mit dem dies automatische Verteidigungssystem nicht fertig wird. Allerdings kommt es vor, daß wir selbst es den Mikroben einfach machen, zum Beispiel, indem wir zu lange aufbleiben, gedankenlos minderwertige Nahrungsmittel in uns hineinstopfen und auf andere Art und Weise dem puritanischen Ethos hohnlachen. Diese Art Verstöße, die das Leben so angenehm machen, erschweren es dem Körper ungeheuer, die sich rasch vervielfachenden Trupps von Keimen zu bekämpfen, die durch die zahlreichen unerkannten Infektionen in uns entstehen. Ohne genug frisches Eiweiß und andere im Körper zirkulierende Bausteine verfügt er nicht über die richtigen Bestandteile für die Produktion einer hinreichenden Histaminmenge durch die angegriffenen Zellen, so daß sie die daneben liegenden Blutgefäße nicht rechtzeitig auf die Gefahr hinzuweisen vermögen. Statt dessen kommt es zu einer schmerzlichen Warnung, denn schon bei einer Verzögerung von nur zwei Minuten im Verteidigungsprozeß pflanzen sich die Keime durch mehrere Generationen üppigster Vermehrung fort.

Das ist einer der Hauptgründe dafür, warum wir nach einer Nacht mit zu wenig Schlaf eher eine Erkältung oder Halsschmerzen bekommen als sonst: Unser geschwächtes Verteidigungssystem ist deutlich weniger leistungsfähig als sonst und nicht imstande, den Scharen ansteckender Keime, die wir aus der Luft oder mit einem der Tröpfchen versprühenden Explosivlaute in uns aufnehmen, den rechten Widerstand entgegenzusetzen. Man könnte fast glauben, das Gefühl allgemeiner Mattigkeit sei ebenso eine Ursache der Krankheit wie die Keime selbst. Diese Zusammenhänge hat im Jahre 1900 Max von Pettenkofer, der damals vierundsiebzigjährige Professor für Hygiene in München, nachdrücklich aufgezeigt, als er in seiner Vorlesung ein Glas mit Millionen gefährlicher Cholera-Bazillen nahm und vor den Augen der erstaunten Studentenschaft leerte. Er überlebte nicht nur, an ihm traten auch keinerlei Krankheitssymptome auf, was beweist, daß niemand, der so gesund ist, wie von Pettenkofer es war, von einer Infektion etwas zu befürchten hat, die den

194

Bewohner des Elendsquartiers einer Großstadt mit Sicherheit dahinraffen würde (auch wenn man in Rechnung stellt, daß wohl die meisten der demonstrativ von ihm geschluckten Bakterien abgestorben waren). In uns allen findet höchstwahrscheinlich beständig eine ganze Reihe von Ansteckungen statt – viele von uns haben beispielsweise äußerst unangenehme Polioviren im Leibe. Entscheidend ist einzig und allein, was unsere Verteidigungseinrichtungen gegen solche Infektionen auszurichten vermögen.

Die wahre Lösung für Infektionen, die über den Punkt hinaus gedeihen, an dem der Körper allein mit ihnen fertig werden kann, kam erst in Gestalt der Antibiotika, die zur Zeit des Zweiten Weltkriegs entwickelt wurden. Zwar hatte es auch zuvor schon zahlreiche ›Wunder‹-Mittel gegeben, doch die meisten wirkten mehr durch den Glauben daran als auf wissenschaftlich nachweisbare Art. Die große Ausnahme war das Chinin, ein Alkaloid aus der Rinde eines unter anderem in Peru wachsenden Baumes, das ein ziemlich sicheres Heilmittel für die Malaria und andere Arten von Fieber darstellte. Schon im siebzehnten Jahrhundert wurde es von spanischen Jesuiten eingesetzt, allerdings nie bei Protestanten.

Der Ursprung der heutigen Antibiotika war ähnlich exotisch wie der des Chinins. Am bekanntesten ist das Penicillin: es wurde von dem britischen Bakteriologen Alexander Fleming entdeckt, als, bedingt durch die auf unzureichende finanzielle Mittel zurückgehende drangvolle Enge in seinem winzigen Labor, Brotschimmel Erregerkulturen verunreinigte, die er beobachten wollte. Verblüfft stellte er fest, daß dieser Schimmel das weitere Wachstum der Bakterien hemmte. Der Aufsatz, mit dem er seine Entdeckung mitteilte, blieb fünfzehn Jahre lang nahezu unbeachtet, und erst nach Ausbruch des Zweiten Weltkriegs griff Howard Florey in Oxford die darin enthaltenen Gedanken wieder auf. Da er weder imstande war, das inzwischen als Penicillin bezeichnete Mittel im von den deutschen Luftangriffen heimgesuchten England selbst herzustellen, noch die großen amerikanischen Pharma-Hersteller dazu bringen konnte, sich die Sache näher anzusehen, ließ er es von einigen Hinterhof-Chemiebastlern im amerikanischen Bundesstaat Illinois produzieren. Nachdem es erst einmal die Anerkennung der wissenschaftlichen Welt errungen hatte, wurde es in großen Mengen hergestellt und rettete Tausenden alliierter Soldaten das Leben. Im Nachkriegseuropa gelangte es erst einmal auf den Schwarzen Markt und warf dort für gewissenlose Händler, die es durch Verdünnung verfälschten, Riesengewinne ab. Den Kindern allerdings, deren Eltern das wertlose Zeug voll Glauben auf seine Wirksamkeit kauften, brachte es einen Tod voller Qualen. Nach 1948 haben es schließlich die Pharma-Konzerne in großen Mengen hergestellt; und seither ist eine Vielzahl weiterer Antibiotika entwickelt worden und auf den Markt gekommen.

Anfänglich hatten all diese neuen Mittel einen durchschlagenden Erfolg, weil sie nahezu sämtliche Erreger vieler Krankheiten auszurotten schienen. Sie wirkten sogar dann noch, wenn sich die Erreger so sehr vermehrt hatten, daß der Körper nicht mehr selbst mit ihnen fertig zu werden vermochte. Hirnhaut- und Lungenentzündung, Syphilis und Typhus hatten ihre Schrecken verloren, ganz zu schweigen von den Halsentzündungen, aus denen zuvor rheumatisches Fieber und Herzfehler werden konnten. Tatsächlich waren die neuentwickelten Antibiotika so wirksam, daß der Gesetzgeber den Pharma-Unternehmer freie Hand gab, deren wunderbare Eigenschaften auf allen Ebenen zu nutzen. Das erwies sich als großer Fehler.

Die Macht dieser Mittel beruht auf ihrer Fähigkeit, Krankheitserreger auf eine ganz bestimmte Weise abzutöten, sei es, indem sie es ihnen unmöglich machen, einen bestimmten Teil ihrer Wandung aufzubauen, sei es, indem sie die winzigen Pfade versperren, auf denen diese ihre Nahrung herbeischaffen. Andererseits erwiesen sie sich, wegen der hochspezifischen Wirkung eines jeden Mittels einem leicht veränderten Krankheitserreger gegenüber als vollständig machtlos, was dazu führte, daß dieser jetzt resistent war und gänzlich ungeschoren davonkam, während alle anderen dahingemetzelt wurden. So kam es, daß der leicht veränderte Erreger im menschlichen Körper ein völlig freies Feld vorfand, auf dem er sich ungehindert entwickeln und vermehren konnte.

Im Normalfall wird, wie wir gesehen haben, *ein* abweichender Krankheitserreger, der in einem Körper heranwächst, von den natürlichen Verteidigungsmechanismen mit größter Wahrscheinlichkeit erfolgreich bekämpft. Allerdings hatte er unter Umständen zuvor die Möglichkeit, sich einige Male zu vermehren und eine Anzahl seiner Nachkommen auf andere Körper in der Nähe zu verteilen. Ginge das immer so weiter, gäbe es nach einer Weile genug resistente Erreger von Krankheiten wie jenen, gegen die sich Antibiotika als so wirksam erwiesen haben. Da diese Krankheiten sozusagen von den Halbbrüdern der ursprünglichen Erreger hervorgerufen würden, könnten die Antibiotika nichts gegen sie ausrichten. Diesen Zustand haben wir bereits erreicht: 1974 hat in Mexiko der Typhus, eine durch das Antibiotikum Chloramphenicol normalerweise ohne weiteres heilbare Krankheit, vierzehntausend Menschen dahingerafft.

Hier kommen die Pharma-Konzerne ins Spiel. Das Standard-Arzneimittelbuch weist darauf hin, daß Chloramphenicol keinesfalls bei banalen Infektionen eingesetzt werden darf, und zählt auch mögliche Nebenwirkungen auf. In dem von den Pharma-Konzernen herausgegebenen Arzneimittelbuch für die lateinamerikanischen Länder, also auch Mexiko, heißt es hingegen seit Jahrzehnten, Chloramphenicol eigne sich hervorragend für die Behandlung einer Reihe minder schwerer Infekte, so auch für Mandelentzündung, Halsentzündung und Hautreizungen. Mexikanische Ärzte haben sich danach gerichtet, und so konnten sich leicht mutierte Erreger, die gegen Chloramphenicol resistent waren, ungehindert vermehren. Wenn sie dann, wie 1974, mit einemmal epidemisch auftreten, vermag das zu häufig verwendete Chloramphenicol nichts gegen sie auszurichten.

Ähnliches geschieht auch bei uns alle Tage. Häufig verordnen Ärzte bei einer einfachen Erkältung Antibiotika, statt ihren Patienten für ein paar Tage ins Bett zu schicken. Eine solche Therapie ist völlig unangebracht, ja, geradezu falsch, denn wie wir gesehen haben, werden Erkältungen von Viren hervorgerufen, gegen die Antibiotika ohnehin nichts auszurichten vermögen. Die Medikation bewirkt lediglich, daß leicht abweichende Formen von Krankheitserregern eine Möglichkeit bekommen, sich im Körper des Patienten zu vermehren und sich auch in der übrigen Bevölkerung zu verbreiten.

Das allein wäre nicht weiter schlimm, doch diese resistenten Erreger geben ihre Unverwundbarkeit auch an andere Mikroorganismen weiter, auf die sie stoßen, und diese sind möglicherweise hochgradig gefährlich. So gibt es bereits mehrere Arten von Gonorrhöe, die auf die meisten der üblichen Antibiotika nicht mehr ansprechen, weil sie ihnen gegenüber vollständig resistent sind. Nimmt jemand bei unsicheren sexuellen Beziehungen zur Vorbeugung Antibiotika, führt das lediglich dazu, daß sich diese Gonorrhöe-Erreger, sobald sie im Blutstrom auftauchen, auf die darin enthaltenen Antibiotika einstellen und sogar Enzyme erzeugen, mit denen sie diese zerlegen und selbst um so besser heranwachsen können.

Noch schlimmer ist, daß zur Zeit in Amerika und auch hierzulande zahlreiche Kinder an einer neuen Art von Hirnhautentzündung erkranken und wegen der durch die wahllose Verwendung von Antibiotika bei anderen Gelegenheiten erworbenen Resistenz der Erreger nicht geheilt werden können.

Parasiten

Sofern nicht die Forschung mit den Mutationen und Veränderungen an Krankheitserregern Schritt hält und immer neuere und bessere Antibiotika auf den Markt bringt, könnten wir uns eines Tages ohne weiteres wieder in der Situation finden, daß nahezu jeder – wie heute noch in vielen armen Ländern – eine Infektion in sich trägt, die zwar nicht tödlich verläuft, aber genügt, ihn sich ständig kraftlos und matt fühlen zu lassen. Eine der Hauptursachen dafür ist Wurmbefall, und das verhielt sich auch bei der Mehrzahl unserer Vorfahren so.

Rundwürmer, Bandwürmer, Hakenwürmer und Peitschenwürmer halten sich an vielen von uns als ekelerregend empfundenen Örtlichkeiten auf und sind jederzeit bereit, als winzige Pünktchen einen sie beherbergenden und ernährenden Organismus aufzusuchen, der als ›Wirt‹ bezeichnet wird. In ihm wachsen sie immer weiter, bis sie eine ungeheure Länge erreichen – in einem durchschnittlich großen Menschen immerhin bis zu gut zehn Metern. In zahlreichen tropischen Ländern zucken winzige Würmchen begierig in nahezu allen Schlammpfützen oder im Staub der Dorfwege herum und finden ohne weiteres durch Risse in der Sohlenhaut der weitgehend barfuß gehenden einheimischen Bevölkerung Zugang zu deren Körpern. Sobald sie sich darin befinden, tun sie genau das, was die Bezeichnung ›Parasit‹ sagt, denn der Name stammt aus dem Griechischen und bedeutet so viel wie ›jemand, der am Tisch eines anderen ißt‹. In diesem Fall ist der Tisch nicht die Tafel in der Halle eines attischen Kleinkönigs, sondern die weiche und wohlschmeckende Magen- oder Eingeweidewand des von den Schmarotzern Befallenen.

Das Beispiel des Schweinebandwurms zeigt deutlich, wie das Ganze vor sich geht. Zuerst taucht er als stecknadelkopfgroßes Etwas auf, das weder für das bloße Auge oder auch unter dem Mikroskop ein erkennbares Gehirn hätte, und läßt sich von einem Schwein fressen. Es nistet sich in dessen Fleisch ein, wird dort zu einer durchscheinenden Finne, überlebt das Beißen und Kauen im Mund eines Menschen, der nicht hinlänglich gekochtes Schweinefleisch verzehrt, läßt sich in dessen Eingeweidetrakt nieder und bildet dort in einem Gemeinschaftseinsatz, der eine Kunstflugstaffel vor Neid erblassen lassen könnte, eine lange Kette von Gliedern heran. Dabei hakt sich der Kopf mit Haken und Saugnäpfen in den Eingeweiden fest, und die jüngeren Glieder, die inzwischen entstanden sind, befruchten die älteren. Reife Bandwurmglieder weit hinten am Ende der Kette, die bis zu sieben Metern lang sein kann, entwickeln Eier, die dann ihren Weg in die Welt antreten und erneut beginnen können, was für sie das Wunder des Lebens ist. Uff! Solche Bewohner des Eingeweidetrakts finden sich weit verbreitet in China, Indien und weiten Teilen Lateinamerikas. Sie schwächen ihre Wirte so sehr, daß diese beständig erschöpft und lethargisch sind – von ihnen ist nichts in der Art dessen zu erwarten, was die Leistungsgesellschaft von ihren Angehörigen fordert.

Unter solchen Umständen kann man Verständnis dafür aufbringen, daß Louis Pasteur, einer der ersten, der den Weg solcher Parasiten entdeckte, mit einem Taschenmikroskop untersuchte, was aufgetragen wurde, wenn er bei Bekannten eingeladen war, um zu sehen, ob man die Speisen gefahrlos essen konnte. In noch früheren Zeiten haben die Verfasser des

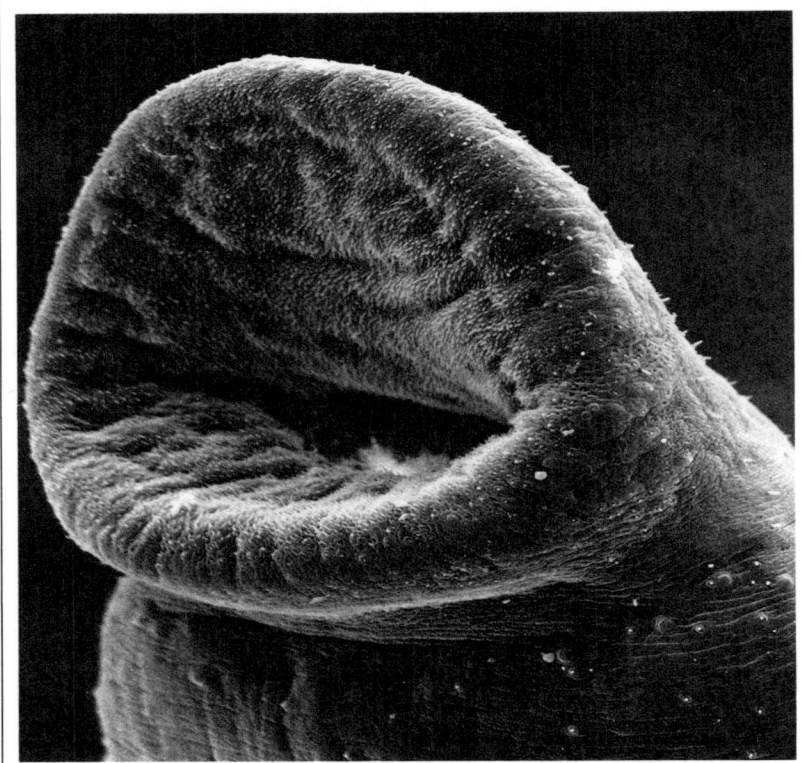

*Mundöffnung des Pärchenegels –
eines der am häufigsten auftretenden
Körperparasiten. Er findet sich bei
Millionen Menschen in armen
Ländern endemisch verbreitet. Durch
die vielen Verletzungen beim Ablegen
seiner Eier in der Harnblasenwand
ruft er »Blutharnen« hervor, womit er
die Energie seiner Opfer lähmt.*

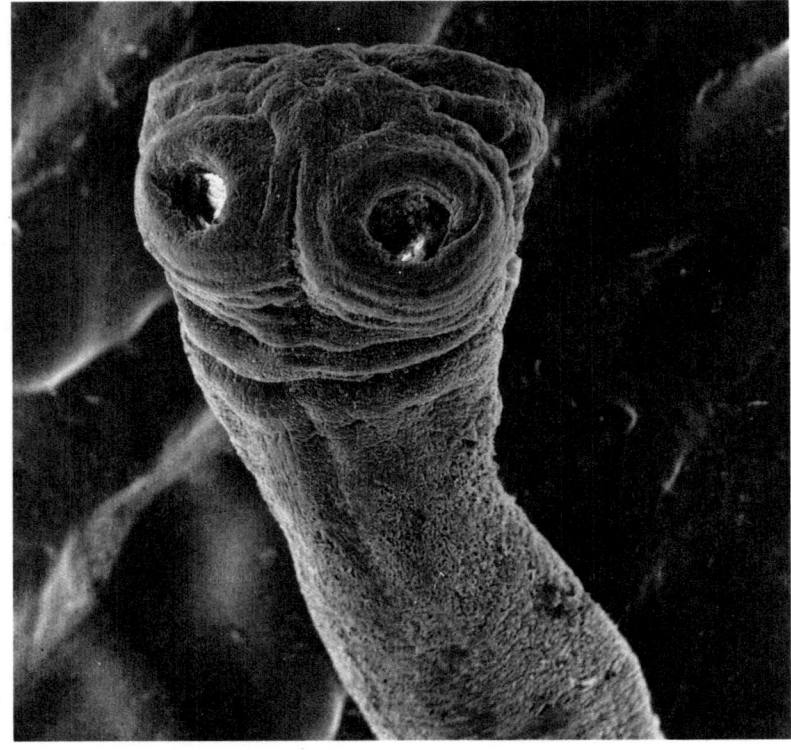

*Kopf des Schweinebandwurms;
dieser Parasit kann eine Länge
von mehreren Metern erreichen.
Im wesentlichen handelt es sich bei
ihm um nichts anderes als eine
einzige lange Kette von Fort-
pflanzungsorganen. Die »Öffnungen«,
die wie Augen aussehen, sind
Saugnäpfe, mit deren Hilfe sich der
Bandwurm im Inneren der Darmwand
festhält. Da er im Nahrungsbrei lebt,
braucht er keinen eigenen
Verdauungskanal. Der Parasit ist mit
unzulänglich zubereitetem Schweinefleisch in den Organismus gelangt.*

dritten Buchs Mose möglicherweise an Bandwürmer gedacht, als sie allen Juden den Verzehr von Schweinefleisch verboten (vor der Erfindung des Kühlschranks eine vernünftige Vorsichtsmaßregel, die Mohammed für den Koran übernahm).

Die Befolgung der jüdischen Speisegebote ist allerdings keineswegs gleichbedeutend mit einer Garantie für ein bandwurmfreies Leben, denn diese Tiere können auch auf andere Weise in uns eindringen. So suchen sie auf heimtückische Weise die wahrscheinlich am meisten auf koscheres Essen bedachten Menschen Nordamerikas heim: jüdische Großmütter. Sie leiden in Erfüllung ihrer Pflichten, zu denen das Abschmecken von noch nicht fertig gekochtem ›gefilte Fisch‹ gehört, denn bei dieser Spezialität der jüdischen Küche muß einfach alles stimmen. Unglücklicherweise enthält ungekochter ›gefilte Fisch‹ bisweilen rohe Stückchen Weißfisch, und in diesen wiederum finden sich Reste von Wasserflöhen, die Larven von Fischbandwürmern, *Diphylobothrium latum,* enthalten können. Am Anfang dieser Kette steht bisweilen ein nahezu epidemischer Befall der Weißfischbestände vor der Ostküste der Vereinigten Staaten und Kanadas, und aus dem Ei kann sich über den Wasserfloh, den Fisch und das Abschmecken im nichtsahnenden Endverbraucher ein Bandwurm von knapp zehn Metern Länge entwickeln. Eine geradezu kriminalistische Untersuchung der davon hervorgerufenen ›gefilte Fisch-Gastritis‹ brachte diese Kette ans Tageslicht. Glücklicherweise läßt sich die Sache schmerzlos durch ein chininähnliches Mittel und die strenge Ermahnung aus der Welt schaffen, nie wieder Probehäppchen zu nehmen – und seien sie auch noch so winzig.

Diese Würmer, so unangenehm sie sind, verhalten sich keinesfalls parasitischer als die weit kleineren Bakterien und Viren, die wir ständig in unserem Leibe beherbergen. So wie sich zahlreiche Bandwürmer im menschlichen Darm häuslich niederlassen, wobei sie die Eisenresorption Jahr für Jahr etwas verringern, aber selten so sehr, daß es für den Wirt tödlich endet, gehen auch die Mikroorganismen, die gleich ihnen als Schmarotzer in uns wirken, selten so weit, ihren Wirt zu töten. Täten sie das, gäbe es für sie bald keine Herberge mehr. Damit verhalten sich diese Parasiten ähnlich wie das Finanzamt, das sich – wenn auch nicht unbedingt gern – mit weniger als hundert Prozent Steuern zufriedengibt, weil sonst im nächsten Jahr nichts mehr zu erwarten wäre. So kommt es, daß die Mehrzahl unserer zahlreichen Infektionen nach einer Weile von selbst wieder verschwindet, denn die Erreger, die sie auslösen, sind so diszipliniert, daß sie es dem Körper ermöglichen, sie im Zaume zu halten – jedenfalls in der Regel. Es ist unglaublich, wie gut sich manche dieser Schmarotzer angepaßt haben, um innerhalb ihrer Wirte leben zu können. Ein parasitisch lebender Wurm, der sich auf Krabben spezialisiert hat, legt seine Eier im Gehirn jener armen Tiere ab, was diese so durcheinanderbringt, daß sie ihrem Erzfeind, der Möwe, *entgegen*kriechen, sobald dieser Räuber auftaucht. Zwar bedeutet das ein scheußliches Ende für die Krabbe, verbessert aber die Aussichten der Wurmeier. Da die Möwe sie mitfrißt, werden sie über ein weites Gebiet verbreitet, und damit ist ihre Möglichkeit, sich zu vermehren, sichergestellt: ein typisches Schmarotzerverhalten!

Auch Menschen können unter dieser evolutionären Anpassung von Parasiten leiden. In Zentralafrika kommen die Larven des Wurms, der Bilharziose hervorruft, häufig ausschließlich zwischen zwölf und zwei Uhr mittags aus ihrem Ruheplatz in stehenden Gewässern hervor – gerade dann, wenn eine große Wahrscheinlichkeit besteht, daß die Angehörigen der einheimischen Stämme am Wasser auftauchen, um sich zu waschen.

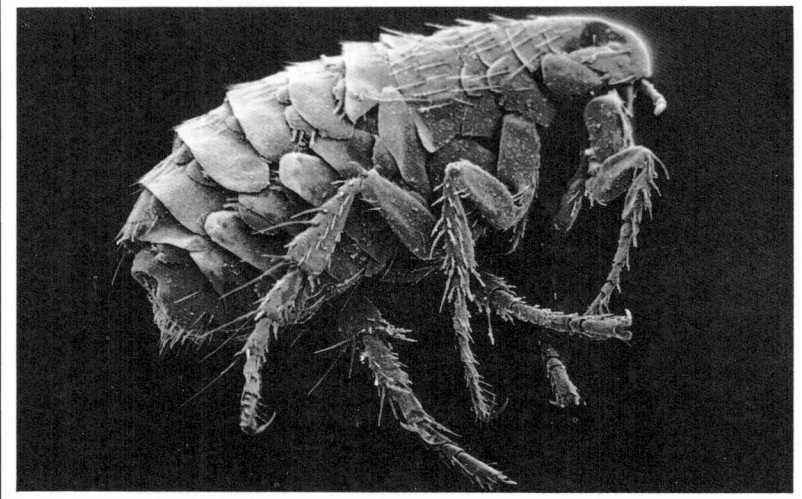

»Kleine Flöhe haben auf dem Rücken noch kleinere Flöhe, von denen sie gebissen werden, und diese wieder kleinere und so endlos weiter.« Den allgemeinen Grundsatz des Hyperparasitismus verdeutlichen diese Mikroaufnahmen in Reinkultur. Auf ihnen ist ein Igelfloh mit (sich auf ihm als Parasiten tummelnden) Milben abgebildet.

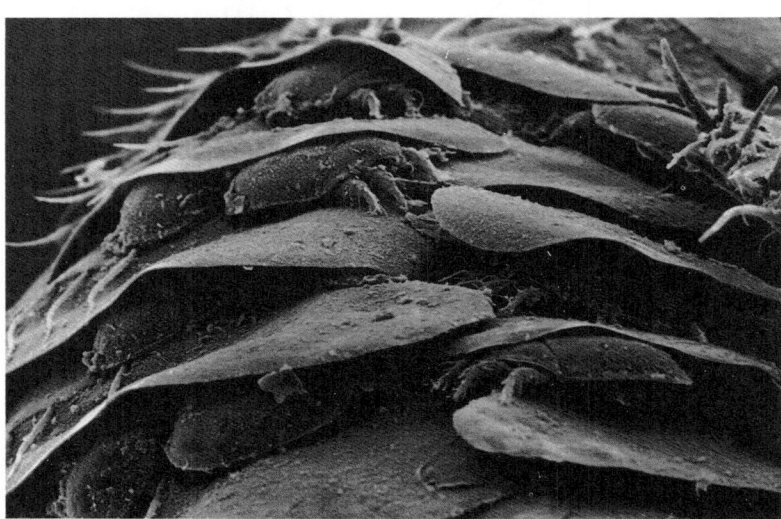

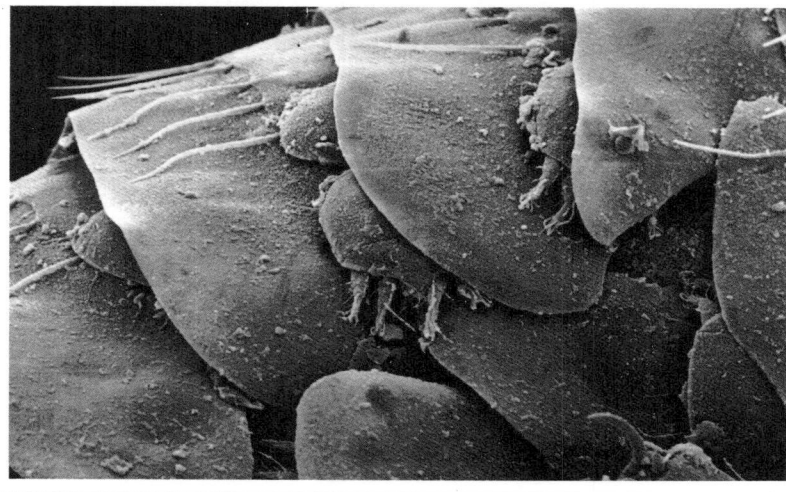

Sie ahnen nicht, was dort auf sie wartet! Noch heimtückischer sind Keime, die Elephantiasis hervorrufen. Man hat festgestellt, daß sie sich im Blutstrom eines von ihnen befallenen Unglücklichen den ganzen Tag bis unmittelbar vor Sonnenuntergang ruhig verhalten. Dann aber schwärmen sie in großer Zahl an die Hautoberfläche – gerade rechtzeitig, um von ihren nächtlichen Überträgern, den Moskitos, aufgenommen zu werden. Welche Krankheitsanfälle das bei ihrem Wirt, dem Menschen, auslöst, kümmert die so sehr auf pünktliche Verabredungen erpichten Erreger nicht im geringsten.

Verbrennungen

Infektionen sind nur *eine* Möglichkeit, krank zu werden, Zusammenstöße mit der Außenwelt eine andere, und sie befördern den Menschen mit weit größerer Sicherheit in die Kategorie der Kranken. Zu ihnen gehören Brüche, Blutergüsse, Schnitte, Hautschwellungen, Beulen und, als Krönung, Verbrennungen. Mit Ausnahme von Menschen wie Mucius Scaevola, der im Rom der Antike der Sage nach zum Beweis seiner Furchtlosigkeit zusah, wie seine rechte Hand im Feuer eines Dreifußes verbrannte, woher wohl unser nie ernst gemeinter Ausdruck stammt, daß man bereit sei, für etwas die Hand ins Feuer zu legen, möchte sich wohl niemand verbrennen, und dafür gibt es gute Gründe.

Schon eine kleine Verbrennung, wie sie beispielsweise auftritt, wenn jemand mit dem Bein an ein heißes Motorrad-Auspuffrohr gerät, bewirkt ein entsetzliches Ausmaß an örtlich begrenzten Zerstörungen. Um deren Wirkung zu begreifen, stelle man sich einfach eine Uhr vor, die jede tausendstel Sekunde schlägt. Bevor der erste Schlag verhallt ist, hat die Haut so viel Wärme aufgenommen, daß sie an der Berührungsstelle verdampft. Während der nächsten fünf Schläge wird die Wärme an die kleinen Höhlen mit Fettablagerungen unmittelbar unter der Hautoberfläche geleitet und erhitzt sie wie Öl in einem dicht verschlossenen Topf. Ein genauer Blick würde zeigen, wie diese Fett-Tröpfchen erst zittern und beben, und dann in einem unglaublichen Prozeß tatsächlich kochen, glühen und verdampfen. Während der nächsten zwanzig Schläge unserer rasch laufenden Uhr wird das Gewebe aus Nervenzellen unter unserer Haut in Mitleidenschaft gezogen. Unter dem Einfluß der Hitze verdampft die natrium- und kalziumhaltige Flüssigkeit daraus, schmelzen die Substanzen in ihren röhrenförmigen Wandungen aus Wasser, Fett und Eiweiß und bleiben als ›ausgeglühte Trümmer‹ zurück.

Jedes der haarfeinen (und deshalb Kapillaren genannten) Blutgefäße in dem von dem heißen Gegenstand berührten Bereich wäre beim ersten Schlag der Uhr aufgerissen worden. In der halben Sekunde nach dem Absterben der Nervenzellen schmelzen die Wandungen der weiter entfernt liegenden Blutgefäße oder bekommen durch das rasche Zucken von Muskelfasern, die durch die ersten Beschädigungen beiseite geschleudert worden sind und mit ihren lose zuckenden Enden gegen die Wandungen der weiter entfernten Blutgefäße scheuern, kleine Risse. Eine Verbrennung von der Größe eines Daumennagels kann in diesem winzigen Bereich an die sieben laufende Meter Nervenzellen, dreihundert Schweißdrüsen und fast zwei laufende Meter Blutgefäße zerstören.

Das aber ist erst der Anfang. Während des eigentlichen Verbrennungsvorgangs heizt der heiße Gegenstand, der mit der Haut in Berührung kommt, die Umgebungsluft auf und sorgt dafür, daß sie in Konvektionsströmen in alle Richtungen auseinanderstiebt. Wenn sich der Störenfried – oder man selbst sich humpelnd von ihm – entfernt hat, haben die Tausende und Abertausende von Bakterien, die beständig in der Luft

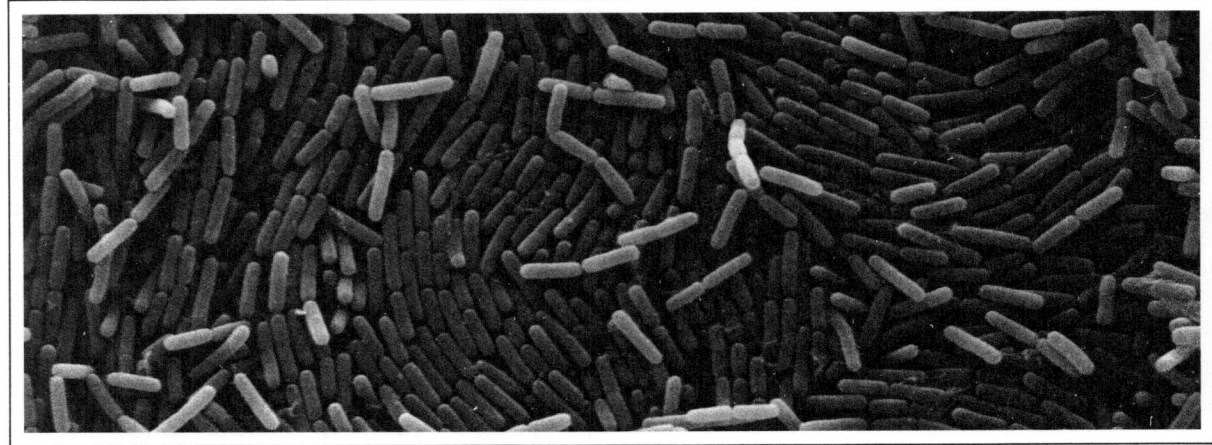

treiben, eine so gute Aussicht wie selten, eine ideale Nahrungsquelle und Behausung zu finden: ein offenes Loch in der Haut, durch das sie in den Blutstrom, das Lymphsystem und von da in all die verlockenden Gewebe von Muskeln und anderen Organen eindringen können.

Die Gefahr, daß es dazu kommt, ist einer der Hauptgründe dafür, warum sich die rund sechseinhalb Kilo wiegende Haut, die jeder von uns mit sich herumschleppt, als undurchdringliche Umhüllung herausgebildet hat. Sie ist nahezu vollständig wasserdicht und produziert leicht antiseptischen Schweiß. Doch die durch eine Verbrennung schlagartig hervorgerufene Öffnung kann dazu führen, daß sich Millionen von Mikroben zu vermehren beginnen, die während der ersten zwei bis fünf Minuten nach der Verbrennung aus heiterem Himmel gelandet sind und bei denen es sich möglicherweise um Krankheitserreger handelt.

Hinzu kommt, daß die Gefahr keineswegs nur aus einer Richtung droht. Selbst eine Verbrennung von nur sechs Millimetern Durchmesser bedeutet für die im Inneren unseres Körpers enthaltenen Flüssigkeiten ein gewaltiges Loch, und daher strömen sie nur so heraus. Zu ihnen kann das Blutplasma gehören, das als Trägersubstanz für die Blutzellen dient, die in den inneren Gewebsschichten gluckernde Lymphflüssigkeit, aber auch rote und weiße Blutzellen. Bei einer größeren Verbrennung bildet dieser Flüssigkeitsverlust den Hauptgrund zur Besorgnis, denn er kann in einer halben Minute dafür sorgen, daß die kleinsten Arterien in sich zusammensinken, weil es nichts mehr in ihnen gibt, was sie offenhält (obwohl ihre Wandung elastische Fasern enthält), einfach durch den Verlust an Flüssigkeitsvolumen. Damit wird die letzte Verteidigungslinie des Körpers unwirksam, die dafür sorgt, daß die verbleibende Flüssigkeit durch Kurzschlüsse aus dem peripheren in den zentralen Kreislauf geleitet wird, um Gehirn- und Nierentätigkeit aufrechtzuerhalten. Wenn jetzt auch noch der Blutdruck in den Keller fällt, gibt es keine Rettung.

Wie Menschen wissen, die unter schwierigen Bedingungen das Überleben geübt haben, kann der Körper weit eher ohne Nahrung als ohne Wasser existieren. Die Grenzwerte heißen in etwa: drei Minuten ohne Sauerstoff, drei Tage ohne Wasser, drei Wochen ohne Nahrung. Genauer gesagt bewirkt ein Wasserverlust von einem Prozent des Körpergewichts, das ist ein dreiviertel Liter, spürbaren Durst, ein Verlust von fünf Prozent führt zum Zusammenbruch, und ein solcher von zehn Prozent – wie er bei einer größeren Verbrennung vorkommen kann – zum Tode.

Ein Gewusel von Keimen, die sich rasch an einer verbrannten Hautstelle ansammeln können, sobald die ihnen normalerweise Widerstand entgegensetzende Hautschicht zerstört ist.

Diese Folgen klingen so schlimm, daß man sich wundert, wie überhaupt je ein Mensch südlich der Arktis die Entdeckung des Feuers überleben konnte. In Wirklichkeit aber heilen die meisten Verbrennungen ohne Schwierigkeiten, und selbst Menschen, die bis zur untersten Hautschicht reichende und mehr als fünfundsechzig Prozent ihrer Körperoberfläche bedeckende Verbrennungen erlitten haben, vermochten sich bei optimaler medizinischer Versorgung und computergestützter Pflege wieder zu erholen. Was steckt hinter diesem Widerspruch? Eine ganze Menge, und das meiste davon merken wir überhaupt nicht. Wie so häufig nützt ein wenig Etymologie bei der Erklärung.

Das altgriechische Wort für ›hitzig, brennend, heiß‹ war *kaustikos,* woraus bei uns das durchaus noch erkennbare ›kaustisch‹ wie in ›kaustischer Spott‹ oder auch ›kaustische Soda‹ geworden ist; es hat also seine Bedeutung beibehalten. Im antiken Athen war die Zahl der Sklaven um ein Vielfaches höher als die der freien Griechen. Viele waren bei Kriegen in fremden Ländern in Gefangenschaft geraten und mußten gekennzeichnet werden, damit sie nicht ohne weiteres entfliehen konnten. Dazu bediente man sich meist eines Brandzeichens, das den Sklaven keinen dauerhaften Schaden zufügte. Und wie hieß wohl das Brandeisen, mit dem man diese Menschen im Wortsinne brandmarkte? *Kauterion,* ein Wort, das von *kaustikos* abgeleitet ist.

Also war schon den alten Griechen bekannt, daß kurze, heftig einwirkende Verbrennungen von selbst ausheilen und zu keinem gefährlichen Austritt von Körperflüssigkeit führen. Das hängt damit zusammen, daß die Wärme an der äußersten Grenze einer Verbrennung in einem Körper zugleich die kleinen Blutgefäße verschließt, den Austritt von Plasma und Lymphflüssigkeit verhindert und im allgemeinen Substanzen so miteinander verschmilzt, daß nichts austreten kann. Mit dieser wichtigen Spontanreaktion stellt unser Körper sicher, daß die Körperflüssigkeiten drinnen und gefährliche Krankheitserreger draußen bleiben. Daher werden in manchen Fällen Wunden absichtlich durch große Hitze verschlossen. Diesen Vorgang nennt man ›Kauterisieren‹ – die Ähnlichkeit zum athenischen Sklavenmarkt ist nicht zufällig.

Dieses Wissen der Griechen gelangte nahezu ungeschmälert über die Ägäis zu den Römern, wurde in der Folgezeit aber im mit Bezug auf die Naturwissenschaft zu Recht als ›finster‹ bezeichneten Mittelalter beträchtlich verzerrt.

Im Spätmittelalter hatte sich aus der richtigen Erkenntnis, daß eine kurze, heftige Wärmeeinwirkung Blutgefäße verschließen und damit eine Blutung zum Stillstand bringen kann, die bemerkenswerte Vorstellung entwickelt, zur Heilung einer klaffenden Wunde gebe es nichts Besseres als siedendes Öl, das darauf gegossen wurde – in Wirklichkeit die schlimmste denkbare Behandlung für einen Mann, der in der Schlacht von den Piken, Morgensternen oder Breitschwertern jener gottesfürchtigen Epoche eine starke Wunde empfangen hatte. Als erster verbesserte, ohne daß er selbst es wußte, ein sechsundzwanzigjähriger französischer Barbier und Feldscher namens Ambroise Paré, der sich 1536 auf einem besonders blutigen Schlachtfeld um die Verwundeten kümmerte, diese Ölbehandlung und bereitete damit der modernen Experimentalmedizin den Weg. Als die im Dienst ergrauten Wundärzte an jenem Abend die Behandlung einstellten, weil sich nicht mehr genug Öl auftreiben ließ, erprobte Paré eine andere Möglichkeit der Wundversorgung. Er vermischte in einem Faß Eigelb mit Rosenöl und Terpentin und bestrich schließlich mit der auf diese Weise entstandenen Salbe die Wunden der stöhnenden Krieger. Wahrscheinlich glaubten diese, ihr letztes Stündlein habe geschlagen, weil man ihnen die

Behandlung mit siedendem Öl nicht gönnte, doch der Erfolg gab Paré recht. (Später wurde er, obwohl Protestant, Leibarzt des französischen Königs. In dieser Stellung überstand er das blutige Gemetzel der Bartholomäusnacht, das viele Jahre später zahlreiche seiner hugenottischen Glaubensgenossen das Leben kostete, verborgen im hintersten Winkel eines Wandschranks im Ankleideraum des Königs. Seine neuartige Behandlung fand damals bei den Führern von Kirche und Staat großen Anklang, denn ohne sie hätten sie bei Verwundungen weiterhin am eigenen Leibe die alte Methode mit siedendem Öl erdulden müssen.)

Die anderen Sicherheitsvorkehrungen des Körpers gegen Beschädigung durch eine Brandwunde setzen nahezu ebenso rasch ein wie der Kauterisierungseffekt. Plasma und andere Flüssigkeiten, die aus den beschädigten Blutgefäßen herausströmen, sammeln sich in kaum sichtbaren ›Seen‹ an der Oberfläche an. Sobald sie mit dem Luftsauerstoff in Berührung geraten, wird aus ihnen ein Gemisch, das als ausgezeichnete Barriere gegen böse Krankheitserreger dienen kann, die sich vielleicht dort einnisten wollen. (Außerdem helfen sie dabei, den von einigen der Bakterien abgesonderten unangenehmen Toxinen den Zugang zu verwehren.) Die Plasmaflüssigkeit enthält Myriaden – pro Kubikzentimeter Blut etwa zwanzig bis dreißig Millionen – körniger dunkler Plättchen, die aus riesigen Produktionszentren im Knochenmark stammen. Diesen Blutplättchen fällt jetzt bei der Errichtung eines Damms gegen Krankheitserreger eine zentrale Aufgabe zu.

Während sich die Blutplättchen an der Brandwunde ansammeln, entsteht aus einem weiteren Protein im Blutplasma an der eigentlichen Brandstelle ein langes, faseriges und gummiartiges Material, das Fibrin. Es bildet ein dichtes siebähnliches Gitter, in dem sich die Blutplättchen und andere Blutzellen verfangen. Damit verstärken sie den Damm. Er kann drei Stunden, nachdem die Hautwunde entstanden ist, fertig sein, und vier oder fünf Tage später ist aus den Fasern bereits kräftiges Kollagen, also Bindegewebe, geworden. Die Zugfestigkeit eines solchen Gewebes ist kaum geringer als die von Stahl. Die auf diese Weise entstandene schützende Abdeckung der Wunde heißt Schorf.

Tiefer liegende Nerven, die nur teilweise verschmolzen waren, beginnen sich jetzt zu regenerieren, und auch das in größerer Tiefe liegende Muskelgewebe sowie die kleinen Talg- und Schweißdrüsen wachsen nach, indem sie sich aus dem nächstliegenden unbeschädigten Gewebe vorarbeiten. Fehlt diese kräftige unbeschädigte Muskelschicht, weil die Brandwunde zu tief reicht und es in der Nähe für neu entstehendes Gewebe keine Grundlage eines solchen Wachstums gibt, schiebt sich einfach eine gestaltlose Bindegewebsschicht über die Wunde und bildet Narbengewebe. Auch hier ist die Etymologie wieder interessant, denn ›Narbe‹ bedeutet buchstäblich ›Verengung‹, und um eine solche handelt es sich auch.

Bei großen verbrannten Hautflächen wirkt die neue Haut dünn und straff, und genau so empfinden die unglücklichen Menschen das auch, denen sie gewachsen ist. Abhilfe könnte eine Hautverpflanzung schaffen, doch Fremdhaut wird von den stets wachsamen Antikörpern gewöhnlich abgestoßen. Aussichtsreicher ist da schon eine Transplantation der Haut von Blutsverwandten. Es hat Beispiele aufopferungsbereiter Geschwister gegeben, die trotz der Aussicht auf dauerhaft sichtbare Narben bereit waren, dem an starken Verbrennungen leidenden Bruder oder der Schwester große Stücke Haut zu spenden. Noch besser ist Eigenhaut von anderen Körperstellen, denn sie wird nicht abgestoßen. Doch gerade in Fällen, in denen Haut am dringendsten benötigt wird, steht nicht genug Eigenhaut als Ersatz zur Verfügung.

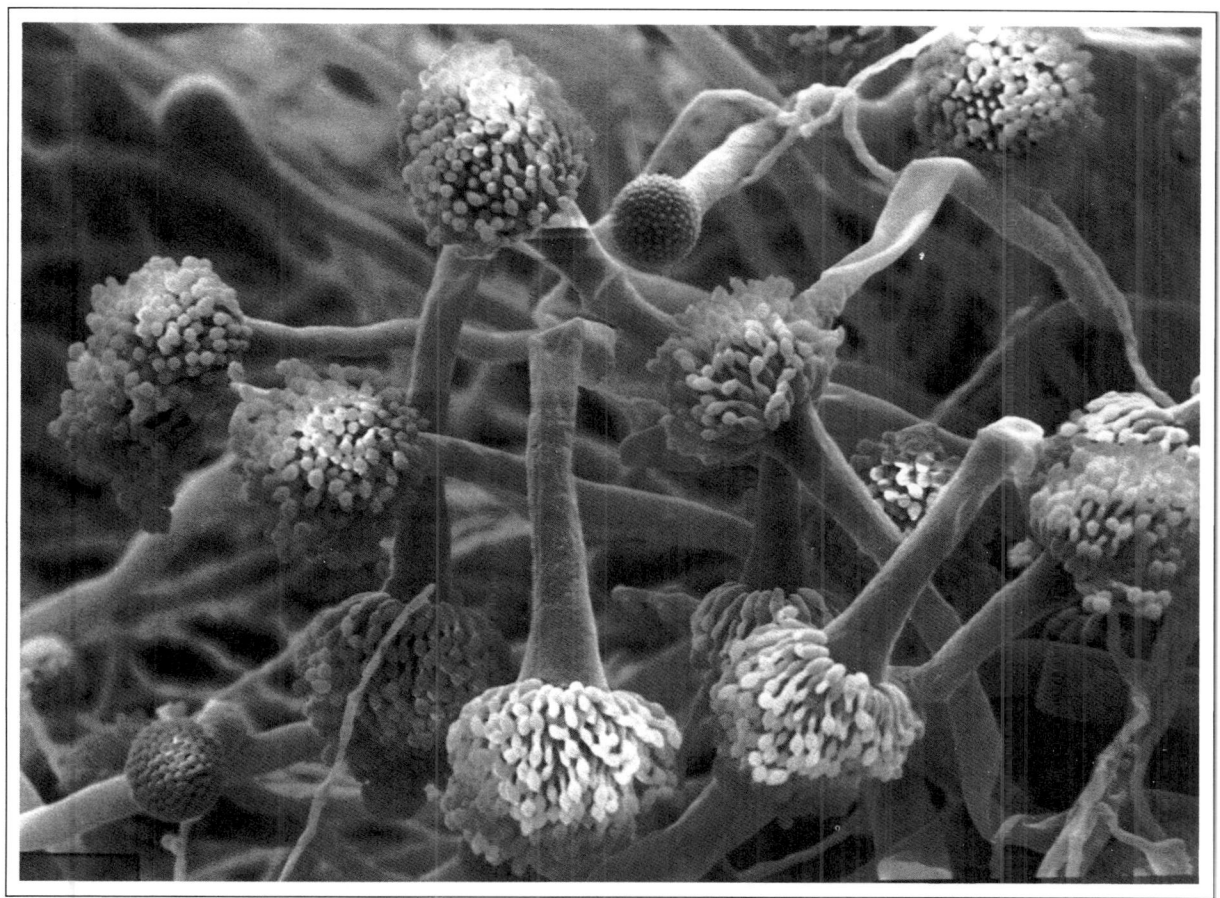

Eine weitere Art von Krankheitser-
regern, die sich rasch in einer offenen
Brandwunde ansammeln: ein all-
gegenwärtiger Pilz, der viel zu klein
ist, als daß man ihn mit bloßem Auge
wahrnehmen könnte, unter dem
Elektronenmikroskop gesehen.

Man hat auch mit der Verpflanzung von Tierhaut experimentiert, und dabei hat sich gezeigt, daß sich am ehesten die des Hausschweins mit der des Menschen verträgt. In einigen Fällen wurde ein Rabbi aufgesucht, damit er zustimmte, daß mit Hilfe des strengstens verbotenen ›trefenen‹ (nicht koscheren) Tiers ein unter schweren Verbrennungen leidender orthodoxer Jude behandelt werden durfte. Diese Zustimmung wird stets erteilt, da der Talmud für solche Notfälle klare Anweisungen zum Wohle des Menschen enthält.

Automatische Versuche des Körpers, den durch eine Verbrennung erlittenen Schaden wiedergutzumachen, können nur dann erfolgreich sein, wenn die Quelle der Verbrennung beseitigt ist. Auf dieser wissenschaftlichen Voraussetzung fußend, ist es Mitarbeitern des amerikanischen Chemiegiganten Dow Chemical Company gelungen, mit dem Napalm eine perfekte neue Kriegswaffe zu entwickeln, die sie sich haben patentieren lassen. Die Wirkung dieser Waffe, deren Verbot sogar so wenig zimperliche Menschen wie Sir Winston Churchill und der Befehlshaber des U.S. Marine Corps gefordert haben, beruht darauf, daß gewöhnliches Petroleum so lange behandelt wird, bis es dick und klebrig ist. Dann wird die Masse um eine lange elektronische Zündeinrichtung gewickelt und in eine aerodynamisch geformte dünne Metallumhüllung gesteckt, die nun aus dem Bombenschacht eines Flugzeugs abgeworfen werden kann.

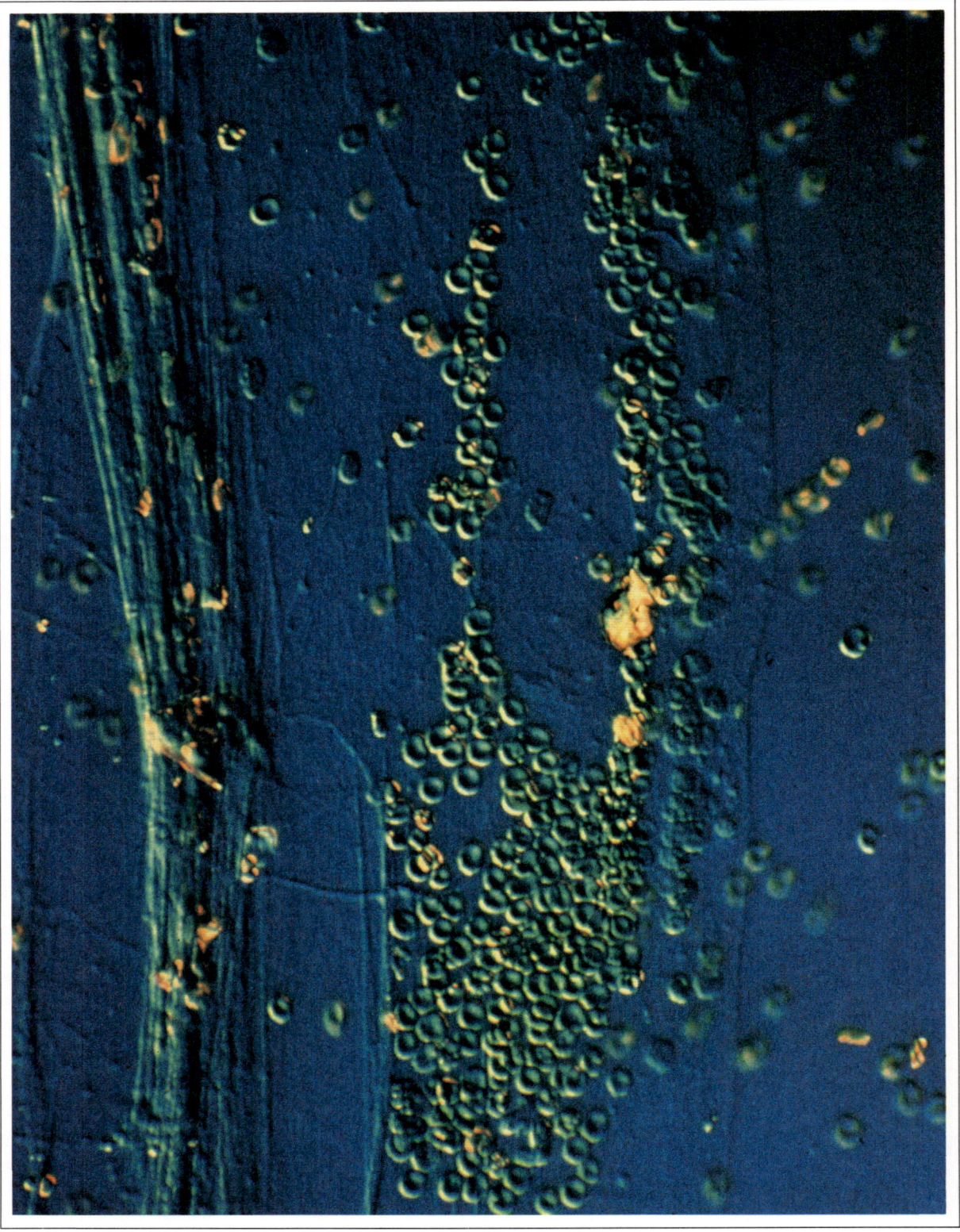

Bei dem im Vietnamkrieg eingesetzten Napalm entflammte die Zündeinrichtung das Petroleum zu einem Zeitpunkt, da sich die fallende
Bombe noch einige Dutzend Meter oberhalb der Erdoberfläche befand.
Das entzündete Petroleum löste eine Detonation aus, die dünne Metallumhüllung platzte, und brennendes Petroleum wurde in alle Richtungen
verstreut. Wäre es nichts als brennendes Petroleum, würde es sich in
winzige Tröpfchen auflösen, und das Feuer würde erlöschen, bevor die
Masse den Boden erreichte. Da die Chemiker einen klebrigen Bestandteil
mit hineinmischten, kam das Napalm stets in kräftigen Klumpen herunter,
die, solange das Feuer brannte, an allem haften blieben, worauf es landete,
ob Haus, Tier oder Mensch.

Im Verlauf des Krieges entdeckten euphemistisch als ›Spezialisten für
Qualitätsüberwachung‹ bezeichnete Mitarbeiter, daß es den Opfern häufig
gelang, die brennenden Kügelchen abzuwischen, bevor zu großer Schaden
angerichtet worden war. Bald brachten die amerikanischen Entwickler
eine überarbeitete Klebmasse heraus, die tiefer in die Haut einschmolz
und sich nicht mehr wegwischen ließ. Aber damit war die Sache noch
nicht zu Ende. Da einige der davon getroffenen Vietkong-Kämpfer das
Feuer gelöscht hatten, indem sie in Wasserläufe sprangen, ›verfeinerten‹
die Leute bei Dupont die Waffe noch weiter, indem sie der klebrigen
Masse im Bombengehäuse Phosphor hinzufügten, das unter Wasser
brennt. Das Napalm, dessen Qualität auf diese Weise ›gesteigert‹ wurde,
brennt bei Berührung auch dann, wenn das Opfer vollständig in Wasser
eingetaucht ist, und daher können auch die natürlichen Verteidigungsmechanismen des Körpers – Fibrinfasern, Blutplättchen und so weiter – dem
gequälten Körper nicht zu Hilfe eilen.

Eine gänzlich unerwartete Folge des Napalmeinsatzes war die Entwicklung computerüberwachter Anlagen zur Behandlung von Verbrennungs-
opfern, ursprünglich für die vielen amerikanischen Soldaten, die immer
wieder versehentlich mit dem Teufelszeug in Berührung kamen.

DER VERMEIDUNGSREFLEX Wegen dieser entsetzlichen Folgen
von Verbrennungen hat sich in der Evolution bei allen Landlebewesen
eine deutliche Tendenz herausgebildet, heißen Gegenständen auszuweichen. Wasserbewohnern bleiben solche Sorgen gewöhnlich erspart, und
deswegen zögert ein Delphin, der an die Oberfläche taucht, keine Sekunde
lang, sich zu einem entzündeten Streichholz hin zu bewegen. Beim Menschen hat die Evolution im Lauf der Zeit zur Entwicklung des schnellsten
Körperreflexes überhaupt geführt. Wer mit seiner Hand zufällig in die
Nähe eines kochendheißen Teekessels kommt, wird sogleich entdecken,
daß er die Hand weggerissen hat, ohne es zu merken. Die Empfindung,
sich verbrannt zu haben, kommt erst wenige Tausendstelsekunden danach.

Der Grund für diesen rasch wirkenden Reflex liegt darin, daß schon viel
Schaden angerichtet werden kann, bis ein wärmeempfindlicher Nerv im
Finger als Reaktion auf den heißen Kessel eine Botschaft ans Gehirn
geschickt und von ihm an Arm- und Handmuskeln eine Rückmeldung
empfangen hätte »Finger aus Gefahrenbereich entfernen«. Obwohl solche
Botschaften mit der beachtlichen Geschwindigkeit von über zwanzig Me-
tern pro Sekunde durch die Nervenbahnen rasen, würde der Hin- und
Rückweg viel zu lange dauern.

Damit der Finger aus der Gefahrenzone gelangt, bevor schwere Ver-
brennungsschäden eingetreten sind, wird der Nerv, der den Schmerz
aufnimmt, an seinem Eintritt ins Rückenmark umgeschaltet. Man kann
sich das Rückenmark als primitiven Vorgänger des Gehirns denken. Ge-

*Die Entstehung von Schorf. Vom Blut-
plasma gebildete Fibrinfasern weben
ein Netz, das Blutzellen auffängt. Die
senkrecht verlaufenden »Kettfäden«
sind schon deutlich herausgebildet, die
»Schußfäden« in der Mitte entstehen
erst allmählich.*

wöhnlich leitet es eintreffende Botschaften einfach ans Gehirn weiter, doch kommt eine so wichtige Mitteilung herein wie »Ich stehe im Begriff, mich zu verbrennen«, hört es auf, einfach und schwerfällig zu reagieren und wird aus eigenem Antrieb tätig.

Die Mitteilung von der übermächtigen Wärmequelle wird zwar zum Gehirn emporgeleitet, zugleich aber schickt das Rückenmark eine Alarmmeldung an die Muskeln, die das gefährdete Körperglied beugen, und befiehlt ihnen, sich sofort zusammenzuziehen. Damit gerät es weit rascher aus der Gefahrenzone, als wenn erst das Gehirn reagieren müßte. Bei den meisten Kindern sorgt dieser Reflex dafür, daß sie den Arm rascher aus der Nähe einer heißen Zone fortbewegen, als der beste Berufsboxer seine Faust zu einem Haken vorstoßen kann – selbst wenn man die an Muhammad Ali in seinen besten Tagen vorgenommenen Messungen damit vergleicht. Bei dieser Reflexbewegung kann auch ein fülliger Buchhalter mit dem Größten mithalten. Der hinter diesem Reflex liegende Mechanismus funktioniert so überraschend, daß zwei Generationen von Neurologen nicht dahintergekommen sind.

Das Verdienst der Entdeckung gebührt Charles Scott Sherrington, einem wunderbar exzentrischen Forscher, der zu Anfang unseres Jahrhunderts an der Universität Oxford arbeitete. Bei einer Versuchsreihe an Hunden sezierte er eine Anzahl der Tiere und erregte deren Nerven, bis er davon überzeugt war, nicht nur die gefunden zu haben, die von einem schlagartig erregten Wärmefühler wegführen, sondern auch die Schaltstelle im Rückenmark, die die erste Meldung zurücksendet und die motorischen Nervenzellen, die diese Botschaft übermitteln. Das ganze System nannte er einen ›Reflexbogen‹.

So wie Sherrington diese Reflexe beschrieben hat, passen sie sehr gut zur in jener Zeit der raschen Industrialisierung in ganz Europa verbreiteten Mode, allerlei verborgene Mechanismen aufzuspüren. Marx hatte ein allenthalben wirkendes Mittel namens ›Ideologie‹ entdeckt, von dem er behauptete, es folge genau vorgezeichneten Bahnen; Freud stand im Begriff, dasselbe mit dem Geschlechtstrieb und dessen vorgegebenen Wegen im Unbewußten zu tun. Vielleicht haben zahlreiche Forscher auf benachbarten Gebieten Sherringtons Ideen deshalb übernommen, weil sie so gut zu diesem Modebegriff der vorgebahnten Wege paßten. Der berühmteste von ihnen ist der Russe Iwan Pawlow. Man kennt seinen Versuch, mit dem er nachgewiesen hat, daß sich Hunde dazu bringen lassen, auch dann Speichel abzusondern oder zu bellen, wenn der Reiz, dem sie ausgesetzt werden, in keiner Beziehung zu dem mehr steht, was die Reaktion bei einem freilebenden Tier hervorrufen würde. Der amerikanische Psychologe John B. Watson hat das Ganze zum System des Behaviorismus und der konditionierten (bedingten oder gebahnten) Reflexe entwickelt, das B. F. Skinner an der Universität Harvard verfeinert hat. Unsere heutigen Vorstellungen davon, wie die Werbung der breiten Öffentlichkeit am besten eine Botschaft vermittelt, wie die Körpersprache funktioniert und warum in Elendsquartieren der Großstädte die Kriminalität am höchsten ist, hängen unglücklicherweise alle mit dem Begriff des bedingten Reflexes zusammen. All das geht letztlich auf Sherringtons Untersuchung der Frage zurück, warum wir uns so rasch von einem brennenden Gegenstand entfernen.

Machen wir zum Schluß noch einen Abstecher mitten in die Wüste von Arizona, dort, wo sie im Sonnenglast flimmert, wo alles ausgedörrt ist, die Luftfeuchtigkeit selten über zwei Prozent hinausgeht und es durchschnittlich nur alle fünf Jahre einmal regnet. Hier hat die U.S.-Luftwaffe im scherzhaft ›Knochenfriedhof‹ genannten Lager von Davis-Monthan seit dem Koreakrieg damit begonnen, die größte Ansammlung ausgedienter Militärflugzeuge auf der ganzen Welt zu lagern. Dort finden sich Dutzende von viermotorigen B-52-Bombern, F-100-Kampfflugzeuge, Transportmaschinen mit Propellermotoren und Hunderte anderer.

Kein anderer Ort auf dem nordamerikanischen Kontinent eignet sich so gut zum ›Einmotten‹ technischen Geräts wie dieser. Keine Feuchtigkeit dringt in die jahrzehntealten Verdrahtungen ein, keine Temperaturen unter dem Gefrierpunkt knacken Kurbelgehäuse. Es sieht so aus, als befänden sich diese Maschinen in ebenso einwandfreiem Zustand wie damals, als sie zu ihrer letzten Mission aufbrachen. So *sieht es aus,* denn selbst dort, wo die Bedingungen besser nicht sein können, wäre keins der Flugzeuge imstande, ohne gründliche Säuberung, Überprüfung und die Neueinstellung aller wichtigen Aggregate erneut zu starten Höchstwahrscheinlich müßte zuvor die Zündanlage vom Staub befreit oder müssen neue Kerzen eingesetzt werden. Das dauert pro Maschine bei Einsatz einer ganzen Wartungsmannschaft achtundvierzig bis zweiundsiebzig Stunden. Sobald die Arbeit erledigt wäre, könnten sich die Propeller wieder drehen, die Turbinen wieder aufheulen und die lange stillgelegten Maschinen sich schwerfällig in den Himmel erheben. Ohne diese abschließenden Arbeiten aber geschähe nichts dergleichen.

Beim menschlichen Körper ist es um die langfristige Lagerfähigkeit weit besser bestellt. Jeder natürliche Mechanismus, den wir in diesem Kapitel kennengelernt haben, ob es nun die sind, die sich um Schmerzen kümmern, oder jene, die zur Abwehr von Erregern, zur Warnung vor und zur Heilung von Verbrennungen dienen, sie alle überstehen die Zeit im Inneren des zu jedem Zeitpunkt warmen, nassen und in ständiger Bewegung befindlichen Körpers weit besser als irgendeines der fliegenden Ungeheuer in der perfekten Umgebung dort draußen. Einem Akademiker in mittleren Jahren, der sich vielleicht zum letzten Mal vor dreißig Jahren einen Finger verbrannt und ein äußerst unauffälliges Leben ohne jede Gefahr geführt hat, stehen, auch wenn er das nicht weiß, nach wie vor all seine Reflexe zur Verfügung, die ihn vor Verbrennungen schützen, und sie sind jederzeit einsatzbereit. Kaum berührt er zufällig eine brühheiße Kaffeekanne, schon werden die längst vergessenen Schaltkreise aktiv, ohne daß man sie zuvor reinigen oder überholen müßte. Die Reflex-Wärmerezeptoren, die geduldig und klaglos dreißig Jahre lang auf ihren Augenblick gewartet haben, feuern ihre Botschaft sofort in Richtung Rückenmark ab. Die dort befindlichen und auf genau diesen Fall eingestellten Schaltkreise schicken ebenso rasch einen Befehl an die Handmuskeln, sich sogleich zurückzuziehen. Auch die übrigen Verteidigungseinrichtungen des Körpers machen sich unverzüglich zum Eingreifen bereit. Mit kaum wahrnehmbarer Verzögerung durchlaufen die Schmerzsignale erneut den Weg um die Achselhöhle herum hinauf zum Gehirn. Die weißen Blutzellen stürmen aus den winzigen Kapillargefäßen hervor, um sich auf etwaige Keime zu stürzen, und die richtigen Proteinketten machen sich bereit, ihren schützenden Schorf über eine Brandwunde zu breiten. All das funktioniert in den ersten Sekunden – ohne die geringste Notwendigkeit zu üben oder etwas neu in Ordnung zu bringen.

Auch alle anderen Schmerz- und Krankheitsreaktionen bleiben im Körper ebenso unbemerkt bereit wie die auf Verbrennungen spezialisierten. All die Bahnen und Kräfte in uns warten beständig darauf, in Anspruch genommen zu werden. Wer über ihre selten bewußt wahrgenommene Anwesenheit nachdenkt und überlegt, daß sie stets einsatzbereit sind, hat rasch den Eindruck, daß er nie ganz allein ist – zu unserem Glück haben wir unseren Körper dabei, wohin auch immer wir gehen.

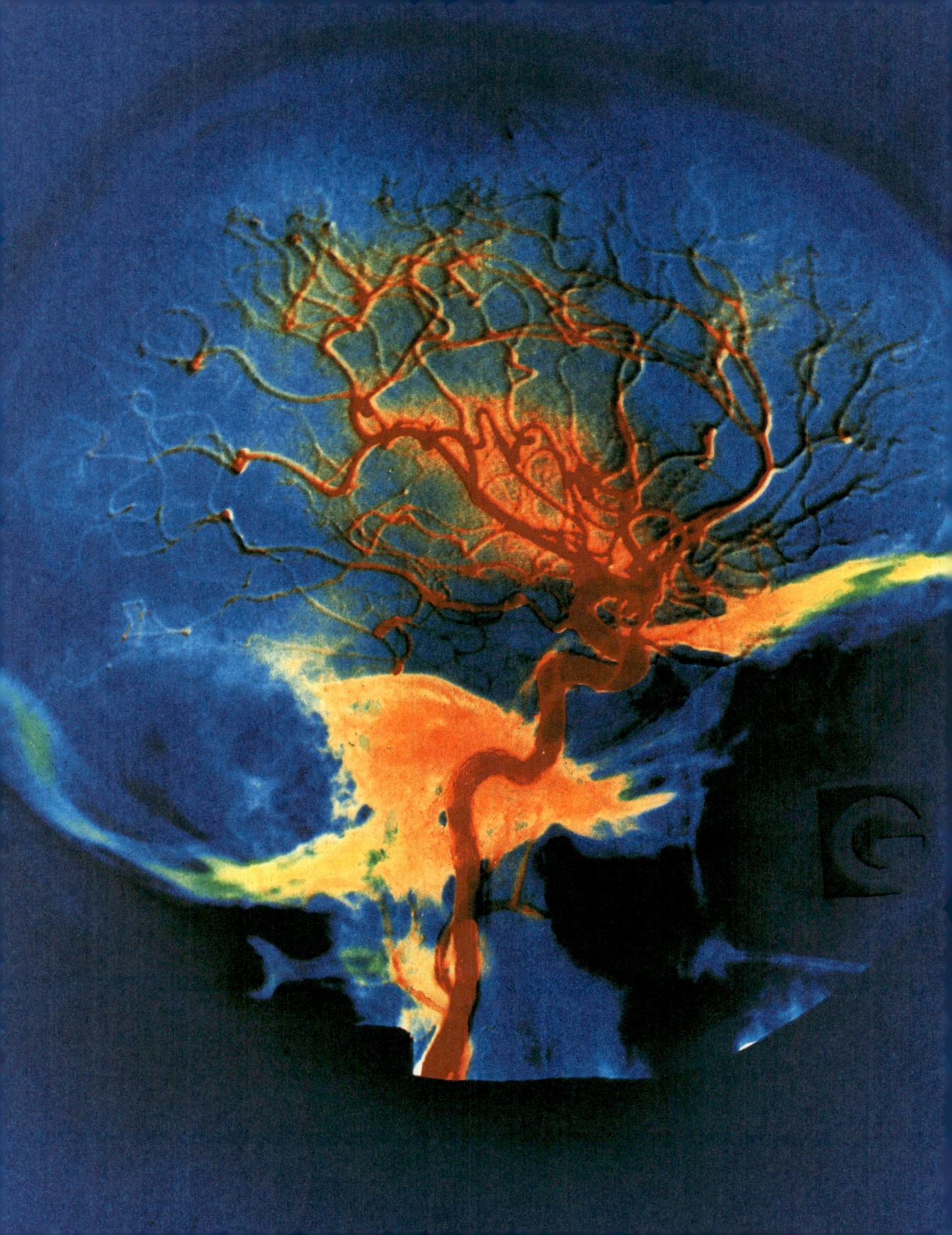

6
Streß und Kummer

Die armen Menschen, die auf ihren Nägeln kauen, verdienen unser Mitleid. So sehr sie zerren, ziehen und beißen, sie gewinnen ihre Kampf fast nie und sind, in ihre erniedrigende Gewohnheit versunken, jeden Augenblick bereit, aufzuhören, sobald jemand das Zimmer betritt.

Warum tun sie es überhaupt? Weil das Telefon zu oft klingelt, der Aufzug zu lange auf sich warten läßt, der Computer nicht richtig funktioniert oder sie sich einbilden, jemand habe sich über sie lustig gemacht. Sie tun es, weil in unserer Leistungsgesellschaft zuviel auf uns einstürmt, mit dem das schwächliche Super-Ego nicht fertig wird, und sie haben im ganzen Lande Millionen unbesungene Leidensgefährten. Vorgebeugt übersäen sie den Fußboden mit den Ergebnissen ihrer durch Streß hervorgerufenen geheimen Schande.

Außerdem tun sie es, weil sich der menschliche Fingernagel einfach GLÄNZEND als Mittel eignet, etwas gegen den allgegenwärtigen Streß zu unternehmen. Der Hintergrund sieht etwa so aus:

Frühe Wirbeltiere waren nahezu vollständig mit dicken Schuppen bedeckt, wie es noch heute viele Fische sind, aber von diesem unmittelbaren Erbe sind uns lediglich gewisse Einzelheiten geblieben wie beispielsweise der Knochenschädel und das bis nahezu an die Hautoberfläche reichende Schulterblatt. Bei einigen der frühen Reptilien wurden die Schuppen im Laufe der Zeit dünner, eine Entwicklung, die bei den Vögeln weitergegangen ist und beim Menschen an den meisten Stellen zur Entstehung feiner Haare geführt hat.

Nur unsere Fingernägel haben diese Entwicklung nicht vollständig mitgemacht. Sie sind keine Schuppen mehr, wie einst bei der Ur-Reptilien, aber auch noch keine weichen Haare. Sie bestehen zu sechsundneunzig Prozent aus reinem Protein (und sind damit viermal eiweißreicher als ein erstklassiges Steak). In Gestalt länglicher Fasern unmittelbar unter der Nagelhaut hervorgekommen, wachsen sie mit einer Geschwindigkeit von durchschnittlich zehn Zentimetern pro Jahr, so daß sie nach siebzehn Jahren die Körpergröße eines durchschnittlichen Menschen erreichen würden. Das Wachstum erfolgt schneller am Zeigefinger als am Daumen, rascher an der rechten als an der linken Hand (bei Linkshändern ist es umgekehrt).

Man sollte annehmen, daß unsere Zähne ohne weiteres imstande wären, beliebig viel von diesen Reptilien-Überbleibseln an unseren Fingerspitzen abzureißen. Immerhin sind sie mit einer Schicht aus Schmelz bedeckt, das härteste Material im Körper, und können kraft der Kiefermuskeln einen Druck von beachtlichen vierzehn Kilogramm pro Quadratzentimeter ausüben. Da sich damit der Knochen in einem kräftigen Hühnerflügel krachend durchbeißen läßt, müßte es auf jeden Fall auch für die lächerlichen Eiweißfasern genügen, aus denen die Fingernägel bestehen.

Die geradezu unglaubliche Blutversorgung des Gehirns. Man beachte, daß die Kopfschmerzen auf den äußeren Blutgefäßen der Gehirnhäute entstehen (und wahrgenommen werden).

Die Zähne allerdings wissen nichts von der Art, wie sich die Nägel drehen und winden, wenn sie zubeißen; der Kampf ist keineswegs so ungleich, wie man annehmen könnte. Das Verdrehen der Nägel leitet die Kraft des Zahns über deren ganze Länge, und so bleibt kaum etwas, das er an der Auftreffstelle durchschneiden kann. Man muß bedenken, daß menschliche Nägel eine vierzigmal höhere Bruchfestigkeit als Ziegel oder Natursteine besitzen.

Natürlich wäre es am einfachsten, ein zubeißender Zahn ginge *rasch* zu Werke, wenn der Nagel nicht damit rechnet – bevor er sich widerspenstig drehen und winden kann. Warum also lassen sich eingefleischte Nägelkauer diese Erfolgsmöglichkeit entgehen, diesen einzigen Augenblick, in dem ein trockener und brüchiger Nagel am ehesten den Angriffen des Mundes erliegen muß? Warum speicheln sie das Ziel ihres Angriffs ein, drehen Nägel und sogar ganze Fingerspitzen im Mund herum, knapsen ein bißchen hier und fetzen ein wenig da, statt auf die wissenschaftliche Weise vorzugehen, mit der sie ihren offensichtlich heiß erstrebten Preis gewinnen könnten?

Die Antwort heißt wohl: nicht dem Nagel gelten in Wahrheit ihre Bemühungen, eher schon ist das klägliche Herumdrehen der Fingerspitze an Lippen, Zahnfleisch und Zähnen der eigentliche Grund ihres Tuns. Darauf gibt es Hinweise. Ein Herumdrehen des Nagels im Munde veranlaßt die Aussendung elektrischer Signale, und sie erregen unser Sinnes-Wahrnehmungszentrum, die sensorischen Projektions- oder Rindenfelder des Großhirns. Da es sich über volle dreißig Millimeter erstreckt, bildet es ein weit größeres Zielgebiet als die bloßen drei Millimeter Gehirngewebe im selben Rindenfeld, die für alle von den Genitalien kommenden Reize verantwortlich sind.

Beim Nägelkauen geht es also um orale Befriedigung, die sich als Angriff auf diese evolutionären Überreste unserer Außenskelettzeiten an den Fingerspitzen tarnt. Und mit seiner Hilfe bewältigt so mancher – jedenfalls zeitweise – den Streß, der uns täglich belastet.

Natürlich ist das nicht die einzige Möglichkeit, ihn zu bekämpfen; im Gegenteil sind wir manchmal außerstande, den Körper daran zu hindern, daß er alle möglichen Verteidigungsbemühungen gegen den Streß unternimmt, den wir uns ständig selbst einbrocken. Manchmal ist es ein einfacher Adrenalinstoß, wie wir im Sonderfall von Furcht und Angst in Kapitel 2 gesehen haben, dann wieder führt eine länger andauernde, auf keine erkennbare Ursache rückführbare Belastung zu allerlei Verrenkungen in unseren Eingeweiden, veranlaßt uns zum Weinen, bringt unser Immunsystem durcheinander oder macht uns einfach nervös und unleidlich.

Die wesentliche Erkenntnis hier heißt: niemand kann ein von Streß gekennzeichnetes Leben führen, ohne daß der Körper eine Vielzahl von Bemühungen unternimmt, damit fertig zu werden. Und bei einer der am weitesten verbreiteten Verteidigungsmaßnahmen beginnen die verzweifelten Versuche, sich des Stresses zu entledigen, bei einer Substanz, die man einst als feste Galle bezeichnete und der man später einen schickeren Namen gab, der sich aus den Bestandteilen *Chole* (Galle) und *sterin* (fest) zusammensetzt. Es handelt sich also um das Cholesterin.

Die automatische Streßbewältigung:
Hormone – Cholesterin, Corticoide und deren Steuerung

Cholesterin kennen wir. Das ist doch die schmierige Masse, die sich im Herzen ansammelt, wenn man viel Butter ißt, die Arterien verstopft und zum Tode führt?

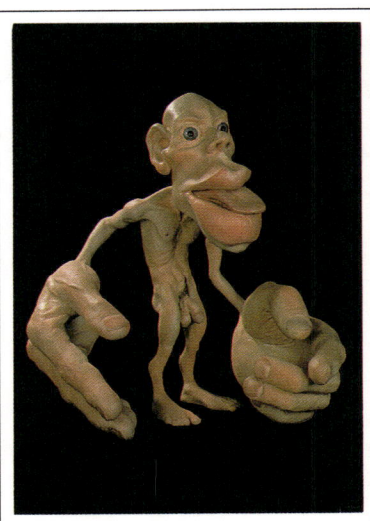

Ein »Rindenmännchen«, wie man diesen sensorischer Homunculus nennt. Hier wird ein Menschenkörper so verzerrt dargestellt, daß seine Teile proportional den Platz einnehmen, den das Gehirn von verschiedenen Körperteilen kommenden Empfindungen einräumt. Hände und Zunge sind gegenüber Oberschenkeln und Rücken ungeheuer vergrößert, denn wenn wir zum Beispiel beim Nägelkauen Zähne und Lippen mit den Fingern berühren, werden weit mehr Empfindungen hervorgerufen als vom ganzen übrigen Körper zusammen, einschließlich der nicht erregten Genitalien. Lediglich den Augen räumt das Gehirn selbstverständlich mehr Platz für Sinneswahrnehmungen ein – bei maßstäblicher Darstellung wären sie größer als der gesamte übrige Homunculus!

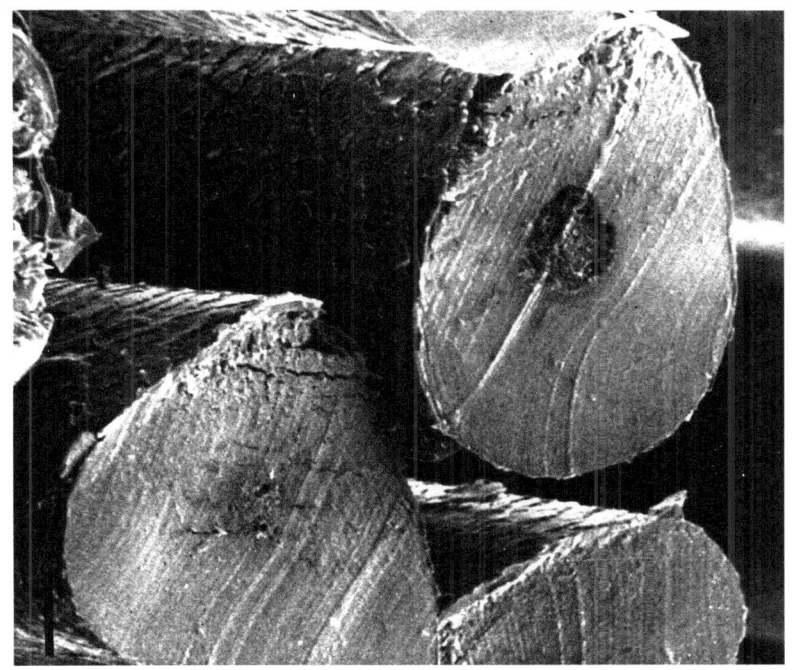

Menschliche Haare. Wir erkennen die festigende fasrige Proteinstruktur im Inneren, die unser Haar mit unseren Nägeln gemeinsam hat. Beide sehen aus wie Baumstämme, weil sie aus einem mittleren Kern nach außen wachsen.

Nun, nicht unbedingt. Es kann zu Schwierigkeiten führen, wenn man zu viel davon ißt, aber gewöhnlich ist das Cholesterin einer der wichtigsten Stoffe in unserem Körperhaushalt und ein Grundbaustein der Sexualhormone. Es bewirkt die Entstehung von Vitamin D und macht fünfzehn Prozent der Trockenmasse unseres Gehirns aus. Es wurde zuerst durch urtümliche Bakterien erzeugt, die eine Möglichkeit brauchten, ihre glitschigen Zellmembranen zu versteifen. Aufgrund dieser Herkunft verfügen noch heute aus Cholesterin aufgebaute Hormone über die Fähigkeit, unglaublich leicht biologische Membranen zu durchqueren.

Solche Hormone nennen wir Steroide (man denke an den Wortursprung Chole-*sterin*), und ihre Einnahme sorgt bei Schwimmerinnen des Ostblocks für die schwellenden Muskelpakete, mit denen sie vor den zierlichen westlichen Schwimmerinnen dem Sieg entgegenkraulen. Die Beziehung zwischen Steroiden und Streß zeigt sich darin, daß bei zu starken Belastungen aus einem Vorratsspeicher in unserem Rücken ein mächtiges Hormon ausgeschüttet wird, das auf dieses Membranen durchquerende Cholesterin zurückgeht.

Davon müßte der geneigte Leser jetzt schon eine gewisse Vorstellung haben. Man stelle sich vor, man sitze an seinem Schreibtisch und versuche einen Bericht abzufassen, nachdem man immer wieder durch immer denselben Mitarbeiter unterbrochen worden ist. Jetzt passiert es: Er kommt mit einer weiteren völlig überflüssigen Frage herein. Man spürt einen Verzweiflungsanfall, in Wirklichkeit aber bedeutet das nichts anderes, als daß sich der Hypothalamus im Gehirn übernommen hat. Er setzt allerdings nicht wie bei der sexuellen Erregung das LH-RH frei und erteilt auch keinen Befehl, der mit einem einfachen Adrenalinstoß endet. Nein, diesmal geht es um einen anderen Stoff. Er tröpfelt in die Hypophyse, die kirschgroße Drüse im knöchernen Dach unseres Mundes, die wir treffend als Hirnanhangdrüse bezeichnen. Sie schluckt, rumpelt und läßt dann ganz allmählich den Saft austreten, der dafür sorgt, daß das Steroid-Streßhormon in unserem Rücken tätig wird.

Diese Flüssigkeit enthält bootförmige Stränge, von denen jeder aus neunundreißig elegant miteinander verbundenen Aminosäuremolekülen besteht. Sind sie erst einmal auf den Weg gebracht, gibt es kein Zurück mehr, können wir es uns nicht rasch anders überlegen. Der Verzweiflungsausbruch, der sie ausgelöst hat, läßt sich nicht zurücknehmen, und so läuft das Folgende ab wie ein Computerprogramm.

Still gleiten die aus neunundreißig Teilen zusammengefügten Boote in den Blutstrom. Manche werden von machtvollen Enzymen im Blut zerfetzt, andere gehen in den Stromschnellen von Armen oder Füßen verloren und werden allmählich im dort umherwirbelnden Blut aufgelöst. Aber einige – und auf die kommt es an – erreichen nach rund zwei Minuten einen ruhigen Hafen, die mit stillen und ungestörten Blutkanälen angefüllte Rinde der Nebennieren, die oberhalb der Nieren liegen (das Adrenalin wird, man erinnere sich, im Nebennieren-Mark erzeugt). Neben diesen Blutkanälen liegen Reihen von Vorratsbehältern mit Steroidhormon, und an ihnen legen die winzigen Gleitboote aus der Hirnanhangdrüse an. Jetzt steht die Explosion unmittelbar bevor.

Jeder dieser Vorratsbehälter verfügt an seiner Außenseite über kleine Auskragungen, und an ihnen machen die Sendboten der Hirnanhangdrüse fachmännisch fest. Das funktioniert sogar dann noch, wenn die Boote beschädigt sind und ein Drittel ihrer Bausteine verlorengegangen ist. Bei diesem Kontakt beginnen die Vorratszellen tätig zu werden. Ein Teil des in ihnen enthaltenen Steroidhormons tröpfelt aus Öffnungen an ihrer Oberfläche, das im Inneren gelagerte Cholesterin stellt weiteres neues Steroidhormon her, noch mehr Steroid kommt heraus, und schon bald, nur Augenblicke nach der ersten Berührung, füllen sich die Kanäle dieses lagunenartigen Hafens mit Steroid.

Nach weiteren drei Minuten sind sie voll. Der Mensch im Büro beugt sich möglicherweise wieder über seinen Schreibtisch, summt vielleicht sogar vor sich hin und hat höchstwahrscheinlich den Ärger längst vergessen, der erst einige Minuten zurückliegt. Aber wer sich einmal hat hinreißen lassen, kann den Steroidhormonen dort in den Lagunen der Nebennieren nicht mehr Einhalt gebieten. Noch einige Spritzer aus dem Vorratsbehälter, und es geht weiter, die Kanäle entlang, aus der Lagune hinaus, ins schwere Blut der Niere. Bald schon haben die Boote jeden Teil des Körpers erreicht, erhöhen den Blutzuckerspiegel, beschleunigen die Gehirnaktivität und versetzen die Muskeln in bebende Bereitschaft. Sofern es etwas zu tun gibt, ist der Mensch jetzt auf Stunden hinaus zum Handeln bereit, andernfalls hat ihn die Streßreaktion, die fachsprachlich als ›Antwort‹ bezeichnet wird, einfach unruhig und zappelig gemacht.

All das ist eine unausweichliche Folge des Augenblicks, in dem die ersten Boote in der Hirnanhangdrüse auf den Weg gebracht wurden; alles, was geschieht, nimmt jetzt deshalb seinen Gang, weil das Cortisol, so heißt das Steroidhormon, mit dem wir uns hier beschäftigen, durch die Zellmembranen, auf die es trifft, hindurchgehen kann, auch wenn sie normalerweise undurchdringlich sind. Seine Vorgehensweise entspricht der eines kapriziösen Pianisten, der die Wärme im Konzertsaal, in dem er am Abend spielen soll, selbst regeln möchte und den der seinen Anweisungen gehorchende Hausmeister daran hindert, in den Heizungsraum hinabzugehen und die Anlage nach seinen Vorstellungen einzustellen.

Ein besonders einfallsreicher Pianist könnte den Hausmeister überlisten, indem er die Arme über den Flügel auf der Bühne breitet und erklärt, den Vorschriften gemäß sei unmittelbar nach den Proben der Flügel von der Bühne in den Lagerraum im Keller zu bringen.

Wahrscheinlich würde der Hausmeister, der nichts falsch machen möchte, nun gemeinsam mit seinen Helfern den Flügel – an dem der Pianist nach wie vor wie von Sinnen klebt – dorthin schieben, wo die Hubvorrichtung einen Teil des Bühnenbodens nach unten zu befördern vermag. Er würde dann angesichts der merkwürdigen Vorstellungen verrückter Künstler vielleicht klein beigeben, die Hydraulikanlage in Betrieb setzen, um das Instrument samt Musiker in die Tiefen des Kellergeschosses schicken, auf dessen Erreichen der Künstler so leidenschaftlich hingearbeitet hat. Dort könnte sich der Pianist dann von seinem Instrument lösen, nicht ohne ihm noch zum Abschied eine Kußhand zugeworfen zu haben und in den Kesselraum eilen, um zu sehen, ob sich nicht etwas tun läßt, um die Temperatur seinen Vorstellungen gemäß zu regeln.

Nahezu ebenso verhält sich das Cortisol (und übrigens alle Steroide), sobald es eine der von ihm angepeilten Zellen im Körper erreicht. Zuerst legt es sich fest an einen Rezeptor an der Zellmembran, dann wird es in die Zelle hineingezogen, dringt in deren Kern und bringt dort die DNS-Steuerung dazu, ihre Produktion umzustellen und eine andere Proteinmischung zu erzeugen. Da das für die Funktion der Zelle auf längere Zeit verändert, eignet sich das Cortisol vorzüglich als langfristiger Streßbewältiger.

Man kann das Ganze auch als komplizierte Möglichkeit ansehen, uns von unserer Nahrung mit Nährstoffen versorgen zu lassen, wenn wir eine Weile vom Eßtisch getrennt sind. Jeder Bissen einer mit Butter und Marmelade bestrichenen Scheibe Toast befördert Cholesterin *und* Zucker in unseren Magen. Von dort gehen die beiden Stoffe getrennte Wege – der Zucker wird in der Leber gespeichert, und das Cholesterin macht sich zu den cortisolerzeugenden Einheiten im Rücken auf, denn nur so können wir die beiden für Zeiten großer Belastung speichern, die möglicherweise lange nach ihrem Verzehr kommt.

Selbstverständlich erfolgt die Cortisol-Reaktion nicht so unverzüglich wie der Adrenalinstoß. Wir haben gesehen, daß das Adrenalin funktioniert, indem es die Steuerungseinrichtungen an der Außenseite von Zellwandungen betätigt, und das geht rasch – so rasch, als hätte der Pianist in unserem Beispiel die Leistung der Heizung durch Betätigen eines an der Bühnenwand befindlichen Thermostatventils verändert. Aber das Adrenalin ist nichts anderes als eine abgewandelte Aminosäure und ähnelt in keiner Weise einem Steroid. Das heißt, es kann keinesfalls wie das Cortisol selbst in eine Zelle gelangen und damit langfristige Veränderungen bewirken. Es gibt immer nur die Wahl: schnell, aber flüchtig, wie beim Adrenalin, oder allmählich, dafür dauerhaft, wie beim Cortisol.

Selbst die Art, wie die beiden Hormone in unserem Blutstrom überdauern, ist unterschiedlich. Bereits wenige Sekunden nach einer Zornreaktion verdaut unser Blut einen Teil des freigesetzten Adrenalins, nach zwei oder drei Minuten ist es spurlos verschwunden, und man kann sich bald wieder ebenso entspannt fühlen wie zuvor. Wer aber längere Zeit darüber nachgrübelt, wie er es fertigbringt, daß er sich die erstrebte Eigentumswohnung doch leisten kann, bei dem werden die gänzlich anderen Kanäle angeregt, durch die das Cortisol ausströmt, und dann geht es um eine andere Größenordnung. Da das Cortisol auf das robuste Cholesterin zurückgeht, kann es auch im wirbelnden und säurehaltigen Blutstrom mehrere Stunden überdauern und dafür sorgen, daß wir uns während der ganzen Zeit angespannt, unbehaglich und möglicherweise kribbelig fühlen. Alle plötzlichen Geräusche wirken ein bißchen lauter als sonst, alle

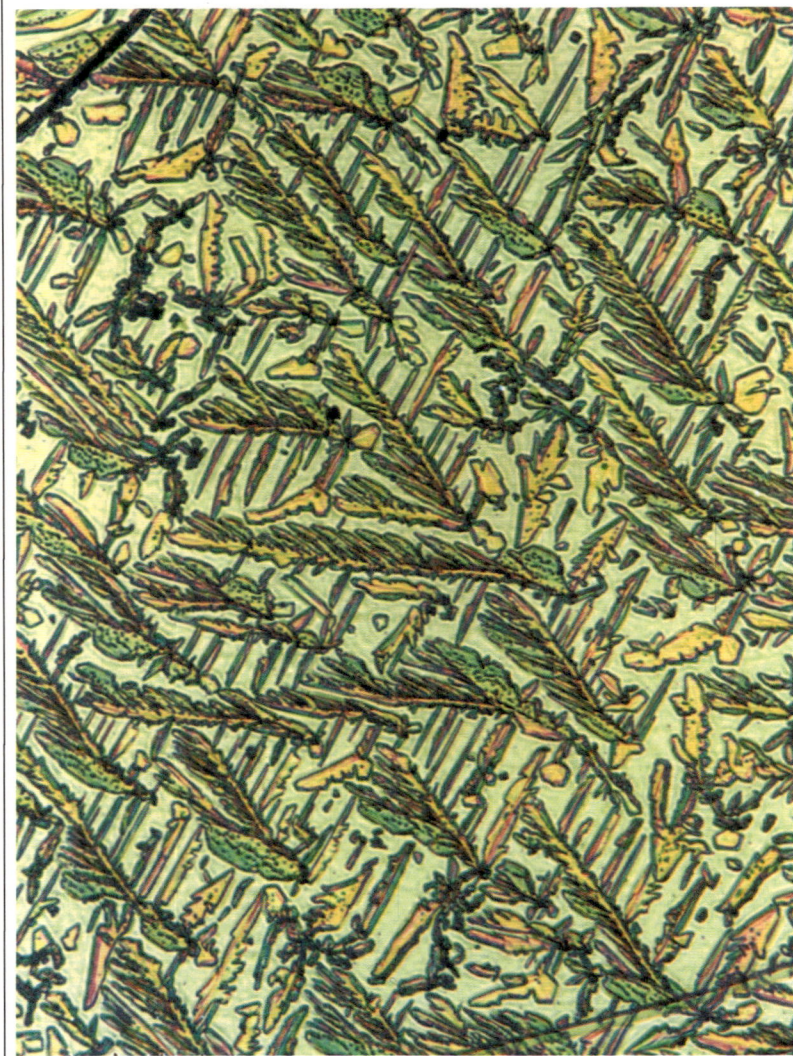

Anhäufung länglicher Kristalle. Sie lagern sich in menschlichen Knochen in Abhängigkeit von der Vitamin-D-Konzentration an. Es handelt sich um eine vom allgegenwärtigen Cholesterin, aus dem auch unser Streßhormon Cortisol besteht, abgeleitetes Molekül. Die Vitamine sollten ursprünglich nach ihrem Entdecker Casimir Funk »Funkine« heißen, doch wies er diese Ehre zurück.

Armbewegungen fallen etwas heftiger aus als sonst, Blicke, die wir jemandem zuwerfen, der uns ruft, sind durchdringender. Man könnte annehmen, etwas sei über uns gekommen, und so verhält es sich auch: es ist das Cortisol. Im Verlauf eines langen entspannten Abends verfliegt seine Wirkung allmählich, und wir können dem nächsten Vormittag mit Gleichmut ins Auge sehen. Wenn aber die Spannungen des Vortages zurückkehren und die Sorgen sich wieder breit machen, setzt die vom Cortisol hervorgerufenen Unruhe erneut ein. (Merkwürdigerweise zittern auch Hai und Stör bei übermäßiger Streßbelastung unter dem Einfluß modifizierten Cortisols.)

Die dauerhafte Wirkung des Cortisols und anderer Steroide ist einer der Gründe dafür, warum Athleten, die solche Mittel bis unmittelbar vor einem Wettkampf einnehmen, für ihren Doping-Test anschließend einige unangenehme Prozeduren über sich ergehen lassen müssen. Ein dem

Vernehmen nach häufig praktiziertes Verfahren, die Ergebnisse solcher Überprüfungen zu verfälschen, besteht darin, daß ein Steroide einnehmender Gewichtheber mit einem kräftigen harntreibenden Mittel unmittelbar nach dem Wettkampf seine Blase entleert, dann einen flexiblen Katheter durch sein Glied einführt und die Blase mit dem frischen Urin eines Komplizen anfüllt, der die lange im Körperkreislauf verweilende Droge nicht genommen hat.

Athleten nehmen nur deshalb Steroide, weil sie der Ansicht sind, die natürliche Produktion von Steroidhormonen ihres Körpers reiche nicht für die von ihnen angestrebten rekordbrechenden Leistungen aus. Sie vergessen dabei, daß sich diese in einem empfindlichen Gleichgewicht befinden und man nicht ohne Gefahr mit ihnen tändelt. Beispielsweise verfügen alle Männer über hinreichende Mengen des Steroids Testosteron. Im Übermaß eingenommen, steigert es zwar das Muskelwachstum (indem es die Außenwandungen von Zellen durchdringt, die an diesem Prozeß beteiligt sind), wirkt aber auch in einer Weise, die von Sportlern als ›chemische Kastration‹ bezeichnet wird. Zu den Nebenwirkungen kann gehören, daß die Stimme höher wird, Brüste sich entwickeln und andere unerwartete weibliche Merkmale auftreten. Entsprechendes gilt natürlich sinngemäß auch für Athletinnen, die sich auf diese Weise eine Leistungssteigerung erhoffen.

Cortisol ist nur einer der Bestandteile dieses natürlicherweise im Gleichgewicht befindlichen Systeme. Unser Körper hat von Natur aus einen bestimmten Cortisolpegel, und lediglich die durch den Streß freigesetzte überschüssige Menge bewirkt all die Schwierigkeiten. Selbst ohne Streßbelastung sondern die Nebennieren in unserem Rücken Jahr für Jahr knapp sechs Kilo (an Proteine gebundenes) Cortisol ab. Am heftigsten ist die Produktion um drei oder vier Uhr morgens, damit unser Körper für den Tag bereit ist, wenn wir aufwachen. Der Blutzuckerspiegel wird gehoben und das Bewußtsein gesteigert, so daß wir um sieben oder acht aufstehen können. (Als Nebenwirkung dieses Vorgangs wird die Geschmacksempfindlichkeit herabgesetzt, und daher essen nur wenige Menschen frühmorgens gern stark gewürzte Speisen, doch ist das kein zu hoher Preis für diesen nützlichen Weckruf unseres Körpers.)

Die Haupttatsachen im Zusammenhang mit Cortisol wurden unter dem Siegel strengster militärischer Geheimhaltung entdeckt. Während des Zweiten Weltkriegs berichteten militärische Geheimagenten an die Vereinigten Staaten, im Dienste Deutschlands stehende Aufkäufer versuchten in Argentinien geradezu ungeheure Mengen an Nebennieren von Schlachttieren aufzutreiben. Aus ihnen solle ein Corticoid-Hormon isoliert werden, mit dessen Hilfe die Piloten der Heinkel-Fernbomber ohne Ermüdungserscheinungen einige Stunden länger in der Luft bleiben konnten als ihre Gegner auf der Seite der Alliierten. Die Regierung der Vereinigten Staaten nahm diese Hinweise ernst und rief ihrerseits ein Programm ins Leben, bei dem festgestellt werden sollte, wie sich diese von den Deutschen begehrten Hormone isolieren oder synthetisieren ließen.

Dies Programm bekam höhere Priorität als das zur Entwicklung von Mitteln gegen die Malaria für die Invasion der von Japanern besetzten Inseln im Fernen Osten. Nach dem Kriege zeichneten sich zwei Ergebnisse ab: erstens waren die Amerikaner einem Ammenmärchen aufgesessen. Zu keiner Zeit hatten die Deutschen die Absicht gehabt, ihren Piloten einen Extrakt aus der Nebennierenrinde zu verabreichen, und die Gerüchte, die in diese Richtung zielten, zeigten nichts anderes als die Unfähigkeit der amerikanischen Abwehrleute. (Da das ganze Programm streng geheim gewesen war, blieb es auch diese Erkenntnis, und so gab es nur wenig

Widerstand, als das Personal der Abwehr zwei Jahre nach dem Krieg aufgestockt wurde und sie einen neuen Namen bekam – aus ihr wurde die CIA, und zahlreiche ihrer Angehörigen stammten aus der Abwehr.) Das zweite Ergebnis dieser überstürzten Forschungstätigkeit war positiver, denn durch sie besaß man Jahre, bevor diese Zusammenhänge sonst so gründlich erkannt worden wären, ein Verständnis davon, wie das Cortisol und die im Einklang mit ihm wirkenden Hormone funktionieren.

Cortisol ist nämlich keineswegs das einzige Hormon, das als Teil des Streß-Steuerungssystems im Körper wirkt. Zu nennen ist außer ihm noch das Prolaktin, das in der weiblichen Brust die Milchproduktion einleitet, sobald ein Neugeborenes daran saugt, unter Streß aber andere Wirkungen hat; darüber hinaus kennen wir die von unserem Körper erzeugten natürlichen Substanzen, die wie Opium wirken – wir haben sie im vorigen Kapitel als Schmerzregulatoren kennengelernt –, sowie eine ganze Reihe anderer.

Bevor wir uns jetzt aber für den Rest dieses Kapitels von der Streßbewältigung abwenden und mit ihren Folgen beschäftigen, dürfte es nützlich sein, einen Seitenblick auf eine Erscheinung zu werfen, die halbwegs dazwischen liegt. Ein Besuch im Wilden Westen mag als Einführung dazu dienen.

Streßbewältigung. Zwischenspiel: Harte Männer und Tränen

Der Sheriff Gary Cooper stand in der Mitte des verlassenen Städtchens im amerikanischen Westen. Es war elf Uhr neunundfünfzig, gleich würde es zwölf Uhr mittags schlagen, und jeden Augenblick konnte die Desperadobande anrücken. Sofern dieser Gesetzeswahrer einen Adrenalinstoß erlebte, zeigte er es nicht, und seine kalt blickenden Augen zuckten mit keiner Wimper, wie hoch auch immer sein Cortisolspiegel sein mochte. Ein welkes Blatt trieb unheilverkündend an den still daliegenden Häusern vorbei, deren Läden vorgelegt waren.

Die Kamera fuhr näher. Langsam, kaum wahrnehmbar, begann sich Coopers kräftiges Kinn zu bewegen. Seine Unterlippe bebte ein wenig, seine Wangen röteten sich, und man hörte sonderbare unterdrückte Schluchzer. Tränen stiegen ihm in die mit einemmal verquollenen Augen: ungewöhnliche Laute kamen von seinen zuckenden Lippen. Der große Cooper brach in Tränen aus.

Schön, diese Szene landete auf dem Fußboden des Schneideraums. Aber warum gilt in unserer Kultur ein weinender Mann als verächtlich, warum bespötteln wir es als das extremste Gegenstück zum Ideal der Härte, die nun einmal von einem Mann erwartet wird? Der Mechanismus, der das Weinen auslöst, ist gewiß einfach, allerdings auch ein wenig abstoßend. Tränen sind nichts anderes als modifiziertes Blut, aus dem einige Farbzellen entfernt wurden. Wie in Kapitel 3 dargelegt, werden sie wie die Säuberungsflüssigkeit der Scheibenwaschanlage eines Autos ausgespritzt. Immerhin sondern wir im Jahr nahezu vier Liter dieser Flüssigkeit ab, die als dünne Schicht zwischen einer Schleimschicht als Unterlage und einem darüber liegenden Ölfilm unsere Augen befeuchtet.

Gewöhnlich laufen Tränen in kleine Öffnungen seitlich an unserer Nase. Wird das Zwinkern der Augen langsamer, wie beispielsweise nachts, während wir schlafen, trocknen sie dort, und aus ihren Rückständen bildet sich der ›Sand‹, den wir uns morgens aus den Augen reiben. Übrigens dauert jede dieser als ›Zwinkern‹ bezeichneten Bewegungen, mit der wir die Augenlider öffnen und schließen, eine Fünftelsekunde, und ihre Gesamtdauer summiert sich im Ablauf eines Menschenlebens auf volle fünf Jahre. Sichtbar fließen die Tränen, wenn so viel von der Flüssigkeit ausgeschüttet wird, daß sie den Ölfilm durchbricht. Das Zwinkern nun

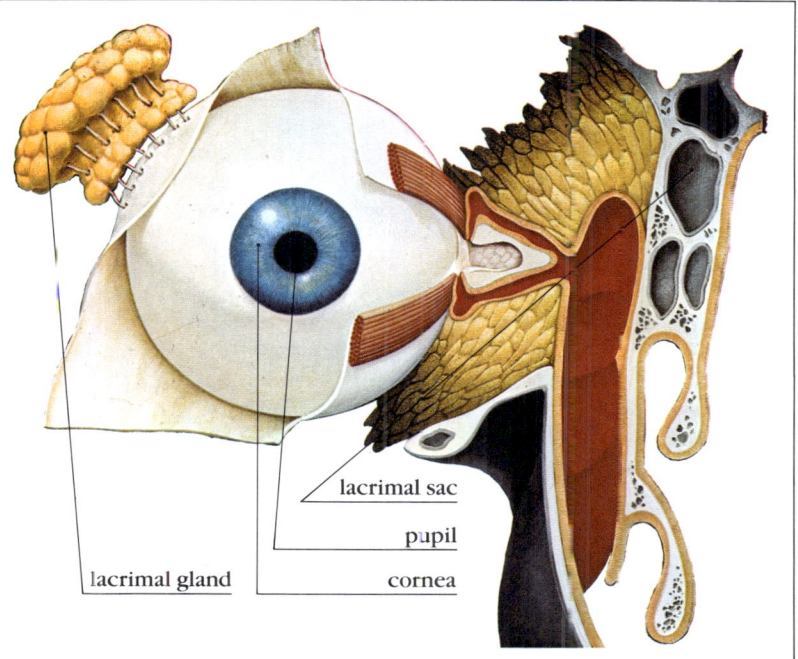

Der Weg der Tränenflüssigkeit über das Auge. Sie entsteht in der Drüse links oben und verläßt das Auge durch den inneren Augenwinkel in den Tränensack und mündet in die Nase.

lacrimal sac

pupil

lacrimal gland

cornea

erzeugt eine starke Unterdruckwelle, mit deren Hilfe der Überlauf in die Öffnungen an der Nase zurückgeschickt wird, und besonders rasches Zwinkern ist gewöhnlich das letzte Anzeichen für einen bevorstehenden Tränenausbruch.

Warum weinen wir? Scheiden wir etwa damit unserer Gesundheit abträgliche Streßhormone aus? Das wäre eine Erklärung dafür, warum Frauen, denen man zubilligt, daß sie öffentlich weinen, im allgemeinen gesünder sind als Männer. Immerhin bekommen sie nur ein Viertel so viel Magengeschwüre wie diese und haben eine im Durchschnitt um vier Jahre höhere Lebenserwartung. Außerdem könnte das erklären, warum Karrierefrauen, die weniger Gelegenheit haben, öffentlich zu weinen, nicht deutlich länger leben als Männer, ihre Lebenserwartung liegt im Durchschnitt nur um ein Jahr höher.

Leider genügt das Ausscheiden von Streßhormonen über die Tränen in keiner Weise, um das zu bewirken. Eher ist es so, daß Tränen persönlichen Kummer anzeigen und auf diese Weise dafür sorgen sollen, daß dem Weinenden Mitgefühl und Hilfe zuteil wird. Daher dürfen Frauen weinen, denn ihnen gesteht man das Recht zu, von der Umwelt Hilfe zu erbitten. Männern hingegen versagt unsere Gesellschaftsordnung diesen Hilferuf über die Sekretion, denn von ihnen wird erwartet, daß sie, nun ja, eben ›ihren Mann stehen‹. Wir sehen es am Idealbild des Sheriffs in *Zwölf Uhr mittags:* Er muß sich in Großaufnahme seinen Gegnern völlig allein stellen.

Streß und der Vagus
Einige Streßreaktionen sind weniger undeutlich und schaffen nichts als Kummer. Sehen wir uns beispielsweise den Nerv an, der möglicherweise der eigentümlichste im ganzen Körper ist: den Vagus. Der Wortursprung

ist derselbe wie bei *Vagant, Vagabund* und *vage,* und dieses Bild ziellosen Umherziehens sowie ungefährer Unverbindlichkeit beschreibt genau, was der Vagus tut. Er wandert auf die merkwürdigste Weise, zieht sich vom Gehirn durch eine eigens für ihn vorgesehene Schädelöffnung nach unten und schickt dann in alle Richtungen Äste aus – einige zur Lunge, andere zur Kehle, und wieder andere suchen sich ihren Weg bis ins Herz. Überallhin zieht dieser Nerv.

An seinen ins Herz reichenden Zweigen zeigt sich übrigens, wie wichtig der Vagus ist, denn ihnen fällt im Normalfall die Aufgabe zu, den Puls innerhalb gewisser Grenzen zu halten. So sorgt er dafür, daß der von Natur aus zwar mögliche, aber auf die Dauer viel zu gefährliche Puls von hundertvierzig Herzschlägen pro Minute auf einen geringeren Wert herabgesetzt wird. Wer aber in seiner Wut den Teller mit den angebrannten Linsen zu kräftig an die Wand schleudert oder sich zum zehntenmal darüber grämt, daß er seine Steuererklärung wieder nicht rechtzeitig abgeben kann (weil der Steuerberater, den er immerhin selbst ausgewählt hat, sein Fach nicht versteht), bei dem vermindert der Vaguszweig im Herzen allmählich seine Impulsfrequenz. Damit wird die Bremswirkung auf das Herz verringert, und als Ergebnis schnellt der Puls von seiner Ruhefrequenz auf achtzig oder neunzig Schläge pro Minute empor, und zwar so lange, bis der Vagus wieder vollständig die Kontrolle übernimmt und der Körper sich allmählich beruhigt hat.

Weitere Teile des Vagus werden durch Streß ebenso stark beeinträchtigt. Diejenigen, die unsere Bewegungen beschleunigen oder uns die Ohren klingen lassen, sind leicht zu ermitteln. Andere Wirkungen seines Tuns bleiben uns möglicherweise eine ganze Weile verborgen. Unangenehmstes Beispiel dafür ist wohl das, was ein von Kummer und Sorgen beeinflußter Vagusnerv mit unserem Verdauungstrakt anstellt.

Als allererstes wirkt er auf den wenig bekannten *Sphincter Oddi* ein. Das ist ein von einem wißbegierigen Mann namens Oddi entdeckter kleiner Gang, der von der Gallenblase Verdauungssäfte in den oberen Abschnitt des Dünndarms leitet, den Zwölffingerdarm. Normalerweise werden sie in regelmäßigen Schüben geliefert, wenn wir uns aber lange genug verkrampfen, hält der dort zuständige Zweig des Vagusnerven diesen galleableitenden Kanal so lange verschlossen, daß kein Verdauungssaft hineingelangen kann. Die Nahrung im Verdauungstrakt wartet unbehaglich, bis sich der Vagus wieder auf seine Aufgabe besinnt und weitermacht.

Das ist zwar schlimm, aber es gibt noch Schlimmeres. Ein weiterer Zweig dieses sich überallhin erstreckenden Nerven reicht bis an den mittleren Abschnitt des Dickdarms, nahezu am Ende des Verdauungstrakts. Seine Aufgabe besteht darin, der bereits verdauten und dorthin gelangten Nahrung einen ordentlichen Schubs in den Dickdarm zu geben, in Richtung auf das Ende des Verdauungstrakts, wo sie dann ausgeschieden werden kann, wenn Stimmung und Gelegenheit danach sind. Das soll er zwar tun, er aber denkt nicht daran, wenn Kummer und Sorgen ihn lahmgelegt haben. In einem solchen Fall gelangt kein Kommando des Vagus an die Mitte des Dickdarms, es gibt keinen befreienden Stoß in den Mastdarm hinein, den Endabschnitt des Verdauungstrakts, und damit auch keine Ausscheidung der verdauten Nahrung zum günstigsten Zeitpunkt. Statt dessen wartet die Masse dort auf ein Signal, das nicht kommt.

Damit schlägt die Stunde des räuberischen Dickdarms. Es hat manchmal den Anschein, als kenne er kein höheres Ziel im Leben, als allem, was in seine Reichweite gelangt, möglichst viel Flüssigkeit zu entziehen. Auch jetzt stürzt er sich auf den überfälligen Ausscheidungskandidaten, greift mit Hunderttausenden winziger Ärmchen wie die Tentakeln eines Tinten-

Der einen Meter achtzig lange Dickdarm. Der Brei steigt nach links oben, ändert dort seine Richtung, geht hinab zum After und wird schließlich rechts ausgeschieden. Die Exkremente (rosa) sind links und oben weniger aufgelöst als rechts, da sie sich noch nicht so lange im Dickdarm befinden und daher weniger Wasser abgegeben haben. Man beachte den Wurmfortsatz unten links und Hüftknochen sowie Wirbelsäule (grün) im Hintergrund.

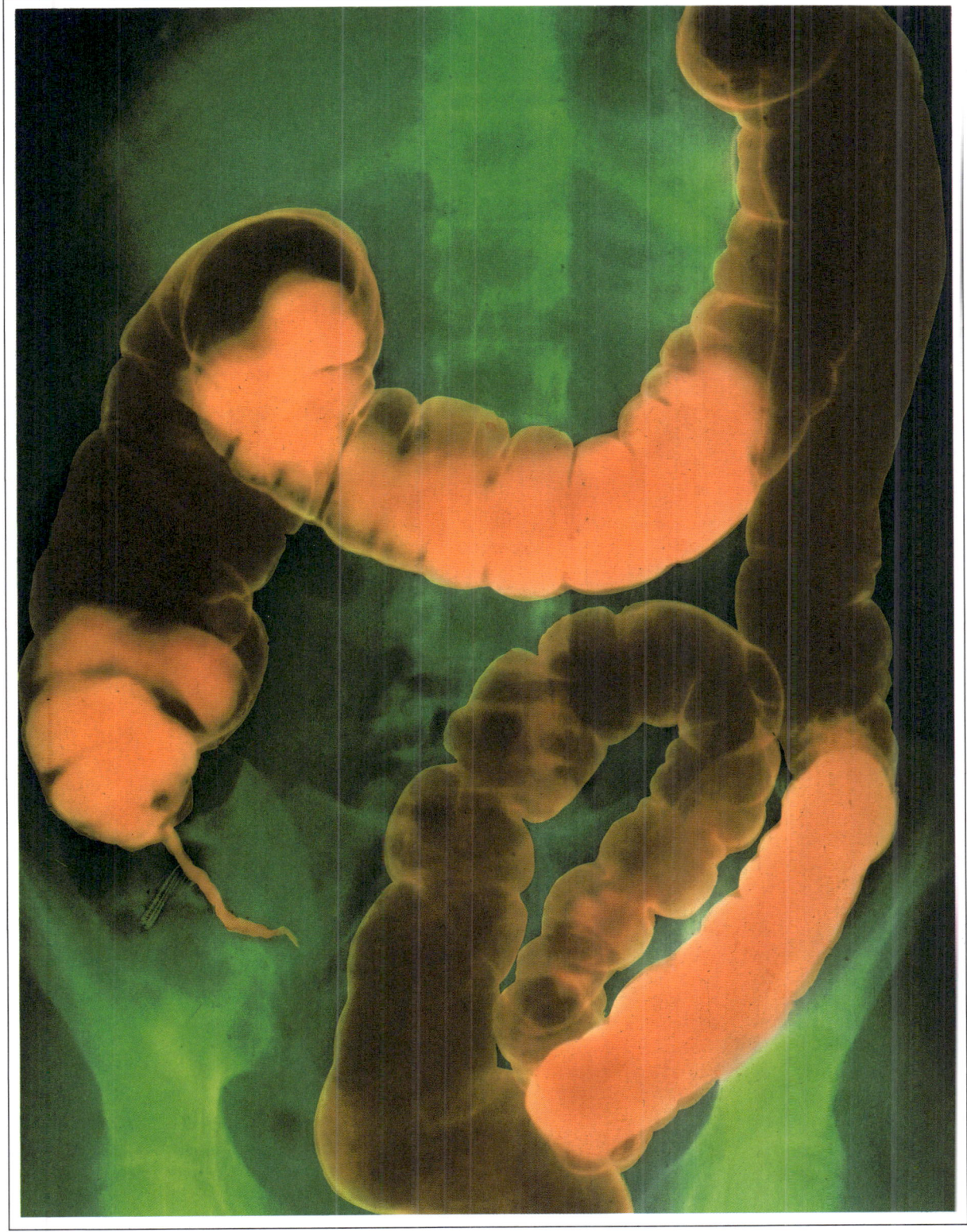

fischs, die aus seiner Wandung kommen und gierig alle Flüssigkeit in sich hineinschlürfen, die sie aus dem verdauten Nahrungsbrei dort bekommen können. Dauert das Warten nur einige Stunden, spielt das keine große Rolle. Ist es aber eine Sache von zwei oder drei Tagen, weil sich der Besitzer des Körpers so große Sorgen macht oder ihm so unbehaglich zumute ist, daß der Vagusnerv während der ganzen Zeit gelähmt bleibt, fängt der Wasserentzug an, Wirkungen zu zeitigen.

Der verdaute Nahrungsrest, der irgendwann ausgeschieden werden muß, wird immer trockener und härter, sozusagen verdichtet. Genau das meinten die Römer der Kaiserzeit, wenn sie leidend auf ihren steingeschnitzten Toiletten saßen. Sie waren *constipati,* was nichts anderes bedeutet als ›zusammengedrängt‹ oder ›dicht gestopft‹ – die Ärzte nennen, was wir als ›Verstopfung‹ bezeichnen, heute noch ›*constipatio*‹.

Daß die verdaute Nahrung den wasserentziehenden Kräften des Dickdarms so übermäßig lange ausgesetzt ist, steigert den Innendruck im Unterleib, der rund sieben bar, also sieben Kilogramm pro Quadratzentimeter, erreichen kann, und bewirkt die qualvolle Mischung aus Wunsch und Angst, das stille Örtchen aufzusuchen. All das ist das Werk des überallhin wandernden Vagus und geht auf dessen tückische Angewohnheit zurück, zu streiken, sobald Streß entsteht.

Streß und der Magen

Eine weitere kennzeichnende Reaktion des Körpers auf zuviel Sorge und Belastung ist das Magengeschwür. Zwar befällt es wohl nur jeden zehnten Menschen, verursacht dann aber scharfe Schmerzen und gelegentliche Blutungen. Wieso nun trifft es ausgerechnet den Magen? Liegt es an der überschüssigen Säure, vor der uns die Hersteller aller möglichen Soda- und Magnesiummittelchen, sei es in Form von Sprudel- oder Magen-Aufräumtabletten, in ihren Anzeigen warnen und deren Wirkung sie uns zuliebe mit ihren Produkten eindämmen wollen? Eigentlich nicht.

Der Magen ist ein dehnbarer Sack, der sich vor rund fünfhundert Millionen Jahren entwickelt hat, als gewisse frühe Fische etwas brauchten, um die großen Nahrungsbrocken zu lagern, die sie mit einer als Kiefer bezeichneten neuen Errungenschaft rascher als je zuvor in sich zu schlingen vermochten. Bis dahin hatte kein Tier über Kiefer verfügt, und daher konnten alle nur jeweils soviel Nahrung aufnehmen, wie sie sofort zu verdauen vermochten. Das Fassungsvermögen des menschlichen Magens beträgt bis zu gut einem Liter, beim Hund sind es etwa zwei, beim Wolf gut drei und bei der Kuh, die mit ihrem Vier-Kammer-Magen riesige Mengen an Gras so lange in sich aufbewahren muß, bis es in Gärung übergeht, rund hundertsechzig Liter – eine ordentliche Badewanne voll. Wer gesehen hat, wie eine Kuh das alles wieder von sich gibt, wird bestätigen, daß man diesen Vorgang, der überhaupt nicht enden zu wollen scheint, nie wieder vergißt.

Bei Säugetieren und manchen Vögeln läßt Kälteeinwirkung den Magen erstarren, und so kommt es, daß er eine halbe Stunde lang gefühllos und unbeweglich wird, wenn wir Eis essen. Kommt er mit Pfeffer in Berührung, ganz gleich, ob es sich bei der aufgenommenen Nahrung um ein kulinarisch zubereitetes *steak au poivre* oder ein Würstchen vom Imbißstand mit Chilipfeffer handelt, wird er glühend rot. Ein leerer Magen, den es nach Füllung gelüstet, drückt seine Wandungen zusammen, sozusagen als Signal. Dabei wird die geringe Menge Gas verdichtet, die stets in ihm enthalten ist, und das Geräusch gelangt über die megaphonähnliche Membran des Unterleibs an die Außenwelt. Auf diese Weise entstehen die so häufig Unterhaltungen beendenden Laute eines knurrenden Magens. Der

*Wie Magen- und Darmgeschwüre
entstehen. Das Innere der Gallenblase. Die kleinen Kreise sind
einzelne Zellen, die elektrisch
geladene Teilchen herauspumpen, um
die Konzentration der die Verdauung
unterstützenden und von der Leber
kommenden Galle zu verbessern. Die
Falten dienen der Oberflächen-
vergrößerung, dadurch wird auf
natürlichem Wege die Zahl dieser
Zellen gesteigert. Hier entstehen
Gallensäuren. Normalerweise ziehen
miteinander verwobene Muskel-
schichten unmittelbar unterhalb der
Oberfläche die Gallenblase
zusammen und drücken deren Inhalt
in den Dünndarm, sobald er einsatzbereit ist. Ein durch Streß verursachter
Rückstrom kann bewirken, daß er in
den Magen gelangt und ihn angreift.
Hinweis: Grün dargestellt zerlegter
roter Blutfarbstoff, der den
Exkrementen ihren charakteristischen
Geruch verleiht, nachdem Bakterien
im Eingeweidetrakt sie bearbeitet und
ausgeschieden haben; gelb ist das,
was die Griechen als feste (sterol)
Galle (chole) bezeichneten – unser
Cholesterin.*

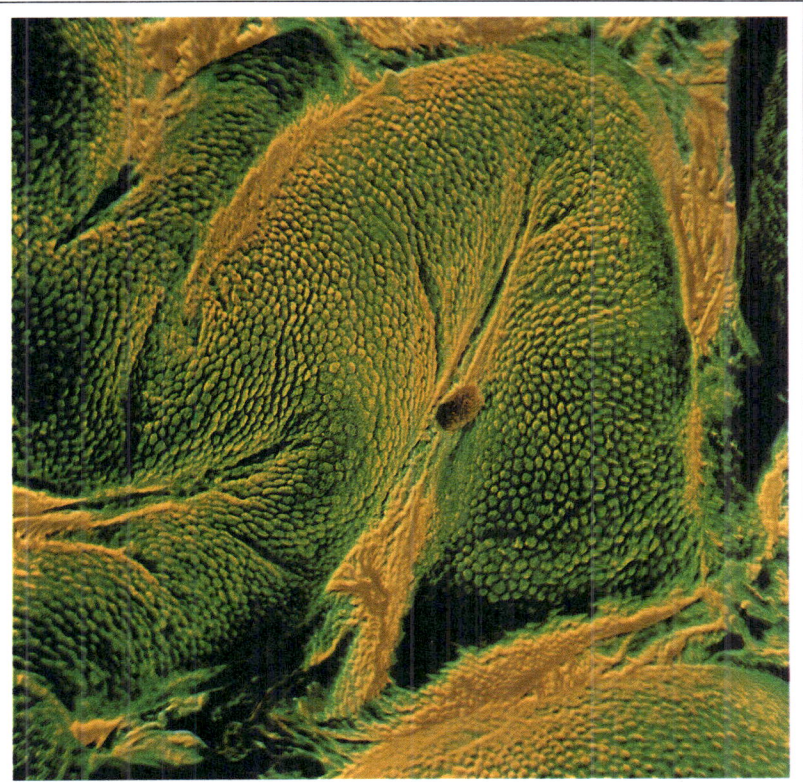

melodisch klingende Fachbegriff dafür, nämlich *Borborygmus,* ist das griechische Wort für ›Magenkollern‹. Die verschiedenen Knurr- und Gurrlau-
te, die aus dem Dünndarm kommen, werden dem Magen allerdings oft zu
Unrecht zugeschrieben, da die meisten Menschen seine Lage viel zu tief
vermuten; er befindet sich in Wirklichkeit ziemlich oben im Brustraum, in
der Nähe des Herzens.

Um zu sehen, wie Streß zur Entstehung von Magengeschwüren führt,
fangen wir am besten mit dem an, was nach einer normalen Mahlzeit
geschieht. Die Magenwandung enthält Dutzende kleiner Falten, die sich
nur dann glätten, wenn der Magen durch eine ordentliche Mahlzeit gestrafft ist. Dann beginnt ein langsam ablaufender Vermischungsprozeß,
der eine halbe Stunde andauern kann, bis das Zentrum der aufgenommenen Nahrung erreicht ist. Da mit jedem Mundvoll einige Bakterienkolo-
nien in den Magen gelangen, entsteht eine ganze Generation neuer Bakterien; sie vermehren sich und sterben an Altersschwäche, bevor die
Magensäure sie erreichen und vernichten kann.

Rund fünfunddreißig Millionen winzige Vertiefungen bedecken die
innere Magenwand, und aus noch winzigeren in sie mündenden Röhren
ergießt sich, sobald Nahrung unterwegs ist, ja, sogar dann schon, wenn wir
uns das nur vorstellen, ein ständiger Strom von Magensaft. Dabei handelt
es sich um 0,5-prozentige Salzsäure, eine Substanz, mit deren Hilfe – in
konzentrierter Form – Alchemisten im Mittelalter schwere Behälter aus
gegossenem Blei auflösten. Die im Magen enthaltene Salzsäure ist ebenso
stark wie jene und durchaus imstande, in vereinter Anstrengung mit dem

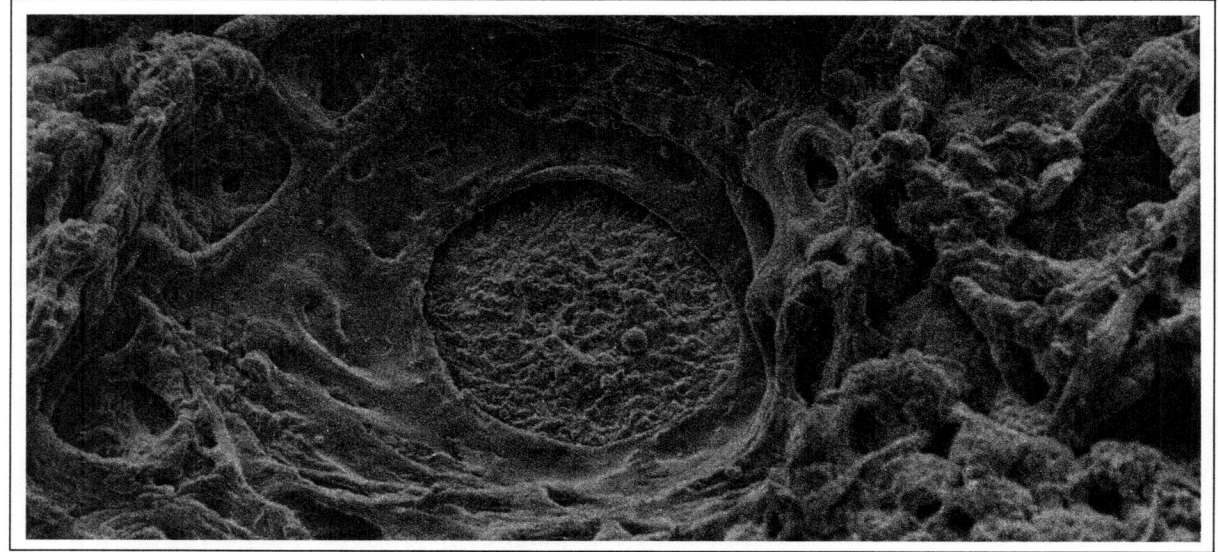

Verdauungsenzym Pepsin ein ordentliches Steak in kurzer Zeit aufzulösen. Die unter dem Namen Boa constrictor bekannte Abgottschlange verfügt über die gleiche Magensäure wie der Mensch und ist, da sie lebende Tiere bis zur Größe junger Schweine verschlingt, durchaus imstande, lebendes Gewebe ebenso aufzulösen wie Angebote aus dem Supermarkt. Da Salzsäure so aggressiv ist, speichert der Körper sie in ihre harmlosen Bestandteile Wasserstoff- und Chlorid-Ionen getrennt, bis sie gebraucht wird. Erstere stellt er selbst her, letztere gelangen durch passiven Austausch gegen HCO_5 in den Magen. Dann drücken zwei Pumpen die Bestandteile wie bei einer aus zwei Komponenten bestehenden chemischen Waffe, die im Gefechtskopf zusammenkommen, aus ihren Aufbewahrungszellen und durch die bezeichneten Leitungen zum Magen.

Wenn aber Pepsin und Salzsäure so zersetzend wirken, erhebt sich die beunruhigende Frage: wieso verdauen sie die Magenwand nicht gleich mit? Das unterbleibt im Normalfall, weil die gesamte Innenwand des Magens aus einer einzigen Zellschicht besteht, dem ›Bürstensaum‹, der wie ein ganzes Feld senkrecht auf ihren Stielen schwankender Baseball-Schläger aussieht. Ihre unteren Enden sind so dicht ineinander verkeilt, daß kein noch so winziges Tröpfchen der zum Verdauen der Nahrung in den Magen gelangten Säure durch sie an die Magenwand gelangen und sie verdauen kann. Etwa achthundert Millionen dieser Zellen befinden sich ständig in dieser Verteidigungsstellung, und sofern einige abgenutzt werden, nehmen sofort andere ihren Platz ein. In jeder Minute tritt so im Magen eines Menschen eine halbe Million frisch entstandener Magenwandverteidiger auf, genug, um alle drei Tage eine neue rosa schimmernde Schutzschicht entstehen zu lassen.

Angesichts dessen mag erstaunen, daß sich überhaupt je ein Loch in der Magenwand auftut und ein Magengeschwür entstehen kann. Aber so ist es nun einmal, und der Sündenbock ist nicht etwa ein Übermaß an Säure, weder Salz- noch Schwefelsäure, sondern ein Rückstrom an Galle vom Dünndarm, dorther also, wohin die Nahrung vom Magen aus normalerweise geht. Diese Galle entsteht aus dem allgegenwärtigen Cholesterin in der Leber, aber auf ganz andere Weise als die Streßhormone. Ihre eigentli-

Ein Magengeschwür: Es arbeitet sich von der Magenschleimhaut, die den Magen auskleidet, in die tiefen Schichten der Magenwand vor.

che Aufgabe im Verdauungstrakt ist es, aus großen Fettklumpen leichter zu verdauende kleine Fett-Tröpfchen zu machen. Im Verdauungstrakt ist das auch in Ordnung, aber wenn beständiger schwerer Streß die gewöhnlich fest verschlossene Schranke des als ›Pförtner‹ bezeichneten Schließmuskels zwischen Magen und Darm lockert, kann die Galle ihren Weg in den Magen finden. Damit hat unser Freund, der Vagus, eine Menge zu tun, da er diese Schranke öffnen und sogar die Salzsäure-Ausschüttung steigern kann. Ab jetzt gibt es kein Halten mehr: die Galle zerlegt alle Fett-Tröpfchen, auf die sie dort stößt, was nicht weiter schlimm ist, aber sie drängt sich auch durch den ›Bürstensaum‹, die Verteidigungszellen, mit denen die empfindliche Innenwandung des Magens ausgekleidet ist – und das *ist* schlimm.

Durch diese Bresche kann die Säure in die Magenwand eindringen, und zwar in großen gewebezersetzenden Strömen. Zusammen mit dem Reizstoff Histamin, den in der Nähe liegende Zellen freisetzen, werden auf diese Weise Millionen von Wandzellen weggebrannt. Geschieht das ein- oder zweimal, ist die Magenwand mit Hilfe ihrer natürlichen Selbstreparaturfähigkeit imstande, den Schaden binnen einer halben Woche zu beheben. Wiederholt sich der Vorgang aber Tag für Tag, am Arbeitsplatz und nach Feierabend, wird das Loch immer größer, verursacht Schmerzen und macht aus jedem Kummer eine zuckende, brennende Qual. Wenn die Sache auf die Spitze getrieben wird, kann es sogar zu Blutungen kommen, und dann ist es höchste Zeit für einen chirurgischen Eingriff.

Nicht alle Streßbelastungen lösen Magengeschwüre aus, nur die ›richtigen‹. Von den Männern mit den stählernen Herzen, die bei General Motors in der Zentralverwaltung nach dem Rechten sehen, pflegte man zu sagen, daß sie keine Magengeschwüre bekommen, sondern anderen welche verursachen. Wissenschaftler haben erkannt, auch wenn die Sache dadurch nicht unbedingt in freundlicherem Licht erscheint, daß Affen, die gegen einen Stab drücken müssen, um Elektroschocks abzuwehren, mit denen sie bedacht wurden, ganz gleich, was sie taten, nahezu ausnahmslos Magengeschwüre bekamen. Sobald die Schocks in regelmäßigen Abständen ausgelöst wurden, bekamen sie keine. Nicht solche Menschen bekommen in erster Linie Magengeschwüre, die sich abstrampeln, um vorwärtszukommen, sondern solche, die auf der Stelle treten.

Streß und der Kopf

Zwar spüren wir Kopfschmerzen – wie der Name sagt - im Kopf, aber sie entstehen in den unglaublichen Fabriken, in denen auch unser Knochenmark erzeugt wird. Dorther stammen unsere Blutplättchen: klebrige Dinger, kleiner als eine Blutzelle, die immer dann auftreten, wenn Riesenzellen im Knochenmark amöbenähnliche Arme herausdrücken und dann die Plättchen wie winzige Pünktchen abbrechen. Hunderte von Millionen davon entstehen täglich auf diese Weise in unseren Knochen und bleiben nur einen winzigen Augenblick dort, ohne etwas von den beutelüsternen Freßzellen zu ahnen, die im Knochengerüst neben ihnen Kalziumstützen einschmelzen, denn Knochen sind ein ideales Lager für giftige Minerale wie Kalzium. Dann steigen sie auf, schnüren sich ab und treten ihre Reise durch die verwinkelten Ecken des Blutstroms an.

Jedes Plättchen ist bis obenhin mit einer unvorstellbaren Fülle von Vorräten angefüllt: Kanäle und Membranen, energieliefernde Batterien, Bakterien tötende Gerinnungsmittel und sogar Bläschen voll Adrenalin. Ein Teil davon ist nützlich für die Entstehung von Blutpfropfen, die eine gefährliche Schnitt- oder Brandwunde verschließen, aber worauf es bei Kopfschmerzen ankommt, ist, daß die Plättchen noch andere Bläschen enthalten, die mit der sauren Substanz Serotonin angefüllt sind, sowie mit der Vorform eines scheußlichen Hormons, die Bestandteil des Kobragifts Kinin ist.

Leiden wir unter Dauerstreß – weil wir uns beispielsweise darum sorgen, woher das Geld für die fällige Hypothekenrate kommen soll, weil um uns herum die Kinder lautstark toben oder wir uns einfach über unseren Partner ärgern –, können sich Plättchen, die in die Blutgefäße in der Nähe unserer Kopfhaut gelangt sind, zu großen Klumpen zusammenballen. Diese platzen auf, und die in ihnen enthaltenen Vesikel setzen Serotonin und andere Substanzen frei. Das Serotonin verursacht bei seinem Austreten eine kurzzeitige Kontraktion der Muskeln um die kleinen Blutgefäße in der Gegend der Kopfhaut, was den Blutdruck dort ansteigen läßt und zugleich die Durchblutung behindert. Nach dieser Missetat strömt das Serotonin zum Gehirn weiter, setzt dessen Verteidigungsbereitschaft gegen Eindringlinge aus dem Körper herab und erlangt auf diese Weise Zugang zum Gehirn. Dort beschleunigt es die Weiterleitung von Botschaften im Stromkreis, der die Zentren unserer Empfindungen miteinander verbindet. Das durch seine Ankunft bewirkte Zusammenzucken könnte die Ursache für die unvermittelt auftretende Mißlaunigkeit sein, die von Kopfschmerzen geplagte Menschen so häufig an den Tag legen.

Damit wir uns näher mit dem pochenden Kopfschmerz beschäftigen können, müssen wir uns der Oberfläche des Kopfes zuwenden, denn das Gehirn selbst besitzt keine einzige schmerzempfindliche Nervenfaser. Daher lassen sich Gehirnoperationen bei vollem Bewußtsein des Patienten durchführen; lediglich eine örtliche Betäubung der Kopfhaut ist erforderlich. Das beim Zusammenprall der Plättchen ausgetretene Kinin gehört zu den machtvollsten bekannten Blutgefäß-Erweiterern (wie wir in Kapitel 7 sehen werden). Hier macht dies Hormon ungeschehen, was das Serotonin begonnen hat und steigert den Blutzustrom zur Kopfhaut übermäßig. Außerdem macht es die Schmerzrezeptoren an den Blutgefäßen in der gesamten Kopfhaut und am Hals übermäßig empfindlich, so daß von dort starke Schmerzsignale ausgeschickt werden – und genau das ist Kopfweh.

Gleichzeitig tritt eine weitere unerwünschte Substanz in die Blutgefäße des Kopfes. Dabei handelt es sich um eine Fettsäure mit der unangenehmen Angewohnheit, entspannte Muskeln verkrampfen und zurückweichen zu lassen, wo auch immer sie auf diese trifft. Sie ist entfernt mit Industrie-Reinigern verwandt und scheint auch Menstruationskrämpfe auszulösen. Hier sorgt sie dafür, daß die Empfindlichkeit des Kopfes und die Schmerzen noch stärker betont werden.

Kann man sich vor Kopfschmerzen schützen? Nun, man sollte möglichst das Gesicht nicht verziehen, denn das verengt dort und am Hals die Blutgefäße und ist offenkundig eine todsichere Methode, die Plättchen zusammenstoßen zu lassen, wobei dann Serotonin und Kinin freigesetzt werden, die man auf keinen Fall dort haben möchte. Natürlich zerplatzen nicht annähernd alle im Körper befindlichen Plättchen, es ist kaum ein Prozent, das aber genügt für quälende Kopfschmerzen.

Auch ein unaufrichtiges Lächeln führt zu diesem unerwünschten Zusammenstoß der Plättchen. Aneinandergepreßt werden mehr als zehn Kilometer winziger Blutgefäße zusammengedrückt und hier- und dahin gezerrt, wenn man lediglich fünf Minuten lang ein gefrorenes Lächeln zur Schau trägt, wie zum Beispiel, um bei einer größeren Cocktailgesellschaft oder einem geschäftlichen Empfang die Anwesenden zu begrüßen. An die siebzehn Haupt-Nervenendigungen auf beiden Seiten des Gesichts und Tausende einzelner Nervenkontaktstellen, die unmittelbar vom Gehirn ausgehen, werden aktiviert, um die Muskeln festzuhalten, die betätigt werden müssen, damit das Lächeln nicht erstirbt. Schon im Ursprung des Wortes ›Grimasse‹ zeigt sich, welch unangenehme Maskerade hinter solchen Verzerrungen liegt, denn im Altnordischen heß *grima* ›Maske‹. Aufrichtigkeit kann hier Wunder wirken.

Das Verzerren des Gesichts hinterläßt übrigens auch Spuren, zumindest bei Menschen über vierzig. Man schätzt, daß nach zweihunderttausendmaligem Stirnrunzeln eine bleibende Falte entsteht, und obwohl man die Genauigkeit dieser Zahl in Zweifel ziehen darf, ist die Richtung, in die sie weist, nur allzu deutlich. Alle Substanzen in unserer Haut, die gewöhnlich dafür sorgen, daß sie glatt bleibt – die Schichten aus elastischen Collagen-Fasern, die dehnbaren Keratin-Geflechte –, werden mit zunehmendem Alter schrecklich empfindlich. Jedesmal, wenn wir das Gesicht zu einem übertriebenen Lächeln oder zum Ausdruck des Ärgers verziehen, brechen einige der Collagen-Fasern für immer auseinander, werden einige der Keratin-Geflechte geknickt und büßen ihre ursprüngliche Form auf immer ein. Wenn man bedenkt, daß alternde Haut austrocknet und sich lockert, kommt da einiges zusammen.

Streß und die Schilddrüse

Dauerstreß hinterläßt bei uns weniger augenfällige Wirkungen. Wir haben in unserer Kehle ein friedliches Organ, das normalerweise klaglos dazu beiträgt, den Stoffwechsel im Körper aufrechtzuerhalten. Unter Belastung aber leidet es wie alles andere auch. Die davon hervorgerufene Veränderung ist eher geringfügig, verblüffend aber ist, daß die Wirkung des im Beruf oder daheim entstandenen Stresses dies Organ überhaupt erreichen kann.

Die unterhalb des Kehlkopfes liegende rötliche Schilddrüse ähnelt im Aussehen einem Schmetterling und umfaßt die Luftröhre halbkreisförmig unmittelbar unterhalb des Adamsapfels. Ihren Namen verdankt sie einer Einkerbung, die sich an der Spitze des Adamsapfels ertasten läßt und der einst in Kampfschilde geschnitzten ähnelt.

Ihre eigentliche Arbeit leistet die Schilddrüse in der Mitte ihrer beiden gleichmäßig ausgebreiteten Flügel. Dem bloßen Auge stellen sie sich einfach glatt und rosa dar, wirken aber unter der Lupe eher schwammig und noch ein wenig mehr rosa. Sie bestehen aus Millionen winziger Geleebläschen, von denen jedes mit einer dünnen, aber zähen Zellschicht sowie von einem dichten Netz aus Blutgefäßen umgeben ist. In den Geleebläschen geht die wichtige Arbeit der Schilddrüse vor sich, denn in ihnen wird das als Thyroxin bezeichnete Hormon produziert.

Ein ohne die Fähigkeit zur Erzeugung von Thyroxin geborener Mensch würde nicht größer als ein Siebenjähriger, nie sexuell reifen und bliebe zeitlebens taubstumm. Einen an diesen Mängeln Leidenden dürften wohl selbst schlichte Gemüter mit einem gewissen Mitgefühl behandeln. Tatsächlich nannten die Bewohner der italienischen Alpen solch bedauernswerte Geschöpfe *cretino,* was dem lateinischen Begriff *christianus,* also Christ, entspricht und als schonender Ausdruck verstanden werden muß; sie galten als besonders beschützenswürdig. Daß daraus unser Wort ›Kretin‹ wurde, sagt etwas über die Entwicklung unserer Kultur.

Glücklicherweise ist dies Leiden selten. Die Geleebläschen in der Mitte unserer Schilddrüsen sind gewöhnlich nur allzu sehr darauf bedacht zu zeigen, was sie können. Ihr Vorgehen besteht darin, daß sie aus den Blutgefäßen außerhalb der Bläschen einzelne an einen Eiweißkörper gebundene Jodmoleküle und besondere Aminosäuren herausfiltern und die beiden zu winzigen Spuren von Thyroxin verbinden, die aber immerhin so

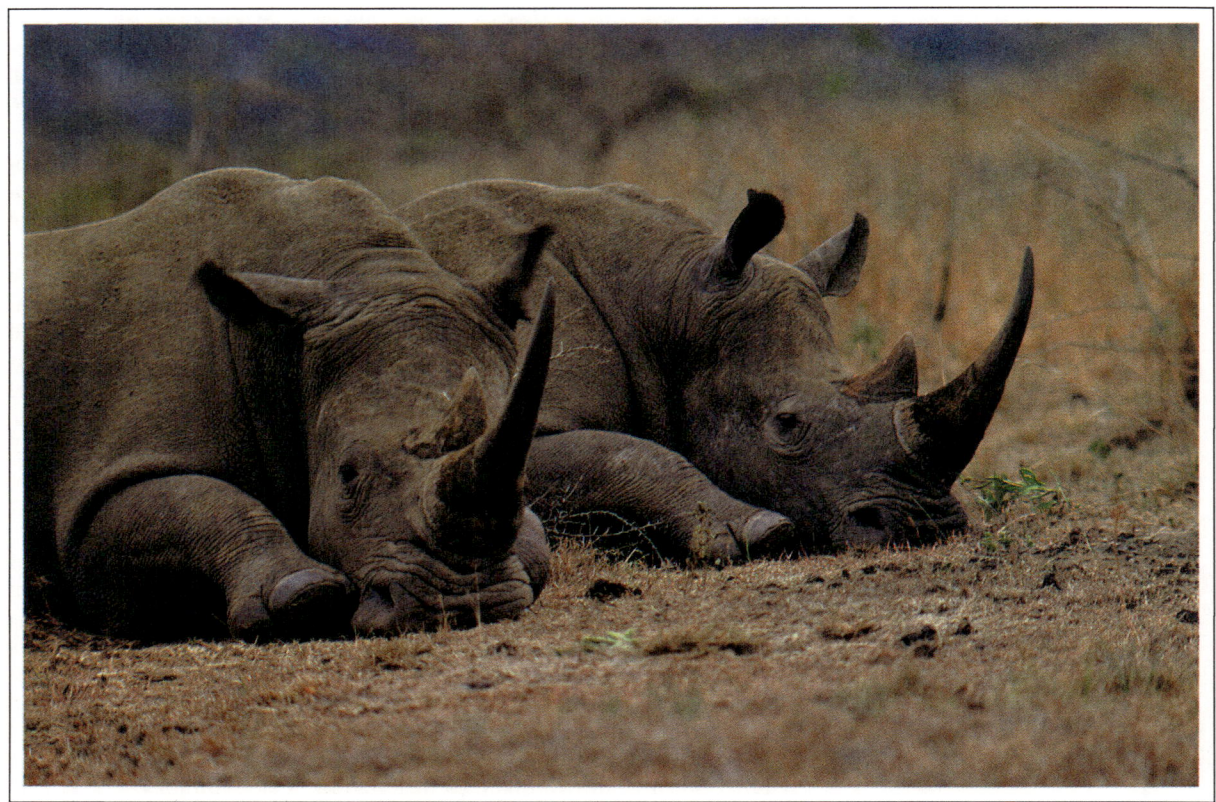

groß sind, daß sie keinesfalls zur Unzeit aus den Bläschen zu entweichen vermögen. An die zur Herstellung des Hormons erforderliche Aminosäure gelangt der Körper leicht, denn er kann sie aus nahezu allem selbst herstellen, was wir essen.

Jod ist da schon schwieriger zu beschaffen. Zwar wird davon nicht viel gebraucht, nämlich nur zwei Zehntausendstel Gramm pro Tag, fehlt diese Menge aber, hat das beträchtliche Auswirkungen. Die Art und Weise, wie es in unsere Schilddrüse gelangt, ist verblüffend. Der Weg beginnt ausgerechnet dort, wo bei einem kräftigen Schauer Regentropfen über dem Ozean niedergehen. Ein einziger solcher im Meer landender Tropfen erzeugt keinen großen Spritzer, aber etwas Seewasser gelangt doch in die Luft, und es enthält höchstwahrscheinlich ein wenig Jod. In der Zeit, in der das Wasser aufsteigt und wieder fällt, verdunstet es zum Teil, und mit ihm das darin enthaltene Jod.

Von diesen verdunsteten Jodmengen hängt das Weiterleben der Menschheit ab. Die meisten Jodmoleküle fallen erneut ins Meer zurück, doch einige wenige trägt der Wind ans Ufer. Wie nicht anders zu erwarten, geht der größte Teil in küstennahen Gegenden zu Boden, weshalb an der Nordseeküste angebaute Gemüse- und Obstsorten einen hohen natürlichen Jodgehalt haben. Weiter im Landesinneren ist dieser deutlich geringer. Die Jodkonzentration in unserer Schilddrüse liegt sechzigtausendmal höher als im übrigen Körper und muß in den Thyroxinmolekülen (jedes von ihnen enthält vier Jodatome) noch einmal zweitausendmal höher sein. Würde nicht Tafelsalz mit Jod angereichert, bestünde die Gefahr, daß

Zwei erschöpfte Nashörner. Ihren Stoffwechsel regelt ähnlich dem unseren die Schilddrüse, die durch Streß in Mitleidenschaft gezogen werden kann – auch hier wieder ein Hinweis auf Entsprechungen und Ähnlichkeiten zwischen unserem Hormonsystem und unserer Streßantwort und solchen in der Tierwelt. Beim Nashorn wurden die nahe den Schilddrüsen liegenden Nebenschilddrüsen erstmals entdeckt, die für das richtige Gleichgewicht der Ionen zur Aktivierung von Muskeln und Nerven sorgen.

Nahaufnahme von lebendem Schilddrüsengewebe, in dem sich das äußerst leistungsfähige Hormon Thyroxin bildet.

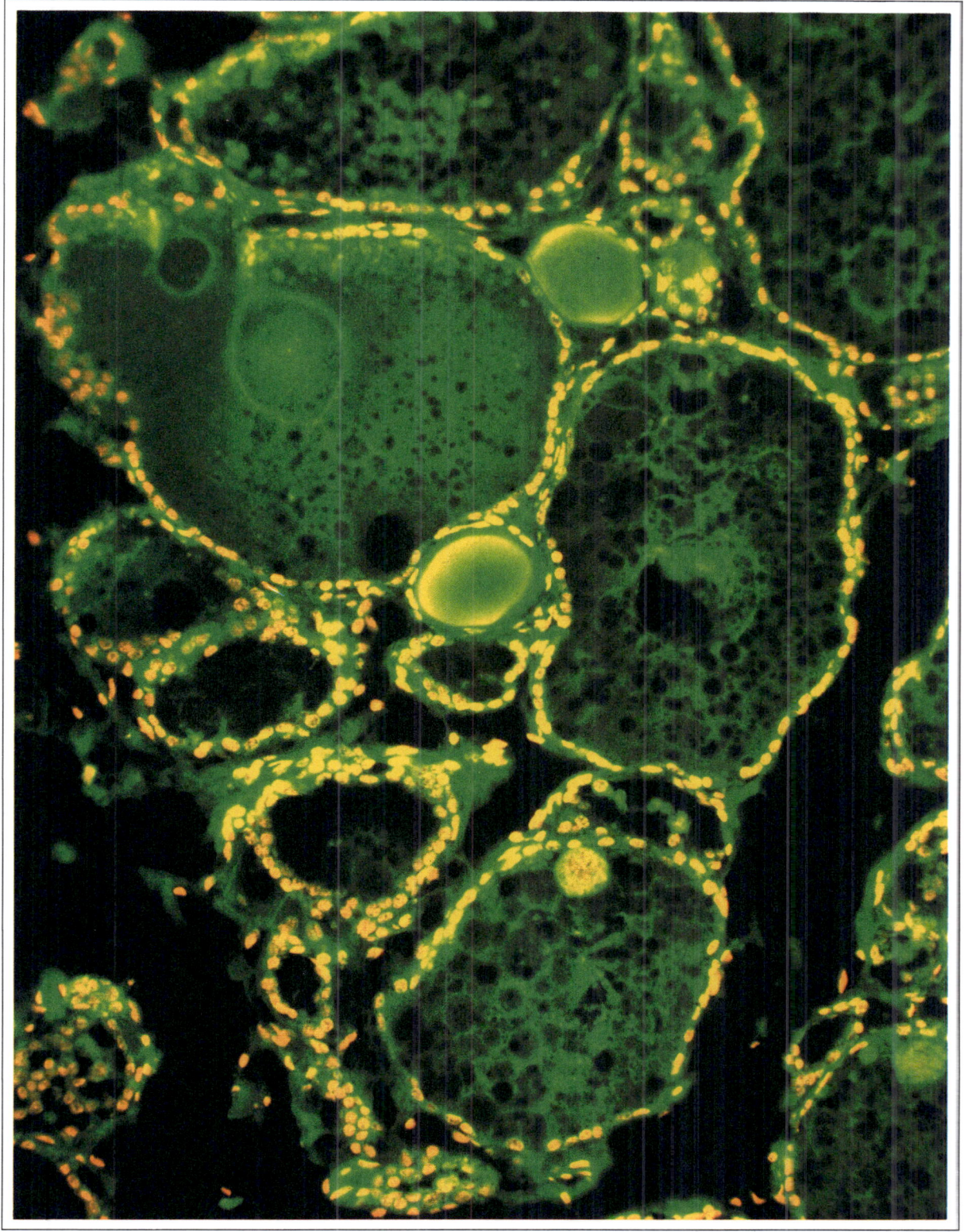

die Menschen in küstenfernen Gebieten einen Kropf bekämen, weil ihre Schilddrüse zusätzliche Bläschen erzeugen würde, um jede noch so winzige Spur von Jod an sich zu binden, das in ihre Nähe kommt. (Bekanntlich fand sich diese heute seltene Drüsenschwellung, die die Größe einer Faust, wenn nicht sogar eines Kinderkopfes erreichen konnte, besonders häufig bei Bergbewohnern in den Alpenländern, wo von Natur aus das Trinkwasser wenig Jod enthält.) Im allgemeinen wird in den Bläschen die richtige Menge Thyroxin hergestellt, und ebenso wird im Normalfall die benötigte Dosis in den Körper abgegeben: 0,26 Milligramm pro Tag – nicht mehr und nicht weniger.

Sobald das Thyroxin vom Eiweißkörper abgetrennt ist, mit dem es zusammenhing, reißt die Saugkraft der umliegenden Blutgefäße es aus seinen Bläschen im Hals, und seine Reise durch den Blutstrom beginnt. Es wird wieder mit einem Eiweißkörper verbunden und kann dabei ein Jod-Atom verlieren. Überall, wo das neue Hormon eintrifft, veranlaßt es die Zellen zu größerer Aktivität, sie erzeugen mehr Wärme, verbrauchen mehr Sauerstoff und verbrennen mehr Blutzucker. Schon ein einziges Schilddrüsenhormon-Molekül löst diesen Prozeß in einer Zelle aus, und die tägliche Dosis von 0,26 Milligramm enthält weit mehr als nur ein solches Molekül, nämlich Billionen und Aberbillionen. Zahlreiche Körperzellen werden davon aufgeputscht wie durch einen Amphetaminschub, und als Ergebnis entwickeln sich Gewebe, die überall wachsen. Das ist unerläßlich, um uns frisch, tätig und munter zu halten.

So weit, so gut. Wo aber ist der Zusammenhang mit dem Streß? Das Thyroxin kommt meist genau in der richtigen Menge aus den Bläschen, in denen es entsteht, damit der Stoffwechsel des Körpers auf die günstigste Weise stattfinden kann. Es sorgt dafür, daß wir pro Tag beispielsweise zweitausend Kilokalorien (also rund achttausend Kilojoule) aufnehmen, um in Schwung zu bleiben. Ein einziges zusätzliches Gramm davon würde uns so anstacheln, daß wir, um die gleiche Wirkung zu erzielen, fünfzehntausend Kilojoule aufnehmen müßten. Da aber das Thyroxin ein ungeheuer leistungsstarkes Hormon ist, verlangsamt jede Veränderung der Geschwindigkeit, mit der es in die richtige Struktur mit drei Jod-Atomen umgewandelt wird, sämtliche Abläufe in unserem Körper. Diese Veränderung läßt sich unglücklicherweise nur allzu leicht durch Streß hervorrufen. Denkt jemand an ein wichtiges Auslandstelefonat, das er erwartet, oder macht er sich lange über seine Idealwohnung Gedanken, die für ihn leider ein bißchen zu teuer ist, und geschieht das oft genug, werden einige der Hormonmoleküle wieder in eine Struktur mit drei Jod-Atomen umgewandelt, die nicht viel bewirkt. Das verlangsamt unseren Stoffwechsel: einige der zuvor angeregten Zellen bekommen ihre gewohnte tägliche Ration nicht. Die Wirkung tritt allmählich ein, und es dauert Stunden, bis wir sie bemerken, aber sie zeigt, auf welch gewundenen Wegen viele wichtige Stoffwechselabläufe stattfinden, und wie der tägliche Streß imstande ist, sie alle negativ zu beeinflussen.

Als kleiner Trost sei gesagt, daß die Schilddrüsenhormone andere Lebewesen noch stärker beeinflussen können als den Menschen. Biologiestudenten haben die Möglichkeit, deren Leistung an Kaulquappen zu erproben, den Larven der Froschlurche, von denen manche zwei Jahre lang umherschwimmen und dabei immer mehr wachsen, bis aus ihnen endlich Ochsenfrösche geworden sind. Ein solches Experiment kann auch einem schmächtigen Bücherwurm das Gefühl verleihen, ein Gott zu sein. Die Studenten nehmen eine Kaulquappe aus dem Teich, die noch nahezu den ganzen Zeitraum von zwei Jahren bis zum Froschsein vor sich hat, und geben ihr einen einzigen Tropfen reines Schilddrüsenhormon zu fressen.

Und WUPPDICH! Vor den staunenden Augen der Zuschauer entwickelt sich in Zeit von nichts ein vollausgebildetes Ochsenfröschlein. Die Beine schießen ihm förmlich aus dem Rumpf, der Schwanz wird eingeschmolzen, bis er verschwunden ist, und bald schon erkennt man auch das faltige Gesicht mit den vorstehenden Augen.

Am verblüffendsten bei all dem ist, daß die Kauquappe um keinen Zentimeter wächst, sondern so klein bleibt, wie sie ist. Das Ergebnis ist ein Wesen, das aussieht wie ein vollständig ausgebildeter Ochsenfrosch, aber nur halb so groß ist wie der Nagel unseres kleinen Fingers. Es bläht sich voll Stolz auf und quakt, ohne im entferntesten zu ahnen, daß es in zwei Jahren verglichen mit seinen Geschwistern ein wahrer Zwerg sein wird. Sie entwickeln sich zu ausgewachsenen Ochsenfröschen und sind achtzig- bis hundertmal größer als das durch das Schilddrüsenhormon in seiner Entwicklung beschleunigte Fröschlein. Wahrscheinlich hört man noch ein letztes Quaken, dann ist mit einem hastigen Schlucken eines der Riesen-Ochsenfrösche schlagartig das Experiment mit der übermäßigen Beschleunigung einer Entwicklung beendet.

Streß und das Immunsystem

Noch deutlicher zeigen sich Streßfolgen in unserem Immunsystem. Es läßt sich als ein einziges Organ betrachten, das sich zufällig im ganzen Körper hierhin und dahin verstreut findet. So gesehen ist auch der Blutstrom ein einziges weit ausgebreitetes Gewebe, das etwa fünfeinhalb Kilo wiegt, und die Haut mit ihren sieben Kilo ein weiteres. Obwohl das ganze Immunsystem nicht einmal ein Kilo wiegt, enthält es mehr als zehn Milliarden ständig zur Verteidigung bereite weiße Blutzellen sowie eine weit größere und geradezu ungeheuer anmutende Zahl von Antikörpern.

Da diese überall verteilten Wächter beständig absterben und ersetzt werden müssen, erkranken wir, wenn wir uns Sorgen machen oder Streß uns plagt, denn das verlangsamt ihre Produktion. Daß wir dann häufiger eine Erkältung oder Grippe und auch alle möglichen anderen Krankheiten bekommen, beruht keinesfalls auf Einbildung, sondern verhält sich tatsächlich so. Beispielsweise hat eine umfassende Untersuchung in Australien gezeigt, daß Witwen und Witwer mehrere Monate nach dem Tod ihres Ehepartners eine verminderte Immunreaktion aufweisen und daß sie in dieser Zeit mit größerer Wahrscheinlichkeit eine Vielzahl von Infektionen bekommen – möglicherweise sogar Krebs.

Einer der Mechanismen setzt mitten in unserer Brust ein, genau dort, wohin wir klopfen, wenn wir uns stolz auf die Brust schlagen. Dort sitzt die streichholzbriefgroße rötlichgraue Thymusdrüse. Sie ist ein wichtiger Bestandteil des Immunsystems, denn nicht nur entstehen in ihr Killer-Zellen, sie steuert auch die Mechanismen, die den Einsatz der Antikörper bestimmen. Ohne sie stünden wir ganz schön kläglich da. Ein Kind, dem man die Thymusdrüse operativ entfernte, würde von den stets in der Luft und unserem Körper umherschwirrenden und jederzeit hungrigen Krankheitserregern förmlich aufgefressen. Pilze könnten unsere Fingernägel befallen, Streptokokken sich an den empfindlichen Herzklappen einnisten und sie zernagen, und unsere Mundhöhle könnte unter der Einwirkung eines algenähnlichen Bewuchses verfaulen.

Die Auswirkungen eines langen von Streß gekennzeichneten Zeitraums werden wohl nicht ganz so schlimm sein, aber das Steroid Cortisol, das bei Streß automatisch ausgeschüttet wird, kann unser Immunsystem so sehr schwächen, daß wir darunter leiden. Es wirkt auf die Thymusdrüse ein und läßt sie kleiner werden, spürt hilfreiche weiße Blutzellen auf, die sich davongemacht haben, und löst sie auf. (Diese Wirkung des Cortisols

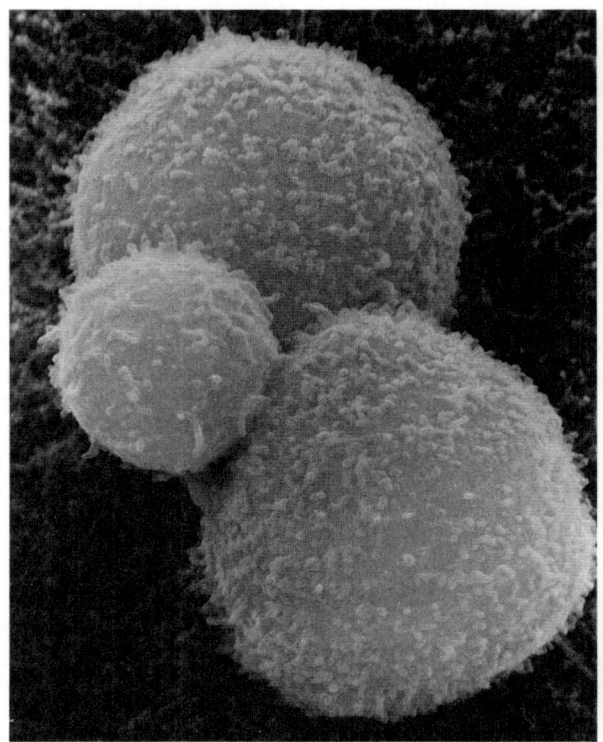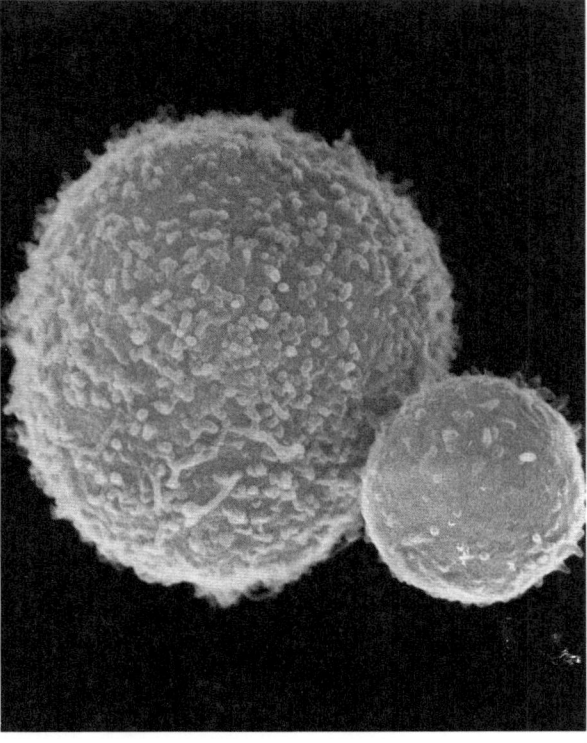

Schlacht im Blutstrom – eine Krebszelle wehrt eine zum Verteidigungs-
mechanismus gehörende Killerzelle
ab. Diese Bildfolge zeigt die Gefahren,
die es bedeutet, wenn jemand nicht
genug weiße Blutzellen besitzt wie
beispielsweise, wenn er über lange
Zeit hinweg Stressoren (das sind von
Streßbelastungen ausgehende
Schwächungsfaktoren) ausgesetzt ist.
Das Kügelchen auf der ersten
Mikroaufnahme ist eine der weißen
Blutzellen, die man Killerzellen nennt
und die zum Immunsystem des
Körpers gehört, das insgesamt knapp
ein Kilo wiegt. Sie wurde in der
Thymusdrüse hergestellt und ist hier
in den Bereich zweier Krebszellen

(größere Kugeln) vorgestoßen. Auf
dem zweiten Bild erkennt die Killerzelle die Oberflächenstrukturen (Anti-
gene) der Krebszelle, legt sich an sie
und zieht sie beiseite. Auf dem
folgenden Bild beginnt die Killerzelle
ihren Angriff, der dazu führt, daß die
Krebszelle ihre kleinen Ausstülpungen
verliert, Blasen bildet und sich
davonmacht.
Normalerweise wären noch weitere
Lymphozyten in der Nähe, um sich
dem Kampf anzuschließen und dafür
zu sorgen, daß die Krebszelle zerstört
wird. Doch unter Streß kann ihr Ent-
stehungsort, die Thymusdrüse, auf
weniger als die Hälfte ihrer normalen
Größe schrumpfen – und das führt
unter Umständen dazu, daß sich die
Killerzellen der Krebszelle allein
gegenübersieht. Auf der vierten Aufnahme sieht man, was geschieht,
wenn der Kampf wie hier Zelle gegen
Zelle geführt wird: Aus der Krebszelle kommende Blasen bilden glatte

Kugeln und stürzen sich auf den
Lymphozyten. Im letzten Bild liegen
sie wie ein Verteidigungswall zwischen
der Krebszelle, die sich inzwischen
erholt hat und der erfolglos allein
kämpfenden Killerzelle. Die Krebszelle überlebt, vermehrt sich und
wächst möglicherweise weiter, weil
Streß die Immunreaktion des Körpers
geschwächt hat.
Schwellungen in Nacken, Achselhöhle oder Lende sind oft ein Hinweis
auf solche Auseinandersetzungen,
denn dort liegen die Lymphknoten
konzentriert – die Stellen, an denen
sich Lymphozyten (Killerzellen)
versammeln.

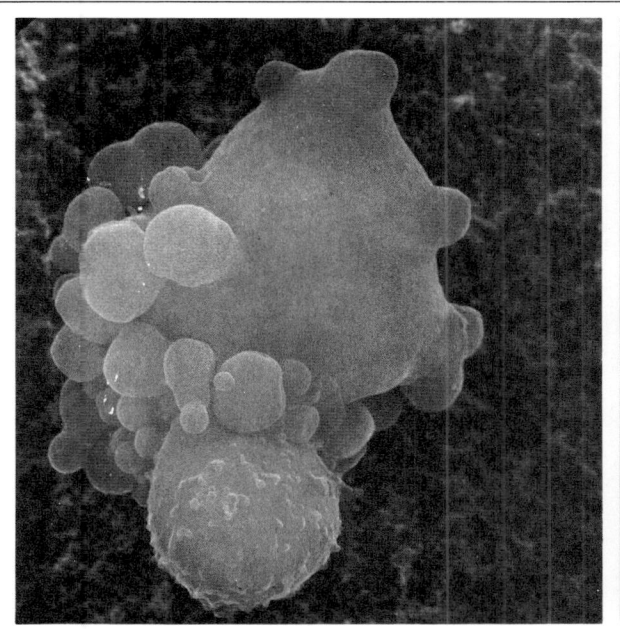
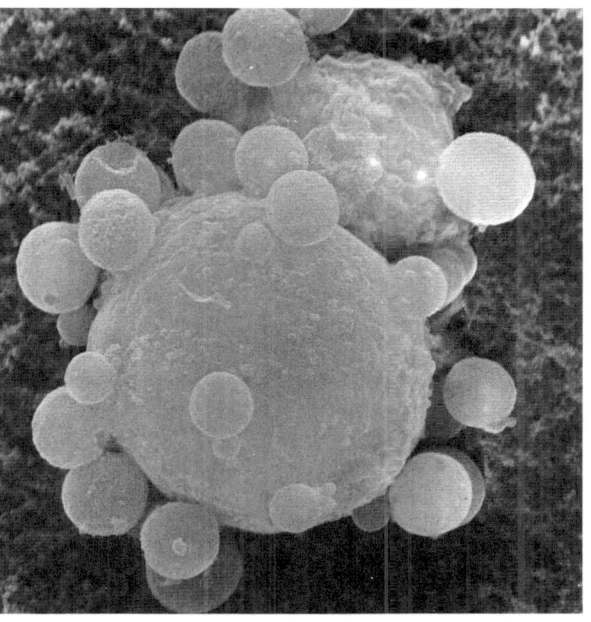
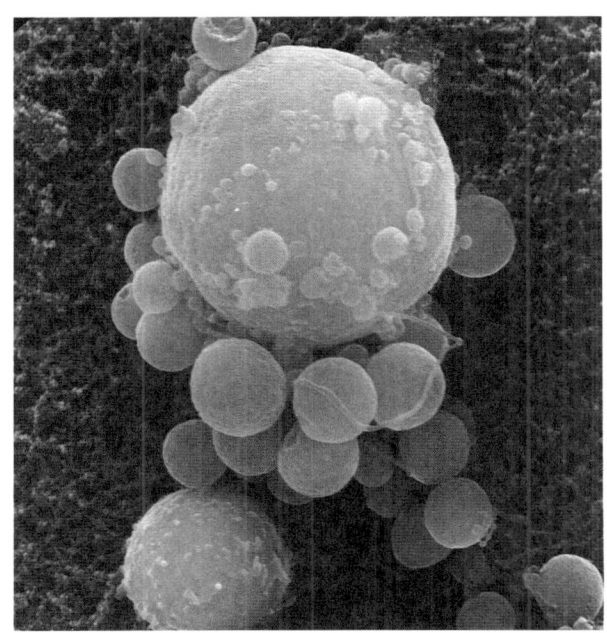

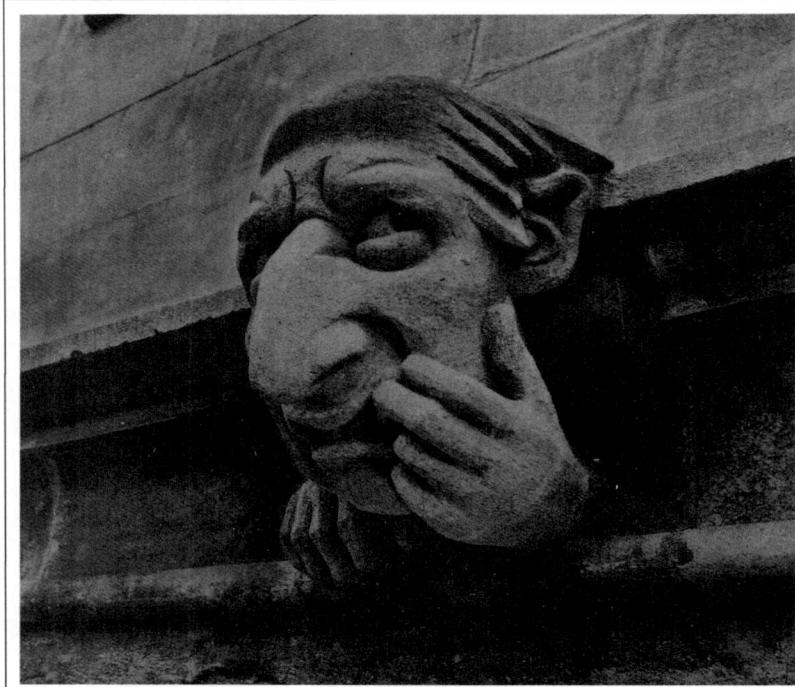

ist so kräftig, daß es nach Transplantationen gegeben wird, damit es das Immunsystem daran hindert, die verpflanzten Organe abzustoßen.) Als Ergebnis bekommen wir mehr Erkältungskrankheiten und ermüden rascher; möglicherweise befallen uns auch schwerere Erkrankungen, da sich eindringende Keime die Schwächung des Organismus zunutze machen. Warum tut das Cortisol uns das an? Vielleicht ist es einfach stümperhaft konzipiert; jedenfalls gibt es in unserem Körper genug unkoordinierte Aktivitäten, die in solchen Fällen mitwirken: beispielsweise wird im Dickdarm beständig Folsäure hergestellt, die wir brauchen, um der Blutarmut entgegenzuwirken, aber dort nützt sie uns nichts, da sie lediglich durch den Dünndarm aufgenommen werden kann, den die Bausteine dieses Stoffs schon früher durchlaufen haben. Eher ist es wahrscheinlich, daß das Cortisol als nützlicher Regler des Immunsystems funktioniert - es verlangsamt die Bewegung der vom Thymus kommenden weißen Blutzellen und sofern erforderlich auch ihr Wachstum - und nur unter Streß kommt es dahin, daß wir leiden.

Abschließend ein warnender Hinweis: In diesem Kapitel wurde der Streß als etwas dargestellt, das man meiden müsse, in Wirklichkeit wäre ein Leben ohne jeden Streß entsetzlich. Man stelle sich vor, daß die Angehörigen einander am Frühstückstisch töricht zulächelten; Taxifahrer anhielten, um Prozessionsraupen die Straße überqueren zu lassen und Kollegen einander morgens bei der Ankunft im Büro erbauliche Abschnitte aus *Das Beste aus Reader's Digest* vorläsen. Man würde doch annehmen, jemand habe sich an der Wasserversorgung der Stadt zu schaffen gemacht, und wahrscheinlich hätten wir nach einigen Stunden eines solchen Lebens nichts anderes im Sinn, als hinzugehen und die Sache wieder in Ordnung zu bringen.

Innerhalb bestimmter Grenzen ist Streß von großem Nutzen. Beispielsweise würde ohne ihn niemand das schöne Gefühl kennen, das wir haben, wenn es uns gelungen ist, Hindernisse zu überwinden. Den späteren Harvard-Dozenten Dr. Truman Stafford forderte man als zwanzigjährigen Studenten auf, eine achtzehnstellige Zahl im Kopf zu quadrieren. Ein Zeuge jener Szene berichtete: »Er jagte wie ein Kreisel durch den Raum, zog die Hosenbeine über die Schuhspitzen, biß sich in die Hand, verdrehte die Augen, lächelte von Zeit zu Zeit mit verzerrtem Gesicht, redete mit sich selbst und sprudelte dann mit einem Ausdruck, als leide er entsetzliche Qualen, die Lösung heraus: 133.491.850.280.566.925.016.658.299.946.583.225.« Sie stimmte, und der junge Truman war überglücklich. Ohne die Belastung wäre ihm auch die auf sie folgende Freude versagt geblieben.

Ein weiteres Beispiel dafür, daß Streß gelegentlich unerläßlich ist, finden wir in der Geschichte eines österreichischen Einwanderers, der 1936 mit achtundzwanzig Jahren an der Universität von Montreal arbeitete. Er versuchte eine Substanz rein darzustellen, in der Hoffnung, dabei ein neues Geschlechtshormon zu finden, als er plötzlich begriff, daß sein ganzes Vorgehen von Anfang an falsch gewesen war und es keine Aussicht gab, das erhoffte Hormon zu entdecken. Wie er mehrere Jahrzehnte später formulierte: »Ich glaube nicht, daß ich je tiefer enttäuscht war! Mit einem Schlag waren alle meine Träume dahin, ein neues Hormon zu entdecken.«

Zuerst tat er, was man als vernünftig ansehen würde: »Ich habe versucht, mir zu sagen ›Du darfst dich dadurch nicht entmutigen lassen . . .‹ Ich habe mich bemüht, mir das immer wieder zu sagen . . .« Es hat nichts genützt: »All das konnte mich nicht trösten . . . ich saß einfach in meinem Labor und grübelte darüber nach, wie ich diesen Fehlschlag hätte vermeiden können . . . Irgendwie konnte ich mich mehrere Tage lang nicht dazu aufraffen, im Labor etwas anderes in Angriff zu nehmen.«

Diese Tage des durch Grübeln ausgelösten Stresses waren von entscheidender Bedeutung für den jungen Wissenschaftler. Mit einemmal erkannte er, daß er zwar nicht auf der richtigen Fährte für ein neues Geschlechtshormon war, wohl aber unmittelbar vor der Entdeckung einer ganzen Reihe von Streß-Hormonen und der sie steuernden Faktoren stand. Diese völlig ungeahnten Möglichkeiten, auf die er gestoßen war, während er niedergeschlagen vor sich hingebrütet hatte, fesselten ihn: »Statt die Sache aufzugeben, war ich jetzt bereit, den Rest meines Lebens mit der Untersuchung der Angelegenheit zu verbringen. Ich habe diese Entscheidung nie zu bereuen brauchen.«

Der Einwanderer hieß Hans Selye, und da er eben wegen seiner Entdeckungen im Zusammenhang mit dem Streß zu einem der geachtetsten Biologen auf der Welt wurde, Entdeckungen, die im Mittelpunkt der gegenwärtigen wissenschaftlichen Erforschung des Phänomens Streß stehen und denen dies Kapitel zum großen Teil zu verdanken ist, hatte er tatsächlich keinen Grund, seine Entscheidung zu bedauern.

Welche Schlußfolgerungen ziehen wir daraus? Streß ist insgesamt schlecht, kann aber in gewissen Grenzen unerläßlich sein. Die Frage heißt wie wir die Sache ins Gleichgewicht bringen. Vielleicht kann Selyes Motto die Antwort liefern. Falls ja, sollten wir uns auch danach richten.

Strebe stets dem höchsten erreichbaren Ziel nach,
aber widersetze dich nie, wo deine Mühe nichts fruchtet.

Er wußte, wovon er sprach.

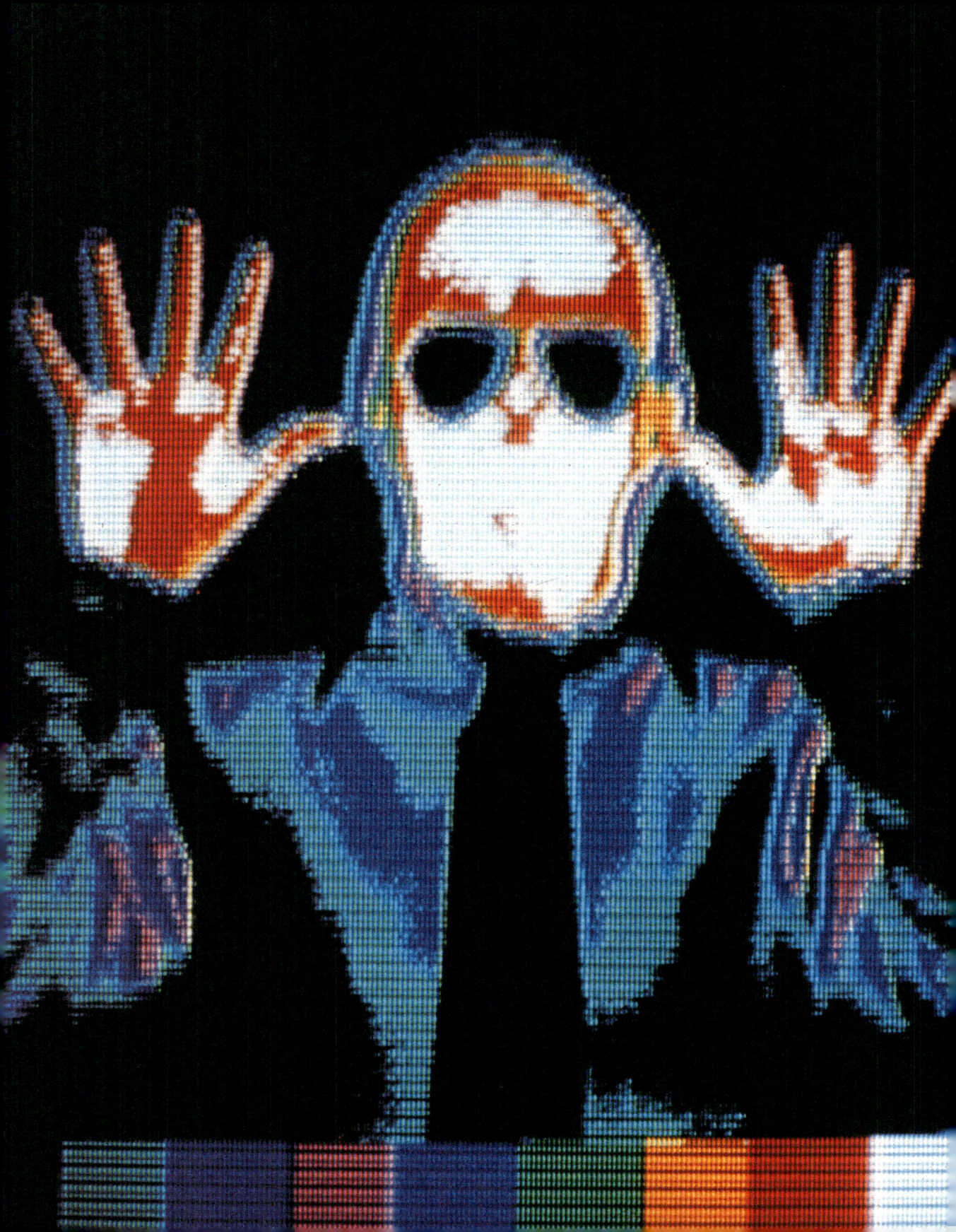

7
Hitze und Kälte

Zu Beginn des siebzehnten Jahrhunderts ließ sich ein italienischer Arzt mit dem wohlklingenden namen Santorio Santorio eine riesige Waage bauen, die außer ihm einen Tisch, einen Sessel, einen silberner Nachttopf und einige seiner Lieblingsbücher aufnehmen konnte. Wochenlang saß er auf dieser Wiegeplattform, während seine Dienerschaft um ihn herum vier Feuer in Gang hielt. Alles wurde mit größtem Ernst betrieben, denn Santorio war fest davon überzeugt, daß er im mit diesem Verfahren im Begriff stand, das Gewicht seiner Seele zu ermitteln.

Zu jener Zeit glaubte die Mehrzahl der Forscher, der in der menschlichen Seele wirkende göttliche Funke sei für die Körperwärme zuständig, so auch Santorio auf seiner Plattform. Obwohl sein Experiment lediglich zeigte, daß ein von Feuern umgebener Mensch durch Schwitzen eine beachtliche Menge an Gewicht verliert, kam sein Versuch niemandem seltsam vor. Die in jenem Jahrhundert einsetzenden Religionskriege, bei denen in Europa zahlreiche Menschen abgeschlachtet wurden, ohne daß sich deshalb das Zahlenverhältnis zwischen Katholiken und Protestanten grundlegend änderte, ließ den Menschen allmählich die Erkenntnis dämmern, daß sie vielleicht doch keinen göttlichen Funken in sich hatten. Man mußte etwas finden, das an dessen Stelle trat, und das war die Nahrung.

Wärmeerzeugung

Obwohl Häppchen von Sellerie und Kaninchenschlegeln deutlich weniger eindrucksvoll waren als ein Funke, der von der Anwesenheit Gottes zeugte, paßten sie vorzüglich zu dem sich neu entwickelnden wissenschaftlichen Weltbild. Vom Standpunkt dieser Wissenschaft aus besaß Nahrung den großen Vorzug, daß man sie sehen, messen, quantifizieren, verdünnen und vor allem verbrennen kann. Das war zwar nicht viel, genügte aber, um Schlüsse daraus zu ziehen. Eine Nuß, die man über ein Feuer hält, geht ebenso in Flammen auf, wie sich ein Stück Rindfleisch über einer hinreichend kräftigen Flamme entzündet. Der Grund dafür liegt darin, daß die Eiweißfasern, aus denen die Muskeln des Jungbullen bestanden oder das dichte Gewebe, das die Nuß bildete, außergewöhnlich fest zusammengehalten werden. Lägen sie lose aufeinander, wäre das Tier bei jeder Bewegung zusammengebrochen und die Pflanze beim leisesten Lufthauch auseinandergefallen. Dazu aber kommt es nicht, denn chemische Bindungen, die sich nur äußerst schwer lösen lassen, halten die Bestandteile von Nahrungsmitteln zusammen.

Soll ein solches Lösen bewirkt werden, muß sich etwas sehr Kräftiges, beispielsweise ein Enzym, an diese Bindungen heranmachen und ordentlich daran zerren. Dadurch lösen sich die Teile mit hoher Geschwindigkeit voneinander. Sie werden oxidiert und erzeugen dabei Wärme. Ein mit Hilfe von Luftsauerstoff oxidiertes Kilo Butter erzeugt zwar nicht so viel

Energie wie ein Kilo TNT, aber doch so viel, daß Schlittenhunde in der Arktis, denen man gefrorene Stücke Butter zu fressen gibt, bei – 60° C genug Körperwärme entwickeln können.

Dabei handelt es sich um einen Prozeß, der sich im Körper ständig wiederholt. Die Nahrungsstücke, die in den Magen gelangen, sind weit größer, als der Körper sie brauchen kann – im Vergleich mit seinen Zellen geradezu riesig. Als einzige Möglichkeit, mit ihnen umzugehen, bietet sich die Lösung der chemischen Bindungen an, die sie zusammenhalten. Dabei entsteht Wärme: ein wenig im Magen, eine größere Menge in den Eingeweiden, und noch mehr in der Leber. Aber das ist noch nicht alles, denn die gelösten Moleküle aus verdauter Nahrung, die von der Leber in die Arterien fließen, gelangen überallhin: in die Beinmuskeln, ins Herz, zu den Ohrläppchen und in die Augenlider. Dort werden sie von weiteren Enzymen zerlegt. Wasserstoff wird abgetrennt und mit Sauerstoff zu Wasser verbrannt, und dabei wird immer noch mehr Wärme abgegeben.

Die Einheit, mit der die Wärme bezeichnet wird, ist Joule, früher sagte man Kalorien. Das Umrechnungsverhältnis beträgt rund vier zu eins, das heißt, eine Kalorie entspricht etwa vier Joule.

Diese Freisetzung von Wärme geht stets und ständig vor sich. Beim Druck auf einen Aufzug-Rufknopf geht es um rund sieben Joule, wer sich rasiert oder die Haare bürstet, erzeugt rund fünfzig Joule, beim Bettenmachen werden hundertzwanzig und beim Spazierengehen in einer Stunde achthundert Kilojoule erzeugt.

Das sind Durchschnittswerte. Je nach Grad der Anstrengung können bei der gleichen Tätigkeit unterschiedliche Wärmemengen erzeugt werden: bei jemandem, der im Olympischen Wettkampf im Schmetterlingsstil schwimmt, können das pro Stunde zweitausendsechshundert Kilojoule sein, bei einem anderen, der nach Feierabend im Schwimmbad gemächlich zur Entspannung seine Runden dreht, sind es möglicherweise nur tausend. So oder so: das Verbrennen der täglichen Nahrung erzeugt im Organismus eines Durchschnittsmenschen zumindest so viel Wärme wie das Verbrennen eines knappen halben Kilos Kohle zu Asche. Da das Tag für Tag geschieht, muß die Wärme auf irgendeine Weise abgeleitet werden, denn sonst würden wir schmelzen. Mit einer Wärmeproduktion wie der des menschlichen Körpers kann man in weniger als einer Woche eine Badewanne voll Eiswasser zum Sieden bringen und verdampfen lassen.

Die Rettung kommt, wie so häufig bei unserem Körper, vom Blutstrom. Wasser nimmt Wärme leicht auf, und der Blutstrom, der zu vier Fünfteln aus Wasser besteht, durchläuft beständig die warmen Regionen in der Körpermitte und verzweigt sich zu allen Punkten an dessen Oberfläche. Dort ist die Wärme der im allgemeinen kühleren Umgebungsluft nahe genug, um auf sie überzugehen. Es dauert nur rund vierzig Sekunden, bis das Blut aus der warmen Leber ein möglicherweise nur einen Millimeter von der Umgebungsluft entferntes enges Blutgefäß erreicht.

Bei einer Umgebungstemperatur von 20° C werden auf diese Weise rund 26 % der überschüssigen Wärme abgeleitet, die bei der Oxidation der Nahrung in unserem Körper entsteht, 61 % in Form von Strahlungswärme, der Rest über die Verdunstung des Schweißes, durch Verdunstung über die Lunge, Erwärmung der ein- und wieder ausgeatmeten Luft sowie des Urins und der festen Ausscheidungen. Solche Werte gelten unter normalen Bedingungen. Da diese Bedingungen aber bisweilen nicht vorliegen, kommen die wirklich wichtigen Unterstützungssysteme ins Spiel. Immerhin säße ein Geschöpf, das die angesammelte Wärme nur im Ruhezustand abgibt, schön in der Tinte, wenn ein hungriger Räuber in seine Nähe käme. Verhielte es sich still, womit es kühl bliebe, fiele es diesem zum

Opfer, versuchte es davonzulaufen, würde es viel zusätzliche Wärme erzeugen, bei Oxidation der in der Nähe der Muskeln befindlichen Nährstoffe während des Davonlaufens sogar eine beachtliche Menge davon. Ein junger Mensch kann beim Training auf der Aschenbahn in vier Stunden soviel Wärme erzeugen wie sonst in vier Tagen, und auch ein beleibter Büroangestellter in mittleren Jahren käme bei dieser Art von Betätigung in etwa an diesen Wert heran. Ohne besondere Mechanismen, die für die Ableitung der überschüssigen Wärme sorgen, würde sich für einen Menschen solch kräftezehrendes Tun bald als tödlich erweisen.

Wir haben es hier nur mit einem der zahlreichen begrenzenden Faktoren des Körpers zu tun, die er unbedingt einhalten muß. Weder sind unsere Arterien imstande, einen höheren Blutdruck als 400 zu 200 auszuhalten, noch können sie unterhalb eines solchen von 60 zu 30 funktionieren; die gesamte elektrische Leistung des Gehirns darf nicht deutlich von zwanzig Watt abweichen, das eingeatmete Kohlendioxid 6% der Gesamtluftmenge im Körper nicht übersteigen, der atmosphärische Druck nicht unter ein Viertel des auf Meereshöhe herrschenden Wertes fallen, und so weiter, und so weiter. Jedes Funktionsteil des Körpers hat seine eigenen Grenzwerte. Geraten sie aus dem Gleichgewicht, das gewöhnlich in der Mitte zwischen den Extremwerten liegt, beginnt der Körper nahezu immer, die Dinge selbst in Ordnung zu bringen. All diese Bemühungen lassen sich als Beispiele der Streßreaktion ansehen, die in Kapitel 6 behandelt wurde. Die Temperatursteuerung, die dafür sorgt, daß der Körper im schmalen Bereich um 37° C bleibt, in dem er am besten funktioniert, zeigt die Wirkungsweise dieses Prinzips besonders deutlich.

Wärmeableitung: Schwitzen

Das Hilfssystem, das sich entwickelt hat, um plötzlich auftretende Hitzebelastungen zu beseitigen und den frühen Beutetieren das Davonlaufen ermöglichte sowie den frühen Räubern, ihnen nachzusetzen, ist das ziemlich in Verruf stehende Schwitzen. Da der Sinn des Wortes ohne weiteres klar ist und die Sache auch früher schon als buchstäblich anrüchig galt, haben Gouvernanten beiderlei Geschlechts jahrhundertelang dem ›Schwitzen‹ den verhüllenden Begriff *transpirieren* vorgezogen, der aus dem Lateinischen kommt und so viel wie ›hindurch atmen‹ bedeutet. Dahinter steht die irrige Annahme, die Poren, über die der Schweiß abgesondert wird (das griechische Wort für Weg heißt *poros*), fungierten zugleich als winzige Lungen und stießen Luft aus. Weder das eine noch das andere Wort wird der Sache wirklich gerecht, denn was wir allgemein für Schwitzen halten, findet dann statt, wenn das eigentliche Schwitzen nicht funktioniert hat. Im allgemeinen stellt man sich Schwitzen so vor, daß man sich am Körper unbehaglich fühlt und naß ist, die Kleider in peinlicher Weise am Leibe kleben und so weiter. Das aber bedeutet lediglich, daß wir uns des an die Oberfläche des Körpers getretenen Wassers bewußt werden. Interessant ist eigentlich, was es dort überhaupt tut.

Jedesmal, wenn das Hirn zu dem Ergebnis kommt, der Körper sei wärmer, als gut für ihn ist, schickt es Signale an mehr als zwei Millionen über die ganze Haut verteilte Drüsen. Selbstverständlich haben Menschen verschiedener Hautfarbe die gleiche Anzahl von Schweißdrüsen. Die einzigen Körperstellen, die ohne Schweißdrüsen auskommen müssen, sind Klitoris und kleine Schamlippen bei der Frau und beim Mann die Eichel an der Spitze des Gliedes. Rechtshänder schwitzen eher als Linkshänder an den Unterarmen. Andererseits schwitzen beide Gruppen merkwürdigerweise am bevorzugt eingesetzten Arm weniger als am anderen. Vom Hirn ausgehende Nervensignale veranlassen winzige Muskeln dazu,

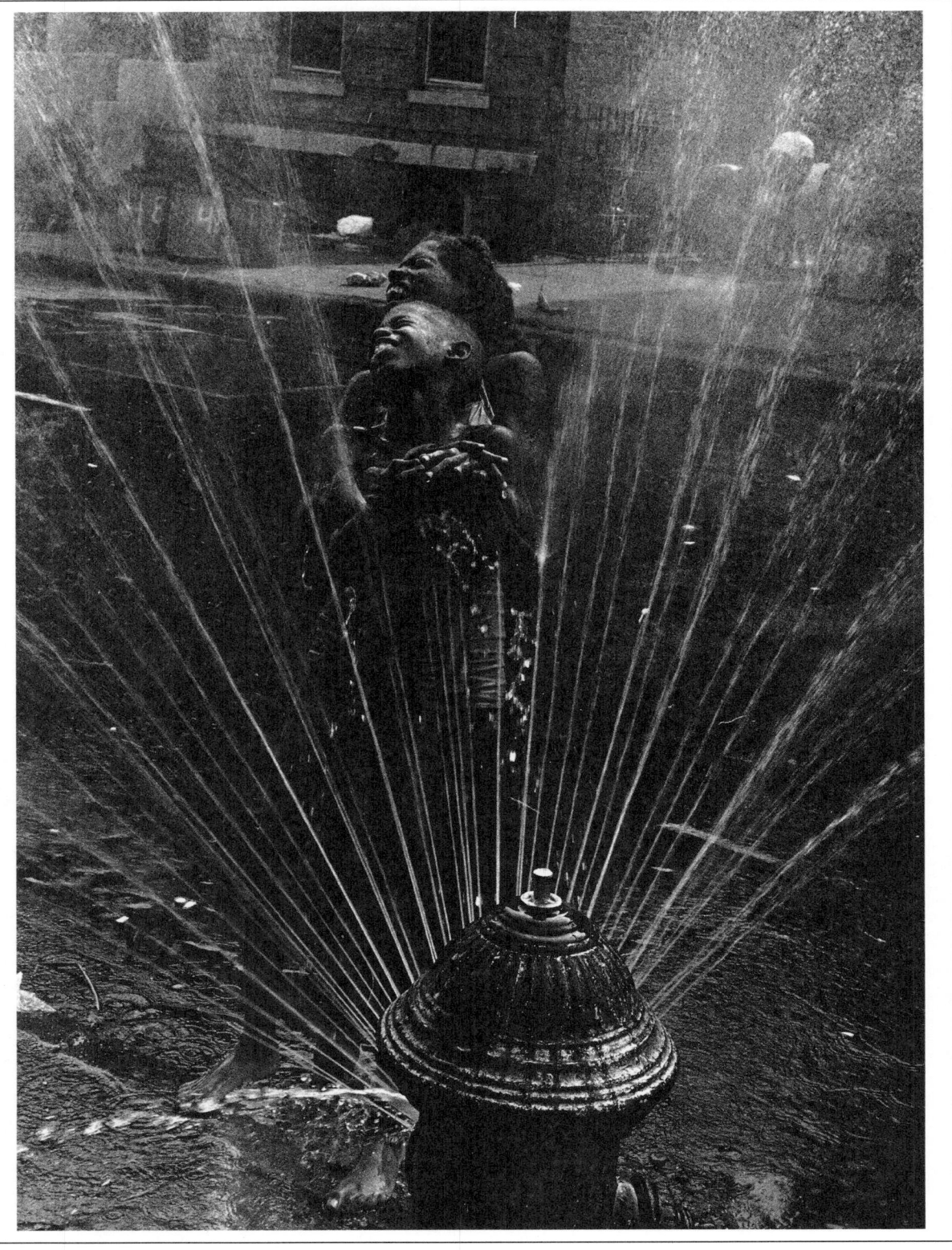

Wonne eines Sommertages: der Grundsatz des Wärmeverlustes durch Flüssigkeitstransport ist hier der gleiche wie beim Schwitzen, aber da das Wasser mit höherer Geschwindigkeit und geringerer Temperatur aus dem Hydranten kommt, steigert das die Wirkung.

sich um noch winzigere Röhren zusammenzuziehen, die praktischerweise am unteren Ende dieser Öffnungen sitzen und, was noch praktischer ist, einige Tropfen einer meist wäßrigen Flüssigkeit in Bereitschaft halten. Jede dieser Röhren ist so dicht zusammengerollt, daß sie abgewickelt eine Länge von einem Meter zwanzig einnähme. Der Druck treibt das Wasser hinaus, und da die Öffnungen sehr eng sind, steigt es wie bei einem Springbrunnen hoch: zwei Millionen Miniaturgeyser, jeder von ihnen gerade ein bißchen zu klein, als das man ihn mit bloßem Auge wahrnehmen könnte. Ein zusätzlicher Glanzpunkt dieses Mikrokosmos ist es, daß jede Schweißdrüse die Flüssigkeitsabsonderung nach eigenem Programm auslöst und aufgrund der geringen vorhandenen Flüssigkeitsmenge nur einmal alle neun Sekunden ein solcher Ausbruch erfolgen kann. Das führt zu eine atonalen Geyser-Symphonie, einer unglaublichen Landschaft unkoordinierter Ausbrüche erst hier, dann dort, dann irgendwo dazwischen. Aus all den winzigen Leitungen auf der ganzen Hautoberfläche bricht es hier und da hervor, und so überrascht es nicht, daß die in unserem Körper befindlichen Wasserreservoire gründlich entleert werden, wenn wir schwitzen.

Da der Mensch durchschnittlich über eine Hautoberfläche von rund 1,7 Quadratmetern verfügt (etwa so viel wie ein großer Eßtisch), kommen wir auf etwa elf Schweißporen pro Quadratzentimeter, die aber keineswegs gleichmäßig verteilt sind. Beispielsweise liegen in der Händfläche weit mehr als am Ellbogen, und das erklärt, warum ängstliche Menschen oft einen feuchtkalten Händedruck haben. Die Hälfte der Gesamtmenge an Schweiß tritt an Brust und Rücken aus, ein Viertel an Füßen und Beinen, der Rest verteilt an Kopf, Armen und Händen. Aus irgendwelchen Gründen kommt stets eine größere Menge Schweiß aus den vorn befindlichen als den rückwärtigen Körperflächen, und vermutlich wird ein Schweißausbruch zuerst an Stirn, Nacken, Brust oder Oberlippe erkannt. Bei Kindern sind die Schweißdrüsen in gleichmäßigeren Abständen über den Körper verteilt, doch ähnlich wie Gehirnzellen können sie sich nicht erneuern, wenn sie abgestorben sind. Im Laufe der Zeit erfolgt ein selektives Absterben, das zu der beschriebenen Verteilung beim Erwachsenen führt.

Sobald Schweiß an die Körperoberfläche dringt, kann er unter dem Einfluß eines noch so schwachen Luftzugs verdunsten. Dies verdunstende Wasser leitet Wärme von der Haut ab und kühlt sie auf diese Weise. Schweiß besteht zum größten Teil aus Wasser, aber da die Schweißdrüsen nicht passiv funktionieren, sondern aktiv aus dem Blut herausholen, was sie brauchen, enthält er eine Vielzahl von Zusatzstoffen: Kochsalz, Kalium-Ionen (das siebthäufigste Element im Körper), Milchzucker und als zusätzliches Bonbon die unwillkommene Substanz Bradykinin. Sie setzt sich auf alle kleinen Arterien und öffnet sie weit. Bradykinin ist eine der stärksten bekannten gefäßerweiternden Substanzen und auch ein Hauptbestandteil des Gifts, das die Wespe bei ihrem Stich absondert.

Die von ihm hervorgerufene weite Öffnung der Blutgefäße sorgt dafür, daß zur Abkühlung mehr warmes Blut an die Hautoberfläche gelangt. Da die Haut ein Drittel des frischen warmen Blutes enthält, das vom Herzen kommt, kann bereits eine geringe Kühlung dort viel bewirken. Hier haben wir den entscheidenden Unterstützungsmechanismus, der dafür sorgt, daß wir kühl bleiben: Wasser, das ein Wespengift enthält, wird ungleichmäßig an der gesamten Körperoberfläche ausgespritzt!

Wer schwer körperlich arbeitet, wobei es möglich ist, das Sechsfache der im Ruhezustand entstehenden Wärme zu erzeugen, leitet bis zu acht Litern Wasser in die Atmosphäre, und jeder Tropfen, der verdunstet, ruft eine gewisse Kühlwirkung hervor. Die Energiezunahme bei der körperlichen Bewegung ist einzigartig. Es muß nahezu kein zusätzliches warmes Blut gepumpt werden, wenn unser Körper Urin entstehen läßt, Enzyme absondert oder in der Leber Zucker synthetisiert. Aber kaum beginnt man einen Dauerlauf oder rennt plötzlich die Treppe empor, kann sich die Wärmeleistung des Herzens mit einem Schlag verachtfachen. Wenn man bedenkt, daß Marathonläufer am Ende ihrer Schinderei schon Körpertemperaturen von nahezu 41° C erreicht haben, braucht man sich nicht darüber zu wundern, daß Sportler so durstig werden. Da eine geringe Luftfeuchtigkeit das Verdunsten von Schweiß erleichtert, gilt Entsprechendes auch für Soldaten, die Gewaltmärsche in der Wüste machen müssen. In dieser extremen Situation läßt der Körper durch Schwitzen bis zu 90 % der inneren Wärme nach außen gehen, statt wie sonst lediglich 15 %. Schweiß ist beim Austritt durch die winzigen Poren geruchlos, doch haben wir in den Achselhöhlen und im Genitalbereich sowie auch an einigen Stellen der Kopfhaut Drüsen, die eine milchige weiße Schmiere erzeugen. (In den Ohren gibt es eine dritte Art von Drüsen, die statt Schweiß Wachs produzieren.) Diese Schmiere trocknet zu glänzenden Tröpfchen, die wie winzige Leimkügelchen aussehen und Ammoniakspuren enthalten – sie erzeugen den stechenden Geruch. Bleiben diese Klebstoff-Tröpfchen hängen, entweder wegen mangelnden Luftzugs oder weil sie an den Achsel- und Schamhaaren kleben, stürzen sich die Schwärme von Bakterien auf sie, die stets auf unserer Haut auf Nahrung warten. Sobald diese Kügelchen bakteriell zersetzt sind, ist ein deutlicher Geruch wahrzunehmen.

Hier haben wir etwas, was heutzutage weniger nützt als früher einmal. Kräftiger Körpergeruch konnte einst einem Versprengten helfen, in einem dichten Wald seinen Stamm wiederzufinden, und unter anderen Vorzeichen mochte ein bestimmter Geruch als Erinnerung an die geschlechtlichen Wonnen dienen, die auf den harrten, der sich der Quelle des Geruchs mehr näherte. All das nützte der Arterhaltung, ist aber heutzutage nur noch lästig. Die einzige Ausnahme bilden einige heute noch wahrnehmbare Gerüche im Zusammenhang mit dem Sexualleben, die jedoch eher als sanfte Bekräftigung denn als wilde Verlockung dienen. Am strengsten riechen die Tröpfchen aus der Achselhöhle, am wenigsten die von der Kopfhaut, während der aus der Schamgegend kommende Geruch in der Mitte dazwischen liegt. Die aus der Achselhöhle stammenden Tröpfchen enthalten zahlreiche solcher geruchserzeugender Körnchen, die vom Venushügel hingegen keine.

Hauptbekämpfer dieser Feuchtigkeit produzierenden und bakterienfütternden Tätigkeiten des Körpers ist die Hygiene-Industrie, die hierzulande Jahr für Jahr Millionen mit schweiß- und geruchshemmenden Mitteln umsetzt. Nicht zu allen Zeiten hat man dieser Art von Körperpflege große Bedeutung beigemessen. So waren die Engländer zu Shakespeares Zeiten davon überzeugt, daß häufiges Baden die Manneskraft beeinträchtige, und ein Abgeordneter des Londoner Parlaments ging so sehr auf Nummer Sicher, daß er verkünden konnte, er habe dreizehn Jahre lang kein Bad genommen. Viele andere standen ihm darin nicht sehr nach.

Schweißhemmende Mittel wirken, indem sie die winzigen Muskeln und Blutgefäße um Schweißporen und Geruchsdrüsen herum anschwellen lassen, was die unmittelbar unter der Hautoberfläche liegenden Leitungen dazu bringt, die Flüssigkeit zu speichern, statt sie auszuscheiden. In einem solchen Fall bleiben wir auch dann trocken, wenn das Gehirn den Poren mit Nachdruck gebietet, die Flüssigkeit auszuspritzen, weil der Körper wärmer ist, als es ihm guttut. Das kann zu einem Gefühl des Anschwellens und zu leichtem Fieber bei denen führen, die vor einem kräftigen Spaziergang bei warmen Wetter eine größere Menge schweißhemmender Sub-

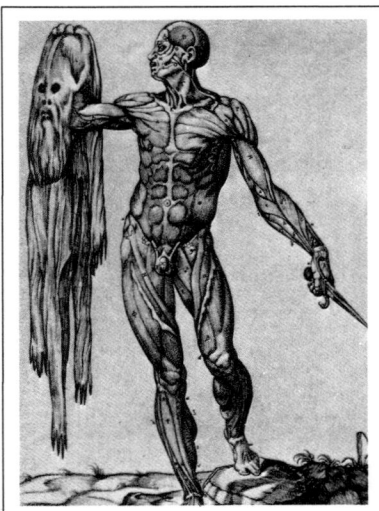

Zeichnung eines Mannes, der seine Haut in der Hand hält, wobei deren große Oberfläche erkennbar wird.

stanzen aufgetragen haben, weil sie trocken bleiben wollten. Dieselbe Erfahrung kann auch machen, wer sich vor einer anstrengenden Ausschußsitzung gegen Schweißausbrüche gewappnet hat, oder auch vor einem Ausflug mit einem Angehörigen des anderen Geschlechts, von dem er noch nicht so recht weiß, wie weit dieser zu gehen bereit ist und den vielleicht ein plötzlicher Ausbruch aus den zwei Millionen Hautporen abschrecken würde, wenn diese mit einemmal auf volle Leistung schalteten.

Das ist seltsam. Was bringt den Körper dazu, zu viel Hitze zu produzieren, wenn gesellschaftlich begründete Ängste uns drücken? Um die Antwort zu finden, lohnt es sich, streßerzeugende Situationen etwas genauer in Augenschein zu nehmen. In Wirklichkeit haben wir bei einer Sitzung, in der uns der Chef so richtig zur Schnecke macht, keinen sehnlicheren Wunsch, als über den Tisch nach ihm zu greifen und ihn ordentlich durchzuschütteln, während ein ähnlicher Griff mit allerdings ganz anderen Folgen die Grundvorstellung unserer Hormone und Nervenzentren bei einem Abend zu zweit ist. Hier setzt der Streß ein, denn unser Körper weiß nicht, daß die Gesellschaft solche unbeherrschte Handlungsweise mißbilligt, während sich die am höchsten entwickelten Teile unseres Gehirns darüber nur allzu sehr im klaren sind. So kommt es, daß sich der Körper auf kräftiges Handeln einrichtet, ganz gleich, ob gewalt- oder lustbetont, aber daran gehindert wird. Diese Bereitschaft bedeutet, wie wir gesehen haben, daß gerinnungsfördernde Stoffe durch den Blutstrom geschickt, im ganzen Körper leistungsstärkende Hormone verteilt werden, Blutzucker in der Nähe der wichtigen Muskeln konzentriert und die Produktion der weißen Blutkörperchen gesteigert wird. Außerdem saugt die Milz zur späteren Verwendung begierig Blut auf. Geschieht aber dann nach all diesen Vorbereitungen nichts, werden der Blutzucker, die gerinnungsfördernden Stoffe und Hormone dort zerlegt, wo sie sich gerade befinden. Diese Zerlegung erzeugt Wärme, wie übrigens auch bereits die Herstellung der Blutkörper und das Anschwellen der Milz Wärme erzeugt hatten.

Üblicherweise wäre diese Wärme eine Begleiterscheinung entschlossenen Handelns. Wenn es aber nichts zu tun gibt, wird sie einfach abgeleitet. Sobald es dazu kommt, treten Abkühlmechanismen in Tätigkeit, und das bedeutet vor allem Schwitzen. Wie wir in Kapitel 2 gesehen haben, führt der Zweig des autonomen Nervensystems, der bei Gefahren oder Erregung auf größte Leistung schaltet, zugleich zu den Schweißdrüsen und bedeutet ihnen, sich bereitzuhalten. Es gibt einen eigentümlichen Sonderfall: sollten wir im Vorgriff auf eine größere Tat Körperwärme produzieren, aber plötzlich merken, daß die Situation schon zu weit gediehen ist und wir nichts mehr dagegen unternehmen können, beginnt das Schwitzen zwar, aber der Körper hat keine Gelegenheit, sich zu erwärmen. Das ist der typische Fall wirklicher Angst, und jeder kennt wohl den kalten Schweiß, der dabei ausbricht.

Bisweilen kommt es natürlich zu der ersehnten Handlung, sei es im Vorstands- oder im Schlafzimmer. Sofern die schweißhemmenden Mittel noch wirkten, würde man einen so hohen Anstieg der Körperwärme ohne hinreichende Kühlung erleben, daß er sofort zu einem Fieberanfall führte, der uns außer Gefecht setzen würde. Glücklicherweise tritt in extremen Situationen genug Schweiß aus, um den Körper abzukühlen, denn die besten im Handel erhältlichen schweißhemmenden Mittel halten lediglich 49% dieser Kühlflüssigkeit zurück. Das sind die mit der Kugel eines ›Deorollers‹ aufgetragenen; aufgesprühte Mittel halten lediglich 20% zurück, ganz gleich, was die Werbung behauptet. Nur wer am ganzen Körper mit einem dünnen Film aus Goldfarbe bedeckt ist, die jede der zwei Millionen Schweißporen des Körpers versperrt, läuft Gefahr, einen tödlichen Hitzestau zu erleiden. Deshalb war die goldglänzende Schauspielerin bei den Dreharbeiten zu dem James-Bond-Film *Goldfinger* immer nur an einer Körperseite mit Goldfarbe bedeckt, was jedem klar ist, der sich daran erinnert, daß die Kamera zu keinem Zeitpunkt ihren ganzen Körper abgefahren hat.

Lange, bevor von schweißhemmenden Mitteln eine so hohe Leistung gefordert wird, sehen sie sich einer anderen Schwierigkeit gegenüber. Die Muskeln und was wir sonst um die Schweißporen herum an Zubehör mit uns tragen, lassen sich ein plötzliches Quetschen nicht so ohne weiteres gefallen. Manche entzünden sich, eine noch größere Anzahl schwillt an, und das Ergebnis ist eine spürbare Hautreizung. Das aber bedeutet, daß die schweißhemmenden Mittel ihre Aufgabe lediglich zum Teil erfüllen können, selbst wenn es nicht besonders heiß ist. Aus diesem Grund werden sie gewöhnlich mit einem Deodorant gemischt, das als ›Notbremse‹ dienen soll, damit wenigstens gegen einen Teil der reichen Bakterienkulturen etwas unternommen wird, zu denen es jedesmal dann kommt, wenn sich einige der weißen Geruchsperlen, die an die Oberfläche treten, mit dem gewöhnlichen Schweiß in den Achselhöhlen vermischen und dort bleiben. Eine ganz Anzahl der am häufigsten verwendeten Deodorants enthält Antibiotika zur Bekämpfung dieser geruchsproduzierenden Freßbakterien.

Bei alldem kann man den Salzgehalt des Schweißes meist unberücksichtigt lassen. Darüber machen wir uns nur dann Sorgen, wenn der Schweiß an unserem Hemd trocknet und dort Flecken bildet. Aber für jemanden, der verloren auf dem Ozean treibt, kommt ein schrecklicher Begrenzungsfaktor für den Salzspiegel des Körpers ins Spiel. Meerwasser enthält rund drei Prozent Salz, und da unser Körper unter keinen Umständen imstande ist, den Salzanteil im Schweiß (oder Urin) auf mehr als zwei Prozent zu steigern, kann niemand, der überleben möchte, über längere Zeit Meerwasser trinken, denn das zusätzliche Prozent würde im Körper bald eine tödliche Salzkonzentration bewirken. So kommt es, daß ein Schiffbrüchiger in der Mitte des Ozeans vor Durst verrückt werden kann. Der Gedanke an den majestätisch durch den Äther segelnden Albatros nützt da gar nichts, denn dieser Vogel, der ausschließlich Meerwasser trinkt, hat besondere Salz-Sammelröhren entwickelt, die von der Nase am Schnabel entlangführen, so daß er sich allen zusätzlichen Salzes, das er aufnimmt, auf einfachste Weise entledigen kann.

Wärmezunahme: Folgerungen und Katalysatoren

Bei unserer Darstellung dessen, auf welche Weise der Körper abgekühlt wird, indem er durch winzige Geyser Flüssigkeit austreten läßt, wurden die Folgen noch nicht hinreichend beleuchtet, die es hat, wenn diese Art von Kühlung nicht ausreicht. Für einen stehenden Menschen kommt die Schwierigkeit rasch und still. An einem heißen Tag geht das Schwitzen mit einer Erweiterung der Blutgefäße in der Nähe der Hautoberfläche einher, die gewöhnlich bei der Ableitung von Wärme aus dem überhitzten Blut hilft. Manchmal jedoch kommt es zu heimtückischen Wirkungen. Etwa die Hälfte der Blutmenge unseres Körpers befindet sich in den Beinen, und normalerweise gelangt der Überschuß von dort über die von dort zurückführenden Venen ins Herz. Steht aber an einem heißen Tag jemand zu lange, werden die Venen zu wenig bewegt, um diese überschüssige und der Kühlung bedürftige Blut bis zum Herzen zu schicken. In dem Fall aber wird es auch nicht ins Gehirn gepumpt, und ohne ausreichende Blutversorgung des Gehirns schwindet allmählich das Bewußtsein. Der zu stark erhitzte Mensch fällt in Ohnmacht.

Hier haben wir es mit einem Berufsrisiko von Ehrenwachen zu tun, die stundenlang auf dem heißen Asphalt an einer Flugplatz-Landebahn strammstehen müssen, während sie auf das Eintreffen eines das Land besuchenden Regierungsoberhauptes warten – Leute wie Michail Gorbatschow, Margaret Thatcher und François Mitterrand. Sie können in ihren Stiefeln die Zehen nicht hinreichend bewegen, um Wadenmuskeln und Beinvenen in Bewegung zu halten und fallen dann in Ohnmacht. Diese Sache läuft gewöhnlich automatisch ab, denn wer ohnmächtig wird, hat gar keine Wahl, er fällt. Sobald der Soldat auf dem Asphalt liegt, hat das Blut in seinen Beinvenen keine Schwierigkeiten mehr, zum Herzen und zum Gehirn zu gelangen, denn jetzt, da es waagerecht läuft, braucht es nicht mehr gegen die Schwerkraft anzukämpfen.

Würden aber pflichtgetreue Kameraden den Soldaten nach dem Ohnmachtsanfall weiterhin aufrecht halten, käme das Blut aus seinen Beinen nie nach oben. Sein Zustand würde sich immer mehr verschlimmern, und er müßte sterben, hielte man ihn lange genug fest. Genau dies Prinzip steht hinter der in der Antike praktizierten Hinrichtungsart des Kreuzigens. In zahlreichen warmen Ländern um das Mittelmeer herum hat man Menschen auf diese einfache Weise hingerichtet: sie wurden an einen Pfahl gebunden, so daß sie nicht zu Boden fallen konnten, wenn sie in der Hitze ohnmächtig wurden.

Dies abscheuliche Verfahren läuft nach genau abgestuften Phasen ab. Zuerst dehnen sich die Venen in den Beinen des unglücklichen Opfers, während der Körper automatisch versucht, sich in der Hitze des Tages Kühlung zu verschaffen. Verlangsamt sich jetzt der Blutstrom aus diesen erweiterten Blutgefäßen, wird der Mensch ohnmächtig. Während der dritten Phase bleibt er bewußtlos, das Blut seines Körpers sammelt sich allmählich in seinen Beinen, wobei es eine immer geringere Menge fertigbringt, gegen die Schwerkraft das Gehirn zu versorgen. Das Gesicht wird weiß und kalt. Diesen Zustand bezeichnen die Ärzte als orthostatische Hypotension (nach dem griechischen Begriff für »niedrigen Blutdruck beim Aufrechtstehen«), und neuzeitliche Physiologen, insbesondere die bei der NASA für die Konstruktion von Raumanzügen für die amerikanischen Mondlande- und Raumfährenprogramme Zuständigen, haben ihn gründlich studiert. Menschen, die sich in diesem Zustand befinden, können stundenlang bewußtlos sein, ohne Dauerschäden zu erleiden, während ihr Gehirn immer schlechter mit Blut versorgt wird. Wegen des in den Venen des Oberkörpers herrschenden geringen Druckes sind Puls und Atmung des davon Betroffenen stark vermindert und sehr flach; bei Versuchen mit Tieren war bisweilen ein Elektro-Enzephalogramm (EEG, zur Messung der Gehirnströme) die einzige Möglichkeit, eindeutig festzustellen, daß sie noch lebten.

Die beste Behandlung für jemanden, der aus einer aufrechten Stellung in diese todesähnliche Bewußtlosigkeit gefallen ist, wie beispielsweise bei der beschriebenen Art der Kreuzigung, besteht darin, daß man ihn in einem klimatisierten Raum oder auch in einer Art kühler feuchter Höhle niederlegt. Die Erholung erfolgt dann im Verlauf von Stunden, oder in extremen Fällen binnen weniger Tage auf ganz natürliche Weise, denn die Kühle sorgt dafür, daß sich die aufgequollenen Beinvenen zusammenziehen, und die horizontale Lage erleichtert das Zurückströmen des Blutes ins Gehirn.

Während diese besondere Art der Überhitzung gegenwärtig vorwiegend von historischem Interesse ist, bleiben andere Schwierigkeiten. Nimmt die Körperwärme trotz kräftigen Schwitzens zu, fühlen wir uns benommen und müde. Diese Wirkung wird als Wärme-Synkope bezeichnet. Dazu kann es beim Fitneßtraining in einer Sporthalle kommen, bei einem Spaziergang an einem feuchtheißen Tag inmitten einer Menschenmenge in einer Stadt oder wenn man sich in ein Auto setzt, das einige Stunden in der Sommersonne gestanden hat. Die Benommenheit entsteht dadurch, daß das Blut aus den Magenmuskeln abgezogen wird, so daß im Magen verbleibende Nahrung vor sich hin gärt, ohne verdaut und dem dafür vorgesehenen Ausgang, dem Darm, zugeführt zu werden. Das aus der Magenwand kommende Blut wird auf die Bahnen geleitet, die zur Haut führen, damit ein Luftstrom es dort kühlen kann, der zwar warm sein mag, aber nur selten wärmer ist als die inneren Organe.

Zu dieser Umleitung kommt es ohne unser Zutun, doch das andere Symptom der Wärme-Synkope, nämlich die Mattigkeit, ist nicht so stark ausgeprägt. Daher versuchen manche, dagegen anzukämpfen. Das aber sollten sie lieber nicht tun. Wenn der Körper an ernsthafter Überhitzung leidet, fühlen wir uns müde und ruhen uns aus. Das aber vermindert die Muskelaktivität, die zur Wärmeproduktion führt, und sorgt dafür, daß die bereits angesammelte Wärme allmählich abgeleitet werden kann. Blutzucker, Sauerstoff und andere Nährstoffe stürzen sich auf die wichtigsten inneren Organe wie Gehirn und Leber, damit zumindest diese geschützt sind, wenn es zu einer schlimmen Störung kommt. Blutzucker aber, der sich dort aufhält, kann nicht zugleich in den Muskeln sein, die uns sonst zur Bewegung dienen, und daher stammt das Gefühl der Mattigkeit.

Lehnen wir uns dagegen auf, bekommen die eingebauten Erholungssysteme unseres Körpers keine Gelegenheit, tätig zu werden. Wenn der Betreffende draußen in der Hitze bleibt und weiter einkauft, wandert oder einfach zeigt, daß ihm die Hitze nichts ausmacht, kommt es als nächstes zu einem Hitzschlag. Unter diesen Umständen laufen die Systeme Amok, die gewöhnlich in unserem Körper die Hitze regulieren, und zwar ausgerechnet dann, wenn sie am dringendsten benötigt werden. Der Körper oxidiert mehr Nahrung, das aber erzeugt noch mehr Wäme, und der wirksamste Abkühlungsmechanismus, das Schwitzen, stellt seine Tätigkeit vollständig ein.

In unserem Inneren staut sich die Hitze an, und da wir nicht schwitzen und das Blut aus dem Inneren nicht an die Oberfläche geleitet wird, geht es unterhalb der Haut zu wie in einer dicht anliegenden Plastiktüte. Die Körpertemperatur steigt immer mehr. Oberhalb von 40° C beginnen die Zuckungen, doch glücklicherweise setzt schon bald darauf das Delirium ein, so daß der Leidende die letzten Stadien seines Zustandes nicht mehr miterlebt, auch wenn sie Zuschauern nur allzu deutlich vor Augen stehen. Die Temperatur erhöht sich weiter, geringe Mengen Dampf können von den Augäpfeln aufsteigen, und ein Koma setzt ein, das so lange fordauert, bis die Körpertemperatur an die 44° C erreicht hat.

Bei diesem Wert ist der Körper endgültig überlastet. Alle chemischen Reaktionen laufen erheblich schneller ab als bei der Ruhetemperatur. Millionen Nervenzellen sind ohne jeden Grund überaktiv, riesige Mengen von Proteinen werden zerlegt, in den Blutkreislauf eingeschleust, und zahlreiche Gehirnzellen beginnen sich aufzulösen. Hat ein vom Hitzschlag Befallener diesen Zustand erreicht, ist der Tod nahezu unausweichlich. Die empfindlichen Strukturen des Körpers, die Proteine, Gewebe und Nebenprodukte, die bei der Verdauung der Nahrung entstehen, sind buchstäblich geronnen. Man schätzt, daß die große Hitzewelle, die 1966 die Vereinigten Staaten heimgesucht hat, zehntausend Menschenleben gefordert hat.

Sofern sich eine Möglichkeit finden ließe, den Körper bei höheren Temperaturen am Leben zu erhalten, würde man eine merkwürdige Wirkung erleben. Die Gehirnzellen eines noch bei 74° C am Leben befindlichen Menschen würden zwölfmal so schnell funktionieren wie sonst, denn sie verdoppeln bis etwa 40° C ihre Arbeitsgeschwindigkeit bei einem Anstieg von jeweils rund 10° C. Damit würde jemand, der achtzig Jahre lang mit dieser Temperatur lebte, an Denken, Beobachten und Erinnern so viel erfahren und in sich aufnehmen wie üblicherweise in nahezu tausend Jahren – allerdings nur, wenn seine Zellen bei dieser höheren Temperatur weiterhin funktionierten, was aber unwahrscheinlich ist, da ihre Eiweißbestandteile bei 44° C gerinnen würden.

Angesichts dieser beunruhigenden Zerstörung der Körperzellen bei 44° C erhebt sich die Frage, wieso es schon bei einer Körpertemperatur, die so nahe an der normalen liegt, zu einem Hitzschlag kommt. Der Normalwert beträgt 37,0° C, und die Symptome des Hitzschlags setzen bereits bei lediglich 40,6° C ein, also bloße 3,6° C darüber. Man könnte glauben, daß schon beim nächsten Mal, wenn wir hinter einem Bus herrennen, Gefahr bestünde, daß wir einer Überhitzung erliegen und dann in den tödlich endenden Ablauf geraten, der mit einer ständig steigenden Temperatur einhergeht. Noch beunruhigender ist der Gedanke, daß die meisten chemischen Reaktionen, auf die der Körper angewiesen ist, wie beispielsweise die Freisetzung der am Energiestoffwechsel beteiligten Proteine in den Muskeln oder die Aktivierung von Nervenzellen im ganzen Körper, bei der hohen Temperatur, bei der uns der Hitzschlag droht, am besten ablaufen. (Diese Hochleistung war im geschilderten Fall das vorletzte Symptom.)

Ein gutes Beispiel dafür, wie hochwirksam die Abläufe bei beunruhigend hohen Temperturen sind, liefert die Zerlegung des ATP (Adenosin Triphospaht). Dieses Molekül ist die Hauptenergiequelle des Körpers für Fälle, in denen rasch Energie zur Verfügung stehen muß. Es wird in allen Muskeln gelagert, so daß es jederzeit einsatzbereit ist. Um es nutzen zu können, muß ein kleines Eckstück von ihm abgebrochen werden; aus der dabei gelösten Bindung bezieht der Muskel bei Bedarf seine Energie. Die Schwierigkeit besteht nun darin, daß es bei der von uns als üblich empfundenen Körpertemperatur mit einer Halbwertzeit von etwa sieben Jahren zerfällt. Das heißt, es würde rund sieben Jahre dauern, bis die Hälfte aller Moleküle zerfallen ist, noch einmal sieben Jahre bis zum Zerfall der Hälfte der verbleibenden Menge und so weiter. Bei höheren Temperaturen hingegen käme es nicht zu solch ärgerlichen Pausen.

Würde das energiehaltige ATP bei 46° C in eine geeignete Flüssigkeit gelegt, fiele das erforderliche Eckstück in Sekundenbruchteilen ab. Unglücklicherweise würde im nächsten Sekundenbruchteil ein weiteres Stück vom ATP-Molekül abbrechen, und bald schon wäre das ganze ATP-Molekül in seine Bestandteile zerfallen. Dasselbe Schicksal wäre vielen anderen im Körper enthaltenen Stoffen beschieden, die sich in der Nähe befinden.

Wie nun kann der Körper die nötige Wärme für diese Prozesse zur Verfügung stellen? Die Antwort heißt: Wir brauchen die Wärme gar nicht, unser Körper hat bessere Möglichkeiten, und zwar bedient er sich in geschickter Weise winziger Molekülketten, die man Katalysatoren nennt. Sie befinden sich ständig in uns, und zwar in so großer Anzahl, daß jeder von uns mehr als zig Billionen Mark wert wäre, wenn diese Moleküle Stück für Stück einen Pfennig kosteten.

Aufgabe von Katalysatoren ist es, chemische Reaktionen ohne den Rückgriff auf hohe Temperaturen zu beschleunigen. Wird für ein rasches

Strecken der Armmuskeln Energie aus dem ATP-Abbau gebraucht? Der richtige Katalysator begibt sich an Ort und Stelle, erfüllt seine Aufgabe, und schon ist das benötigte Stück ATP abgebrochen, die Energie verfügbar. Mit Hilfe von Katalysatoren läßt sich das erforderliche Stück ATP sogar bei normaler Körpertemperatur in einer dreihundertstel Sekunde abbrechen, und mit den Katalysatoren, die Boxassen vom Schlage Sugar Ray Leonards zur Verfügung stehen, wenn sie einen linken Haken schlagen, sogar noch schneller. Der Katalysator ist wie ein Barkellner, der selbst nie trinkt, aber von seinen Kunden dafür gelobt wird, daß er ohne Hektik und ohne in Schweiß zu geraten seine Mixbecher immer bereit hat und die Getränke dann auf die Theke stellt, wenn sie gewünscht werden.

Der Katalysator, der das ATP beeinflußt, ist zwar wichtig, aber es gibt noch Tausende und Abertausende anderer, jeder mit einer genau definierten Aufgabe, und sie alle sind bei der von uns als behaglich empfundenen normalen Körpertemperatur unaufhörlich in uns am Werk. Wir besitzen Katalysatoren, die Stärke, und solche, die Proteine verdauen, andere, die Elektrolyten transportieren; wieder andere sorgen dafür, daß unsere Nerven ihre Pflicht tun, daß Körpergewebe entsteht und Fett absorbiert wird; noch andere zerstören Keime, färben unsere Haut und helfen sogar der DNS bei ihrer Arbeit.

Der Bereich, in dem die Katalysatoren wirken, liegt im Rahmen der von uns als ›normal‹ angesehenen Temperatur, also bei rund 37° C. Dieser Wert befindet sich weit genug unterhalb der Hitzschlag-Temperatur, damit nicht aus den in unserem Inneren tätigen Moleküle eine Art Mayonnaise wird. Trotz der relativen Nähe zu dieser kritischen Temperatur wird dank der Findigkeit der Katalysatoren diese Lücke nur selten überbrückt. Sie erfüllen ihre Aufgabe aufgrund einer exakten und empfindlichen durch jede Temperatursteigerung gefährdeten Struktur, und sie würden bei einem Temperaturanstieg als erste ihre Arbeit einstellen. Dann aber verlangsamt der Körper seine Aktivitäten und kühlt ab. Auch das ist ein Grund dafür, daß wir uns matt fühlen, wenn es uns zu heiß wird. Die Katalysatoren hören auf zu funktionieren, so daß wir lediglich durch eine geradezu törichte Anstrengung der Willenskraft die Tätigkeit fortführen können, auf die der Wärmeanstieg zurückgeht.

Das erklärt auch, warum Fieber oft in erschöpfenden Zyklen steigt und fällt, denn der Anstieg der Körpertemperatur bei einem Fiebernden veranlaßt eine hinreichend große Anzahl von Katalysatoren dazu, die Vorgänge im Körper langsamer ablaufen zu lassen, womit er von selbst abkühlt. Doch da sich Viren einer Fieber erzeugenden Krankheit im Körper befinden, steigt dessen Temperatur erneut, und damit wird der Zyklus wieder in Gang gesetzt. Natürlich laufen gleichzeitig noch weitere Prozesse ab, die durch andere Faktoren gesteuert werden. Die Verlangsamung der Katalysatoren und die darauf folgende Ruhe kompensieren sich gegenseitig.

Als die ersten amerikanischen Astronauten ausgewählt wurden, bestand einer der Tests, die sie überstehen mußten, darin, daß man sie in eine Art ›Backofen‹ steckte, einen trockenen Raum, dessen Innentemperatur beständig bei 65° C lag. Dabei schnitt John Glenn mit am besten ab, der als Reaktion auf die Hitze den Kopf auf die Schulter legte und einschlief. Eine bessere Möglichkeit, eine durch Hitzeeinwirkung hervorgerufene Müdigkeit zu ertragen, hat der Mensch nicht.

Verminderte Wärme: Zittern und Fett

Zum Schutz vor dem anderen Extrem, nämlich zu großer Kälte, besitzt der Körper eine Reihe von Systemen, auf die er jederzeit zurückgreifen kann. Sie funktionieren erstaunlich gut. Sehen wir uns einmal an, was geschieht,

Die dünne blaue Linie an den Kanten der Profile dieser Gestalten zeigt die Oberflächenschichten, an denen Wärmeverluste auftreten.

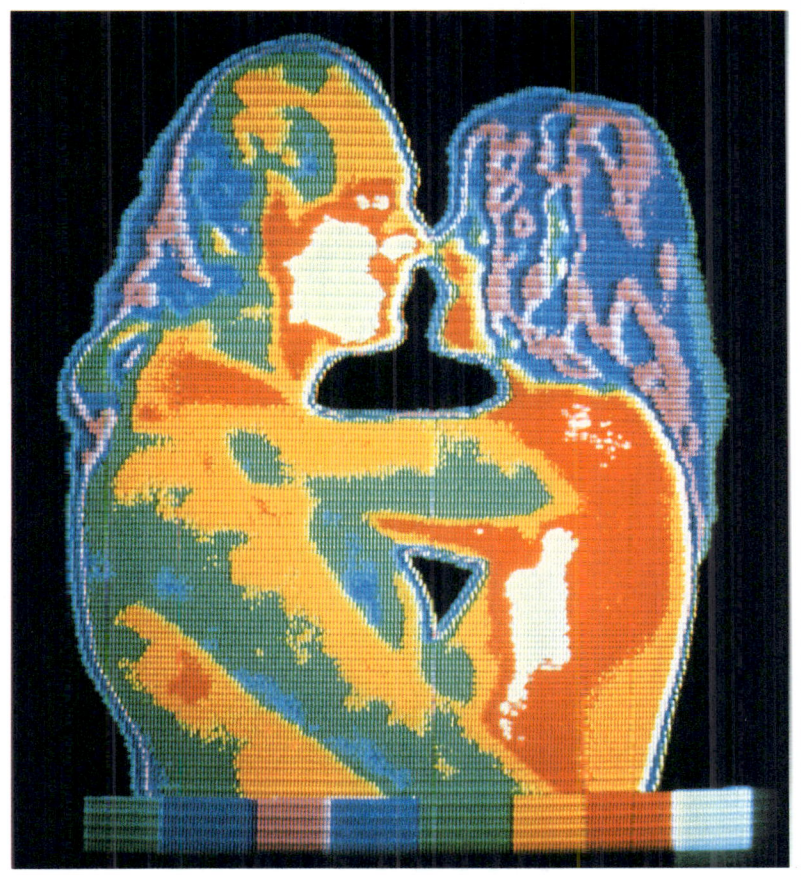

wenn ein Sportwagen mit überhitztem Motor an einem kühlen Tag auf der Straße abgestellt wird. Nach wenigen Stunden ist jeder seiner Teile, vom kochendheißen Motorblock bis hin zum kaum weniger heißen Auspuff-Endrohr, abgekühlt und hat sich der Umgebungstemperatur angeglichen. Wenn wir uns jetzt einmal ansehen, was mit einem von solchen Autos begeisterten kleinen Jungen geschehen ist, der den ganzen Nachmittag daneben gestanden und den Wagen bewundert hat, zeigt sich, daß seine Temperatur dieselbe ist wie am Anfang. Sie beträgt nach wie vor 37° C und ist damit deutlich höher als die der Umgebung.

Der Sportwagen kühlt deshalb um so viel schneller ab als der Junge, weil er über keine innere Wärmequelle verfügt, sobald er steht und der Motor abgestellt ist. Es ist eine Frage der Zeit, bis die Restwärme in die Luft abgestrahlt wird. Bei dem Jungen, der mit seinen Fingern über das schimmernde Blechkleid fährt, sieht das anders aus. Seine innere Wärmequelle wird nie abgestellt. Entweder verdauen sein Magen oder seine Eingeweide gerade Nahrung, oder sein Organismus baut zuvor verdaute Nahrung, die irgendwo im Körper in Gestalt von Fett oder Proteinen wartet, durch Oxidation ab. Einen Teil der Stoffwechselenergie verbraucht er damit, daß er um den Wagen streicht, auf ihn zeigt, begeisterte Rufe ausstößt und so weiter, doch der größte Teil der Energie, die freigesetzt wird, wenn die aus

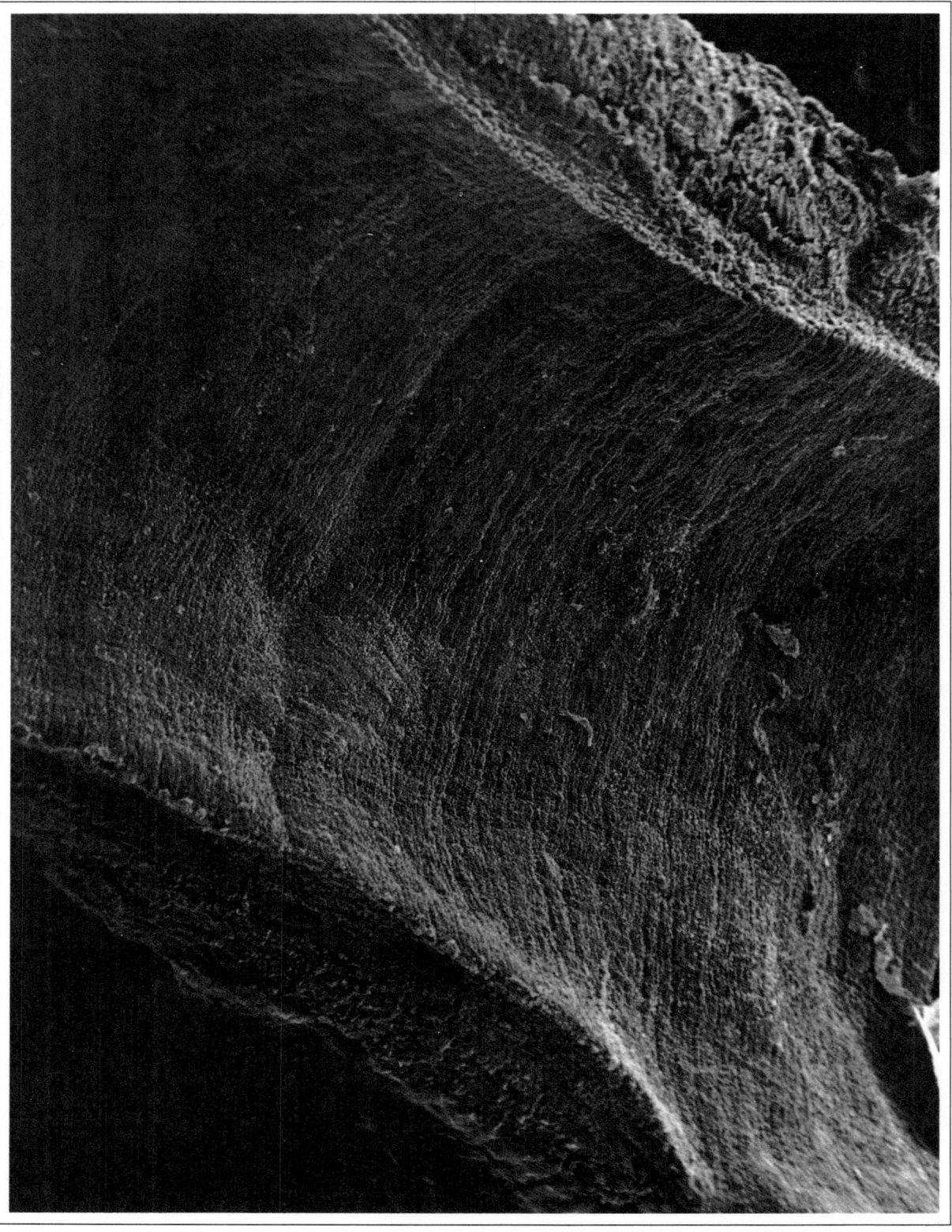

250

der Nahrung herausgelösten Nährstoffe genutzt werden, dient ausschließlich der Erzeugung von Wärme. Sie aber ist mehr als ausreichend, um das zu ersetzen, was er an die kühlere Umgebungsluft abgibt.

Volle achtzig Prozent der in einem Glas Bier, das wir trinken, oder einem Steak, das wir essen, enthaltenen Joule haben die Aufgabe, unsere Körpertemperatur auf 37° C zu halten, und lediglich der Rest dient anderen Zwecken. Das mag verschwenderisch erscheinen, aber anders könnten wir nicht leben. Wie das Beispiel des abgestellten Sportwagens zeigt, würde selbst an nicht besonders kalten Tagen unsere ganze Körperwärme von der Umgebung aufgenommen, wenn wir nicht auf diese Weise über unsere Nahrungsaufnahme dafür sorgten, daß ständig Wärme zugeführt wird.

Die größte Abkühlung, die je ein Mensch nachweislich überlebt hat, war ein Rückgang der Körpertemperatur auf 18° C, als eine Schwarze in den Vereinigten Staaten mehrere Stunden lang in einer Schneewehe begraben war. Bewußtlosigkeit tritt stets lange vorher ein, denn unter Kälteeinwirkung verlangsamen sich die chemischen Reaktionen, und schon bei 21° C laufen sie nur noch mit einem Drittel der Geschwindigkeit ab wie bei normaler Körpertemperatur. Selbst wenn unsere Körpertemperatur lediglich unter 32° C absinkt, empfinden wir die Kälte nicht mehr, denn sowie mit dem Einsetzen eines Hitzschlags die Schweißproduktion eingestellt wird, hört hier der Körper mit der so nützlichen Tätigkeit des Zitterns auf. Bei den meisten Menschen verlangsamt sich der Puls, das Herz zuckt und hört unter 20° C auf zu schlagen. Denken wir nur einmal daran, daß eine Außentemperatur von 18° C von uns bei einem Spaziergang als angenehm empfunden wird!

Für den Fall, daß der gewöhnliche Nahrungs-Stoffwechsel die nötige Wärme nicht liefern kann, so daß die Gefahr der Unterkühlung besteht, verfügt der Körper über eine Anzahl von Hilfsmechanismen. Sie bestehen mehr oder weniger in der Umkehrung der Kühlmechanismen, die bei einer Überhitzung einsetzen. Als erstes wird jede noch erfolgende Kühlung innerhalb des Körpers eingestellt. Die Poren, durch die der Schweiß austritt, schließen sich fest, so daß kein noch so kleines Tröpfchen austreten und Kühlung bewirken kann. Blut, das von den warmen inneren Organen an die kleinen Oberflächengefäße geleitet wurde, wird jetzt in einem Kurzschluß-Kreislauf tief im Körper geführt, so daß nur wenig Wärme nach außen verlorengeht. Selbst das Blut in den kleinen Blutgefäßen in der Nähe der Hautoberfläche, von denen es unter jedem Quadratzentimeter immerhin einen guten Meter gibt, zieht sich tief ins darunter liegende Gewebe zurück, wo die Wärme der geringen Blutmenge, die sie durchfließt, weniger leicht an die Außenluft abgegeben werden kann.

Wird es noch kälter, ziehen sich diese kleinen Gefäße stärker zusammen, damit noch weniger Wärme transportierendes Blut hindurch gelangt. Das ist zwar ein guter Kälteschutz, kann aber angsterregend aussehen. Die Haut Weißer wirkt wegen ihres durchscheinenden Aussehens und des darunter fließenden Blutes in charakteristischer Weise rosa, grau oder olivfarben. Wenn sich die Kapillargefäße schließen, um Wärme zu bewahren, wirkt die Haut eines Weißen wirklich ausnahmsweise einmal richtig weiß, kalkweiß.

Dieser erste Schutzmechanismus setzt ein, ohne daß wir es überhaupt merken, und zwar jedesmal, wenn wir ein klimatisiertes Gebäude betreten, zu lange schwimmen oder an einem kühlen Tag spazierengehen. Erfährt der Körper noch weitere Wärmeverluste, fängt er an zu zittern. Anfänglich handelt es sich dabei um nichts anderes als das rasche unwillkürliche Anspannen und Entspannen kleiner Muskeln im ganzen Körper.

Jedesmal, wenn sich eine Muskelfaser auf diese Weise spannt, werden an Millionen von ATP-Molekülen, die Hauptquelle des Körpers für rasch verfügbare Energie, die bewußten Stücke abgebrochen, was eine gewisse Wärmemenge produziert, und reiben die Muskelfasern aneinander, wodurch noch mehr Wärme entsteht. Wird noch mehr Wärme gebraucht, beginnen sich andere, üblicherweise unserem Willen unterliegende, Muskelabschnitte unkontrolliert zusammenzuziehen und zu entspannen. Auf diese Weise läßt sich die Wärmeerzeugung in wenigen Minuten bis auf das Fünffache des ursprünglichen Wertes steigern. In extremen Fällen schließen sich die vor dem Ohr liegenden kräftigen Muskeln dieser Bewegung an, und da sie normalerweise den Kiefer stillhalten, wird ihr Zittern von einem kräftigen Klappern unserer Kiefer begleitet.

Neugeborene können noch nicht unwillkürlich zittern, und so kommt es vor, daß deren Hauttemperatur in den ersten drei Stunden nach der Geburt gegenüber der behaglichen Wärme des Mutterleibes, an die sie gewöhnt waren, um gut 20° C abfällt. Aber wenn es ihnen auch nicht gegeben ist zu zittern, so können sie doch auf jeden Fall kräftig schreien, und allein das schon beschleunigt den Stoffwechsel eines Neugeborenen auf nahezu das Dreifache. Im Grundsatz bewirkt Schreien übrigens bei Erwachsenen ein ähnliches Ergebnis, und daher löst ein Ausbruch von Wut- oder Freudentränen häufig einen Temperaturanstieg aus, was an der schweißnassen Stirn zu erkennen ist.

Hätte der Körper nicht so viel Wärme verloren, müßten sich die Kapillargefäße nicht zusammenziehen und die Kiefer nicht klappern. Man könnte nun vermuten, daß in kalten Zonen heimische Menschen besser daran wären, wenn der größte Teil ihres warmen Blutes tief in ihrem Inneren zirkulierte und sie der Außenluft nur einen vergleichsweise geringen Teil der Wärmeverlusten ausgesetzten Haut darböten. Diese Annahme ist richtig. Bei einem einen Meter fünfzig großen Menschen von fünfundsiebzig Kilo Körpergewicht wäre der größte Teil der Muskeln, inneren Organe und so weiter fest gegen andere Muskelgewebe oder dergleichen gepackt. Nur der vergleichsweise geringe Anteil, der mit der Haut in Berührung steht, gibt unmittelbar Wärme an die Luft ab.

Stellen wir uns jetzt einen Menschen vom gleichen Körpergewicht vor, der einen Meter fünfundneunzig groß ist. Ein großer Teil dessen, was bei dem kleineren warm verpackt war, liegt bei ihm frei, nahe der jetzt weit größeren Hautfläche, so daß jedes kühle Lüftchen die Wärme dieser Organe in sich aufnehmen kann. Eskimos dieser Größe würde es schwerfallen, genug Nahrung zu finden, um ihre Körpertemperatur auf dem erforderlichen Wert von 37° C zu halten, denn über die große Oberfläche würden sie beständig ungeheure Wärmemengen an die Außenwelt verlieren. So hochgewachsene Eskimos gibt es aber auch gar nicht, denn sie sind genetisch auf Wärmebewahrung programmiert und daher kleinwüchsig und gedrungen. Das Gegenteil finden wir in den Tropen, wo ein leichter, schlaksiger Körperbau gerade richtig ist, um möglichst viele innere Organe in die Nähe der Hautfläche zu rücken, so daß ein vorbeistreichender Luftzug viel Wärme abführt. Das erklärt die Hochwüchsigkeit von Melanesiern und Watussi. Sofern Bewohner der Tropen klein sind, wie beispielsweise die Pygmäen, sind sie zugleich sehnig und geradezu dürr, um einen ähnlich großen Anteil ihrer inneren Organe der kühlenden Luft aussetzen zu können.

Als Bestätigung dessen, wie günstig es ist, in arktischen Breiten über einen abgerundeten Körper zu verfügen, sei angeführt, daß in kalten Zonen heimische Tiere eher stämmig gebaut sind, damit sie ihre Körperwärme bewahren können. Zu ihnen gehören Eisbär, Moschusochse und

Walroß. So dauert es lange, bis sich die im Inneren eines Walrosses erzeugte Wärme durch eine gut dreihundertfünfzig Kilo wiegende Speckschicht in alle Richtungen nach außen gearbeitet hat, denn Fett isoliert ausgezeichnet. Das Funktionsprinzip ist so ähnlich wie bei einer Doppelverglasung, hat aber einen höheren Wirkungsgrad. (Selbst das Fettgewebe, das der weiblichen Brust ihre kennzeichnende Form gibt, dürfte in erster Linie dort angelagert sein, um den empfindlichen Milchdrüsen Schutz vor von außen, sei es auf mechanischem Wege oder durch Kälte, einwirkenden Schäden zu gewähren.)

Im Norden heimische Tiere sind gewöhnlich auch kräftig behaart (man stelle sich ein großen Woll-Mammut in der Sahara vor), denn die in einem dichten Pelz gefangene Luftschicht trotzt auch den stärksten Winden und wirkt als zusätzliche Isolierschicht, die dafür sorgt, daß keine kostbare Wärme unnötig verlorengeht.

Das hat zu einigen merkwürdigen Vorstellungen mit Bezug auf die Wechselwirkung zwischen Körperbehaarung und Männlichkeit geführt. Auf viele Menschen wirkt ein brandschatzender Wikinger mit seinem dichten roten Bart als männlicher denn ein kultivierter chinesischer Mandarin, dem statt eines richtigen Bartes schüttere Strähnen vom Kinn wachsen. Doch so, wie eine kräftige Behaarung dafür sorgt, daß man in kalten Zonen nicht friert, bietet ihr Verlust eine Möglichkeit, den Luftdurchsatz an der Haut zu verbessern und auf diese Weise in wärmerer Klimagebieten eine bessere Kühlung herbeizuführen. Besonders deutlich zeigt sich das bei Elefant und Nashorn, zwei nahezu unbehaarten Tieren – und gegen die Männlichkeit von deren Bullen dürfte wohl niemand Einwände erheben.

Selbst Kahlköpfigkeit kann als Quelle männlichen Stolzes gelten, denn hierzu kommt es nur dann, wenn das Blut einen hinreichend hohen Anteil an männlichem Geschlechtshormon enthält. So wird keiner der Unglücklichen, die man vor der Pubertät kastriert hat, je von Kahlköpfigkeit heimgesucht. Doch bevor sich jetzt jemand dazu hinreißen läßt, dem natürlichen Prozeß mit einer Totalrasur seines Schädels nachzuhelfen, sollte er bedenken, daß das Gehirn eine Anzahl von Proteinen enthält, die auch geringen Temperaturschwankungen gegenüber empfindlich sind, und selbst ein spärlicher Flaum auf dem Kopf bewahrt vor einer zu plötzlichen Temperaturänderung im Inneren des Schädels oder mildert sie zumindest.

Eine vollständige Kopfbehaarung besteht aus rund hundertzwanzigtausend Haaren – bei Blonden mehr, bei Rotschöpfen weniger. Neun Zehntel davon befinden sich beständig im Wachstum und bleiben uns drei Jahre lang erhalten, wobei sie immer weiter ein Stückchen nach außen wachsen. Jeweils ein Zehntel genießt ›Vegetationsruhe‹, und nur während der rund hundert Tage, an denen sie sich diese Ruhe gönnen, ist die Aussicht hoch, daß sie ausfallen.

Der oben beschriebene genetisch bedingte Unterschied zwischen Menschen der kalten und warmen Zonen spiegelt sich in den Heimsuchungen der beiden beständig im Streit miteinander liegenden Parteien, die immer um uns sind, nämlich den Dicken und den Dünnen. Wohlbeleibte Menschen, die nicht ins Land der Mitternachtssonne auswandern können, leiden darunter, daß sie wie Lappen und Eskimos einen großen Anteil der durch den eigenen Stoffwechsel erzeugten Wärme in ihrem Inneren zu halten vermögen, aber in einer Klimazone leben, in der diese Fähigkeit lediglich dazu führt, daß ihnen an warmen Sommertagen oder in überheizten Räumen, wenn die Dünnen in ärgerlicher Harmonie mit ihrer Umwelt leben, unbehaglich heiß ist. Sehr dicken Menschen geht es noch

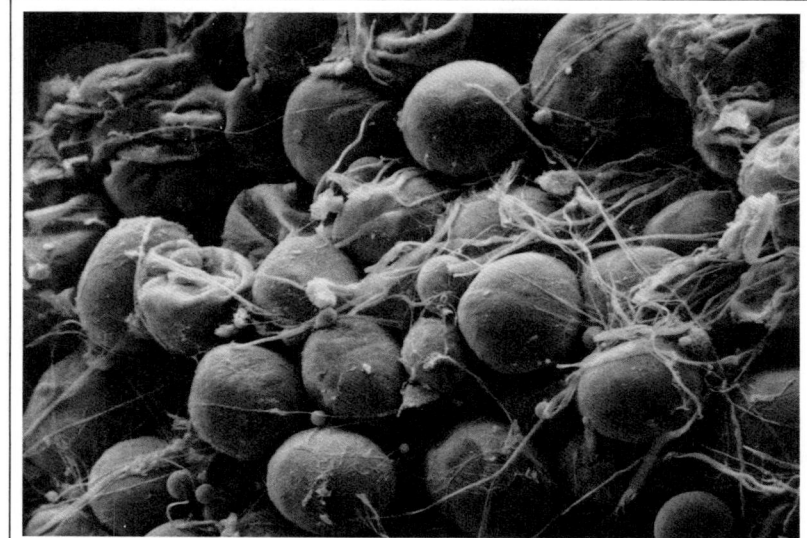

Fettzellen. Jeder dieser prallen Speicher besteht weitgehend aus einem einzigen großen Tropfen flüssigen Fetts, das sich angesammelt hat. Der in den meisten Zellen hervorstechende Kern nimmt hier ein bloßes Vierzigstel des Volumens der Fettzelle ein. Die wie luftleere Bälle wirkenden Fettzellen unmittelbar links der Mitte haben einen Teil ihres Inhalts eingebüßt; das kann auf die Tätigkeit von Hormonen zurückgehen und auf einen Energiebedarf an anderen Stellen im Körper hinweisen sowie, falls dieser lange genug andauert, zum Abnehmen führen. Die das Ganze zum Teil mit einer Art Netz bedeckenden Fasern bestehen aus Kollagen; sie halten die Fettzellen in traubenähnlichen Büscheln zusammen.

schlechter, denn wenn Speckfalte gegen Speckfalte reibt, verdunstet der dort entstehende Schweiß nicht, und so stellt sich trotz Schwitzen das ersehnte Gefühl der Abkühlung nicht ein, der Schweiß bleibt, wo er ist und fühlt sich immer unangenehmer an.

Kälte könnte das Los der Dicken minder trübselig erscheinen lassen. Wer an kalten Tagen seine Körpertemperatur beibehält, verbrennt Körperfett, und wenn dieser Vorgang zu Gewichtsverlust führen könnte, gäbe es endlich die automatisch, todsicher und vor allem schmerzlos wirkende ideale Abmagerungsdiät, denn niemand brauchte die tägliche Nahrungsaufnahme zu verringern. Man könnte sie als ›Thermokur‹ anpreisen, Bücher würden darüber geschrieben und sie in den höchsten Tönen bejubeln, Zusammenkünfte zum Erfahrungsaustausch Entfetteter könnten stattfinden, und dabei würde im Mittelpunkt der Gespräche der Hauptgedanke stehen: wer mit Hilfe der Thermokur abnehmen möchte, muß lediglich während der kühleren Monate des Jahres darauf verzichten, im Haus einen Pullover anzuziehen. Diese einfache Maßnahme würde dafür sorgen, daß der Körper von der ihm einverleibten Nahrung rund fünfzehn Prozent mehr als sonst zur Erzeugung von Wärme verwendet. Bei einem Menschen, der täglich zehntausend Joule zu sich nimmt, würden diese fünfzehn Prozent zwischen November und März zu einem Gewichtsverlust von neun Kilo führen. Natürlich gäbe es auch auf der einen Seite die Fanatiker, die darauf dringen würden, daß man sich auch seiner Socken entledigen muß, um die Wirkung zu steigern, und auf der anderen – die Konservativen, die sich damit begnügen würden, ihre Pulloverärmel aufzurollen.

Doch leider droht eine herbe Enttäuschung. Der Körper kann unseren Appetit so genau regulieren, daß schon eine geringfügige höhere Nahrungsaufnahme pro Tag die zusätzliche Wärmeleistung ausgleicht. Im Verlauf eines durchschnittlichen Erwachsenenlebens nehmen wir fünfzig Tonnen Nahrung auf – die Hälfte des Startgewichts einer der amerikanischen Raumfähren –, doch das Körpergewicht pendelt lediglich um zwei bis knapp fünf Kilo um den Ausgangswert herum. Daran zeigt sich, daß der menschliche Körper imstande ist, sein Gewicht innerhalb einer Schwankungsbreite von 0,01 % zu halten. Wenn jemand bei einem so fein abgestimmten Organismus dick bleibt, hat er wohl nur wenig Hoffnung, seinem Schicksal zu entrinnen. Als Gipfel der Ironie sei gesagt, daß schlanke Menschen an kühlen Tagen weniger schwitzen als dicke und statt dessen noch mehr Wärme damit verbrauchen, daß sie kaum wahrnehmbar, aber unausgesetzt, zittern und dabei ihre Kapillargefäße zusammenziehen. Diese zusätzliche Wärme dient bei den Dicken dazu, mehr Fett zu produzieren – wozu denn sonst?

Häufig behaupten Dicke, ihre Leibesfülle beruhe auf Veranlagung, denn sie äßen nicht übermäßig viel. Ungezählte Millionen längst dahingeschiedener Dünner, die es ihnen nicht glauben mochten, haben spöttisch behauptet, die Beleibtheit gehe fraglos darauf zurück, daß sie zu viel äßen. Das lateinische Wort dafür heißt *obedere,* und menschenfreundliche Ärzte sprechen von Obesität oder Adipositas, was gleichwohl nichts anderes als Fettsucht heißt. Daher lautet auch der klassische Rat der Dünnen FdH für ›Friß die Hälfte‹, denn offenkundig sind sie der Ansicht, die Dicken müßten einfach weniger essen, um genau so rank und schlank zu werden wie sie selbst. Die Wissenschaft allerdings weiß es inzwischen besser. Im Körper werden beständig Kohlenhydrate verbrannt, wie sie in Zucker, Kartoffeln, Mehl und Reis enthalten sind. Ein ausgewachsener Mensch hat davon jeweils nur vierhundert Gramm im Körper, und einen halben Tag nach Aufnahme der letzten Kohlenhydrate gehen diese innere Vorräte zur Neige. Nun beginnt der Körper automatisch seine Fettreserven anzugreifen, für ihn eine andere Möglichkeit, zu Blutzucker zu kommen.

Das ist aber nur ein Teil der Geschichte. Sieht man sich den Wärmehaushalt des Körpers näher an, muß man einige Worte zugunsten der Dicken sagen. Am gewöhnlich kräftig gebauten Eskimo sehen wir, daß Menschen mit zahlreichen Fettzellen geboren werden können, die so angeordnet sind, daß sie leicht anschwellen und die vom warmen Blut durchströmten Arterien gegen die Außenfläche des Körpers abschirmen. Wo sie nun liegen mögen, ob im Muskelgewebe oder woanders, sie verschwinden nie vollständig, nicht einmal dann, wenn der Betreffende eine richtige Hungerkur macht. Mit Hilfe eines geeigneten Mikroskops lassen sich im Muskelgewebe von Menschen, die zur Fettleibigkeit neigen, glänzende runde Fettzellen erkennen. Man hat sogar die Theorie vorgetragen, die bei manchen Menschen auftretende Fettleibigkeit sei ein rudimentärer Hinweis auf einen irgendwann während der Entwicklungsgeschichte üblichen Winterschlaf.

Doch auch dieser Nachweis genetischer Vorbestimmung wird den Ruf nach mehr Willenskraft nicht verstummen lassen, der aus der Menge der selbstgefälligen Dünnen erschallt, wenn ein zum Abnehmen bereiter Dicker unter ihnen weilt. Zumindest aber können sich Korpulente im Bewußtsein sonnen, daß *ihre* Vorfahren während der letzten Eiszeit mit rosigen Wangen das schreckliche Woll-Mammut jagten, während die der heutigen Mannequins und Basketballspieler wahrscheinlich zitternd um ein Feuer in der Wohnhöhle gedrängt saßen und hofften, daß für sie einige Bröckchen von der Beute abfielen. Sofern es aber nicht so war, hätte es zumindest so sein können.

Reaktionen auf extreme Kälte

Wenn es richtig kalt wird, können nicht einmal Menschen mit einem wohlgepolsterten Körper dessen Wärmeverlust im Zaum halten. Zu einer Unterkühlung genügt schon falsche Kleidung oder ein zu langer Aufenthalt im Freien. Sie folgt stets dem Weg des geringsten Widerstandes, bis der Körper schließlich die im peripheren Bereich befindlichen warmen Blutgefäße zusammenzieht, die frisches Blut enthalten. Das bewahrt zwar die Wärme für die wichtigen inneren Organe, setzt aber die äußeren Körperbereiche ungeschützt dem Angriff der Kälte aus, so daß es hier zu Dauerschäden kommen kann. Am ersten davon betroffen sind Finger, Zehen und Ohrläppchen.

Bei grimmiger Kälte spüren wir deutlich, daß es immer schwieriger wird, Finger oder Zehen zu bewegen, so, als lähme die Kälte deren Bewegungsfähigkeit. Wir sagen völlig richtig, daß sie absterben, denn unter fortdauerndem Einfluß der Kälte ist genau das der Fall, und die Nerven, die normalerweise Botschaften hin und her transportieren, stellen allmählich ihre Tätigkeit ein, da in diesen Bereichen die in ihnen enthaltene Flüssigkeit zu einer Art teigiger Paste gefriert.

Als nächstes drohen Erfrierungen. Wer kein Gefühl mehr in den Fingern hat, läuft Gefahr, daß er sie ungeschützt noch länger der Kälte aussetzt. Muskelfilamente unmittelbar unter der Haut gefrieren und reißen, was noch nicht besonders ernst ist, aber die Wandungen der wenigen Blutgefäße, die in jenem Bereich noch durchblutet sind, gefrieren ebenfalls, und manche von ihnen brechen auf. Das ist gefährlich. Wird später Wärme zugeführt, beginnt das Blut zurückzuströmen, doch da jetzt verschiedene Kapillargefäße undicht sind, gelangt es nie dorthin, wo die größten Schäden aufgetreten sind. Ohne Blutzufuhr aber werden die Zellen dort nicht mit Sauerstoff versorgt. Sie ersticken buchstäblich, so wie auch ein vollständiger Organismus ersticken kann, und werden im Absterben schwarz und steif. Wie Menschen bestätigen, die Erfrierungen erlitten haben, ist es eine äußerst unangenehme Empfindung, wenn große Teile der Finger oder Zehen absterben. Einmal vom Schmerz abgesehen, lassen Plasma- und Blutzellen, die aus den beschädigten Kapillargefäßen austreten, eine verfärbte und äußerst empfindliche Blase entstehen. Kein Wunder also, daß Menschen, die Erfrierungen erlitten haben, unter dem Einfluß dieser doppelten Heimsuchung das Bewußtsein verlieren, wenn das Empfindungsvermögen wieder zurückkehrt.

Die beste Behandlung von Erfrierungen besteht in einer möglichst schonenden allmählichen Erwärmung, so daß Kapillargefäße, die nur leicht beschädigt sind, nicht aufplatzen, wenn das Blut in sie zurückströmt. Es ist ganz und gar falsch, die Hände von Erfrierungsopfern kräftig mit Schnee zu reiben, denn das führt zur Zerstörung von Kapillaren, die lediglich geschwächt waren, und bietet dem Kältebrand sowie Clostridium- und Tetanusinfektionen einen hervorragenden Nährboden, ganz davon abgesehen, daß bei einem solchen Vorgehen die betroffenen Körperteile später buchstäblich abfallen können. Unglücklicherweise gibt es immer Menschen, die auf diesen Einfall kommen, weil sie annehmen, etwas, das nicht schmerzt, könne auch nicht schaden. Man hüte sich vor solchen Samaritern.

Obwohl Erfrierungen an Händen oder Füßen vorsichtig ausgedrückt unangenehm sind, steckt dahinter letzten Endes ein weises Vorgehen des Körpers, und wir erkennen daran, auf welche Weise unsere Streßreaktionen funktionieren. Für einen Körper, der nicht über genug Wärme verfügt, um sich vollständig vor der Kälte zu bewahren, ist es sicherlich besser, Gliedmaßen zu opfern, als Nieren oder Herz. Die Temperatur des großen Zehs kann ohne weiteres um mehr als 20° C sinken, wenn man bei großer Kälte im Schneematsch herumgestapft ist, oder, schlimmer noch, bewegungslos herumgestanden hat. Es wäre tödlich, würde das Blut mit dieser Temperatur ins Herz zurückkehren, und um diese Folge zu vermeiden, wird das zurückströmende kalte Blut im Gegenstrom am vom Herzen

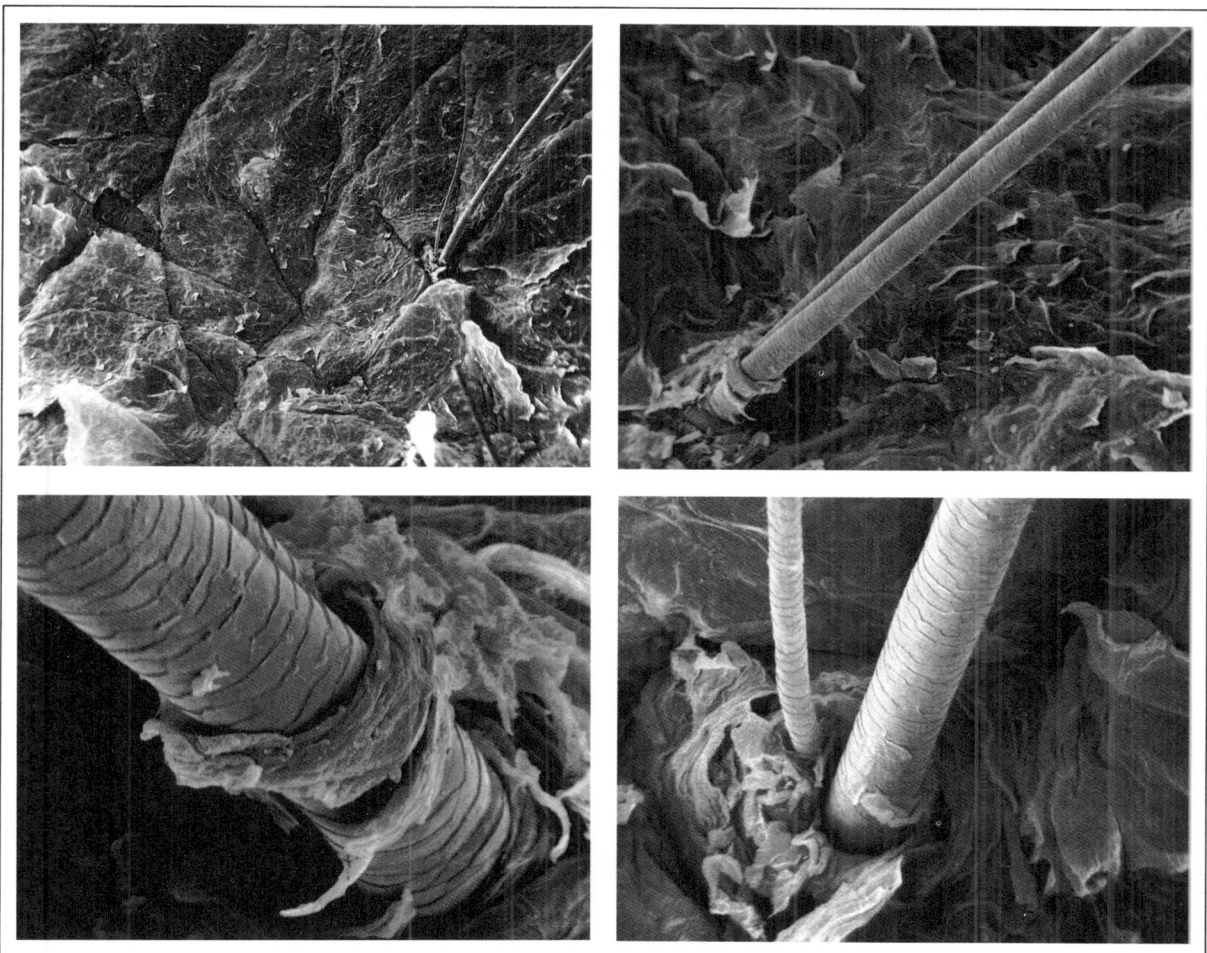

Nahaufnahme eines Haars an einem menschlichen Arm bei zunehmender Vergrößerung. Daß der Muskel an der Haarwurzel kontrahiert ist, läßt sich bei der größten Vergrößerung deutlich erkennen. Wenn er anschwillt, bekommt man eine Gänsehaut. Das würde bei Tieren mit dichter stehenden Körperhaaren zu einer wirksameren Isolationsschicht führen, da sich diese dabei wie ein dichter Wald aufrichten würden. Außerdem vermag der Anblick eines auf diese Weise optisch vergrößerten Tieres Räuber abzuschrecken.

kommenden warmen entlanggeführt. Daß dabei die beiden Blutströme ihre Temperatur miteinander austauschen, ist gut für das Herz, das jetzt relativ warmes Blut bekommt, nicht aber für den nahezu schon erfrorenen Zeh, dem jetzt relativ kaltes Blut zugeführt wird. Insgesamt jedoch steht dahinter ein richtiges Prinzip. Dieses Verhalten des Körpers, der sich wie eine belagerte Festung Schritt vor Schritt vor dem anstürmenden Feind aus den Vorwerken bis in den Bergfried zurückzieht, geht in dem Maße weiter, in dem der Körper kälter wird. Sind die Füße erfroren, folgen die Beine; Entsprechendes gilt für Hände und Arme. Die Erkenntnis, daß die Körperteile in der umgekehrten Reihenfolge ihrer Wichtigkeit ausfallen, hat auf manchen Entbindungsstationen zu einem bemerkenswerten Vorgehen geführt.

Wenn es aussieht, als leide ein Neugeborenes an Sauerstoffmangel, entweder, weil die Nabelschnur es gewürgt hat, oder weil es nicht imstande ist, selbst mit dem Atmen zu beginnen, tunken die Ärzte es in ein Gefäß mit eiskaltem Wasser. Glücklicherweise wird die bereits hinreichend beunruhigte Mutter selten Zeugin dieses Vorgangs, hinter dem ein vernünftiges Prinzip steht. In dem Augenblick, da das Neugeborene in das kalte Wasser taucht, konzentriert sein Körper das wärmste Blut im Gehirn. Da dies warme Blut zugleich das mit dem höchsten Sauerstoffgehalt ist, wird das Gehirn auf diese Weise mit mehr Sauerstoff versorgt, und das gibt dem Arzt möglicherweise genug Zeit, das Kind zum Atmen zu bringen, bevor Sauerstoffmangel das Gehirn dauerhaft geschädigt hat.

Es ist gelungen, vom Grund eiskalter Teiche gerettete Menschen ohne Schädigungen des Gehirns wiederzubeleben, bisweilen nachdem sie zehn oder fünfzehn Minuten unter Wasser waren. Das aber wäre ohne den Schutzmechanismus, bei dem die lebenswichtige Wärme- und Sauerstoffversorgung in erster Linie das Gehirn unterstützt, nicht möglich gewesen.

Wärme, Haarlosigkeit und Signale

Dieser Mechanismus ist nützlich und arbeitet unauffällig. Das läßt sich nicht von einem anderen und gänzlich wertlosen Mechanismus zum Schutz gegen Kälte sagen, mit dem wir belastet sind. Wenn ein behaartes Tier zusätzlichen Kälteschutz braucht, kann es die kleinen Muskeln an seinen Haarbälgen anspannen und damit die Haare aufrichten. Geschieht das in ganzen Bereichen zugleich, bildet sich ein dichter Haarwald, in dem sich viel Luft festhalten läßt. Sie wird von der Körperwärme rasch erwärmt und bildet eine dicke Isolierschicht.

Dieses plötzliche Aufrichten der Haare mag einen Bären beeindruckend und einen Löwen wild erscheinen lassen, bei uns Menschen jedoch, deren Körperbehaarung bis auf Restbestände dahingeschwunden ist, ruft diese als Kältereaktion erfolgende Anspannung der Muskeln um die Haarwurzeln herum lediglich eine große Zahl winziger pickelähnlicher Erhöhungen der Haut hervor, die sich bemüht, Haare aufzustellen, die nicht mehr da sind. Wer einmal eine gerupfte Gans gesehen hat, weiß, warum wir in einem solchen Fall sagen, man bekommt eine Gänsehaut.

Andererseits muß man einräumen, daß unsere spärliche Körperbehaarung durchaus Vorzüge hat. Ganz und gar mit Haaren bedeckte Tiere, ob Terrier oder nordamerikanischer Graubär, leiden zwar nicht unter dem unansehnlichen Anblick, den eine Gänsehaut bietet, sind aber andererseits auch nicht, wie wir Menschen, imstande, durch Veränderungen der Hautfarbe soziale Botschaften zu übermitteln. Wie wir gesehen haben, gehen diese Veränderungen darauf zurück, daß die lebenswichtigsten Organe des Körpers bestrebt sind, ihre Temperatur möglichst unveränderlich zu halten. Wenn sich die kleinen Blutgefäße in der Haut entspannen und öffnen, strömt mehr warmes Blut durch sie, damit die in der Nähe befindliche Außenluft sie abkühlen kann. Dabei wirkt bei den Weißen die durchscheinende Haut rötlich, bei Menschen mit gelber Hautfarbe hellorange, und sogar bei Schwarzen läßt sich ein deutlicher Schimmer erkennen. Werden dieselben Blutgefäße zusammengezogen, tritt der umgekehrte Fall ein: das warme Blut gelangt nicht bis in die Nähe der Außenluft und zirkuliert im zentralen Bereich, was an einem kühlen Tag Wärme bewahrt.

Einen Sonderfall bilden solche Angehörige der weißen Rasse, die nie im Leben körperliche Arbeit geleistet und ihre Tage in kühlen Palästen zugebracht haben. Da in ihren Venen kühles, sauerstoffarmes Blut zirkulierte und ihre Hände kaum Muskeln aufwiesen, wirkten diese blaßblau. Darauf geht die Bezeichnung ›blaublütig‹ für Angehörige des europäischen Hochadels zurück, die Jahrhunderte hindurch auf die beschriebene Weise gelebt haben.

Wenn der Körper in der Annahme, daß es dort gebraucht wird, Blut an die Muskeln schickt, tritt an ihnen eine Rötung ein. So gesehen ist Erröten

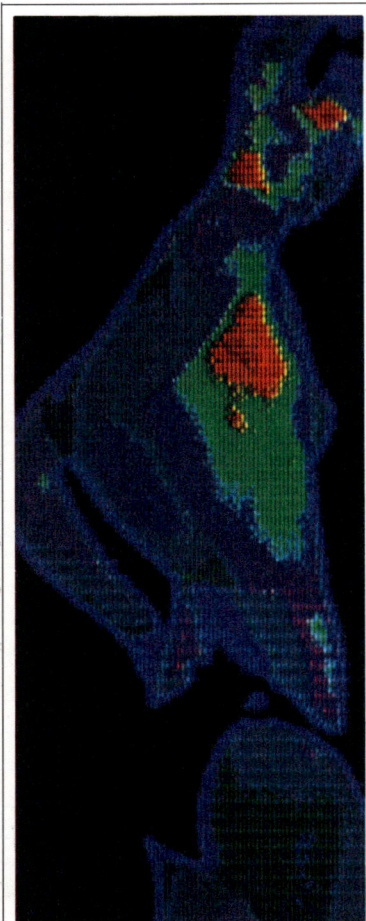

Der Slip, den diese Frau anzieht, ist aus weißer Baumwolle. Das Thermogramm zeigt ihn schwarz, weil er im Vergleich zu den unbedeckten Körperflächen eine abschirmende Wirkung hat und den Wärmeverlust deutlich mindert.

ein sicheres Zeichen der Aufmerksamkeit, und da wir Menschen zum Optimismus neigen, nehmen wir häufig an, die Aufmerksamkeit gelte uns selbst, wenn jemand in unserer Nähe errötet. Da sich dies mit einer Erwärmung der Haut einhergehende Rotwerden so gut wie nicht über die Willenskraft steuern läßt, errötet, wer sich dieses Zustands bewußt wird, häufig noch mehr. Man könnte beinahe sagen, daß wir in unserer Haut ›Augen‹ für die Wahrnehmung von Wärme besitzen. Sobald elektromagnetische Wellen mit einer Frequenz von fünfhundert Billionen Hertz (5×10^{14} Schwingungen pro Sekunde) spezialisierte Zellen in unserer Netzhaut zum Vibrieren anregen, werden sie aktiv, was unser Gehirn als Lichtimpuls wahrnimmt, während solche Zellen in der Haut unseres Gesichts und unserer Arme aktiv werden, wenn elektromagnetische Wellen der Frequenz 3×10^{14} Hz sie anregen. Da das der Bereich infraroten Lichts ist, nimmt unser Gehirn diese Strahlung als Wärme wahr. All das führt zu einem stärkeren Erröten.

Die ersten Anzeichen dafür sind nahezu immer zwei winzige Punkte auf den Wangen, und wegen dieser ärgerlichen Rückkopplung breitet sich das Erröten von dort aus durch das Tätigwerden der in jenem Bereich befindlichen Wärmesensoren über die gesamte Fläche der Wangen aus. Sofern der Vorgang weitergeht, was leicht der Fall ist, errötet als nächstes Hals oder Nase, darauf folgen vielleicht die Schultern, die Ohrläppchen und sogar der obere Brustbereich. Inzwischen hat das Signal so viele Muskeln erwärmt, daß der davon Betroffene zum Handeln bereit ist.

Es ist denkbar, daß für ein schmächtiges Männchen in einer Amazonengesellschaft das Erröten die sicherste Möglichkeit wäre, seine Bereitschaft zu sexuellen Kontakten kundzutun, denn unverblümtere Aufforderungen würden die gesellschaftliche Ordnung erschüttern. In unserer Phallokraten-Gesellschaft hingegen erröten Frauen häufiger als Männer, jüngere übrigens öfter als ältere.

Allerdings hat es mit dem hier beschriebenen Erröten ganz und gar nichts zu tun, daß es manche Frauen in der Menopause heiß überläuft. Diese Erscheinung geht nicht etwa darauf zurück, daß sie sich ihrer mit einemmal einsetzenden Unfruchtbarkeit schämen, was früher viele männliche Ärzte angenommen haben, sondern es handelt sich dabei um durchaus achtbare Reaktionen auf plötzliche Stöße von Östrogen und anderen Hormonen, die darauf zurückgehen, daß sich die Hormonproduktion des Körpers allmählich auf die neue Situation einstellt.

Die Art, wie sich unsere Haut abkühlt und erwärmt, sagt viel über die Art, wie wir uns kleiden. Kleidungsstücke, die große Teile des Körpers bedecken, um ihn warm zu halten, erfüllen ihre Aufgabe nicht vollständig, wenn sie nicht zugleich auch gesellschaftliche Signale aussenden, die der Körper von Natur aus an die Umwelt übermittelt. Sorgfältige Beobachtung zeigt meist, wie die Dinge liegen. Damit, daß eine Frau unseres Kulturkreises um die Jahrhundertwende eine eng anliegende Bluse trug, die Schweißausbrüche ganz bestimmt nicht vertragen hätte, gab sie zu erkennen, wie wohlhabend ihr Mann war: sie hatte es nicht nötig, körperlich zu arbeiten und brauchte daher auch nicht zu ›transpirieren‹.

Wir Menschen bemühen uns unaufhörlich, die ursprünglich von der Haut ausgehenden Signale mehr und mehr auf die Kleidung zu übertragen, ein häufig nicht bewußt wahrgenommener Teil unseres Umgangs mit der Umwelt. Nur ein gewolltes Bemühen, sich unserem Inneren zuzuwenden und das Bewußtsein, daß wir uns ausschließlich um die Wahrnehmung unserer selbst kümmern, kann etwas daran ändern.

Diese Beschäftigung mit dem inneren Ich wird Gegenstand des nächsten und abschließenden Kapitels sein.

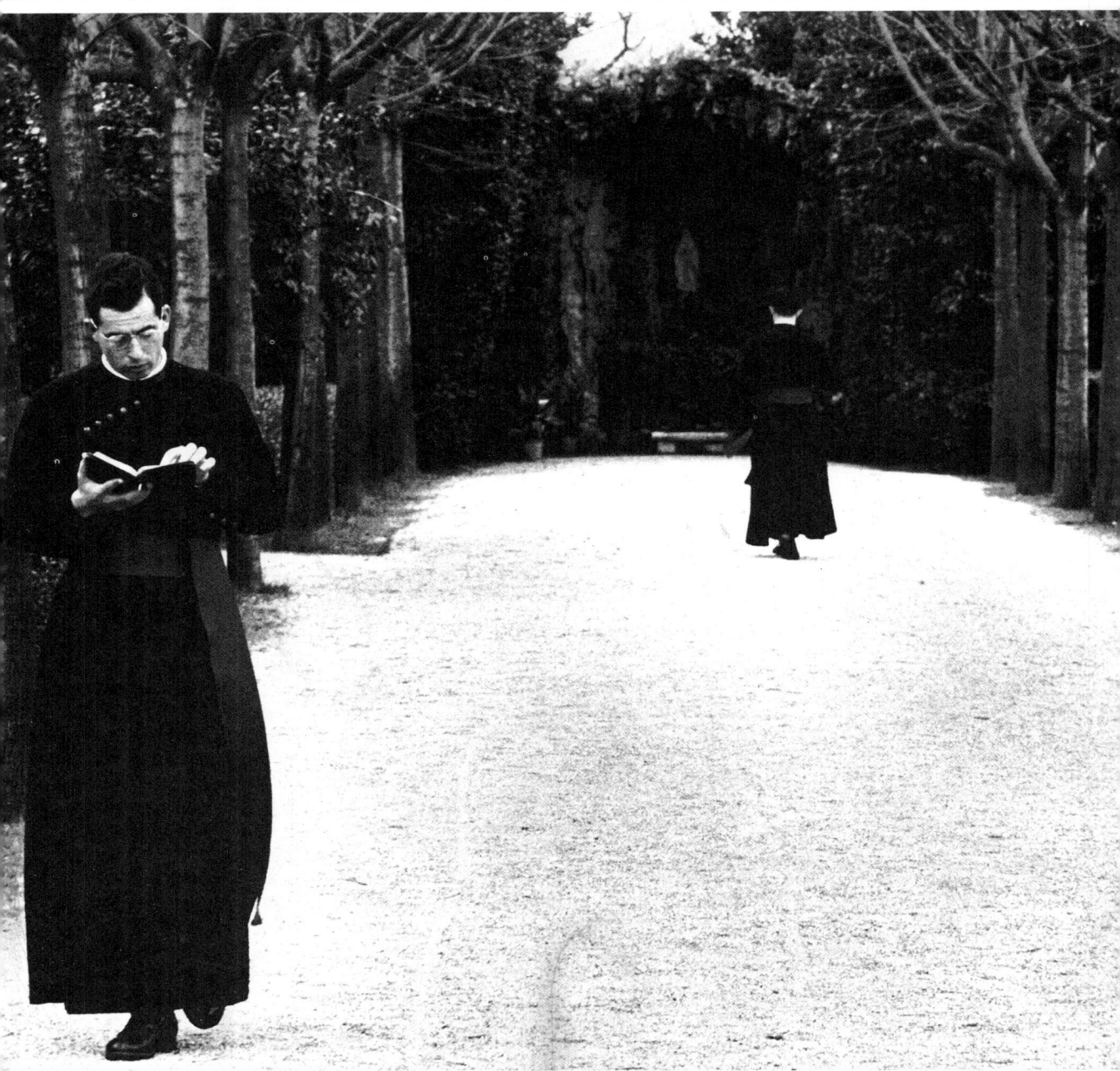

Reglementierte Stille

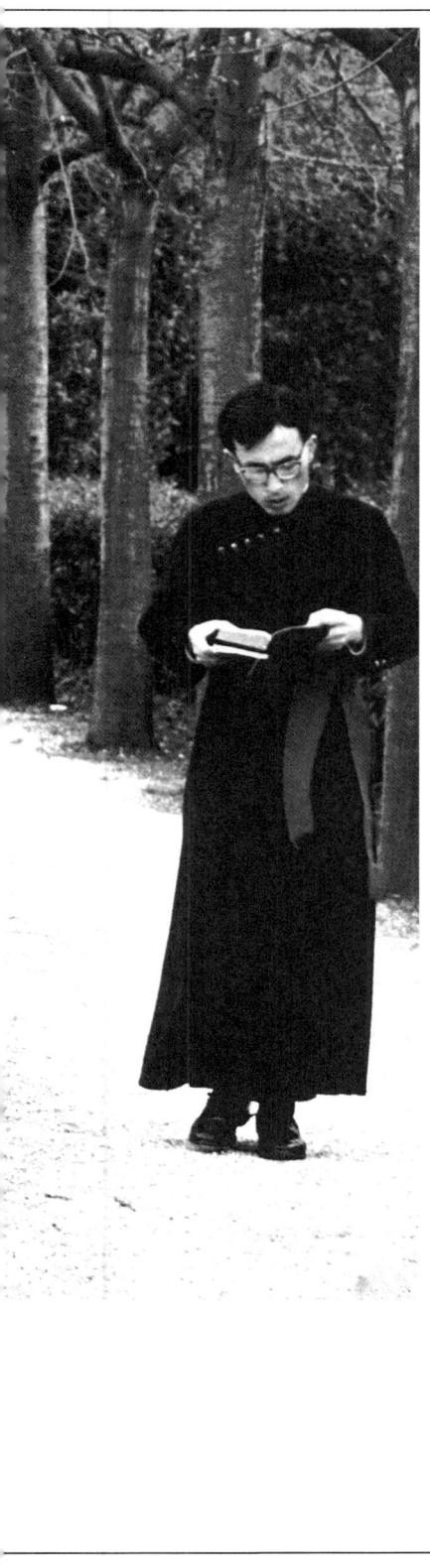

8
Entspannung und Schlaf: der Tag endet

Am Anfang dieses Buches wurde der Beginn eines Tages geschildert. Selbstverständlich sind wohl nie einem Menschen im Verlauf eines einzigen Tages alle bisher beschriebenen Erlebnisse - Zornausbruch, Erschauern, Sorgen, Gebären und Brandverletzungen - widerfahren, aber so, wie der Tagesanfang für alle gleich ist - wir heben den Kopf vom Bett -, so endet er auch gewöhnlich für alle gleich - wir legen uns schlafen.

Es zeigt sich nun, daß die erstaunlichen Veränderungen, die unser Körper während des Schlafs erfährt, denen ähneln, die in einer Vielzahl anderer entspannender Augenblicke eintreten - ob man nun ›Hasch‹ raucht oder einen Whisky schlürft -, aber ohne all die damit verbundenen Probleme.

Um zu sehen, wie diese Entspannung vor sich geht, müssen wir mit einem wichtigen, von uns aber selten wahrgenommenen Teil des Gehirns beginnen, daher wenden wir uns einer abgelegenen Weltgegend und einem nichtsahnenden Geschöpf zu, das dort lebt.

Steuereinheit der Entspannung: die retikuläre Formation
In der Osthälfte Neu-Guineas lebt tief im Regenwald in Gesellschaft riesiger Hundertfüßler der Art *Scutigera,* die große Grillen zertreten können, und der gruppenbildenden Spinnen *Cyrtophora,* einer Kreuzspinnenart, die ihre Beute in Schwärmen von Hunderten angreifen und in gemeinsamer Bemühung mit ihren Netzen kleine Bäume zu Boden ziehen können, ein friedlich aussehendes, nahezu blindes Geschöpf mit einer langen, haarlosen, rüsselförmigen Schnauze und merkwürdig gespreizten Vorderläufen: es handelt sich um den Langschnabeligel aus der Familie der Ameisenigel.

Während er über den nassen Waldboden tappt, halten seine mit Bäuschchen besetzten Stacheln mühelos die merkwürdigen Nachbarn auf Abstand, und so lebt das Tier zufrieden und ohne Hast in seiner behaglichen Welt und ernährt sich von hier und da aufgesammelten Termiten, Insekteneiern und Ameisen, die es allesamt mit seiner langen klebrigen Zunge in die Schnauze befördert. Dies Tier zeichnet sich dadurch aus, daß es möglicherweise als einziger Säuger nie träumt - weder, wenn die Sonne aufgeht, denn dann durchstreift er das Unterholz, noch, wenn sie sinkt, denn selbst dann noch stochert er auf der Suche nach Maden oder Raupen umher.

Nahezu alle anderen Säugetiere träumen: Löwe und Hauskatze, Elefant und Mensch, nur nicht unser Langschnabeligel, das am weitesten fortgeschrittene Geschöpf in der Evolution, das ohne Traum auskommen muß. Nie wird es im Schlaf, wie es bei Shakespeare heißt »vielleicht auch träumen«. Wir sind da selbstverständlich anders, und der Grund für unsere Fähigkeit, den Schlaf und alle anderen Arten segensreicher Entspannung zu genießen, hängt damit zusammen, daß wir wie alle anderen Säuger - eben mit Ausnahme des armen Langschnabeligels - über ein fortgeschrittenes und steuerbares System verfügen, die retikuläre Formation.

Was ist das? Retikuläre Formation nennen wir ein Netz aus feinen grauen Nervenzellen, die im Hirnstamm eine Säule aus schmalen, senkrecht verlaufenden Nervenzellen-Filzen bilden, genau da, wo unsere Nackenmuskeln oben ansetzen. Unten münden Sinnesnerven aus dem Körper in sie, und oben senden sie die von ihnen gelieferten Impulse in die höheren Bereiche des Gehirns weiter. Sämtliche Sinneswahrnehmungen durchlaufen dies ›Netz‹, werden dabei aber nicht unverändert weitergeleitet. Zu viele Botschaften kommen an, als daß ihnen die Großhirnzentren das gleiche Maß an Aufmerksamkeit zuteil werden lassen könnten, denn dabei könnten nur allzu leicht wesentliche Informationen untergehen. Nehmen wir an, ein leitender Angestellter bekäme unsortiert folgende Angaben geliefert: »Ich sehe meinen Schreibtisch vor mir, höre leichte Unterhaltungsmusik, spüre, wie mein Magen das Mittagessen verdaut, sehe, daß meine Sekretärin den Verstand verloren zu haben scheint, denn sie steht im Begriff, mir einen Bürostuhl auf den Schädel zu schlagen, und höre draußen den Verkehrslärm.«

Es wäre nicht gut, wenn das Gehirn keine Möglichkeit hätte, einem Teil dieser Ereignisse mehr Aufmerksamkeit zu widmen als anderen.

Hier setzt die Aufgabe der retikulären Formation ein. Sie versieht manche der eingehenden Signale mit einer zusätzlichen Kennzeichnung, die die Aufmerksamkeit der höheren Gehirnzentren auf sich lenkt, bei denen die Nervenimpulse eintreffen. Das läßt sich mit einem Zensor der Eingangspost vergleichen, der nur solche Signale durchläßt, die ihm ›passen‹. Wie die Abstimmeinrichtung eines Rundfunkgeräts verbessert die retikuläre Formation den Signal-Geräusch-Abstand der ins Gehirn gelangenden Informationen und sorgt dafür, daß von *ihr* für hinreichend bedeutend gehaltene Informationen die entscheidenden Zusätze bekommen, die dafür sorgen, daß sich das übrige Gehirn aufmerksam damit beschäftigt. Das gilt insbesondere für die Bewußtseinszentren unmittelbar hinter der Stirn.

Um das zu ermöglichen, verfügt die retikuläre Formation über viele unglaublich lange gestreckte Zellen, die in nahezu alle Teile des Gehirns reichen. Ihre Aufgabe ist es, daß wir uns der Dinge und Ereignisse um uns her bewußt werden.

Dazu kommt es selbstverständlich nur, wenn die retikuläre Formation eingehende Informationen für hinreichend interessant hält. Nach welchen Kriterien und auf welche Weise aber soll sie unterscheiden? Schließlich ist sie nichts anderes als ein unwissendes Netz aus Zellen. Auf den ersten Blick scheint das mit Schwierigkeiten verbunden zu sein. Das Großhirn verfügt über die Verstandeskräfte, während die retikuläre Formation im Hirnstamm auswählt, was ins Bewußtsein gelangen soll, ohne selbst ein Bewußtsein zu besitzen - hätte es eines, so wäre das Problem lediglich eine Stufe weiter gerückt, und die Frage hieße: was sorgt dafür, daß die retikuläre Formation selbst gewisser Dinge bewußt wird?

Der Körper vermeidet solche zeitraubenden Rückgriffe, indem er nahezu allen eingehenden Signalen, die mit einer Veränderung der Außenwelt zu tun haben, eine Art Aufmerksamkeit erregendes Etikett mit dem Inhalt »das und das bewußt machen« anheftet. Das läßt sich leicht automatisch erledigen, denn Nervenzellen im ganzen Körper, einschließlich der Nervenfasern in der retikulären Formation, sind so eingerichtet, daß sie ihre stärkste Mitteilung nur dann liefern, wenn der auf sie einwirkende Reiz eine Veränderung anzeigt. Auf diese Weise erreicht die retikuläre Formation, daß wir den größten Teil der Zeit hindurch wach bleiben, und stellt sicher, daß unsere Aufmerksamkeit auf das Wichtigste konzentriert wird, sorgt für Bewußtseinshelligkeit, wie der Fachmann sagt.

Die retikuläre Formation hat sich vermutlich als energiesparende Einrichtung zu ihrem gegenwärtigen Zustand entwickelt. Ein Zurückweichen ist sowohl für einen Höhlenmenschen sinnvoll, in dessen Gesichtsfeld ein angreifender Tiger kommt, wie auch für jemanden, der am Computer arbeitet, sobald ihm aus einem fehlerhaften elektrischen Anschluß ein Funke entgegenschlägt. Andererseits wäre es überaus ermüdend für den Höhlenmenschen, jedesmal zurückzuweichen, wenn ihm ein unbeweglicher Fels oder Baum vor Augen käme, und es wäre auch nicht sehr sinnvoll, wenn der Mensch am Computer immer gleich aufschreien und eine Karate-Abwehrstellung einnehmen würde, kaum, daß seine Hand den Schreibtisch berührt.

Wie also werden wir mit diesem Ansturm von Tatsachen fertig, die sich in unser Bewußtsein drängen wollen? Ohne die Möglichkeit, die retikuläre Formation daran zu hindern, daß sie jedes eingehende Signal mit vollständiger, die Aufmerksamkeit ganz und gar beanspruchender Deutlichkeit in die höheren Zentren des Gehirns weiterleitet, sähen wir uns einer äußerst anstrengenden, möglicherweise sogar gräßlich allumfassenden Bewußtheit ausgesetzt. Doch es gibt Möglichkeiten, an die retikuläre Formation zu gelangen, sie abzustumpfen und zu beeinflussen, und sie werden wir im weiteren Verlauf dieses Kapitels von außen nach innen gehend untersuchen. (Man kann natürlich auch einfach die Füße hochlegen oder die Dinge auf andere Weise ›nicht an sich herankommen‹ lassen.)

Als erstes wollen wir uns Trance-Zustände näher ansehen, bei denen es darum geht, den äußeren Rahmen zurechtzurücken.

Trance-Zustände

Eins der leistungsfähigsten Verfahren, Trance-Zustände hervorzurufen, findet sich in dem vielgerühmten *Exerzitienbüchlein* des Ignatius von Loyola, Mitbegründer des Jesuitenordens und dessen erster Generaloberer. Er hatte zuerst im höfischen und militärischen Dienst gestanden, doch nachdem er bei letzterer Tätigkeit im Verlauf einer Belagerung verwundet wurde, wandte er sich der Beschäftigung mit religiöser Literatur zu. Sein Buch sieht die Wiederholung von Aktivitäten in einem Ausmaß vor, auf das wohl nur ein ehemaliger Soldat verfallen konnte. Immerhin war es Absicht der Gläubigen, die diese Übungen während der ursprünglich vorgesehenen vier einwöchigen Perioden in einem abgelegenen Kloster absolvierten, sich mit Hilfe von Loyolas Anweisungen seelisch zum Kampf für Gott und gegen die weltlichen Mächte zu rüsten.

Der Schlüssel zu diesen ›Exerzitien‹ hieß und heißt Schweigen. Schweigend erwachten die der Erleuchtung Harrenden, nahmen schweigend ihre Mahlzeiten ein, beteten und meditierten schweigend und legten sich schweigend wieder schlafen – Tag für Tag aufs neue, bis die vier Wochen um waren. Alle Gebete drehten sich um ähnliche Gegenstände, wurden schweigend (inwendig) rezitiert und beständig wiederholt. Wie sich so etwas auf die retikuläre Formation der Adepten auswirkt, läßt sich leicht ausmalen.

Man überlege nur, wie es uns geht, wenn wir im gewöhnlichen Alltagsleben von Zeit zu Zeit in eine Träumerei verfallen, sobald ein Kollege, Vorgesetzter oder auch der Ehepartner mit leiernder Stimme einen längeren Monolog anstimmt. Da die Veränderung des akustisch Wahrgenommenen anfänglich als hinreichend stark empfunden wird, schickt der für

Stimmen zuständige innere Teil der retikulären Formation die Mitteilung mit dem üblichen Aufmerksamkeit fordernden Hinweis an die höheren Bereiche des Gehirns. Fährt dann aber die Stimme in genau derselben nörgeligen monotonen Tonlage fort, läßt die Aufmerksamkeit der zuständigen Stellen in der retikulären Formation nach, bis sie sich, übermäßig beansprucht, ganz und gar ausschalten. Ab jetzt gelangen die Stimmimpulse ohne das Bewußtsein verlangende Signal ins Gehirn. Nun sehen wir den Sprechenden mit bewegungslosen Augen und einem gefrorenen Lächeln an, das ganz zu Recht den Eindruck erweckt, als sei der Körper auf automatische Steuerung geschaltet, während sich die aktiven Teile des Gehirns mit anderen Dingen beschäftigen.

Im gewöhnlichen Alltag gelingt es vermutlich nur besonders langweiligen Gesprächspartnern, unsere retikuläre Formation so ohne weiteres lahmzulegen, und ihre Untätigkeit wird überdies vermutlich nur von kurzer Dauer sein. Die Exerzitien der Jesuiten hingegen schalten sie mittels des beschriebenen Drills nahezu vollständig aus. Die Abwesenheit von Geräuschen, die beständige, bis ins kleinste gehende Reglementierung der alltäglichsten Verrichtungen und die eintönigen Farben der Kleidungsstücke aller in der Nähe befindlichen Menschen veranlassen die für diese Umgebung empfängliche kleine Zahl an Nerven-Schaltkreisen in der retikulären Formation dazu, so lange aktiv zu werden, bis sie, und mit ihnen bald auch ein großer Teil der übrigen Formation, nahezu vollständig abgestumpft sind.

Es ist so ähnlich, als versinke man in eine Art Halbschlaf. Die verbleibende Wachheit der retikulären Formation versetzt den Körper in einen Zustand, in dem er sich durch Suggestion außerordentlich leicht beeinflussen läßt. Diese Wirkung hat man in modernen Labors wissenschaftlich und im Verlauf unseres Jahrhunderts außerdem praktisch bei zahlreichen politischen Verhören nachgewiesen. Bekannte Beispiele dafür sind das Vorgehen der russischen Geheimpolizei im Verlauf der stalinistischen ›Säuberungen‹ sowie die an amerikanischen Soldaten durch die Chinesen im Korea-Krieg vorgenommene ›Gehirnwäsche‹.

In dieser Hinsicht also war Loyola seiner Zeit deutlich voraus. Hatten die jesuitischen Exerzitien ein gewisses fortgeschrittenes Stadium erreicht, wandten sich die stillen Gebete, gerade zu dem Zeitpunkt, da die Bewußtseinsschwelle der Adepten am niedrigsten lag, vom allgemeinen Gotteslob konkreteren Themen zu, denn schließlich war es Loyola darum zu tun, aktiv das Kreuz zu verteidigen. Sein Orden sollte aus außergewöhnlich eifrigen ›Soldaten Christi‹ bestehen und die Welt für den Katholizismus zurückerobern. Im sechzehnten und siebzehnten Jahrhundert hatte es auch daraus den Anschein, als werde das Vorhaben gelingen, und nahezu volle hundert Jahre lang versetzten diese Exerzitien die protestantische Bevölkerung Europas in Angst und Schrecken, wurde doch auf sie die Fähigkeit der Jesuiten zurückgeführt, ohne moralische Bedenken, die ihre Tatkraft hätten lähmen können, Ketzer zu foltern, zu verstümmeln und zu verbrennen.

So sehr waren diese selbsternannten Soldaten Christi auf die von Loyola während der Pflichtexerzitien ausgegebenen Parolen eingeschworen, daß Papst Klemens XIV. im achtzehnten Jahrhundert die Auflösung des Jesuitenordens anordnete – er hielt die von den Protestanten ausgehende Gefahr für geringer als die, die ihm von seinen eigenen Verteidigern drohte.

Auch andere Menschen, die sich der Religion verschrieben hatten, haben auf den verschiedensten Wegen versucht, die Gläubigen in ihrer Überzeugung zu festigen. Als im Mittelalter die Pest die Länder Europas heimsuchte, traten allenthalben Flagellanten auf. In Gruppen, die mehrere Dutzend bis mehrere hundert Menschen umfaßten, zogen sie, die Männer mit entblößtem Oberkörper, über Straßen und Plätze und peitschten sich mit Lederschnüren aus. Von einem Ort zum anderen bewegten sich diese Geißlerzüge, deren Angehörige sich buchstäblich bis aufs Blut kasteiten, ja, bis zum Umfallen. Die Euphorie, die sie dabei empfanden, ging darauf zurück, daß sie durch das ständig wiederholte Reizen ihrer offenen Wunden in ihrem Körper bestimmte von eiternden Wunden erzeugte Stoffe in Umlauf setzten, die in großer Menge – wie sie bei einer solchen Geißelung entstehen – im Nervensystem ein Wohlgefühl erzeugen.

Wegen des seligen Gesichtsausdrucks, den diese Menschen häufig zur Schau trugen, und ihrer durch den ständigen Blutverlust verursachten blassen Gesichtsfarbe nannten französische Landleute sie ›transis‹ – sie schienen ihnen in einen anderen Zustand übergegangen zu sein. ›hinüber‹, wie wir heute etwas salopp sagen würden. Aus diesem auf das lateinische *transire* fußenden Wort entstand dann der inzwischen auch in unserer Sprache geläufige Begriff der Trance.

Die zweite Möglichkeit, durch eine Veränderung der äußeren Umstände auf die retikuläre Formation einzuwirken, ist der leicht herbeizuführende tranceähnliche Zustand, den wir Hypnose nennen. Ihre Anfänge gehen auf die Zeit vor der Französischen Revolution zurück. In Paris hatte damals ein österreichischer Arzt namens Franz Mesmer an der Place Vendôme eine ›Gesundheitsklinik‹ eingerichtet. Aufgesucht wurde sie nahezu ausschließlich von Frauen – Gattinnen der reichsten Aritstokraten des Landes, die Mesmers Behauptung verlockt hatte, er könne Lebensüberdruß, ein ›Leiden‹, das bei jenen Damen an der Tagesordnung war, durch Hypnose heilen.

Die Patientinnen wurden in einen abgedunkelten höhlenartigen Raum gebracht, wo sich Helfer ihrer annahmen, ausschließlich gesunde junge Männer.

Auch bei diesem hypnotischen Verfahren war Schweigen oberstes Gebot, es diente aber durchaus anderen Zielen als bei den Jesuiten. Ein Helfer setzte sich einer Dame gegenüber, legte seine Knie um die ihren und starrte ihr schweigend in die Augen, während er sich zugleich nahe an sie heranbeugte und ihr Schultern, Rücken und Brüste massierte. Mesmer selbst glitt während dieser Vorgängen stumm durch den Raum und war jederzeit bereit, Beistand zu leisten, wenn eine der Damen in Ohnmacht fiel, weil der ›Magnetismus‹ zu stark wurde. In solchen Fällen trug er sie gemeinsam mit den gutgebauten Helfern in kleine Erholungsräume, wo ihrer eine intensivere Behandlung harrte. Sonderbarerweise hielten diese gelegentlich auftretenden Anfälle von Bewußtlosigkeit kaum je eine der Patientinnen davon ab, zur erneuten Behandlung zurückzukehren. Schließlich aber wurde Mesmers Heilstätte auf behördliche Anordnung geschlossen. Ein Untersuchungsausschuß, dem auch Benjamin Franklin angehörte, Gesandter des jungen Staates Amerika in Frankreich, hatte das Treiben dort unter die Lupe genommen und war zu dem Ergebnis gekommen, daß die Behandlung auf die Damen zwar einschläfernd wirke, doch der weitere Betrieb der Einrichtung mit Rücksicht auf die öffentliche Moral keinesfalls geduldet werden dürfe. So blieb nur der Name ›Mesmerismus‹ als Erinnerung an jene hypnotische Behandlung.

Um die Mitte der achtziger Jahre des vorigen Jahrhunderts jedoch geriet die Hypnose wieder in Mode und wurde in ihrer heute bekannten Gestalt vervollkommnet. Der zu Hypnotisierende wurde aufgefordert, sich auf die beruhigende Stimme des Hypnotiseurs oder auf eine ihm an einer Kette vor den Augen hin und her pendelnde Uhr zu konzentrieren – mit Sicherheit auch das eine Möglichkeit, die retikuläre Formation einzulullen. Hypnotisierte nehmen Anweisungen kritiklos auf, da sie nicht hinreichend bewußt sind, um selbst zu entscheiden, ob sie wirklich aufstehen, wie ein Vogel zwitschern oder sagen sollen, was sie sich schon immer über ihre Freunde vom Herzen reden wollten, lauter Dinge, die Hypnotiseure in Nachtklubs so gern vorführen.

Bei etwas seriöseren Demonstrationen gewinnt man den Eindruck, daß sich Hypnotisierte leicht an Vorfälle aus zurückliegenden Jahren erinnern können, doch nur allzu häufig zeigt sich, daß diese Erinnerung recht ungenau ist und nichts als den Versuch bedeutet, dem Hypnotiseur zu Gefallen zu sein, dem im Zustand der Trance großes Vertrauen entgegengebracht wird. Dieses Vertrauen hat selbstverständlich seine Grenzen, und es sind noch keine Fälle aktenkundig geworden, in denen sich jemand seinem Hypnotiseur mit Haut und Haar ausgeliefert hätte. Die oft vorgetragene Behauptung, auch das Fernsehen sei eine Art Hypnose, läßt sich nicht gänzlich von der Hand weisen: Nach einer halben Stunde Fernsehen können die Gehirnzyklen ein regelmäßiges Muster von zehn Hertz annehmen – ein Wert, von dem es in Handbüchern für Elektro-Enzephalographen (Hirnstromschreiber) heißt, er dürfe nur bei Menschen auftreten, die ihre Aufmerksamkeit nicht auf etwas konzentrieren und sich einer »nicht genau definierten Lichtquelle« gegenübersehen. Man behalte also seine Mit-Fernseher gut im Auge.

Alkohol

Trance-Zustände entspannen die retikuläre Formation lediglich dann, wenn genau die richtigen äußeren Umstände gegeben sind. Alkohol bietet eine Möglichkeit, diese Wirkung von innen her zu erzielen, und wirkt daher um so sicherer.

Diesen Wundertrunk, der das vermag oder zumindest seine Anhänger glauben läßt, das zu vermögen, kennen die Menschen schon seit ältesten Zeiten. Läßt man im Sommer nahezu jedes beliebige Obst, Gemüse, irgendeine Beerenart oder auch Honig im Freien, sorgen schon bald Hefeporen aus der Schale der jeweiligen Frucht durch ihre üppige Vermehrung dafür, daß sich der in den Früchten enthaltene Zucker in potenten Alkohol verwandelt, denn er ist nichts anderes als von Hefepilzen teilweise abgebauter Zucker.

Das wissen auch die Bauern im amerikanischen Mittelwesten, und sie nutzen die natürliche Wirkung der Hefe für ihre Zwecke. So sieht man bisweilen, wie sie den gegorenen Saft abfüllen, der sich unten in ihren Mais- oder Weizensilos angesammelt hat. Im Lauf der Jahrhunderte hat der Mensch Alkohol aus so unterschiedlichen Ausgangsmaterialien wie Bambussaft, Hirse, Bananen, den Früchten des Leberwurstbaums, Kakteen und Wildblumen hergestellt. Am häufigsten verwenden wir dazu bekanntlich Kartoffeln (für Wodka), Gerste (für Bier und Whisky) sowie Trauben (für Wein und Weinbrand).

Der Wein verdankt wie andere alkoholische Getränke seine Beliebtheit der Flüchtigkeit des Alkohols. Man kann das mit einem einfachen Versuch leicht selbst nachvollziehen. Wenn wir einen Klecks Butter auf einen Teller legen, bleibt er da, gießen wir aber ein halbes Glas Wein auf einen Teller, machen sich die Moleküle der obersten Schicht sogleich davon – das ließe sich mit einer entsprechend ausgerüsteten Kamera ohne weiteres filmen.

Auch im Mund ist Alkohol nicht minder flüchtig. Während wir ihn schmecken und schlürfen, fängt er an zu verdunsten, erreicht schon bald

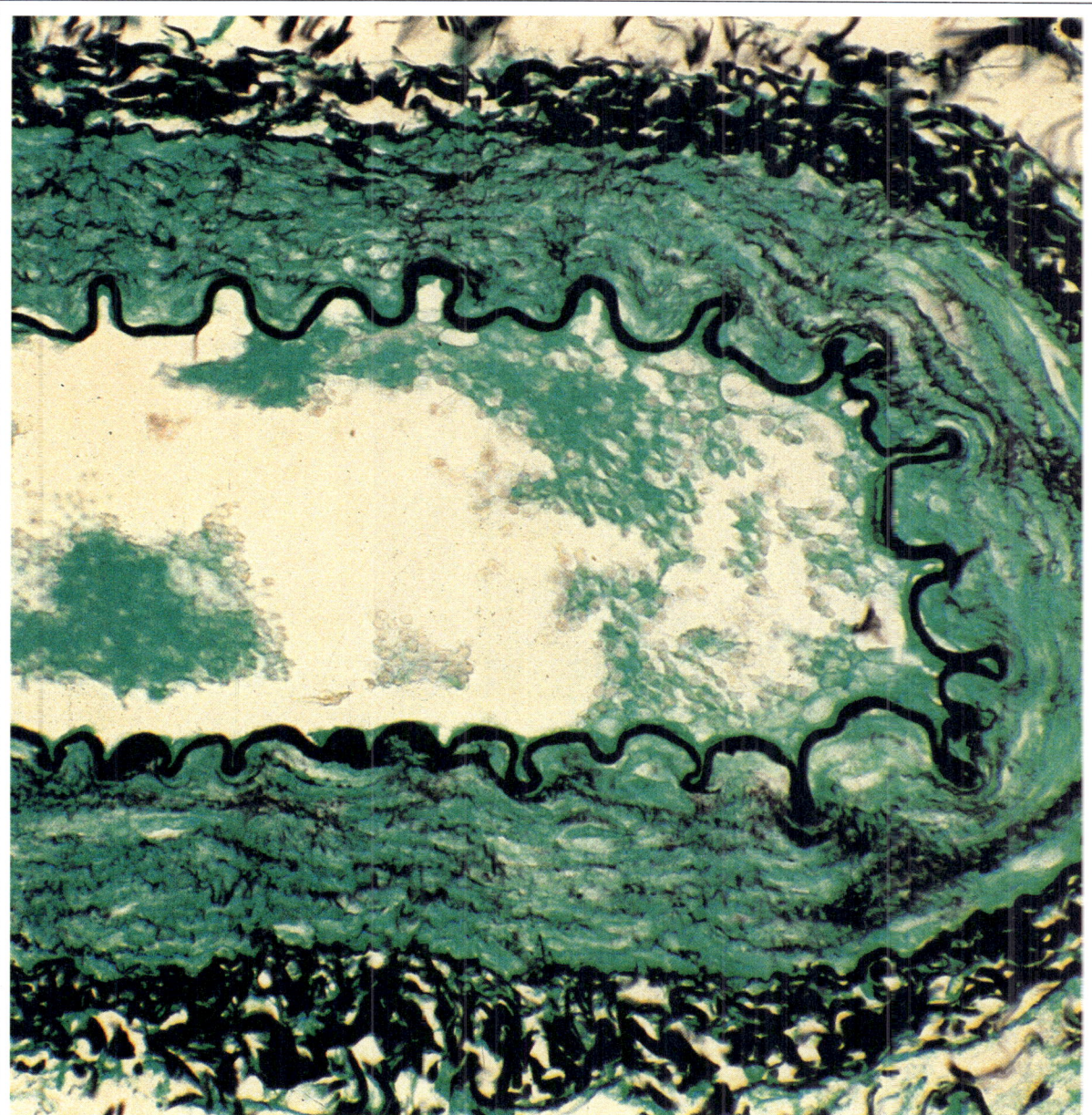

Querschnitt durch die zur Niere führende Schlagader. Von der Leber noch nicht verarbeiteter Alkohol geht hier ohne Wirkung hindurch; Alkoholabbauprodukte werden in der Niere ausgefiltert und mit dem Urin ausgeschieden. Man beachte die Muskulatur dieses Kanals; sie federt die vom Herzen kommenden Pulswellen ab und ist damit, daß sie auf schwankenden Blutdruck eingerichtet ist, bestens geeignet, Blut unterschiedlich rasch abzuleiten.

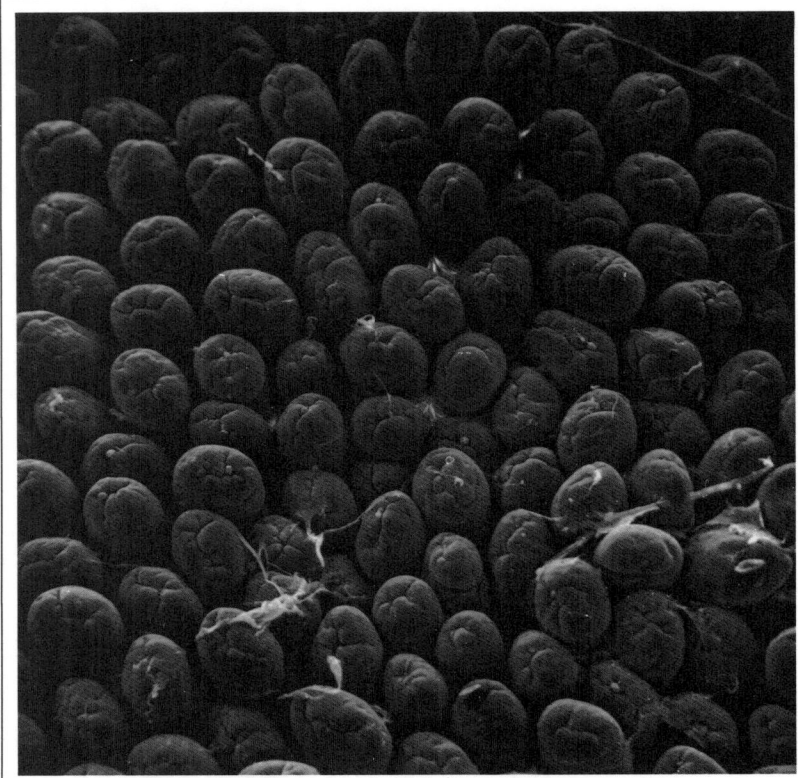

Ein Feld aus Nährstoffen aufnehmenden Ausstülpungen am Anfang des Dünndarms, wo der größte Teil der Alkoholresorption ins Blut erfolgt. Jede dieser Darmzotten verfügt über ein dichtes Kapillarsystem zum Abtransport der aufgenommenen Substanzen in den Körper, wo der größte Teil des Alkohols ins Blut weitergegeben wird.

die Geschmacksknospen der Zunge, treibt sich im Hals herum und steigt in die Nase, wo besonders empfindliche Geruchsrezeptoren warten. Noch bevor wir einen Schluck Wein getrunken haben, von stärkeren Getränken ganz zu schweigen, ist bereits ein Teil des Alkohols durch dünne Schleimhäute in den Blutstrom gelangt und wird schon bald durch Gesicht und Hände wieder abgegeben. Bereits während wir den Wein trinken, dünsten wir ihn wieder aus, wenn auch nur in geringer Menge. Zehn Prozent des aufgenommenen Ethanols werden letztlich über Atem und Harn wieder ausgeschieden.

Nachdem wir den Alkohol geschluckt haben, hört er keineswegs auf, sich wild zu gebärden. Seine obersten Molekülschichten lösen sich auch im Körperinneren, fliegen davon und haften an allem, was sich in der Nähe befindet. Damit ist die Magenwandung automatisch die erste Station. Die umhersausenden Moleküle reizen sie so sehr, daß sich zahlreiche gewöhnlich in der Nähe der Innenfläche der Magenschleimhaut befindliche wenig durchblutete Gefäße beinahe bis zur obersten Schicht der Magenwandung mit Blut füllen, so daß sie rot glänzt. Auf diese Weise resorbiert der Magen die Flüssigkeit weit rascher als sonst. Etwa zwanzig Prozent des Alkohols der meisten berauschenden Getränke gelangen auf diese Weise in den Magen. Der Rest begibt sich, sobald er diesen durch Reizung geröteten Aufenthaltsort verlassen hat, rasch in den Dünndarm, wo der Körper den verbleibenden Anteil aufnimmt. Wenn das geschieht, zeigen sich die Auswirkungen des Getränks erst richtig.

Sich selbst überlassen, folgt der Alkohol dem beschriebenen Weg und wird dabei im Verlauf einer halben Stunde vom Körper aufgenommen. Was hat man nicht alles getan, um diesen Prozeß zu verlangsamen! Eine Möglichkeit besteht darin, dem Alkohol den Weg mit Nahrungsmitteln zu verlegen. Am besten eignet sich dazu fett- und eiweißhaltige Nahrung, da sie am ehesten große Mengen Alkohol aufsaugen kann und ihrerseits lange im Magen verweilt. Die in manchen Küstengegenden praktizierte Gewohnheit, zum Schnaps Hering zu verzehren, ist also keinesfalls abwegig.

Manche Getränke begeben sich rascher zum Dünndarm als andere. Von Sekt und Champagner, letztlich auch nichts anderes als Wein von durchschnittlichem Alkoholgehalt, ist bekannt, daß sie besonders schnell wirken. Das hängt mit den darin enthaltenen Kohlendioxidbläschen zusammen. (Jeder Wein erzeugt bei der Gärung Kohlendioxid, Champagnerflaschen aber werden schon frühzeitig fest verkorkt, bevor die Bläschen Gelegenheit hatten, sich davonzumachen. Auch ein edler Burgunder hat einmal geschäumt wie Sprudelwasser.) Kaum haben die Kohlendioxidbläschen den Magen erreicht, stürmen sie gegen den schmalen Ring aus Muskelgewebe an, der den Weg zum Dünndarm, der nächsten Station, versperrt. Das in diesen Bläschen enthaltene komprimierte Gas ist kräftig genug, die Öffnung zu erweitern, und zwar deutlich mehr als sonst. Damit gelangt der im Schaumwein enthaltene Alkohol ungehindert in den Darm, wo er zu achtzig Prozent absorbiert wird. Das ist einer der Gründe dafür, warum uns Champagner oder Sekt so rasch zu Kopfe steigt.

Jeglicher Alkohol, ob vom Magen oder vom Darm aufgenommen, trifft früher oder später an der Pfortader ein, die sich unterhalb unserer Rippen vom Verdauungstrakt zur Leber erstreckt. Der auf diesem Wege zuerst ankommende Alkohol wird mit geradezu königlicher Ehren willkommen geheißen und in winzige, rechteckige Séparées geleitet, wo in der Leber gelagerte Enzyme seine Moleküle zu einer Art Supermolekülen heranpäppeln. Doch wie bei so vielen Größen ist der Augenblick des Ruhmes nur kurz. Nach 0,03 Sekunden schon kommt es zu einer neuen Umwandlung. Diesmal ist das Ergebnis nach noch einmal rund 0,03 Sekunden ein einfacheres und weit kleineres Molekül.

Das Endprodukt dieser beiden raschen Veränderungsschritte ist weit weniger angenehm als der ursprüngliche Alkohol – es ist die Substanz, die Kochessig so sauer macht. Für das Innere des Körpers aber ist sie durchaus nützlich. Sie hat keine Gelegenheit, lange in den Staatsgemächern der Leber zu verweilen, sondern wird statt dessen in dieselben Stoffwechselkanäle geleitet, über die auch die Nahrung ihren Weg nimmt. Ob nun Muskel- oder Knochengewebe daraus wird, oder auch Fett – mit Sicherheit ist die Substanz kein Alkohol mehr.

Das geschieht mit dem ersten vom Körper aufgenommenen Tropfen Alkohol, sobald er in die Leber gelangt, und dieselbe Behandlung widerfährt in raschen, jeweils 0,03 Sekunden langen Prozessen dem zweiten Tropfen. Auch der dritte und vierte kommt noch in den Genuß dieser zuvorkommenden Bedienung, doch dann ist die Kapazität der Leber nahezu erschöpft, und alles, was darüber hinaus getrunken wurde, muß woanders warten, bis es an die Reihe kommt. Die Leber kann pro Stunde lediglich rund 0,15 Promille verarbeiten – also ungefähr so viel Alkohol, wie ein halbes Gläschen Schnaps oder ein kleines Bier enthält. Nur wer sich auf diese Mengen in diesem Zeitraum beschränkt, wird nicht betrunken und bekommt nicht einmal einen Schwips.

Alles, was darüber hinaus getrunken wird, verändert die Dinge grundlegend. Da die Leber so viel Alkohol nicht verarbeiten kann und keine

Möglichkeit hat, die überschüssige Menge zu lagern und warten zu lassen, bis die ›Stargarderoben‹ wieder frei sind, schickt sie den Alkohol einfach in den Körper. Weg damit! Dort gelangt er in die Blutbahn und wird mit jedem Schlag des Herzens erneut in alle Organe geschickt.

Am meisten leidet unter diesem ständig wiederholten Angriff des Alkohols das Gehirn, das ein äußerst empfindliches Organ ist. Obwohl es lediglich zwei Prozent des Körpergewichts ausmacht, nimmt es mehr als zwanzig Prozent des gesamten Sauerstoffs wie auch anderer Energielieferungen auf, die dem Körper zur Verfügung stehen. Diese ungeheuren Mengen müssen ununterbrochen herangeführt werden, denn das Gehirn selbst besitzt keine einzige Zelle zur Speicherung solcher Stoffe. Wird die Blutzucker- und Sauerstoffzufuhr des Gehirns nur zehn Sekunden lang unterbrochen, ist ein Koma die Folge, und nach drei Minuten können Dauerschäden eintreten. So haben alle Vorgänge im Gehirn eine genau definierte Rolle, und jede Substanz, die hinzukommt, bringt das System durcheinander.

Das gilt auch für den Alkohol, zumal er einer der wenigen Stoffe ist, die das Gehirn in ihrer ursprünglichen konzentrierten Form erreichen und die anderen Substanzen gegenüber selektiv wirkende Blut-Hirn-Schranke überwinden können, an der zahlreiche Blutgefäße ins Gehirn gehen (das ist der Grund dafür, warum aus einem lebenden Gehirn, das man aufschneidet, das Blut in Strömen herausläuft). Er bahnt sich seinen Weg bis in die Denkzellen.

Eiweißmoleküle sind zu groß und Mineral-Ionen von einer zu großen Hülle aus Wasserstoffmolekülen umgeben, als daß sie diese letzte Schaltstelle überwinden könnten, an der die Membranen des Gehirns als Barrikade wirken. Daher werden sie ausgesperrt, nicht aber der Alkohol. Seine Moleküle sind so gestaltet, daß sie sie ohne weiteres zu überwinden vermögen, und so gelangt Alkohol, den die Leber nicht verarbeiten kann, ins Gehirn – alles, was über dies halbe Gläschen Schnaps oder das kleine Bier pro Stunde hinausgeht. Und worauf trifft er als erstes, nachdem er die Schranke überwunden hat? Auf die Denkzellen in der grauen Hirnrinde natürlich, und auf unseren guten alten Freund, die retikuläre Formation.

Sobald der Alkohol auf sie einwirkt, beginnt sie sich ganz allmählich auszuschalten, so, als stehe der Körper im Begriff einzuschlafen. Man muß sich das ungefähr so vorstellen wie ein Fernsehbild, das allmählich schwindet, wenn der Netzstecker gezogen wird. Das kann bereits bei einem Alkoholgehalt von 0,03 Gramm pro Milliliter Blut, also 0,3 Promille, der Fall sein, und schon bei 0,5 Promille bewältigt die retikuläre Formation ihre Aufgabe nur noch zur Hälfte. Zwar teilt sie dem Gehirn nach wie vor mit, worauf es achten soll, aber nur noch mit etwa halb so viel Schwung wie sonst. Zahlreiche Eindrücke, die man normalerweise deutlich aufnähme – die gehobene Braue des Geschäftspartners, der bedenkliche Blick einer Frau, mit der man sich verabredet hat –, werden jetzt nicht mehr so recht wahrgenommen. Je weniger eingehende Informationen die retikuläre Formation dem Gehirn aber als beachtenswert meldet, desto mehr Aufmerksamkeit kann der mit einemmal aller Sorgen ledige Trinker, der inzwischen wahrscheinlich erfreut feststellt, wie frisch und klar er denkt (in Wirklichkeit jedoch seine Begleiter langweilt), auf seine eigenen Gedanken verwenden.

All das geschieht bei lediglich 0,5 Promille Alkohol im Blut, also dann, wenn man in einer Viertelstunde etwa dreimal an seinem Whisky mit Eis genippt oder zwei, drei Bierchen getrunken hat. Die von der überschüssigen Menge aus der Leber gelähmte retikuläre Formation macht mit Bezug auf Arten und Sorten keinen Unterschied.

Das Gehirn wählt genau aus, welche der eintreffenden Substanzen es behält und welche es zurückweist. Die Bilder zeigen den Kopf in Draufsicht, wobei der Stirnlappen oben liegt. Im ersten Bild gibt die mit »Halbwertzeit« gekennzeichnete Darstellung an, mit welcher Geschwindigkeit verschiedene Teile des Gehirns in den Blutstrom gelangte Wirkstoffe entweder aufnehmen oder zurückweisen. Am schnellsten erfolgt die Entscheidung im Stirnlappen (rot), weniger rasch im Hinterhauptsbereich des Gehirns (grün) und noch langsamer im Scheitellappen (schwarz, der Hirnbezirk unterhalb des Scheitelbereichs). Das mit »Verteilungskoeffizient« gekennzeichnete Bild zeigt Bezirke, in denen sich schließlich der höchste Anteil der vom Gehirngewebe aufgenommenen Drogen finden läßt (rot, gelb), verglichen mit solchen, in denen der im Blut verbleibende Anteil größer ist (schwarz, grün gesprenkelt). Um zu zeigen, mit welcher Genauigkeit diese Aufnahme der Stoffe erfolgt, liefert die zweite Abbildung die gleichen Bilder von einem Patienten, der an seniler Demenz leidet. Die Abweichungen sind nicht groß, zeigen aber den Extremwert der vom Gehirn eines Gesunden aufgenommenen Menge an. Diese geringe Bandbreite bei normalen Versuchspersonen ist auch der Hauptgrund dafür, warum man annehmen darf, daß Drogen wie Haschisch und Kokain auf so viele unterschiedliche Menschen die gleichen Wirkungen ausüben.

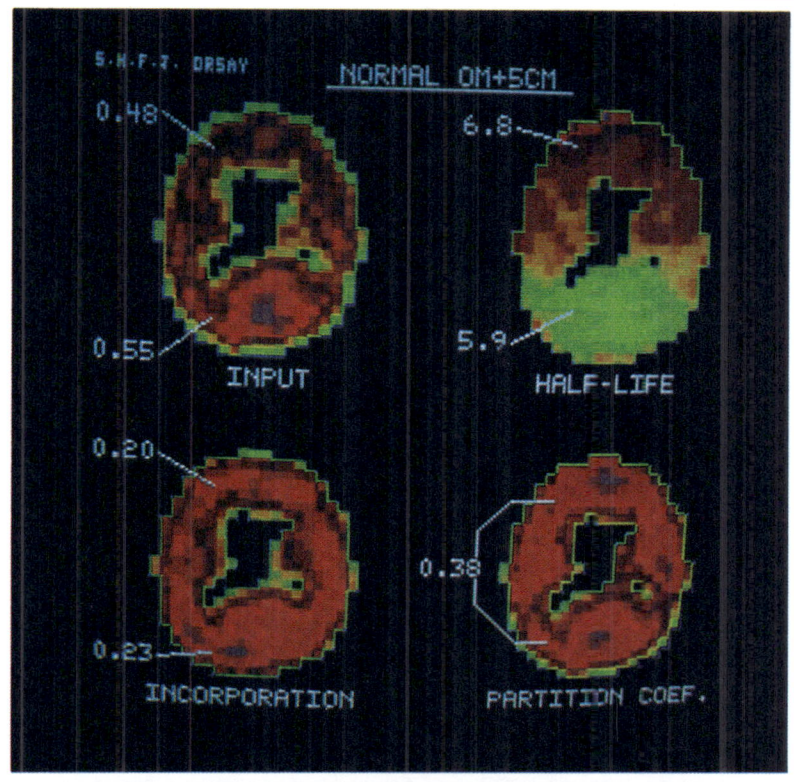

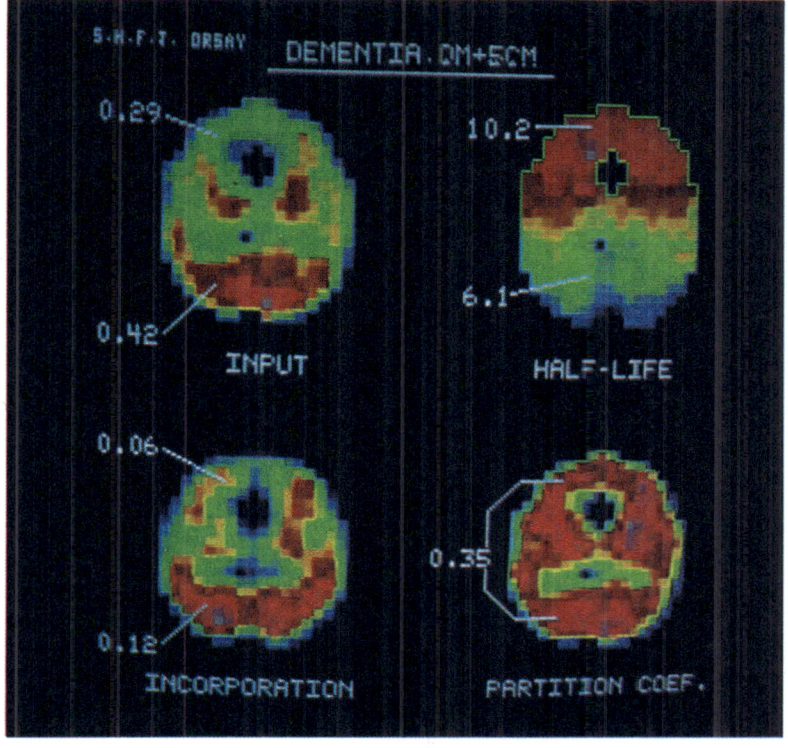

Hat jemand erst einmal mit Trinken angefangen, trinkt er wahrscheinlich weiter – eine uralte Erkenntnis. Schließlich ist es nicht weiter verwunderlich, daß jemand, dessen retikuläre Formation bereits mehr oder weniger außer Gefecht gesetzt ist, der Verlockung nachgibt, den Zustand der Seligkeit zu verlängern.

Je mehr Alkohol über die winzige Menge hinaus hereinkommt, die die Leber verarbeiten kann, desto höher steigt sein Pegel im Blut. Er durchdringt die Fettmembran der Gehirnzellen, und die dort erzeugten Wirkungen werden immer stärker. Bei 0,6 Promille werden allmählich die Hand-Augen-Reflexe langsamer, und wenn erst einmal der Wert 0,7 Promille erreicht ist, hat auch die Fahrtüchtigkeit meßbar nachgelassen.

Bei 0,9 Promille gelangen selbst in größere Bereiche des Gehirns hinreichend große Alkoholmengen, um sie in ihrer Aktivität zu verlangsamen. Am bemerkenswertesten von ihnen ist ein dünner Gewebebogen oberhalb der Hirnrinde, in etwa dort, wohin man seine Sonnenbrille schiebt, wenn man sie von den Augen haben, aber auf dem Kopf behalten möchte. Dort befindet sich die zentrale Furche; vor ihr liegt das motorische Rindenfeld. Von dem sich dort erstreckenden Streifen Großhirnrinde geht eine große Zahl von Nerven aus, die willkürliche Bewegungen im Körper steuern. Wenn die Alkoholmoleküle dort ihren Tanz beginnen und alle Abläufe verlangsamen, geraten auch die von dort ausgehenden Befehle an den Körper ein wenig durcheinander. Die Nervenbahnen, über die sie in den Körper gelangen, mögen vom Alkohol nicht betroffen sein, aber das Durcheinander bleibt auf dem Weg bis zu den Muskeln, die gesteuert werden sollen: Arme und Beine des Trinkenden gehorchen ihm nicht unbedingt, seine Handbewegungen werden übertrieben, er geht schwankend. Es gibt sogar Hinweise darauf, daß der Alkohol unmittelbar in die halbkreisförmigen Gleichgewichtszentren in unserem Innenohr eindringt und dort die Flüssigkeitsdichte vermindert, was den Schwankenden daran hindert zu merken, auf wie unsicheren Beinen er steht und geht.

Gleichzeitig gelangen weitere Alkoholmoleküle an die Nerven, die vom Innenohr Signale empfangen haben. Diese Moleküle sind noch ebenso flüchtig wie beim Eintritt in den Körper und stoßen gegen diese empfindlichen Nerven, wobei sie die von ihnen aufgenommenen Botschaften so verändern, daß nur verminderte Impulse hindurchgehen und die ganze Umgebung allmählich leiser zu werden scheint. Da vermutlich die bramarbasierende Stimme des Zechers zu diesem Zeitpunkt die gesamte akustisch wahrgenommene Welt beherrscht, dürfte er seine Lautstärke auch noch steigern, um das Gehörte ebenso wahrzunehmen wie sonst auch. Wer um ihn herum nüchtern ist und gut hört, merkt, daß aus dem bis dahin friedlichen ein lauter Betrunkener geworden ist; seine Zechkumpane hingegen werden sich aus demselben Grund wie er ähnlich lautstark äußern. Betrunkene werden laut, und wenn viele von ihnen beisammen sind, ist es noch lauter. Daher wohnen Menschen, die früh aufstehen müssen, ungern in der Nähe von Gaststätten.

Je mehr getrunken wird, desto stärker ist die Wirkung des Alkohols. Bei einem Blutalkoholgehalt von 1,2 Promille torkelt der Trinker wahrnehmbar, mit 1,5 Promille befindet er sich am Rande einer Alkoholvergiftung, und bei 2,5 Promille setzt Übelkeit oder völlige Benommenheit ein. Alkoholiker laufen ein sechzehnmal höheres Risiko als andere Menschen, durch einen Sturz, und ein viermal größeres, durch einen Verkehrsunfall ums Leben zu kommen. Bei einem Blutalkoholgehalt von etwa drei Promille setzt gewöhnlich das Koma ein, womit das Trinken ganz von selbst aufhört. Eine wie hohe Alkoholkonzentration zum Tode führt, ist sehr unterschiedlich, aber häufig genügen dazu sechs Promille.

Da bei der halben tödlichen Dosis Bewußtlosigkeit einsetzt, sollte man glauben, daß sich niemand je zu Tode trinken könnte. Dabei wird aber die Rolle des Magens außer acht gelassen. Man kann sich genug hinter die Binde gießen, *bevor* der Alkoholanteil im Blut drei Promille erreicht, so daß auch, nachdem der Trinker das Bewußtsein verloren hat, eine fortgesetzte und völlig automatisch ablaufende Absorption des Alkohols diesen Wert über die tödliche Schwelle von etwa sechs Promille heben kann. Der walisische Lyriker Dylan Thomas hat angeblich bei einer Lesung in den Vereinigten Staaten, an der ihm nicht besonders lag, so viel Whisky pur heruntergestürzt, daß er am selben Abend verschied. Solche Fälle sind allerdings selten.

Zusatzstoffe im Alkohol – der Kater

Auf Trinkexzesse folgt häufig ein deutlich wahrnehmbares Lebenszeichen der Kater. Unter Kennern gehen die Ansichten darüber auseinander, was die schlimmste Strafe für übermäßigen Alkoholgenuß ist. Manche sagen, es sei der Kopfschmerz, der durch eine Veränderung im Gleichgewicht der elektrisch geladenen Teilchen in Blut und Gehirn und durch die bloße Tatsache herbeigeführt wird, daß man unvernünftig lange aufgeblieben ist, was einem bei der allgemeinen Hochstimmung nicht so recht zu Bewußtsein gekommen war. Andere Katerspezialisten, die sich auf den Standpunkt stellen, Kopfschmerzen könne man mit einem Eisbeutel beikommen, halten den trockenen Mund mit seinem Geschmack nach Sägespänen, mit dem sie morgens aufwachen, für das schlimmste. Eine gewisse Bestätigung für diese These finden wir bei den Franzosen, die einen Kater *gueule de bois* nennen, wörtlich ›Holzmaul‹. Der berühmte ›Nachdurst‹ entsteht dadurch, daß der Alkohol in den Nieren empfindliche Filter- und Absorptionskanälchen durcheinanderbringt und sie dazu anregt, mehr Flüssigkeit als sonst durch die Blase auszuscheiden.

Noch wichtiger ist, daß er auch die gewöhnliche Verteilung der Flüssigkeiten im Körper stört, die normalerweise so aussieht: siebenundsechzig Prozent befinden sich in den Zellen, fünfundzwanzig Prozent zwischen den Geweben, der Rest im Blut. Insgesamt besteht unser Körper zu sechzig Gewichtsprozent aus Wasser, das sind bei einem Mann von fünfundsiebzig Kilo Körpergewicht fünfundvierzig Liter. Das Gehirn hingegen besteht zu fünfundachtzig Prozent aus Wasser, und sogar der Herzmuskel noch zu mehr als zehn Prozent.

Alkohol drückt eine Menge Wasser, das eigentlich in die Zellen gehört, ins Blut oder in die Gewebespalten. Meßfühler im unteren Teil des Gehirns, nur Zentimeter hinter den trübe blickenden Augen, erkennen diesen Mangelzustand und bemühen sich, einen Ausgleich dafür herzustellen. Dazu schicken sie Stoffe aus, die dafür sorgen, daß die Körperzellen Wasser aufzunehmen versuchen, das ihnen fehlt. Unglücklicherweise bleibt bei dieser Übung der Mund nicht ausgespart, und da er die empfindlichsten Geschmacksknospen enthält, fühlt er sich an, als sei er völlig ausgedörrt. Befänden sich diese Sensoren aus irgendeinem Grund auf unserem Handrücken, würden wir dort den Drang zu trinken verspüren (was vielleicht den an den Folgen seiner Ausschweifungen Leidenden dazu veranlassen würde, sich aus dem Bett zu wälzen und in die Küche zu staksen, um ein kühles Glas Wasser über das derart in Mitleidenschaft gezogene Körperglied zu gießen.)

Manchem wackeren Zecher jedoch erscheint nicht einmal die Dürre des nächsten Morgens als das Schlimmste. »Einfach ein Glas Wasser mit Kalk trinken«, könnten sie sagen (oder »den Arm in ein Glas Wasser mit Kalk stecken«, wenn sie gutherzig sind und das Abwegige sie nicht stört).

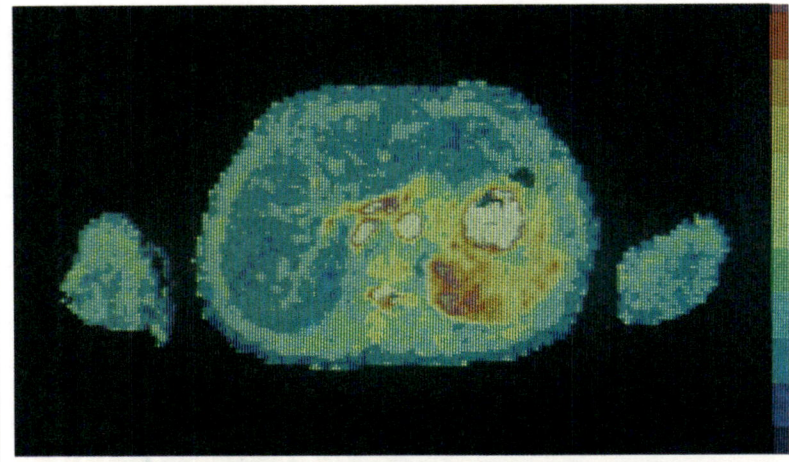

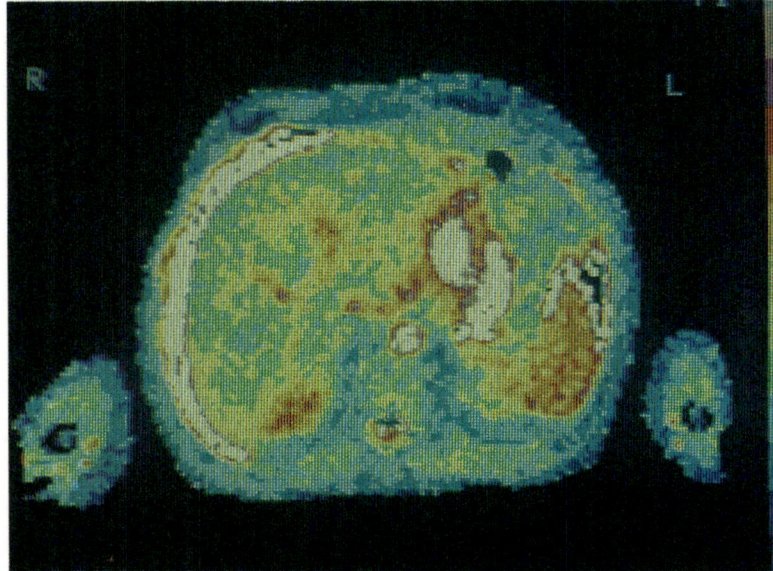

Leberschrumpfung. Die Leber ist ein so wichtiges Organ, daß der Körper sie normalerweise selbst dann regenerieren kann, wenn sie zu großen Teilen entfernt wird, doch eine hinreichend hohe fortgesetzte Alkoholaufnahme schädigt sie so sehr, daß dem nicht einmal ihre Regenerationskraft gewachsen ist. Oben das Kernspinresonanz-Tomogramm eines Menschen mit gesunder Leber (blau, weitgehend auf der linken Seite erkennbar). Orange unten rechts ist die Milz, der Kreis davor der Magen – das weiße Glänzen stammt von der darin enthaltenen Verdauungsflüssigkeit. Die Kreise links und rechts sind die Arme.

Unten ein Mensch mit vollständig entwickelter Zirrhose der Leber. Das Bild ist stärker vergrößert. Das Grün zeigt den erwärmten Bereich, der weiße Bogen, der die Leber links teilweise umfaßt, den möglicherweise zum Tode führenden Flüssigkeitsaustritt in die Bauchhöhle (Bauchwassersucht). Auch die Milz ist deformiert, was die Immunabwehr des Körpers schwächt.

Am schwierigsten zu ertragen ist ihrer Ansicht nach das flaue Gefühl im Magen, das man bei einem Kater hat, und das starke Männer durchaus in die Knie zwingen kann.

Auch dieses Stück kennt wieder zwei Schurken: Das sind zum einen die aufwärtsstrebenden Akoholmoleküle, die dafür gesorgt haben, daß sich die Magenwandung feuerrot verfärbte, um sie besser aufnehmen zu können, zum anderen handelt es sich um eine wenig bekannte Gruppe von Stoffen, die Alkoholproduzenten geheimhalten dürfen, weil ihnen die mit Bezug auf die Deklaration solcher Stoffe sonst so strenge Arznei- und Lebensmittel-Überwachungsbehörde eine Ausnahmegenehmigung erteilt hat. Selbst gute Weine enthalten entweder als Geschmacksverbesserer oder als unabsichtlich entstandene Nebenprodukte der Gärung Zucker, unverdauliche Saccharide, Farbstoffe, Fuselöle, verschiedene Äther, Alaun, Aldehyde und Kalizumsulfat, sprich: Gips.

Außerdem werden den besten französischen Weinen – und das ist möglicherweise die am seltensten veröffentlichte Tatsache im Zusammenhang mit ihrer legendenumrankten Herstellung – gemahlene Fischgräten beigefügt. Sie sollen die im Most verbliebenen Reste von Traubenschalen oder andere feste Stoffe herausfiltern, die sonst einen unansehnlichen Bodensatz bilden würden. Zwar besteht eine andere Möglichkeit zum ›Klären‹ des Weines darin, daß man Eiklar hineingießt, denn es bindet diese Schwebstoffe an sich, woraufhin man sie leicht heraussehen kann, doch manche Erzeuger von Hochgewächsen verwenden stattdessen nun einmal gemahlene Fischgräten. Sie werden zu einem klebrigen Brei vermischt, der wohl alle Schwebstoffe aus dem Wein herausholt, dafür aber selbst zum Teil darin bleibt. Es ist zwar nicht viel, aber eine durchaus nachweisbare Menge, und ein gutes Protein-Meßgerät leuchtet als Beweis für deren Anwesenheit sofort rot auf. Das Grätenmehl hinterläßt kaum Geschmacksspuren, und nur professionelle Weinprüfer erkennen Reste davon ohne Zuhilfenahme von Instrumenten – falls aber einmal ein Weinkellner zu hochnäsig ist, kann man sich an ihm rächen, indem man behauptet, der Wein in der kredenzten Flasche ›schmeckt nach Fisch‹.

Schärfere Getränke enthalten noch mehr Zusatzstoffe, die nie auf dem Etikett erwähnt werden – Fuselöle und andere Köstlichkeiten entstehen auf natürliche Weise bei der Gärung –, wobei manche Hersteller mehr und manche weniger sündigen. Wodka ist nahezu frei von solchen Zusatzstoffen und enthält im Durchschnitt weniger als 0,003 % davon. Deswegen heißt es auch, daß man von ihm keinen solchen Brummschädel bekommt wie von anderen Schnäpsen. Gleich starker amerikanischer Whisky enthält gewöhnlich mehr als siebzigmal so viele Zusatzstoffe, und es ist allgemein bekannt, welch entsetzliche Folgen dessen Genuß hat. Hier ist vielleicht die verläßlichste Lösung tatsächlich die bei wahren Trinkern schon immer besonders beliebte: weitertrinken, um auf diese Weise die Abrechnung auf den nächsten Tag zu verschieben.

Bei manchen Menschen bewirkt das Trinken mehr als nur ab und zu einen Kater, den viele Zeitgenossen ohnehin als nicht besonders ernst zu nehmenden Zwischenfall ansehen. Bei ihnen ist die Sache ernsterer Natur, und das unangenehme, aber zutreffende Wort für diesen Mißbrauch des Alkohols ist Alkoholismus. Hier gibt es zwischen den einzelnen Völkern bedeutende Unterschiede, und es überrascht wohl nicht, daß Frankreich eine der höchsten Alkoholikerquoten hat, etwa neun Prozent der Bevölkerung. In den Vereinigten Staaten liegt die Zahl bei etwa zwei Prozent und ist auch in Deutschland nicht unbeachtlich. In Israel hingegen wird amtlichen Statistiken zufolge von allen Industrieländern am wenigsten Alkohol getrunken; die Alkoholikerquote liegt bei etwa 0,27 % und der Pro-Kopf-Verbrauch an Alkohol bei lediglich einem Siebtel dessen, was in den Vereinigten Staaten und kaum einem Dreißigstel dessen, was in Frankreich und Italien getrunken wird.

Wer dem Alkohol kräftig zuspricht, gefährdet nicht nur die Gesundheit seiner Leber und seines Gehirns, sondern auch die seines peripheren Nervensystems sowie seiner Herzkranzgefäße.

Warum aber erliegen Menschen immer wieder dem Flaschenteufel, obwohl das für sie neben den beschriebenen Wirkungen eine Vielzahl unangenehmer gesellschaftlicher und persönlicher Verfallserscheinungen bedeutet? Bisweilen bestärkt ihr kulturelles Umfeld sie in ihrem Verhalten, in anderen Fällen haben sie keine andere Möglichkeit, sich auf natürliche Weise von ihren Alltagssorgen zu lösen – zum Beispiel durch Schlaf, eine zum Bedürfnis gewordene Religionsausübung, Kontemplation oder einfach durch spontan ausgelebte Freude. Überdies gibt es bedauerlicherweise zahlreiche andere Gründe für den Alkoholmißbrauch. Glückliche Menschen verfallen dem Alkohol nur selten, Unglück hingegen ist schwer zu heilen und wird bei der Behandlung der Alkoholkrankheit häufig nicht in Rechnung gestellt. Die »Anonymen Alkoholiker« bilden hier eine rühmliche Ausnahme.

Weit häufiger unternimmt man den Versuch, dieser Krankheit mit strengen medizinischen Maßnahmen Herr zu werden. Im Bemühen, Alkoholiker von ihrer Sucht zu befreien, haben Spezialisten ihnen Steroide, Sauerstoff oder bei Alkoholkonsum Vergiftungserscheinungen hervorrufende Entwöhnungsmittel wie beispielsweise das unter dem Namen NAD bekannte Koenzym Nikotinamid-Adenin-Dinukleotid injiziert. Man hat versucht, sie mit Operationen am Gehirn zu heilen oder sie mit Strychnin, Antihistamin und Beruhigungsmitteln behandelt. Nur wenige dieser Verfahren haben bei Kontrolluntersuchungen überprüfbare Ergebnisse gezeitigt. Gewohnheitstrinkern bietet der Alkohol die einzige Möglichkeit, ihre retikuläre Formation und die Hirnrinde in den gewünschten Zustand zu versetzen, bei dem das Bewußtsein vermindert, wenn nicht gar ausgeschaltet ist. Solange die Welt, der sie sich stellen müssen, ihnen so feindselig erscheint, werden sie ihr, wann immer sie die Möglichkeit dazu haben, mit Hilfe des Alkohols entfliehen.

Drogen

Der Alkohol tut seine Wirkung, wenn ein Übermaß, das die Leber nicht verarbeiten kann, seinen Weg zum Gehirn findet. Bewußtseinsverändernde Drogen wirken ausschließlich im Gehirn, da sie aus raffinierten Molekülen bestehen, die nur dann wirksam werden, wenn speziell von ihnen angepeilte Rezeptoren in der retikulären Formation und anderswo sie aufnehmen. Das ist so ähnlich, als gelangten sie in die Schaltzentrale des Nervensystems und sabotierten sie. So unglaublich es klingt – die meisten dieser bewußtseinsverändernden Drogen werden auf natürlichem Wege von Pflanzen erzeugt. Die weit verbreiteten wie Meskalin, Opium, Kokain, Nikotin und Koffein sind allgemein bekannt, darüber hinaus hat noch das in Nachtschattengewächsen wie Kartoffeln und Tomaten enthaltene Alkaloid Solanin in hinreichend starker Dosierung eine erkennbare (und durchaus giftige) Wirkung. Mit Hilfe solcher Stoffe sind Pflanzen imstande, sich Insekten und große Pflanzenfresser vom Leibe zu halten. Eine der wenigen Ausnahmen in dieser Hinsicht bildet der mit Alkaloiden förmlich zum Bersten angefüllte Nektar, den verschiedene Pflanzen in ihren Blüten bereithalten – höchstwahrscheinlich als Belohnung für die Bienen, damit sie wiederkommen!

LSD   Dieser Stoff, mit vollständigem Namen Lysergsäure-Diäthylamid, ist die übelste aller Drogen. Sie wurde 1938 von einem Schweizer Chemiker namens Albert Hoffmann entdeckt, der verschiedene Pilze untersuchte, von denen feuchte Weizen- und Roggenpflanzen befallen waren. Wahrscheinlich entsteht das LSD in der pilzbefallenen Pflanze, weil sich diese damit davor schützt, von den Menschen angegriffen – d. h. gegessen – zu werden. In Überdosen wirkt es tödlich, und es sind viele Fälle bekannt, in denen der parasitische Pilz Claviceps, der Roggenpflanzen befällt, die Zahl der Menschen vermindert hat, die ihnen hätten schaden können.

So sind in Südfrankreich im Jahre 994 an die vierzigtausend Menschen nach dem Verzehr von LSD-haltigem Roggenmehl ums Leben gekommen, und in jedem Jahrhundert seither konnte dieser Pilz weitere Erfolge verzeichnen (1926 hat es beispielsweise in der Sowjetunion eine große

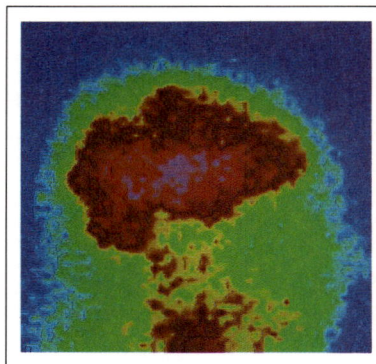

Diese Aufnahme im Profil von rechts zeigt den Amphetaminstrom von einer eingenommenen Kapsel ins Gehirn. Die Substanz wurde mit Gammastrahlung aussendendem Jod 123 markiert, um zu zeigen, wie die Aufnahme in den höheren Zentren des Großhirns erfolgt (rotleuchtend; grün sind Schädelkapsel und Gesicht, die beide nicht davon betroffen sind).

Zahl von Todesfällen gegeben, die auf ihn zurückzuführen waren). Ein besonders bekanntes Beispiel bilden die ›Hexen‹, die 1692 in Salem auf dem Gebiet des heutigen amerikanischen Bundesstaates Massachusetts aufgetreten sind und bei denen es sich wahrscheinlich einfach um Bauernmädchen handelte, die bei der außergewöhnlich feuchten Ernte jenes Jahres von dem befallenen Roggen gegessen hatten. Natürlich nahm man an, sie seien vom Teufel besessen, als sie begannen, über glänzende Lichter, merkwürdige Visionen und andere Erlebnisse zu berichten, die sie bei ihrem nicht diagnostizierten puritanischen ›Drogentrip‹ erlebt hatten, dessen Ergebnis sich für sie äußerst ungünstig erwies.

Hoffmann klärte die Struktur dieses neuen chemischen Stoffs, doch vergaß er die Sache wieder, nachdem er sie notiert hatte. Hätte er nicht 1943, fünf Jahre später, versehentlich eine kleine Menge der Substanz geschluckt, wäre sie wahrscheinlich auf alle Zeiten unbekannt geblieben. Als er später darüber schrieb, berichtete er, schon bald nach der Einnahme des Mittels hätten ihn merkwürdige und geheimnisvolle Empfindungen überfallen. Er nannte sie nicht psychedelisch, weil das Wort damals noch nicht existierte, wohl aber tat er etwas für die Wirkung des Mittels sehr Kennzeichnendes: er kehrte in sein Labor zurück, als seine ›Empfindungen‹ aufhörten – der erste wissenschaftlich beschriebene LSD-›trip‹ in der Geschichte –, und stellte, ohne einem Menschen ein Wort davon zu sagen, noch mehr von der Substanz her.

Nach Kriegsende veröffentlichte er seine Ergebnisse. Die amerikanischen Militärs und die CIA erkannten rasch die Möglichkeiten, die das Mittel als neuartige Waffe bot, doch gelangten deren Forschungsarbeiten nie über das Stadium der Laborversuche hinaus, über die ursprünglich Stillschweigen bewahrt wurde, weil sie zum Selbstmord von Menschen führten, die nichts von ihrer Rolle als Versuchskarnickel ahnten.

In der geistigen Nachfolge Aldous Huxleys, der über seine Erfahrungen mit Meskalin das Buch ›Die Pforten der Wahrnehmung‹ schrieb, aber auch anderer, kam es Ende der fünfziger und Anfang der sechziger Jahre in den USA zur ersten Verbreitungswelle des LSD, und zwar ausgerechnet unter fortschrittsgläubigen Bankiers und Anwälten an der Ostküste; sogar Henry Luce, der steinreiche Verleger der Zeitschriften *Time* und *Life,* machte diese Mode mit. Die Droge bewirkte eine mühelos erreichbare Bewußtseinserweiterung, ein angenehmes, völlig neues Gefühl, das durch keinerlei Kontakt mit unerwünschten Menschen gestört wurde. Man fühlte sich einfach gut.

Diesen exotischen Stoff verkaufte sein Hersteller, das Pharma-Unternehmen Sandoz, das auch Antibiotika und orale Verhütungsmittel auf den Markt brachte, ohne Gewissensbisse – schließlich war die Substanz pharmakologisch interessant, und über lange Zeit hin wurde sogar behauptet, sie lasse sich mit Erfolg in der Psychotherapie einsetzen.

Erst als das LSD nach Beginn der sechziger Jahre allmählich an amerikanischen Universitäten Einzug hielt und Berichte über ›Horrortrips‹ oder ›bad trips‹ genannte üble Erfahrungen mit dem Mittel bekannt wurden, verlor es seinen Ruf als Statusdroge der Elite und ›Superkokain‹ der Epoche. Der Höhepunkt der Konsumwelle scheint gegen Ende der sechziger Jahre gelegen zu haben. Damals schätzte die Arznei- und Nahrungsmittel-Überwachungsbehörde der Vereinigten Staaten (möglicherweise zu hoch), daß fünfzehn Prozent aller amerikanischen Studenten mindestens einmal LSD probiert hätten. Anfang der siebziger Jahre wanderte das Mittel rasch in die Szene der harten Drogen ab, was sicherlich mit auf den – später als wahrscheinlich falsch eingeschätzten – Bericht zurückging, es rufe Chromosomenschäden hervor.

Das aber führte lediglich zur Beschleunigung der ohnehin zu verzeichnenden Abnahme seines Gebrauchs, denn die Wirkungen des Mittels waren wohl zu stark für den Körper eines jungen Akademikers, der sein Examen machen und einen Beruf ergreifen wollte. LSD war nichts, was man einfach einnehmen und wovon man sich dann nach Lust und Laune wieder abwenden konnte: es zwang dem Geist starke Scheinbilder in einem Prozeß auf, den die alten Griechen *phantazesthai* genannt haben und den wir daher als ›Phantasieren‹ bezeichnen.

Vor allem konzentriert das LSD die Aufmerksamkeit der Menschen, die es verwenden, auf sie selbst. Das weckt sofort den Verdacht, daß auch hier die retikuläre Formation beteiligt sein könnte. Neurochemische Untersuchungen haben gezeigt, daß es sich tatsächlich so verhält, denn das LSD weist nahezu die gleiche Molekülstruktur auf wie das Serotonin, das vor dem Einschlafen im Gehirn produziert wird und die Fähigkeit der retikulären Formation behindert, dort ankommende Sinneseindrücke an das übrige Gehirn weiterzuleiten.

Die Wirkungsweise des LSD ist ziemlich komplex. Man könnte annehmen, daß dies Mittel, das chemisch nahezu ein Zwilling des Serotonins ist, dessen Stelle einzunehmen vermag. Vor allem wäre es imstande, die Enzyme an sich zu binden und festzuhalten, die gewöhnlich das Serotonin spalten, nachdem es seine Wirkung getan hat. Wenn das LSD diesen Regulationsmechanismus beseitigte, würde sich das natürliche Serotonin, das im Gehirn beständig erzeugt wird, rasch anhäufen. Doch so einfach liegen die Dinge nicht, denn selbst eine Halluzination, wie sie beispielsweise vom LSD hervorgerufen wird, ist eine unglaublich komplizierte und äußerst differenzierte Erscheinung.

Einer der Vorgänge, um die es bei der Einnahme von LSD geht, bewirkt, daß die retikuläre Formation auf eine Weise stimuliert wird, für die sie gar nicht vorgesehen ist. Nerven, die keinerlei Signale von den Sinnesrezeptoren des Körpers empfangn, werden mit einem Übermaß an Serotonin-Molekülen bombardiert. Das ist zwar nicht der Grund für ihre Aktivität, denn die Sinnessignale gehen so oder so ein, wohl aber öffnen sich vermutlich auf diesem Wege Tore zum Gedächtnis. Das Aktivieren von Zellen dort bewirkt den lebhaften Eindruck, im Körper und außerhalb seiner gehe alles drunter und drüber, während in Wirklichkeit gar nichts geschieht. Doch das Gehirn hat keine Möglichkeit, das festzustellen.

Man bedenke, wie überaus selektiv die normale Gehirnaktivität vorgeht: wie sehr die retikuläre Formation dabei mithelfen muß, beständig eine ungeheure Menge möglicher Informationen zurückzuweisen. Wer sich in diesen Filterungsvorgang auch nur ansatzweise einmischt, braucht sich nicht darüber zu wundern, daß alle Dämme brechen und eine Überfülle von Bildern in das Gehirn eindringt, Signale einander falsch zugeordnet oder übermäßig verstärkt werden, lauter Phänomene, von denen Menschen berichten, die LSD genommen haben. Wer sich darüber klar wird, begreift auch die von ihnen gleichfalls berichtete Beeinträchtigung des logischen Denkens und des Erinnerungsvermögens.

Diese Wirkung muß für Menschen, die mit dem Mittel experimentiert haben, eindrucksvoll gewesen sein, doch unwillkürlich fragt man sich, wie Thurber in seiner Geschichte mit dem geigespielenden Seehund, welchen Sinn das hat. Diese Frage haben sich offenbar viele gestellt, und die Verwendung von LSD hat möglicherweise trotz der farbigen Bilderpracht, die die Einnahme heraufbeschwor, nicht etwa aus Angst vor Chromosomenbrüchen oder der Notwendigkeit heraus abgenommen, daß sich die jungen Akademiker einen Beruf suchen mußten, sondern einfach, weil die Sache auf die Dauer langweilig wurde.

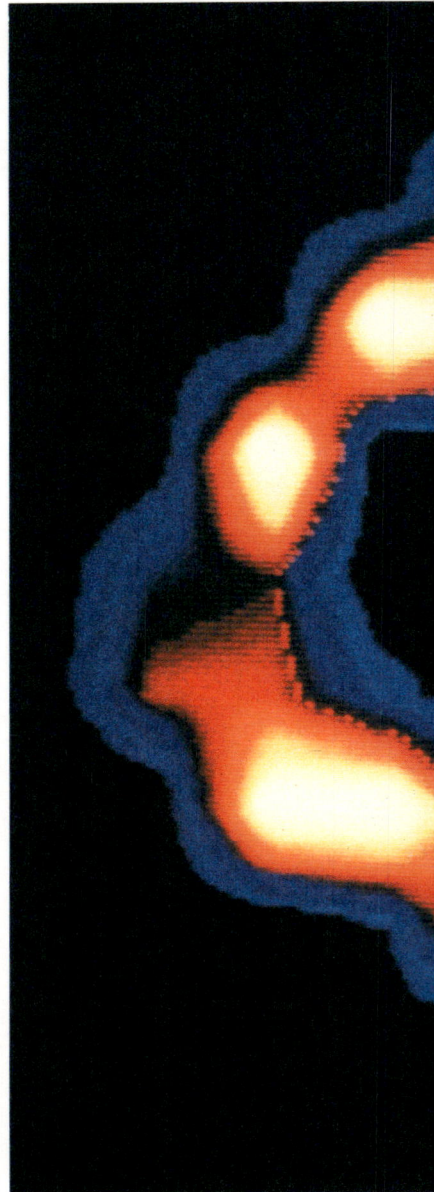

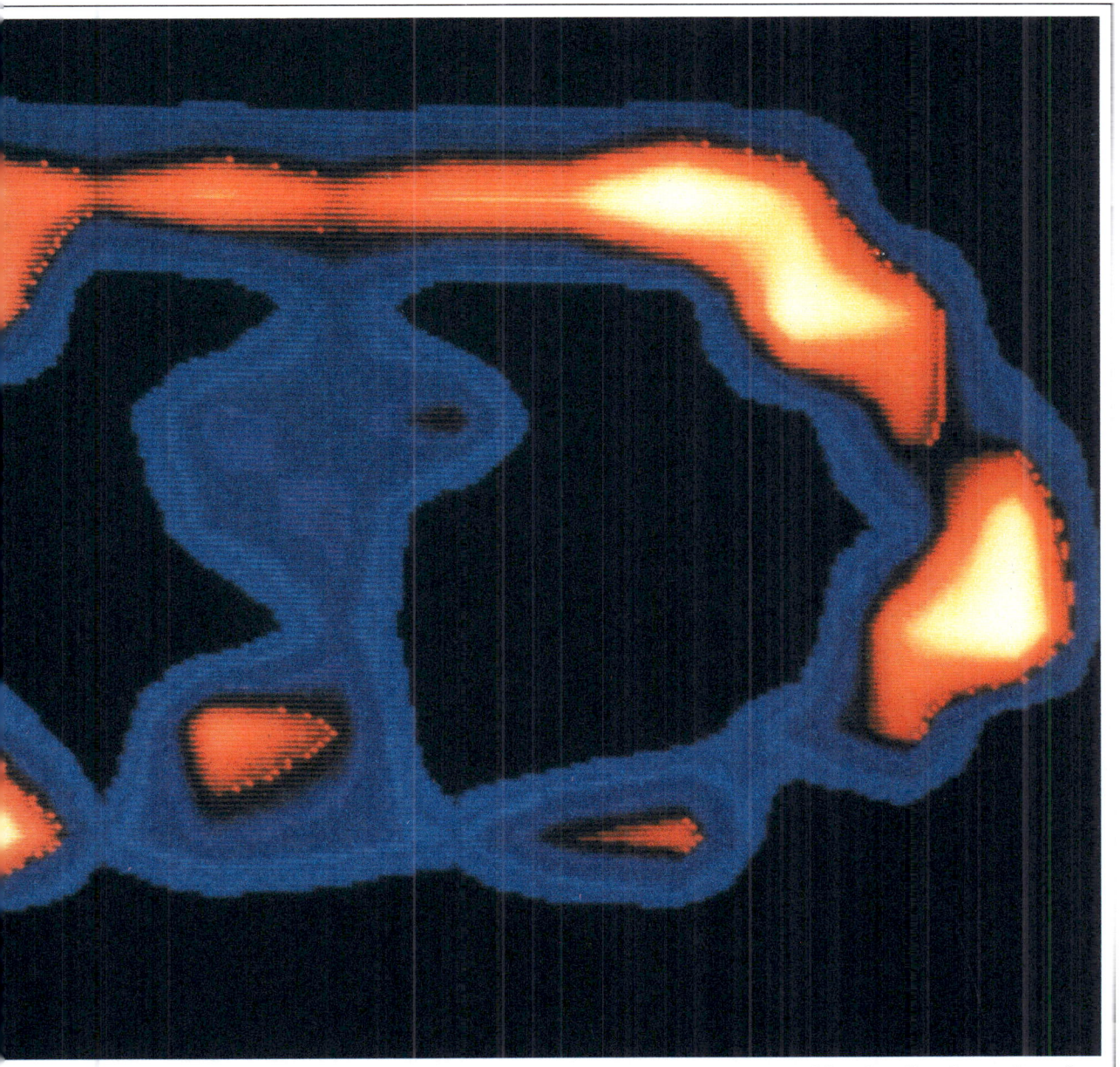

Querschnitt durch die Brust eines lebenden Menschen. Zu sehen ist die große Brusthöhle, die von den beiden Lungenflügeln eingenommen wird und die von Muskeln durchzogene Wandung um sie herum, deren rasche Bewegungen beim Atmen dafür sorgen, daß die Lunge Luft ansaugen oder ausstoßen kann. Das Bild ist dadurch entstanden, daß die von den Wasserstoffkernen des Körpers abgegebene Strahlung gemessen wurde, nachdem man sie einem kräftigen und veränderlichen Magnetfeld ausgesetzt hat.

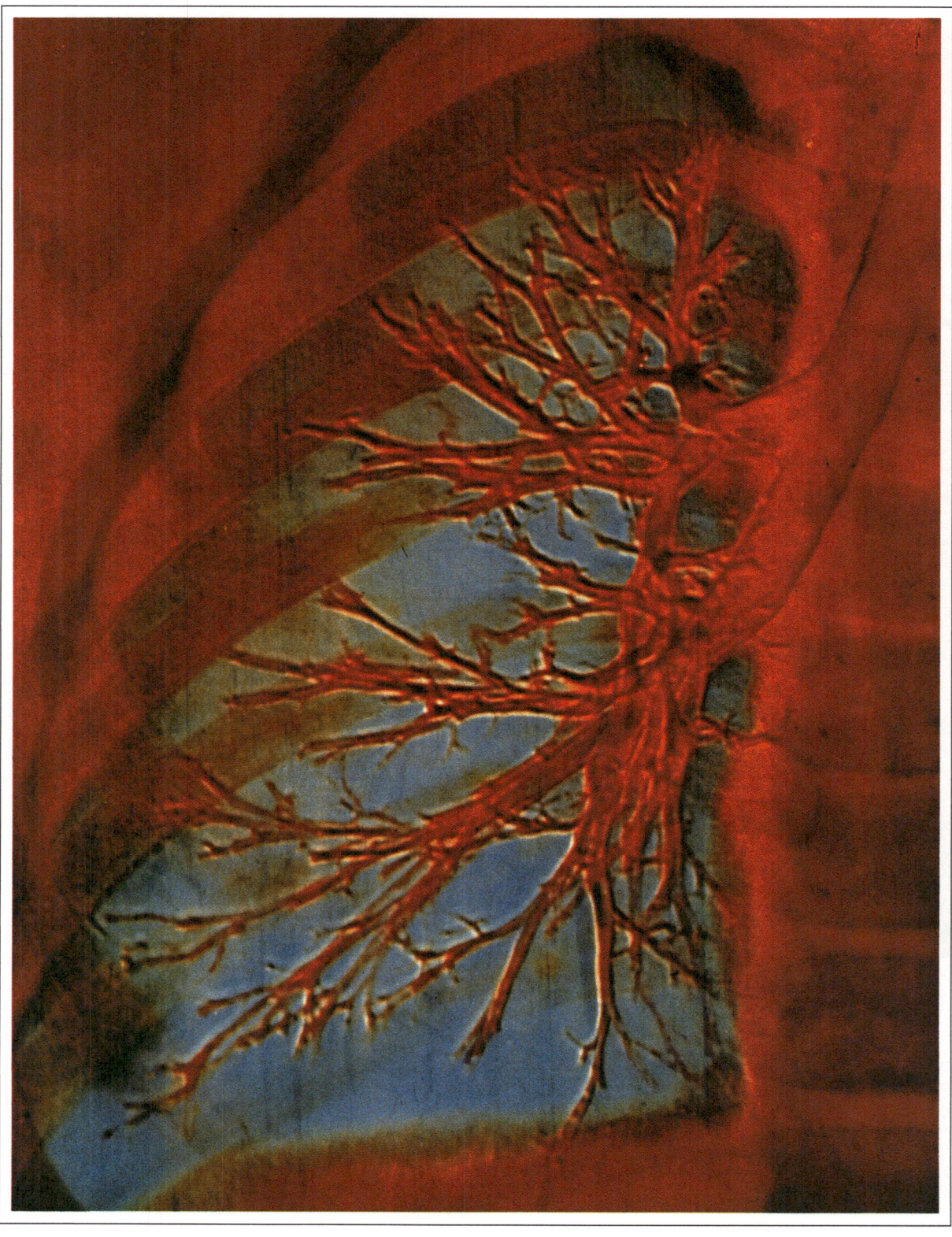

280

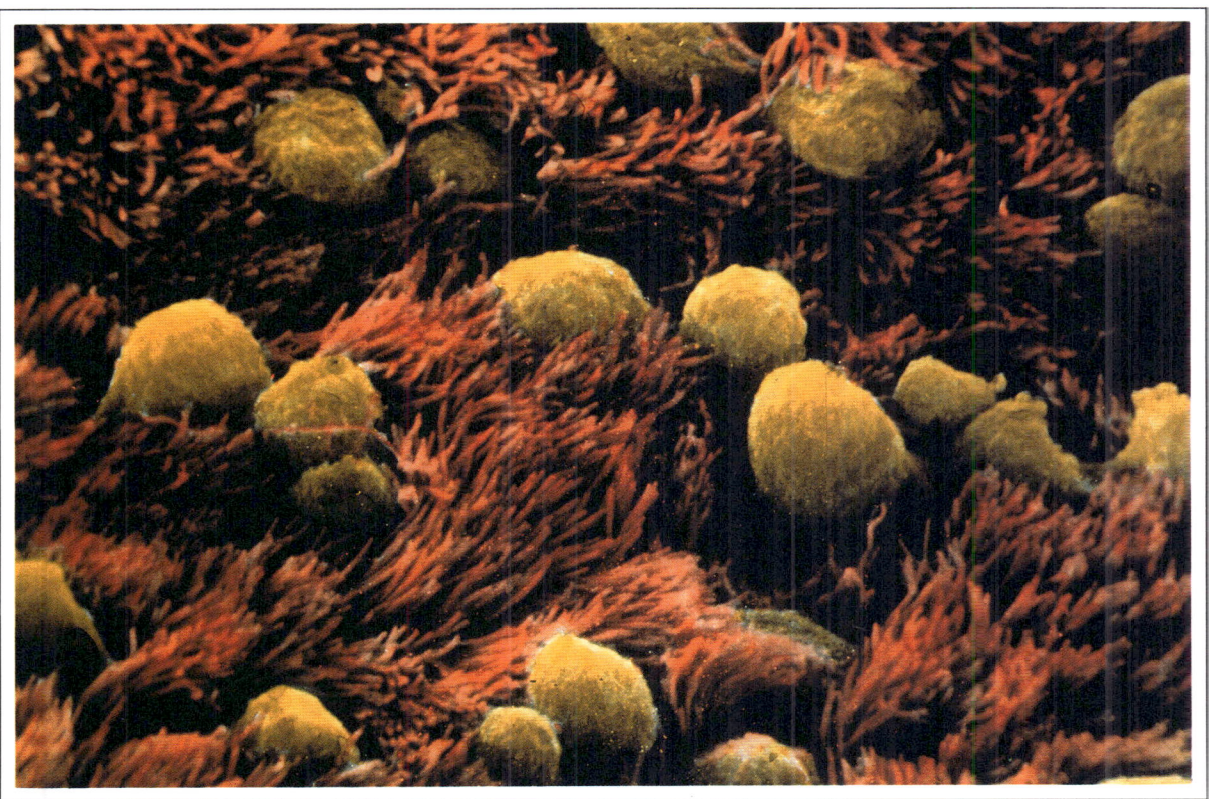

Das Innere der Luftröhre – die purpurroten Fasern sind Flimmerhärchen, die gelben Kugeln mit ihrer Hilfe von der Lunge fortgeschaffte Schleimklümpchen.

Links: Der Blutstrom teilt sich auf, um alle winzigen Bläschen in der Lunge zu erreichen; aus jedem der großen Äste (sowie den hier nicht sichtbaren kleineren) treten mit dem Haschischrauch eingeatmete stark wirkende Substanzen in die Lungenvene ein, die zum Herzen zurückführt. Von dort gehen sie in den allgemeinen Körperkreislauf. Die Rippen sind im Vordergrund sichtbar, besonders oben; das aus einzelnen Stücken zusammengesetzte Gebilde rechts ist die Wirbelsäule, und die Muskelplatte das Zwerchfell, das sich beim Einatmen strafft (unten erkennbar).

Heroin

Von den anderen Drogen ist wohl das Heroin diejenige mit den abscheulichsten Wirkungen. Es verändert das Bewußtsein nicht annähernd so stark wie das LSD – äußerstenfalls kommt eine Art Tagtraum zustande –, aber es verändert die *Stimmungen* und bewirkt eine so verlockende Euphorie, daß Süchtige ihr Leben zugrunde richten, um diesen Zustand immer wieder zu erreichen. Zum ersten Mal wurde Heroin durch Zufall hergestellt, als man sich 1889 um die Erzeugung einer nicht süchtig machenden Ersatzdroge für das Opium bemühte. Welcher Irrtum! Es zeigte sich, daß die Sucht nach der neuen Droge um ein Mehrfaches stärker ist, denn die Funktion von Heroin – und in geringerem Ausmaß die von Opium und Morphium – beruht darauf, daß es die Weiterleitung von Signalen zwischen gewissen Gehirnzellen blockiert. Das macht die Nerven den zwischen ihnen hin und her eilenden Botenstoffen gegenüber deutlich weniger empfindlich und bewirkt bei jemandem, der sich niedergeschlagen fühlt oder Schmerzen empfindet, ein wunderbares Hochgefühl. Kaum hat man sich eine Dosis injiziert, verschwinden schlagartig alle Sorgen und Nöte, ja, sogar alles Wissen davon.

Sofern sich die Wirkungen des Heroins darin erschöpften, wäre das nicht einmal besonders schlimm. Das aber ist nicht der Fall. Nach wenigen Stunden paßt sich das Gehirngewebe dem neuen Stand der Dinge an und büßt an Empfindlichkeit ein. Solange sich noch Heroin im Körper befindet, haben wir es mit einer Pattsituation zu tun; zwar ist die Hochstimmung verflogen, aber besonders schlecht fühlt sich der Betreffende auch nicht. Doch sobald das Heroin den Körper über Leber und Nieren, die nie ruhenden Wächter, verlassen hat, werden die Gehirnzellen überempfindlich. Stärkere Signale als zuvor werden an den Nerven-Verbindungen allenthalben weitergeleitet, und zwar zum großen Kummer des Drogensüchtigen auch an genau jene Gruppe von Gehirnzellen, die zuvor seinen Schmerz registriert oder das Gefühl seiner Niedergeschlagenheit erzeugt hatten. Ging es ihm vorher schlecht, geht es ihm jetzt noch schlechter, und zwar sehr viel schlechter. Um etwas dagegen zu unternehmen, braucht er wieder Heroin, dem er verfallen, nach dem er süchtig ist.

Im Unterschied zu einer weit verbreiteten Ansicht kommt übrigens das Wort Sucht keineswegs von ›suchen‹, sondern von ›siechen‹, dem Wortstamm, dem wir den alten Begriff für Krankheit, nämlich Siechtum, verdanken. Sucht also heißt ›Krankheit‹, und ein Süchtiger ist im Wortsinne krank. So sieht also, zum beständigen Kummer der Chemiker, die Wirkungsweise dieser Droge aus, die sie ursprünglich als Heilmittel einsetzen wollten.

Haschisch

Das möglicherweise nächst dem Alkohol am weitesten verbreitete ›weiche‹ Rauschmittel ist Haschisch, im amerikanischen Kulturkreis auch als Marihuana bekannt. Es wird aus den getrockneten Blättern der Hanfpflanze *Cannabis* hergestellt, die auf arabisch *hashish* heißt. Im elften bis dreizehnten Jahrhundert nahmen Angehörige einer als ›Assassinen‹ (Haschischesser) bezeichneten islamischen Sekte dies Mittel ein, um ohne Zagen gegen ihre Feinde, die Kreuzfahrer, vorzugehen. Das hat seine Spuren im Englischen und Französischen hinterlassen, denn in diesen Sprachen heißt Meuchelmörder bis auf den heutigen Tag *assassin*. Diese Droge kann zwar in gewissem Umfang Halluzinationen hervorrufen, doch sind diese in keiner Weise mit den vom LSD bewirkten vergleichbar. Ihre Einnahme führt zu einer leichten Entspannung, wobei aber das Gehirn nicht annähernd so stark berannt wird wie beim Gebrauch von Heroin. Ebenso ungewöhnlich wie die Entstehung des Namens ›Haschisch‹ ist der Weg, den die Droge durch den Körper nimmt.

Die Flügel unserer Lunge besitzen keine eigene Muskulatur, mit deren Hilfe sie Luft ansaugen könnten, und so wären sie keinesfalls aus eigener Kraft imstande, den Haschischrauch zu inhalieren. Dazu ist es erforderlich, daß die unmittelbar unter der Lunge befindliche große Muskelplatte, das Zwerchfell, nach unten zieht und eine Anzahl schmaler, flacher Muskelstränge zwischen den Rippen um die Lunge herum den Brustkorb dehnen. So weitet sich mit einemmal ein großer Raum um die Lungenflügel herum, den sie schlagartig ausfüllen. Dies ruckartige Ab- und Aufwärtsziehen der Muskeln empfinden wir als Atmen.

Eingeatmeter Haschischrauch geht in die Lunge und verliert sich beim Weg nach unten nahezu vollständig unter all den anderen Substanzen, die mit ihm hereinkommen: Stickstoff (76 % des Volumens bei jedem Atemzug), Sauerstoff (21 %), Kohlendioxid (0,03 %), und für Stadtbewohner pro Tag eine Zusatzration von rund zwanzig Milliarden Asche-, Rauch- und Mineralteilchen. Der Zug am ›Joint‹, der Haschischzigarette, befördert außerdem Teer, Kohlenmonoxid, Pilze und all die anderen appetitlichen Stoffe in die Lunge, die auch jeder Zigarettenraucher einatmet.

Das alles gelangt nicht vollständig durch die Luftröhre in die Lunge. Viele der Ascheteilchen haften auf der Schleimschicht, mit der die Innenwandung der Luftröhre bedeckt ist und die beständig mit einer Geschwindigkeit von rund sechzehn Millimeter pro Sekunde aufwärts geschoben wird. Im Rachenraum angekommen, entledigt sie sich aller Ablagerungen, damit diese keinen Schaden anrichten können, entweder durch Aushusten von Schleim oder durch Herunterschlucken der Substanz, wodurch sie im Magen landet. Die Haschisch-Moleküle selbst sind zu klein, als daß sie den heftigen Husten auslösen könnten, der häufig Menschen beim ersten Versuch befällt, in entspannter und eleganter Haltung ›Haschisch‹ zu rauchen. Er geht vielmehr darauf zurück, daß der Rauch tief eingeatmet werden muß, damit das in ihm enthaltene kraftvolle THC (Tetra-Hydro-Cannabinol) seine Wirkung entfalten kann. Dies Inhalieren aber fällt den meisten Anfängern schwer.

Das durch die Luftröhre nach unten gelangte Haschisch dringt immer tiefer in die Lungenflügel ein, bis es in den kleinsten ihrer Kämmerchen angekommen ist, den Lungenbläschen oder Alveolen. Die Lunge enthält so viele davon – mehr als dreihundert Millionen –, daß deren Gesamtoberfläche, wollte man sie ausbreiten, rund fünfundsiebzig Quadratmeter betrüge – dreißigmal mehr als die gesamte Oberfläche des Körpers und genug, um daraus eine Schutzhülle für eine große Garage zu machen.

Diese gewaltige Zahl ist nur möglich, weil die Wandstärke eines Lungenbläschens lediglich ein Tausendstel Millimeter beträgt – mehr trennt das winzige Luftkämmerchen nicht von den vom Herzen durch die Lunge gepumpten Blutzellen. Die Haschisch-Moleküle durchdringen diese Wandungen ohne weiteres und legen sich an das Blut- oder Serum-Eiweiß an.

Die in der Lunge enthaltene Blutmenge würde einen Würfel mit einer Kantenlänge von zwölfeinhalb Zentimetern füllen. Tropfen für Tropfen wird es von dem hereinkommenden Rauch durchdrungen. Da nach jeweils einer Dreiviertelsekunde ein neuer Blutstoß erfolgt, wobei das Blut durch die Wandung der Luftbläschen den Haschischrauch aufnimmt, wird der gesamte Blutstrom des Körpers rasch damit angereichert. Raucht jemand am frühen Morgen Haschisch, geht diese Anreicherung schneller als sonst vor sich, denn die Bronchienäste haben morgens um zehn Uhr ihren größten Durchmesser. Wer einen inhalierten Zug möglichst lange nicht wieder ausatmet, steigert die Aufnahme außerdem, denn damit bekommen die Haschisch-Moleküle Zeit, Zugang zu dem sich rasch verändernden Zustrom alveolaren Blutes zu finden.

Sind sie erst einmal dort, erreichen sie alle Stellen des Körpers, an die das Blut strömt – Leber, Beine, Ellbogen und so weiter. Vor allem gelangen sie in die Fettablagerungen im Körper, da Cannabis ein stark fettlösendes Molekül erzeugt. So kommt es, daß das Fett die aufgenommenen Haschisch-Moleküle begierig aufsaugt, angefangen von den leicht sichtbaren Fettablagerungen um Taille und Hüften bis zu den weniger auffälligen an den Nieren. Ein einziger kräftiger Zug sorgt dafür, daß ihr gesamtes weiches Fettgewebe mit Haschisch-Molekülen versorgt wird.

Nachdem sich die Moleküle auf diese Weise im Körper verteilt haben, erreicht ein Teil von ihnen allmählich das Gehirn. (Natürlich sind längst einzelne Moleküle mit dem Blutstrom unmittelbar dorthin gelangt.) Da sie fettlöslich sind, werden sie von den Membranen der Gehirnzellen aufgenommen und nisten sich möglicherweise selektiv in bestimmte Zwischenräume ein, die für sie genau die richtige Gestalt haben.

Da es eine Weile dauert, bis aus den Fettablagerungen des Körpers eine größere Menge Haschisch ans Gehirn gelangt, tritt dessen Wirkung häufig mit einer gewissen Verzögerung ein. Hat sie allerdings erst einmal begonnen, dauert sie wahrscheinlich eine ganze Weile, bis zu mehreren Stunden, an, denn beständig wird mehr Haschisch ans Gehirn geleitet. (Wird es, wie bei den Assassinen, gegessen statt inhaliert, dauert es noch länger, bis seine Moleküle die Fettablagerungen erreichen, was beide Stadien verlängert.)

Im Gehirn wirkt Haschisch ähnlich wie eine geringe Dosis eines Betäubungsmittels, und das kann das Kurzzeitgedächtnis beeinträchtigen. Wenn man uns etwas sagt, können wir uns gewöhnlich darauf konzentrieren, indem wir andere eintreffende Informationen ausschließen – eine Aufgabe, an der die retikuläre Formation beteiligt ist. Gerät aber die Filteranlage des Gehirns für überschüssige Informationen aus dem Tritt, kommen dabei die bekannten zwar freundlichen, aber leeren Blicks erfolgenden, Reaktionen des Haschisch-Rauchers heraus.

Soll man Haschisch nehmen? Die Frage muß jeder für sich beantworten. Allerdings spricht eine Reihe wichtiger Gründe dafür, es äußerstenfalls gelegentlich zu tun. Durch das Rauchen von Haschisch gelangt ebenso viel krebserregender Teer in den Körper wie beim Rauchen gewöhnlicher Zigaretten. Wer am Arbeitsplatz und in öffentlichen Verkehrsmitteln Zigarettenrauch meidet, verhält sich inkonsequent und tut seiner Lunge Gewalt an, wenn er sich abends zu Hause einen ›Joint‹ ansteckt. Außerdem verlangsamt Haschisch die Reaktion etwa ebenso wie starkes Trinken. Daher sind Menschen in einer durch Haschisch erzeugten Hochstimmung am Steuer ebenso gefährlich wie Betrunkene. (Auf die Wirkung von Haschisch zurückgehende Unfälle mit Todesfolge tauchen, davon sind die Pharmakologen fest überzeugt, ausschließlich deshalb nicht in der Verkehrsopfer-Statistik auf, weil es keine so praktische Möglichkeit wie beim Alkohol gibt, Haschisch im Blut nachzuweisen.) Vor allem zeichnet sich eine Gesellschaft, in der der Haschisch-Gebrauch vorherrscht, nicht gerade durch große Denkkraft oder Leistungsfähigkeit aus. Arabische Länder, die sich ihm zuwandten, nachdem Mohammed den Alkohol verboten hatte, mögen dafür als Beleg dienen.

Nicht nur beeinträchtigt Haschisch die allgemeine Leistungsfähigkeit, auch die neuen Erkenntnisse, die einem Menschen in der durch Haschisch oder andere sinnesbenebelnde Drogen erzeugten Stimmung so ungewöhnlich erscheinen, wirken im gewöhnlichen Alltag meist ernüchternd. Ein Beispiel dafür bietet vielleicht ein Erlebnis Winston Churchills, von dem es heißt, er sei einmal mitten in der Nacht in der festen Überzeugung aufgewacht, er habe gerade eine tiefgehende mystische Erfahrung gehabt. Glücklicherweise hatte er Papier und Stift am Bett und notierte rasch seine Erkenntnisse, bevor er wieder einschlief.

Am nächsten Morgen machte er sich begierig daran zu sehen, welche Enthüllungen ihm während der Nacht zuteil geworden waren und las in seiner eigenen Handschrift auf dem Notizzettel: »Das Ganze geht mit einem kräftigen Geruch nach Terpentin einher.« Das wirkt auf einen Außenstehenden nicht unbedingt als besonders profunde Beobachtung. Vielleicht bleibt als Schlußfolgerung, daß die Welt der Halluzinationen (vom lateinischen *alucinari,* geistesabwesend sein, ins Blaue hineinfaseln) auf jeden Fall von der des Alltags getrennt bleiben sollte, wie in allen Fällen, in denen unsere Sinne umnebelt werden.

Der Schlaf

Wenden wir uns nunmehr dem allgemeinen Zustand der Entspannung zu, bei dem es dem Körper gelingt, das in der retikulären Formation liegende Steuersystem am Ende eines Tages selbst abzuschalten. Dieser Vorgang geht so allmählich vor sich, daß wir mühelos in einen vollständig anderen Zustand hinüberzugleiten glauben, wenn es soweit ist – kein Wunder, daß ›Schlaf‹ und ›schlaff‹ aus derselben Wurzel stammen – im Schlaf sind wir kraftlos und schwach.

Wir schlafen ein, wenn eine mitten in der retikulären Formation genau dort, wo deren netzförmige senkrechte Säulen ineinander übergehen, befindliche Gruppe von Zellen aus ihrer Mitte eine Dosis von Serotonin-Molekülen ausscheidet. Dies Serotonin ist der Stoff, von dem wir schon gesehen haben, daß er dem LSD merkwürdig verwandt ist. Er dringt allmählich nach außen und sammelt sich an Zellen in der gesamten retikulären Formation, wobei es deren Aktivität Schritt für Schritt zum Stillstand bringt. Am Ende dieses Prozesses sind wir unserer selbst nicht mehr bewußt – wir schlafen.

Aber wie läßt sich dies Ergebnis herbeiführen? Wir können ja nicht gut zu unserer retikulären Formation sagen: »Hör mal, sondere etwas Beruhigungsstoff ab.« Sie würde nicht darauf achten. Vom wissenschaftlichen Standpunkt aus ist durchaus etwas an der uralten Weisheit, es sei nützlich, vor dem Schlafengehen ein Glas warme Milch zu trinken, denn Milch enthält in größerer Menge einen Stoff, der eine Vorstufe des Serotonins ist. Es kann allerdings lange dauern, bis er ins Gehirn diffundiert ist, und wahrscheinlich liegt die eigentliche Funktion des Glases warmer Milch eher darin, daß es an das im Mutterleib herrschende Behagen erinnert. In einem entsprechend eingerichteten Labor ließe sich unschwer Schlaf erzeugen: man könnte das ›Schlafzentrum‹ dazu bringen, die gesamte Formation mit einem künstlich erzeugten Schub des speziellen Stoffes einzudecken, der sie abschaltet. Dazu ist aber allerlei erforderlich, was sich in einem Schlafzimmer normalerweise nicht findet – die ganze Ausrüstung mit ihren Mikroelektroden und so weiter.

Als Ersatz für diese direkte Methode hat der Mensch zahlreiche andere Möglichkeiten entwickelt, den Schlaf herbeizuführen. Sie alle gehen auf den Versuch zurück, die Art von Langeweile zu erzeugen, die dafür sorgt, daß wir bisweilen tagsüber ungewollt ein wenig eindämmern. Obwohl es sich dabei in Wirklichkeit nur um schwache Versuche handelt, die retikuläre Formation auf direktem Wege zur Ruhe zu bringen, weil wir hoffen, daß dann die im Schlafzentrum befindlichen Schaltneuronen ihre wirksamen chemischen Boten leichter aussenden können, haben wir keine bessere Möglichkeit und lernen von klein auf, daß diese Schritte vor dem Schlafengehen richtig sind.

In nahezu allen Kulturvölkern dämpfen die Menschen, bevor sie zu Bett gehen, das Licht, begeben sich an einen ruhigen Ort und legen sich in einer Stellung hin, in der sie sich nicht zu bewegen brauchen. Das sind Grundvoraussetzungen für den Eintritt des Schlafes. Ob man lieber nackt oder bekleidet schläft, ein Wasserbett oder eine Sprungfedermatratze vorzieht – man kann sich trefflich über den Dingen in den Haaren liegen, die das Einschlafen fördert. Sobald es soweit ist, schläft der Körper, und eine ganze neue Welt von Ereignissen eröffnet sich uns.

Am Anfang steht eine kaum wahrnehmbare Veränderung. Wird ein gerade Eingeschlafener leise mit seinem Namen angesprochen, beschleunigt sich sein Puls, und er beginnt leicht zu schwitzen, ohne jedoch aufzuwachen. In dieser leichtesten Schlafphase verlangsamen sich beim Erwachsenen die Gehirnwellen auf die Geschwindigkeit derer eines im Wachzustand befindlichen Siebenjährigen. Das ist aufschlußreich, denn mit sieben Jahren gelingt es den meisten Kindern erstmals, klare logische Vorstellungen zu erfassen, beispielsweise die, daß sich die in einem Krug befindliche Wassermenge auch dann nicht ändert, wenn man sie in ein hohes, schmales Glas gießt. Vorher sind sie zu dieser Art von Abstraktion nicht imstande. Die mit dem Schlaf eintretende Art, das vollständig rationale Element in uns sozusagen zu widerrufen, kann man als kennzeichnend für jemanden bezeichnen, der sich auf den merkwürdigen Weg hinab zu den Träumen begibt, und es ist schön zu wissen, daß unser Gehirn das unterstützt.

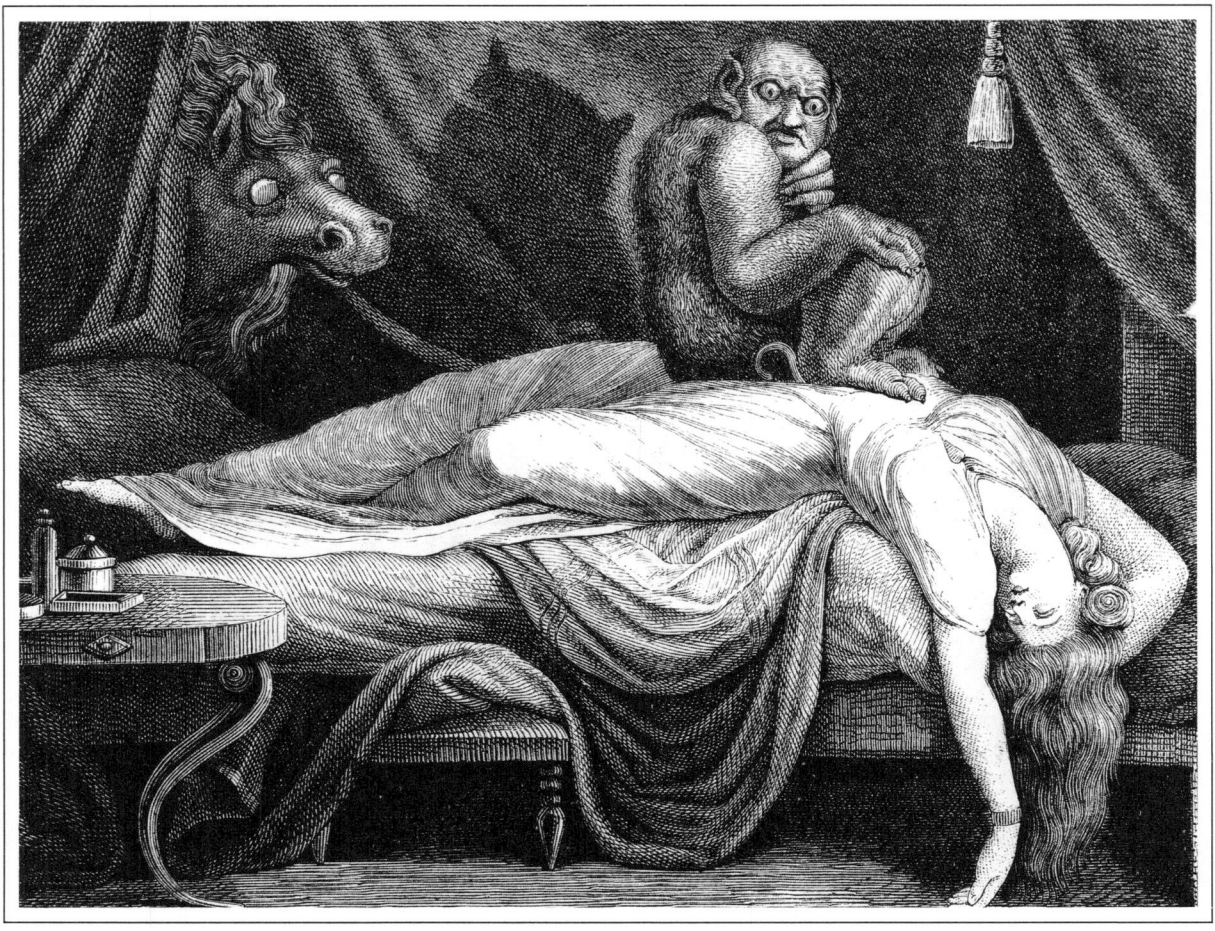

Während der leichten Phase des ersten Schlafes kommt es auch zu Beinzuckungen, die den Bettgenossen so unbehaglich sind, vom Schläfer selbst aber nicht wahrgenommen werden. Sie treten dann auf, wenn die zum Bein führende Nerven, ein Bündel von Nervenfasern so dick wie ein Bleistift, mit einemmal gleichzeitig aktiviert werden. Jeder von ihnen ruft ein kräftiges Straffen eines winzigen Teils von Muskelfaser im Bein hervor, mit dem er verbunden ist, und wenn sie alle zur gleichen Zeit loslegen, zuckt eben das ganze Bein.

Diese leichteste aller Schlafphasen dauert lediglich etwa eine Viertelstunde bis zwanzig Minuten. Wenn sie sich später in der Nacht wiederholt, besteht leider eine gewisse Aussicht darauf, daß sie nicht ruhig oder lautlos verläuft. Der eine knirscht mit den Zähnen, der andere redet im Schlaf, ein dritter erweist sich womöglich gar als Schlafwandler. Nichts von dem ist während dieser Phase ungewöhnlich, doch darf man bezweifeln, ob das Schnarchen je einen Menschen erfreut hat – außer den Schnarchenden selbst. Immerhin erreicht der Donnerhall, mit dem das weiche Gewebe hinten im Rachen bewegt wird, eine Lautstärke von knapp siebzig Dezibel – das ist fast so viel wie bei einem Preßlufthammer. Das Schicksal zu schnarchen haben Mussolini, Theodore Roosevelt, der engli-

Außerhalb des Hier und Heute mag es Ungeheuer geben – eine Zeichnung Johann Heinrich Füsslis, die uns zeigt, welche Nachtmahre uns im Traum heimsuchen können.

sche König Georg VI. und Churchill mit ungezählten Millionen anderer geteilt, und die Auswirkungen auf die ihnen Nahestehenden dürften in allen Fällen die gleichen sein. Besonders häufig schnarchen Kinder, Katzen, Hunde und Schweine. Auch Pferde sind dazu imstande, ob sie nun liegen oder stehen.

Schlafwandeln kann da schon etwas unterhaltsamer sein, zumindest für eher abenteuerlustige Naturen. Nicht nur ist es etwas, das bis zu fünf Prozent aller Kinder irgendwann einmal tun, es wird auch berichtet, während dieser Phasen seien Jockeys geritten und Schwimmer geschwommen – und wer weiß, vielleicht haben auch Geiger gefiedelt und Hausfrauen an einer nur in ihrer Traumvorstellung bestehenden Supermarktkasse Wechselgeld zurückverlangt.

Auch in dieser bisweilen so merkwürdigen leichten Schlafphase werden die Zellen im Hirnstamm, aus denen die retikuläre Formation besteht, weiterhin mit dem besonderen, dem LSD ähnelnden Stoff aus dem zentralen Teil des Gehirns benetzt, der den ganzen Prozeß eingeleitet hat. Dadurch wird die retikuläre Formation immer unempfänglicher für Signale, so daß nicht einmal mehr lautes Ansprechen des Schläfers zu einer Beschleunigung seines Pulses oder zu einem leichten Schweißausbruch führt. Je mehr von diesem Stoff ausgeschüttet wird, desto unempfindlicher wird die retikuläre Formation, und gewöhnlich setzt rund siebzig Minuten nach dem Einschlafen die Phase des Tiefschlafs ein.

Jetzt ist der Pulsschlag verlangsamt. Das Blut wird bevorzugt in tieferliegenden Gefäßen transportiert als tagsüber, was als ›Blutverschiebung‹ bezeichnet wird, und die langen Wärmesensoren in unserer Hand sind unempfindlich geworden, während die kugelförmigen vielschichtigen Kälterezeptoren dicht daneben zusammengezogen sind wie eine Zwiebel, die sich in ihre Mitte zurückzuziehen versucht. Oben in unserer Nase funktioniert die ungleichmäßige, nahezu zerklüftete Fläche, mit der wir Gerüche wahrnehmen, kaum noch, die Knöchelchen, die im Mittelohr den Schall weiterleiten, liegen so locker und unwirksam wie nur möglich beieinander, und die Geschmacksknospen, die winzigen Vorsprünge auf unserer Zunge, die wie kleine Pilze aussehen und sonst als Geschmacksrezeptoren dienen, sind vollständig untätig und so trocken, daß ihnen nicht einmal eine Zitrone Eindruck machen könnte.

Alle Sinne sind weitestmöglich zurückgenommen, die Aktivität der Gehirnzellen geht äußerst langsam und in merkwürdig synchronisierten Mustern vor sich, und der Körper ist bereit für den nächsten Schritt aus dem Alltagsleben heraus, zu dem, was im Mittelalter die Franzosen eine ›Wanderung‹ und die Engländer ›Freude‹ und ›Musik‹ genannt haben; wir sagen dazu ›Träume‹.

Das Träumen

Was finden wir in der Traumwelt vor? In erster Linie Menschen – in nahezu allen Fällen befindet sich unter ihnen der Träumer selbst. Das gleichbleibende Bild, das sich bei an einer großen Zahl von Menschen durchgeführten Untersuchung ergibt, ist niederschmetternd für jeden, der auf die Originalität seiner persönlichsten inneren Bilder stolz ist. Nachstehend die Durchschnittswerte, anhand deren jeder selbst sehen mag, in welche Gruppe er gehört: vertraute Gestalten erscheinen in fünfundvierzig, unbekannte in fünfundfünfzig Prozent aller Träume. Männer träumen doppelt so häufig von Männern wie von Frauen, und mit zunehmendem Alter erreicht diese Zahl nahezu das Verhältnis drei zu eins. In dreißig Prozent aller Fälle erscheinen im Traum Menschenansammlungen und Gruppen, in siebzig Prozent sind es Einzelpersonen.

Politiker tauchen in Träumen nahezu nie auf, nicht einmal zu Zeiten von Wahlkämpfen, wohingegen die Angehörigen des Träumenden in etwa zwanzig Prozent seiner Träume eine Rolle spielen. Davon entfallen auf die Mutter vierunddreißig, auf den Vater siebenundzwanzig, auf Brüder vierzehn und auf Schwestern zwölf Prozent.

In den meisten Träumen geht es um einfache Geschichten ohne Gefühlsbeteiligung. Den möglicherweise stumpfsinnigsten Traum hatte ein Student im amerikanischen Mittelwesten, denn er behauptet, in dessen Verlauf nichts als seinen Unterarm und einen Rasenmäher von oben gesehen zu haben. Gehört haben will er lediglich dessen summendes Geräusch, während er ihn über einen endlosen Rasen führte.

Sofern im Traum Gefühle eine Rolle spielen, macht sich der Träumer eher Sorgen über unangenehme Dinge, als daß er sich über angenehme freut. Die Furcht steht mit vierzig Prozent an der Spitze der Skala, Wut und Glück werden in jeweils achtzehn Prozent und Trauer in sechs Prozent solcher Träume empfunden.

Dazu paßt, daß Tiere wie Kaninchen und Rotwild, also solche, auf die Jagd gemacht wird, nur fünfzehn bis zwanzig Minuten pro Tag träumen, während jagende Tiere wie Löwe, Bär und sogar unsere Hauskatze, länger als drei Stunden zu träumen vermögen.

Die Umrisse des im Traum Gesehenen zeigen sich klar und deutlich. Ohnehin herrschen visuelle Eindrücke vor (außer bei Menschen, die schon lange blind sind und mehr in Klängen und Gerüchen träumen). Träume in Schwarz und Weiß scheinen allgemein verbreitet zu sein, aber das mag auch ein Überbleibsel von Untersuchungen aus der Zeit vor der allgemeinen Verbreitung des Farbfernsehens ab Ende der sechziger Jahre sein.

Dieses sonderbare Gemisch aus optischen Eindrücken und mit ihnen verwobenen Personen ist eine der merkwürdigsten Erscheinungen, die unser Körper wahrzunehmen vermag. Menschen, die während der ganzen Nacht am Träumen gehindert werden, torkeln am folgenden oder den nächsten beiden Tagen wie Betrunkene oder wie angeschlagene Boxer durchs Leben, und vermutlich wäre bei normalen Menschen ein Traumentzug von mehr als zwei Wochen tödlich. Versuche mit Schlaf- und Traumentzug wurden bisher stets vor diesem Zeitpunkt abgebrochen, weil die freiwilligen Probanden körperlich so stark geschwächt werden, als befänden sie sich im Endzustand einer an die Substanz gehenden Streßreaktion.

Selbstverständlich gibt es auch hier Unterschiede. So wird von Mr. Leslie Gamble aus dem nordenglischen Durham berichtet, er habe nicht geschlafen, seit er 1970 von einem Gabelstapler am Flughafen Heathrow einen Stoß gegen den Kopf bekam. Zur Schlafenszeit legt er sich mit seiner Frau ins Bett, bis sie eingeschlafen ist, dann geht er ins Wohnzimmer, um zu lesen oder streift bis zum Morgengrauen durch die Moorlandschaft. Er sagt, er würde alles darangeben, was er besitzt, um einmal eine Nacht richtig zu schlafen.

Menschen in ihren Träumen zu stören ist eine der wirksamsten Foltermethoden, derer sich moderne Spezialisten dieses unappetitlichen Metiers bedienen. Das haben in Gestalt von Schlafentzug die britische Armee in Nordirland und die amerikanische in Vietnam praktiziert, wie auch allem Anschein nach die Armeen nahezu aller anderen Länder, die sich an der Spitze des Fortschritts dünken.

Die Macht der Träume wird seit ältesten Zeiten anerkannt. Nicht nur das Alte Testament enthält Traumdeutungen, auch im Rom der Kaiserzeit beschäftigte man sich damit (man kennt Neros berühmten Traum, in dem ihm Ameisen über den ganzen Leib wimmelten, was er so deutete, seine Untertanen würden sich gegen ihn erheben). Bis Mohammed die Traumdeutung verbot, angeblich aus religiösen Gründen, erfreute sie sich vor allem in arabischen Ländern großer Beliebtheit. Wenn man in diesem Zusammenhang an Mohammeds Behauptung denkt, er verdanke sein Verständnis des Islam als der höchsten Religion und seine Erkenntnis, daß er deren oberster Prophet sei, einer ›Enthüllung‹, könnte man als Motiv seines Bannspruchs den Wunsch vermuten, sich auf diesem Felde Konkurrenz vom Hals zu halten.

Bekanntlich hat Freud die Traumdeutung in unserem Jahrhundert salonfähig gemacht, und merkwürdigerweise gilt vieles von dem, was er sagt, auch für seine eigenen Träume, über die er an verschiedenen Stellen seiner Schriften berichtet (er führt über zwanzig Beispiele an). Daß viele von ihnen freundschaftliche Gefühle zum Gegenstand haben, mag auf Angstvorstellungen zurückgehen, denn er legte seinen Mitarbeitern gegenüber einen durchaus bissigen Umgangston an den Tag und erregte sich leicht, wenn man seine Briefe nicht sogleich beantwortete. Auch träumte er häufig von Dingen, die mit dem oralen Bereich zu tun haben, wie beispielsweise von Lebensmitteln, Mahlzeiten, Restaurants und dergleichen. Rein theoretisch könnte das auf eine Fixierung der vorsexuellen Phase hinweisen, wenn man aber andererseits überlegt, wie er im täglichen Leben seine oralen Bedürfnisse befriedigte – man denke nur seine berühmte Zigarre –, hatte es damit wohl doch nichts zu tun.

Hier ist bereits der Schwachpunkt seiner Theorie angesprochen, denn wovon auch immer man träumt, alles hat zwei Seiten, und so läßt sich, was einer sexuell unverfänglichen Deutung zugänglich ist, auch mit sexuellen Bezügen verstehen. Da aber bei der Berücksichtigung der Gegenseite alles Konvexe zugleich auch konkav ist, kann man die Argumentation grundsätzlich in beide Richtungen führen, und so ließe sich der Zigarre, die der gute Herr Freud in eine Körperöffnung einzuführen pflegte, auch eine andere Bedeutung unterlegen. Zweifellos wären die Kommentare seiner Frau zu diesem Thema aufschlußreich. Man hat sie leider nie gefragt.

Was nun geschieht in unserem Gehirn, damit der Traumzustand herbeigeführt wird? Zum einen befinden sich die dem Denken vorbehaltenen Zellen nicht mehr in der nahezu bewußtlosen Phase des Tiefschlafs. Sie schicken hier und da Signale aus, beinah, als seien sie wach. Gehirntemperatur und Blutdurchsatz haben sich gegenüber der Tiefschlafphase gesteigert. Höchstwahrscheinlich schwitzen wir auch: pro Nacht kommt da rund ein halber Liter zusammen. Der Erholungsprozeß, der während des Tiefschlafs stattfand, ist vorüber, einschließlich der Erneuerung, die in den Armmuskeln und im Inneren der Beinknochen vor sich gegangen ist, der Erzeugung des Geschlechtshormons Testosteron (sie ist während des Tiefschlafs besonders hoch) und dergleichen. Man könnte annehmen, der Körper sei wach, mit Ausnahme der entscheidenden Tatsache, daß er während unserer Träume förmlich erstarrt sei, unbeweglicher als zu jedem anderen Zeitpunkt des Tages oder der Nacht.

Kurz bevor die ersten Träume einsetzen, drehen sich die meisten Menschen um und nehmen ihre Lieblings-Schlafhaltung ein. Angesichts der zahlreichen Arten, wie sich ein menschlicher Körper verdrehen läßt, überrascht die begrenzte Zahl der Schlafhaltungen, die Menschen vor Beginn ihrer Träume einnehmen, denn bei nahezu allen findet sich eine der fünf nachstehenden Grundpositionen.

1. Die Bauchlage. Zumindest in einer Untersuchung wird behauptet, diese Haltung sei bei Menschen weit verbreitet, die ihre Tage überorganisieren.

2. Die Seitenlage mit gekreuzten Füßen. Sie soll Furcht vor tiefgehenden Bindungen ausdrücken.
3. Die Seitenlage, bei der der Schläfer fest zusammengekuschelt liegt, signalisiert angeblich Schutzbedürftigkeit.
4. Die Rückenlage, Kopf auf den gefalteten Handflächen. Diese Haltung wird Pseudointellektuellen zugeschrieben.
5. Die Rückenlage mit leicht gespreizten Armen und Beinen. In dieser Haltung, die in sich ruhenden Menschen nachgesagt wird, tritt übrigens am häufigsten Schnarchen auf, was gut zu einer gewissen Selbstsicherheit zu passen scheint.

Ungewöhnlich ist, daß die einmal eingenommene Körperhaltung während des gesamten Traums beibehalten wird, denn in den anderen Schlafphasen drehen und wenden wir uns während der Nacht häufig, und noch die trägsten Tiefschläfer unterschreiten das Minimum von sechs Lageveränderungen pro Stunde nicht. Hervorgerufen wird diese vollständige Unbeweglichkeit während des Traums von einer etwa zwölf Millimeter oberhalb der retikulären Formation in der Nähe des mit Rückenmarksflüssigkeit gefüllten Hauptventrikels, liegenden Zellgruppe im Gehirn. Dieser Kern wirkt wie eine überminiaturisierte elliptische Galaxie und quetscht sich unmittelbar, bevor unsere Träume einsetzen, dicht zusammen, wobei er eine gewisse Menge Noradrenalin-Moleküle herausdrückt, die, wie wir gesehen haben, beinahe ebenso aussehen wie das mächtige Adrenalin. Ihnen fehlt lediglich auf einer Seite ein Anhängsel von Kohlenstoff und Wasserstoff.

Die Moleküle treiben auf ein Nervenzentrum im Hirnstamm zu, das sich bis weit ins Rückenmark erstreckt und dafür sorgt, daß in verschiedenen zu den Muskeln des Körpers führenden Leitungen jegliche Aktivität eingestellt wird. Als Ergebnis sind jetzt nahezu alle Muskeln, die wir sonst während des Tages ohne weiteres bewegen können, vollständig unbeweglich. Dazu kommt es jedesmal, bevor wir träumen, und sofern das nicht eintritt, träumen wir auch nicht.

Daß uns, wenn wir träumen, Speichel aus dem Mund trieft, ist eine nicht besonders angenehme Folge des beschriebenen Erschlaffens aller Muskeln, die vor den Kiefermuskeln selbstverständlich nicht halt macht. Man kann das gut an einem Menschen beobachten, der in einem Sessel sitzend einschläft. Zuerst schließt er die Augen und atmet tief, hält aber den Kopf hoch aufrecht. So etwas kommt nach einer reichhaltigen Mahlzeit vor, oder wenn sich jemand nicht besonders auf den Gegenstand einer geschäftlichen Besprechung konzentriert. Nimmt dies Nickerchen aber seinen Fortgang, kommt rasch der Zeitpunkt, da die Träume einsetzen, und das wie eine Miniaturgalaxie aussehende Organ im unteren Teil unseres Gehirns wird tätig. Es sondert seinen Stoff ab, die Gehirnzellen, die die willkürliche Muskulatur steuern, werden gehemmt, die Nackenmuskeln erschlaffen, und der Kopf sinkt herab. Diese Bewegung, der oft ein leichtes Kopfwackeln und wiederholtes Nicken voraufgehen, bis sich der Stoff vollständig durch die für die motorische Steuerung des Körpers zuständigen Teile des Gehirns gearbeitet hat, verrät den Schläfer, auch wenn er sich den Anschein gibt, als lausche er aufmerksam.

Wer sich in würdigerer Haltung zum Nachtschlaf oder tagsüber zu einem Nickerchen hinlegt, bei dem kann der auf dem Kissen ruhende Kopf zwar nirgendwohin fallen, doch bleibt auch hier das Erschlaffen der Kiefermuskeln nicht ohne Folgen. Die sich entspannende Gesichtsmuskulatur bietet dem Speichel, den wir beständig absondern und der im Normalfall im Inneren der Mundhöhle gehalten wird, mit einemmal eine riesengroße Ausflußöffnung, und durch sie tropft er ohne Zögern nach draußen – darum ist das Kissen eines Menschen, der aus einem Traum erwacht, oft so unbehaglich naß.

Zwar verlaufen Tagträume mit Bezug auf die Speichelabsonderung unauffälliger, doch gibt es in ihnen wie auch bei den nächtlichen Träumen ein gerüttelt Maß an Unsicherheit. Eine Untersuchung hat gezeigt, daß in Amerika Schwarze sowie Menschen aus Familien italienischer und jüdischer Herkunft deutlich mehr Tagträume haben als solche von irischer, deutscher oder englischer Abstammung. Dieser Unterschied, sofern er tatsächlich besteht, könnte mit dem Grad der Einbettung der jeweiligen Menschen in die amerikanische Gesellschaft zu tun haben. Es wird berichtet, daß es vor allem auf Busfahrten zu einer besonders großen Zahl von Tagträumen kommt.

Bemerkenswerterweise gilt die allgemeine Lockerung der Körpermuskeln im Zustand der Unbeweglichkeit, während dessen wir träumen, für zwei Organe nicht: Augen und Geschlechtsorgane. Während eines Traumes huschen die Augäpfel hierhin und dorthin, machtvoll von den winzigen Muskeln gezerrt, dank deren sie sich in der Augenhöhle bewegen können. Woran das liegt, ist unklar, denn auch Blinde, die in Klangbildern träumen, erleben dies Augenverdrehen bisweilen, obwohl sie nichts zu sehen vermögen. Sofern es nur dazu dienen sollte, die in einem Traum erscheinenden Bilder zu verfolgen, fragt man sich, warum das nicht mit der gewöhnlich ruhigen Geschwindigkeit möglich ist, mit der die Augen tagsüber ihre Ziele fixieren. Sonst lassen die meisten Menschen ausschließlich als Zuschauer beim Tennis bewußt ihre Augen so rasch hin und her wandern, und abgesehen von den McEnroes dieser Welt und sonstigen Fetischisten des Filzballs ist es zweifelhaft, ob Gegenstände, die mit dem Tennis zu tun haben, in vielen Träumen eine herausragende Rolle spielen. Man hat sich aber diese bisher kaum verstandene Erregung der Augen zunutze gemacht, um mit Träumenden Verbindung aufzunehmen. Hier dürfte eine Erklärung angezeigt sein.

Viele von uns meinen hin und wieder, sie seien während des Schlafs imstande, ihren Traum zu steuern. Anders gesagt, befinden sich solche Menschen während des Traums mehr oder weniger im Zustand des Bewußtseins. Diese Erfahrung ließ sich aber nur mittelbar wiedergeben, denn mit unbeweglichem Körper, und um einen solchen handelt es sich bei jedem Träumer, nachdem die winzige galaxisähnliche Formation in unserem Kopf ihr Werk getan hat, hat niemand, da man weder reden noch schreiben kann, eine Möglichkeit, über diesen halbbewußten Traum etwas mitzuteilen, während man ihn erlebt. Jedenfalls hatte es bisher den Anschein. Doch da an der allgemeinen Lähmung die Augenmuskeln nicht teilhaben, ist ein britischer Forscher an der Universität Hull, ein gewisser Doktor Keith Hearne, auf den Einfall gekommen, wer seinen Traum zu steuern meint, könne mit ihrer Hilfe signalisieren, was vorfällt.

In einem eindrucksvollen Experiment hat er eine Anzahl von Versuchspersonen gebeten, aus ihrem nächsten bewußten Traum heraus etwas zu berichten. Die Sache ging wie folgt vor sich: kam in einem der Träume, in deren Verlauf die Versuchsperson bei Bewußtsein zu sein meinte, eine Flugszene vor, sollte sie unmittelbar vor dem Abflug rasch viermal, und nach dem Ende der Szene fünfmal mit den Augen zwinkern.

Der Forscher legte seinen Versuchspersonen Elektroden an, um die erhofften Muskelbewegungen entdecken zu können, außerdem schloß er sie an ein Gehirnwellen-Aufzeichnungsgerät an, um zu erkennen, wann sie träumten. Sobald das bei einem der Versuchsschläfer der Fall war, achteten der Forscher und seine Mitarbeiter angestrengt auf die Anzeige der Augenbewegungen, um festzustellen, ob die gewünschten vier und

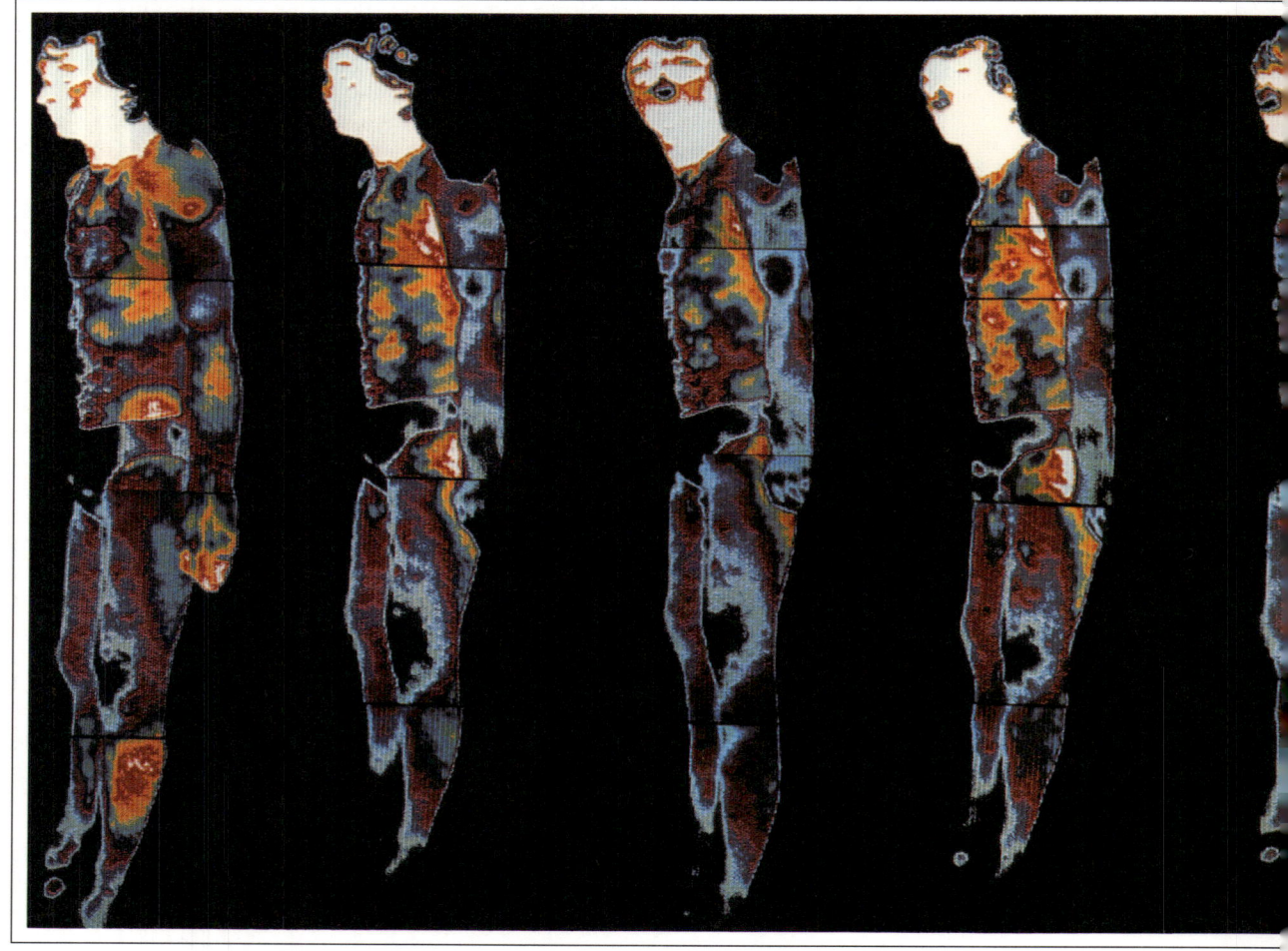

anschließend fünf Lidschläge kamen. War das der Fall, wurde der Schläfer rasch geweckt, damit man ihn befragen konnte, ob er tatsächlich aus seinem Traum heraus eine bewußte Mitteilung abgeschickt hatte.

So war es! In der Mehrzahl der Fälle bestätigten die Schläfer, daß sie von einem Flug geträumt und versucht hatten, die vereinbarten Signale abzusenden, mit deren Hilfe Hearne und seine Mitarbeiter das zu erkennen vermochten. Außerdem stellte Hearne fest, daß er in vielen Fällen die Schlafenden damit gerade zu diesen steuerbaren Träumen veranlassen konnte, indem er ihnen während des Traums leichte Elektroschocks an den Handgelenken versetzte. Man muß der Sache wohl noch etwas weiter nachgehen, bis ein vervollkommnetes Gerät dieser Art auf den Markt gebracht werden kann, das jeden von uns in den Stand setzen würde, mannigfaltige herrliche gesteuerte Traumphantasien hervorzubringen, die wir sonst so selten erleben.

Das oben beschriebene Phänomen hat möglicherweise damit zu tun, daß die Augen eine der Ausnahmen bei der allgemeinen Lähmung während des Traums bilden. Was sich aus der anderen Ausnahme ergeben könnte, dürfte besser bekannt sein, denn während unserer Träume sind unsere Geschlechtsorgane geradezu im Übermaß tätig. Die Scheide wird

So zeigen sich Träume auf unserer Haut. Bei diesen Thermogrammen eines lediglich mit einer Unterhose bekleideten Schläfers, die zwischen Mitternacht und vier Uhr morgens in Abständen von jeweils einer halben Stunde aufgenommen wurden, schwanken Hand- und Gesichtstemperatur in einem regelmäßigen Zyklus. Weiß bedeutet eine Hauttemperatur von mehr als 35° C, lila eine solche von 33,3° C, und schwarz eine von weniger als 30,7° C.

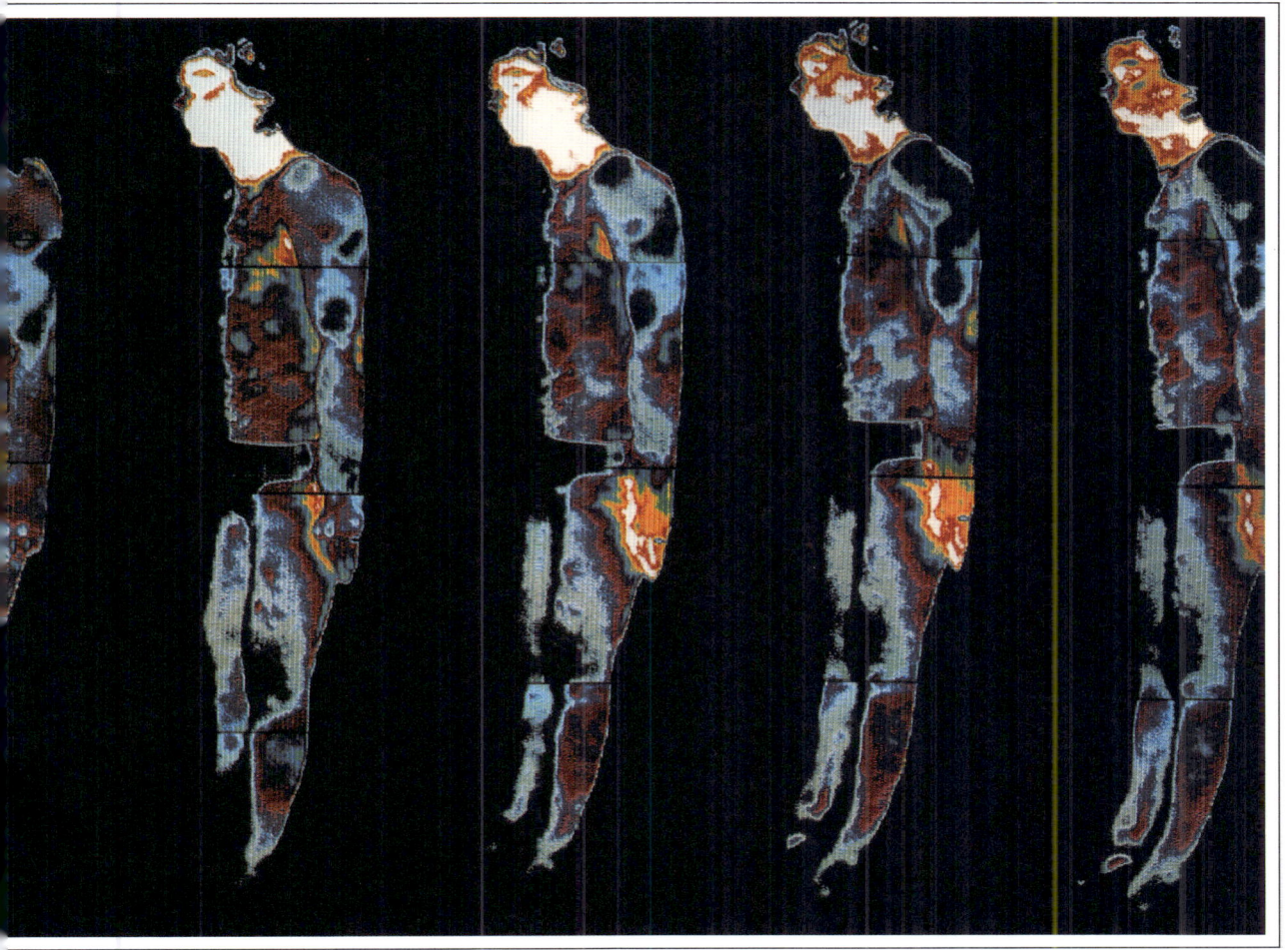

Man beachte, daß sich die Schulter abkühlt, wenn das Gesicht sich dem Ende des Zyklus nähert, und die Brust sich erwärmt, wenn das Gesicht um ein Uhr dreißig die Höchsttemperatur erreicht; die Knie bleiben stets am kältesten. Keine dieser Schwankungen wäre normalerweise für das Auge sichtbar; die Träume haben höchstwahrscheinlich zur Zeit der größten Wärme stattgefunden, also um Mitternacht, um halb zwei und um drei Uhr. Die Raumtemperatur betrug durchgehen 17,2 ° C.

feucht, und das Glied richtet sich auf – und zwar in durchaus beachtlicher Weise. Untersuchungen haben gezeigt, daß die meisten Männer während nahezu fünfundneunzig Prozent ihrer Traumzeit Erektionen haben, was, da Träume im Ablauf der Nacht zyklisch auftreten, im Durchschnitt fünf Erektionen von jeweils zwanzig Minuten Dauer bedeutet – Nacht für Nacht! Diese geradezu wunderbare Hubkraft der Träume (die sich nahezu gleichermaßen bei Heranwachsenden, Erwachsenen wie auch bei sonst Impotenten beweist) findet sich in allen Träumen, auch in solchen, die mit geschlechtlichen Dingen nicht das geringste zu tun haben.

Niemand weiß genau, woran das liegt, doch hat es keinen Mangel an Forschern gegeben, die bereit waren, der Sache eine gewisse Aufmerksamkeit zuzuwenden. Im Dienst der Wissenschaft wurde in Schlaflabors das Glied Freiwilliger mit wassergefüllten Ringen umgeben und an empfindliche elektrische Aufzeichnungsgeräte angeschlossen, die die Hauttemperatur überwachten; außerdem wurden einem Teesieb ähnliche Drahtnetze darübergestülpt, mit deren Hilfe die Größe des Gliedes gemessen werden sollte. Bei einem veröffentlichten Versuch wurden die Versuchspersonen aufgefordert, nackt unter durchsichtigen Kunststoflaken zu schlafen, während geduldige Beobachter dazu angeheuert wurden, im

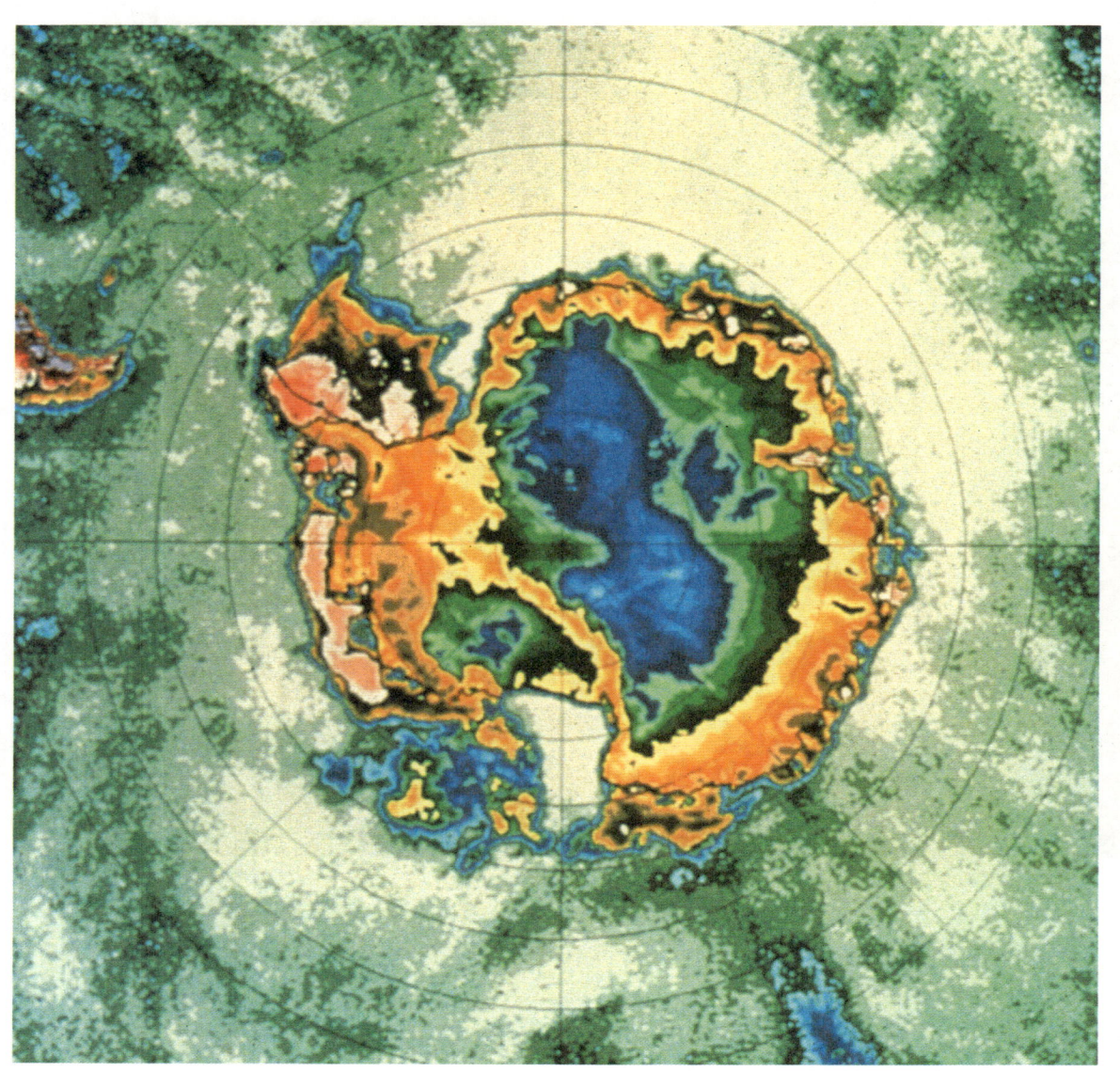

Dienst der Wissenschaft durch ein Fenster die Bewegungen des jeweiligen Gliedes zu beobachten und sie auf einer von null bis vier reichenden Skala zu bewerten.

Sofern die Schlafhaltung (man denke nur an die armen auf dem Bauch liegenden Menschen, die ihr Leben überorganisieren!) eine Betrachtung aus größerer Entfernung erschwerte, mußten die Beobachter den Schlafraum betreten und die Sache aus der Nähe begutachten. Worüber sie sich am nächsten Morgen beim Frühstück mit den Schläfern unterhielten, wurde leider nicht überliefert.

Satellitenaufnahme der antarktischen Eiskappe im Winter. Ihre Aufwölbung, zu der es unter dem Einfluß der Schwerkraft des Mondes kommt, führt durch Reibung zu einer Verlangsamung der Erdrotation, die im Lauf geologischer Zeiträume zur Entstehung unseres gegenwärtigen

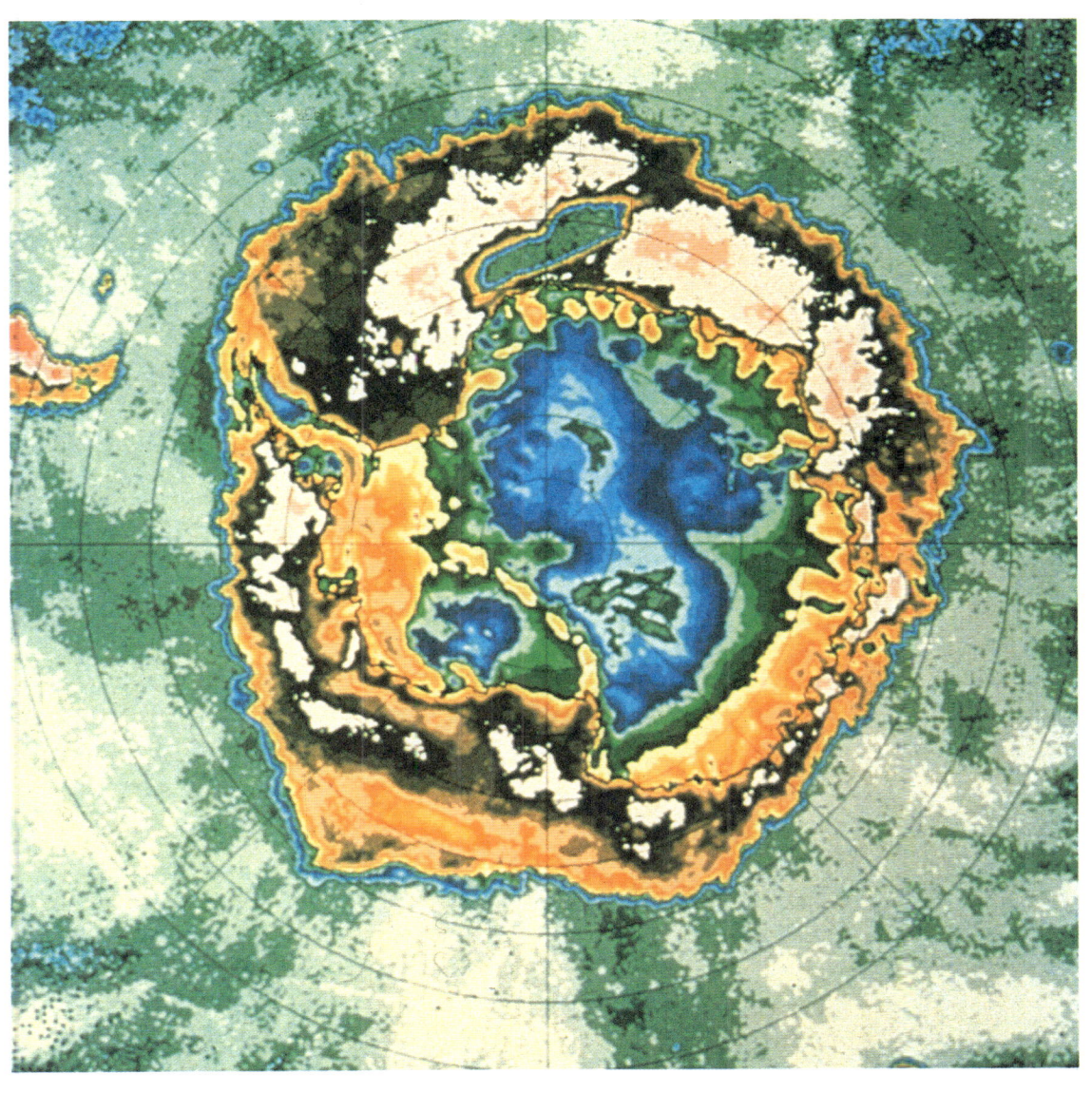

*24-Stunden-Tages beigetragen hat
sowie zu der sich daraus ergebenen
Entwicklung der daran angepaßten
Biorhythmen des Menschen –
einschließlich unserer Müdigkeit am
Abend und unserer Frische am
Morgen.*

Weitere Rhythmen um unseren Schlaf herum

Sobald die erste nächtliche Traumphase beendet ist, sinkt unser schlafender Körper schlaffen Kiefers, wenn auch nicht Gliedes, wieder die Stufen zum Schlaf hinab und erreicht in einer weiteren Stunde oder weniger die Tiefschlafphase, aus der zuvor der Aufstieg in den Traum erfolgte. Etwa fünfmal pro Nacht rundet sich der Kreis. In den Augenblicken des leichtesten Schlafes kann uns ein vorüberfahrendes Auto oder auch ein Knurren des Bettnachbarn wecken. Es geschieht durchaus häufig, daß Menschen nach einem dieser eineinhalb Stunden dauernden Zyklen aufwachen, sich verwirrt umsehen, leichte Grunzlaute von sich geben und dann wieder einschlafen, ohne später zu wissen, daß sie kurz wach waren.

Man muß mitten in der Nacht volle drei Minuten oder länger wach sein, damit das abwechselnd gelähmte, angeregte und sexuell erregte Gehirn imstande ist, sich daran zu erinnern. Wenn ältere Menschen berichten, daß sie in letzter Zeit nachts häufig wach sind und nur kurze, immer wieder unterbrochene Schlafphasen haben, geht es in der Mehrzahl der Fälle nicht darauf zurück, daß sie häufiger aufwachen als früher, sie bleiben einfach so lange wach, bis diese Drei-Minuten-Schwelle überschritten wird, die zum Bewußtsein führt.

Dies auf und ab gehende Schlafmuster ist so regelmäßig, daß man allein aus der Zeit, die verstrichen ist, seit jemand eingeschlafen ist, eine Menge über ihn sagen kann.

Wenn wir jemanden nach einer Stunde Schlaf wecken, geschieht das wahrscheinlich zu dem Zeitpunkt, an dem der Schlaf seinen tiefsten Punkt erreicht hat. Es ist zugleich der, an dem die Unterbrechung mit größter Wahrscheinlichkeit am wenigsten geschätzt wird. An Schlaflosigkeit Leidende fühlen sich am nächsten Morgen auch nach nur zwei Stunden Schlaf deutlich besser, denn sie haben zumindest einen vollständigen Zyklus hinter sich gebracht. Wer sich morgens zu seiner gewöhnlichen Aufstehzeit sofort wieder umdreht, statt aufzustehen, sackt wahrscheinlich nahezu sofort in die Welt der Träume zurück, denn die normale Schlafphase endet mit einem langen, beständigen Traum. Das ist übrigens einer der Gründe dafür, warum man bei Flügen nach Westen gewöhnlich weniger unter der Zeitverschiebung leidet als bei Flügen nach Osten: im ersten Drittel des Schlafs nach einem achtstündigen westwärts gerichteten Flug verdoppelt sich zu einer Zeit, die für den Reisenden normalerweise der Morgen wäre, die Zahl der Träume – bei einem Flug in Richtung Osten besteht dazu keine Möglichkeit.

Bei einer durchschnittlich siebeneinhalbstündigen Schlafdauer pro Nacht verbringen wir sechzig Prozent der Zeit mit leichtem Schlaf, achtzehn Prozent im Tiefschlaf und zweiundzwanzig Prozent mit Träumen. Der Zyklus aus leichtem Schlaf, Tiefschlaf und Traum bildet sich erst nach dem Säuglingsalter heraus, und auch Vorschulkinder kennen oft noch keinen leichten Schlaf, sondern verfallen sofort in Tiefschlaf mit Träumen. Bei sieben Monate alten Feten im Mutterleib hat man festgestellt, daß sie vierundachtzig Prozent der Zeit träumen. (Sicherlich wäre es fesselnd, wenn wir wüßten, wovon, noch aufschlußreicher aber könnte es sein zu erfahren, was sie während der übrigen Zeit denken.)

Der für die Nacht beschriebene Zyklus setzt sich selbstverständlich auch während des größeren Vierundzwanzig-Stunden-Ablaufs fort, in dem der Körper mit großer Bereitwilligkeit lebt. Es ist allgemein so, daß wir uns um die Tagesmitte leistungsfähiger fühlen als spät nachts, und damit hat der Körper eine ganze Menge zu tun. Sein Temperatur erreicht zwischen drei und fünf Uhr morgens ihren Tiefstwert mit einer Abweichung von nahezu einem Grad Celsius gegenüber der Normaltemperatur, und zu dieser Zeit bedeutet der Schlaf für den Menschen eine nahezu unwiderstehliche Verlockung. Es ist kein Zufall, daß es vier Uhr morgens war, als es im Jahre 1972 auf Three Mile Island bei Harrisburg im amerikanischen Bundesstaat Pennsylvania zu einem Reaktorunfall kam. In Abhängigkeit von der Tageszeit steigt und sinkt nicht nur unser Blutzuckerspiegel, sondern auch Körpertemperatur, Tränen- und Urinproduktion, Hautwachstum und sogar die Produktion von Leberenzym schwanken dementsprechend. Das geschieht, ob wir den dadurch hervorgerufenen Empfindung folgen und uns bei Müdigkeit schlafen legen oder nicht.

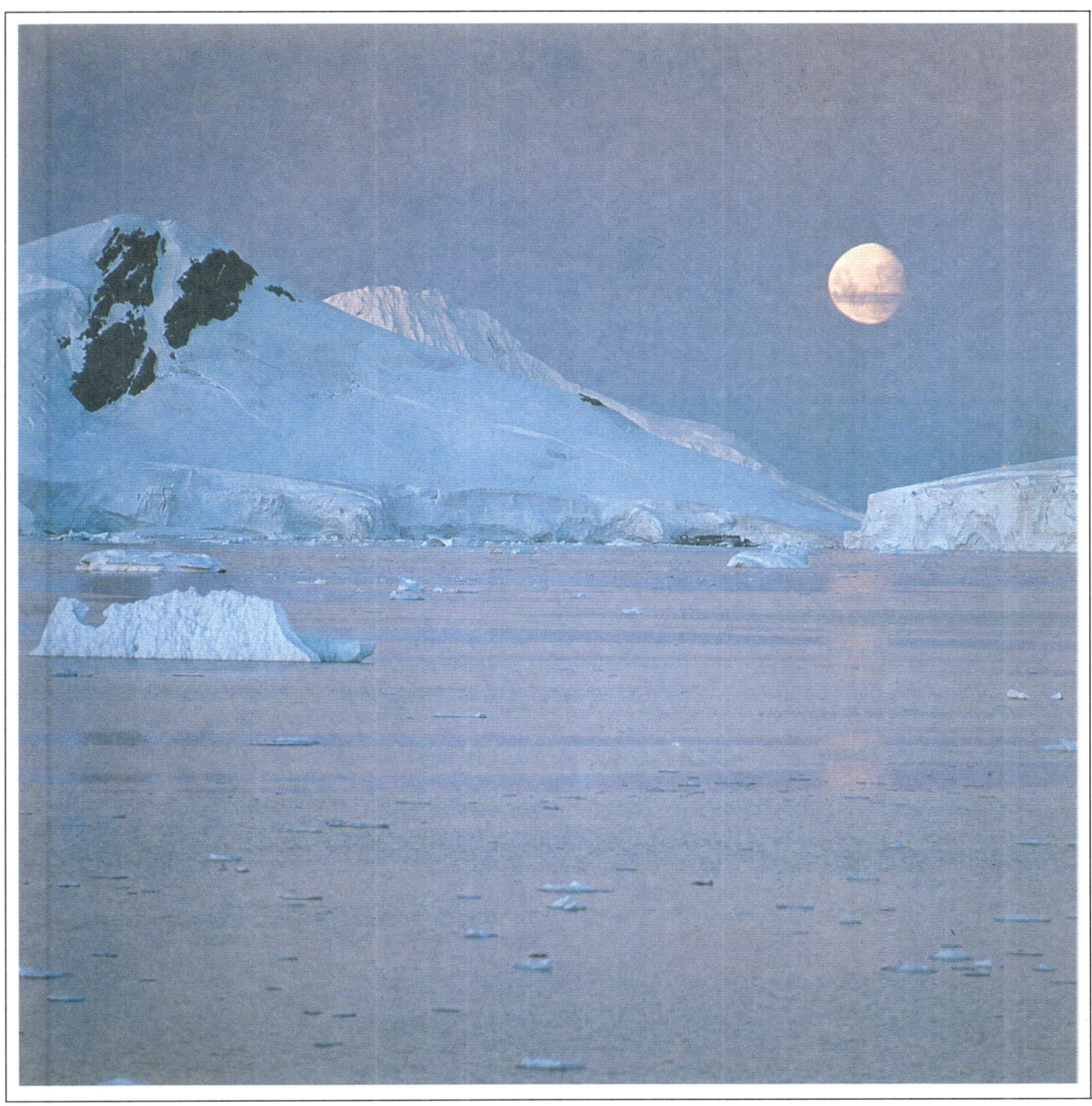

Mondauf- und Sonnenuntergang,
Paradiesbucht in der Antarktis – so
beginnt und endet der Schlaf.

Als der damalige Außenminister der Vereinigten Staaten, Alexander Haig, bei seinen Bemühungen, im Falkland-Krieg zu vermitteln, täglich abwechselnd von Buenos Aires nach London wie in Gegenrichtung flog, setzte er seinen Körper der schlimmsten Belastung aus, die ein Mensch seinem Biorhythmus antun kann. Zweifellos hat der arme Mann an Durchfall, Speichelstörungen, Kopfschmerzen, Gleichgewichtsstörungen, Schwierigkeiten beim Wasserlassen und möglicherweise verstopften Nasenhöhlen gelitten, während er sich immer wieder mit den Führern der argentinischen Junta und der britischen Premierministerin Margaret Thatcher traf. Daß dies hektische diplomatische Pendelunternehmen ebenso fehlschlug wie andere seiner Art, hängt vermutlich mit der unvermeidlichen Verschlechterung des Allgemeinzustandes eines auf diese Weise hin und her eilenden Vermittlers zusammen. Wer um vier Uhr morgens wach ist, um zu arbeiten, sich zu amüsieren, mit einem Flugzeug irgendwohin zu fliegen oder was auch immer zu tun, bei dem befindet sich der Wert des Blutzuckers wie auch der aller anderen Substanzen, die sich im Lauf eines Tages zyklisch ändern, auf dem Tiefstpunkt. (Zu jener Tageszeit kommt es zu den meisten durch Infektionskrankheiten hervorgerufenen Todesfällen.) Acht oder neun Stunden später haben die Werte wieder ihren Höhepunkt erreicht, so daß wir am Vormittag so richtig loslegen können. Da sie nach dem Mittagessen erneut zurückgehen, erleben wir um die Mitte des Nachmittags herum eine Müdigkeit, der verschiedene Kulturen die Siesta oder den Nachmittagstee entgegensetzen (die Herzogin von Bedford hat um 1775 den *five o'clock tea* erfunden, damit sie nicht »immer so müde« war) oder auch das, was wir ein ›Nickerchen‹ nennen, ein Wort, das dem oben beschriebenen verräterischen Neigen des Kopfes beim Eindämmern Reverenz erweist.

Über diesen im Vierundzwanzig-Stunden-Rhythmus erfolgenden ständigen Wechsel von Leistungsfähigkeit und Müdigkeitsphasen sind wir mit dem Sonnentag synchronisiert, und so verschwinden wir mit Einbruch der Nacht von der Bildfläche. Sicherlich ist ein solches Programm für gejagte Tiere nützlich. Tatsächlich ist die Menge der Bluthormone, die sich im Vierundzwanzig-Stunden-Takt ändern, besonders hoch in der winzigen Zirbeldrüse, die beim Menschen mitten im Gehirn liegt. Bei Eidechsen ist diese Drüse dem sich verändernden Sonnenlicht ausgesetzt, denn sie haben am Hinterkopf ein durchsichtiges ›Fenster‹, was den Schluß zuläßt, daß es ursprünglich einmal eine Verbindung zwischen diesen Hormonwerten und dem Tag-Nacht-Rhythmus gegeben hat.

Um zu verstehen, warum unsere wichtigsten Biorhythmen im Vierundzwanzig-Stunden-Zyklus ablaufen, müssen wir uns darüber klar werden, warum das Tag-Nacht-Muster, dem wir uns im Verlauf unserer Entwicklung angepaßt haben, vierundzwanzig Stunden dauert. Hier zeigt sich, daß es sich keineswegs um einen konstanten Wert handelt, denn eine Umdrehung der Erde um ihre eigene Achse hat vor vierhundert Millionen Jahren nur zweiundzwanzig Stunden gedauert, und so sind wohl damals bei einem Geschöpf, das sich automatisch dem Wechsel von Licht und Dunkelheit anpaßte, Hormone, Blutzuckerwerte und dergleichen in einem Zweiundzwanzig-Stunden-Rhythmus gestiegen und gefallen. Daß dieser Zyklus jetzt länger ist als früher, hängt mit dem Mond zusammen. Auf seiner Bahn um die Erde erzeugt er Gezeitenwellen, und indem er ganze Ozeane auf und ab bewegt, auch wenn es nur ein paar Dutzend Zentimeter sind, entsteht am Meeresboden eine Reibung, die den Umlauf der Erde verlangsamt.

Überdies veranlaßt die Anziehungskraft des Mondes beispielsweise auch die Eiskappe in der Antarktis dazu, sich auf und ab zu biegen wie ein Metalldosendeckel, mit dem ein Kind spielt, darüber hinaus aber auch die gesamte Erdkruste. Zwar geht es bei diesen Bewegungen jeweils nur um extrem geringe Beträge, aber sie sind meßbar und verlangsamen gleichfalls die Rotation der Erde. Ein Pedant könnte also sagen, der Grund für unser nächtliches Behagen liegt darin, daß Erdkruste und antarktische Polkappe unter dem Einfluß der Schwerkraft des Mondes hin und her zucken, was unserem Schlaf eine geradezu kosmische Dimension verleiht. Damit können wir uns trösten, wenn wir uns stumpfen Blicks und hängenden Kopfes ins Bett schleppen, um nach erholsamem Schlaf aufzuwachen, bereit, uns hinzusetzen und einem neuen Tag ins Auge zu sehen.

Sachregister

Bildquellen

Der Autor dankt für die Erlaubnis, Illustrationen aus folgenden Quellen verwenden zu dürfen:

Animals Animals: 28 (Stephen Dalton), 227 (Leonard Lee Rue III)
Biophoto Associates: 16 unten, 41 unten, 60, 116, 155, 188, 268
British Museum (Natural History): 142, 212
C.E.T.I.N. (Centre Technique des Industries Mécaniques): 16 oben
Charing Cross Hospital Medical School: 140, 152
C.N.R.I. (Centre International de Recherches Iconographiques, Internationales Bild-Forschungsinstitut): 6, 30, 35, 44 Mitte, 44 unten, 64, 68, 69, 121, 131, 147, 156, 160, 173, 174 unten, 198, 205, 206, 210, 221, 223, 250, 257 (alle Aufnahmen in den Serien), 267, 276, 280, 281
Bruce Coleman Limited: 31, 105
Ellis and Lacey: 200
Mary Evans Picture Library: 286
Französische Atomenergie-Forschungsanlage, Orsay, Frankreich: 170 (Raynaud), 216 (Hasson), 271 (Cormar)
Gower Scientific Photos: 23 unten, 97 oben, 97 Mitte, 154
Gruppo Editoriale Fabbri/Milano: 13, 23 oben, 50, 59, 60, 91, 98, 100, 219
Magnum: 27 (Bryan Campbell), 44 oben, 72 links oben (Henri Cartier-Bresson), 240 (Leonard Freed), 260 (©Thomas Höpker)
Prof. M. Mukarami: 111
Lennart Nilsson: 119
Picker International, Hammersmith Hospital: 12, 56
Photo Researchers, Inc.: 108
Science Photo Library: 10, 18, 20, 21 (Dr. Ray Clark), 41 oben, 48, 52 (Eric Gravé), 57 oben rechts, 72 unten rechts, 74, 76 (Nancy Moorcraft), 86 (Dr. Ray Clark/Mervyn Goff), 88 (David Parker), 97 unten (Dr. G. Schatten), 102, 114, 124, 137 (John Walsh), 145, 149, 180, 181, 182 (Serien von Dr. Tony Brain), 183 (Prof. F. Caro), 185 oben (Dr. L. D. Simon), 185 unten (Anderson/Simon), 186 (E. H. Cook), 191 (Dr. Ray Clark), 202, 213, 224, 229 (Jan Hinsch), 232 (alle Fotos von Dr. Andrejs Liepins), 233 (alle Fotos von Dr. Andrejs Liepins), 236, 249, 258 (Mervyn Goff), 279 (Dr. R. Damadian), 292–293 (Dr. Ray Clark/Mervyn Goff), 294, 295
Dr. F. W. Smith: 274
Syndication International Limited Library: 80
Thomas Photos, Oxford: 234
W. H. Freeman & Company (Tissues and Organs: A Text-Atlas of Scanning Electron Microscopy by Richard G. Kessel and Randy H. Kardon, ©1979 W. H. Freeman & Company): 95, 107, 162 oben, 174 oben, 254
H. Roger Viollet: 79
Vision International: 297 (Peter Johnson)